科学出版社"十四五"普通高等教育本科规划教材

中医骨伤科学

第 2 版

赵文海　主审

冷向阳　林定坤　主编

科学出版社

北京

内 容 简 介

本书是科学出版社"十四五"普通高等教育本科规划教材之一,是第2版。全书内容分为七章,详细地介绍了中医骨伤科学的基本理论和常见骨科疾病的诊治方法,分别为中医骨伤科学发展史、总论、创伤急救、骨折、脱位、筋伤、骨病。第2版融入了近年来骨伤科新技术和新理念,增加了思政元素、案例、知识扩展、思考题等内容,为学生在理论知识、临床素质、能力协调发展上创造了条件,使学生在尽可能短的时间内掌握所学的知识点;同时还更新了数字化内容,包括视频操作、PPT,增加了思维导图,全面增强了理论联系实践,培养学生全面发展。

本书可供中医学、中西医临床医学、针灸推拿学、护理学等专业使用。

图书在版编目 (CIP) 数据

中医骨伤科学 / 冷向阳,林定坤主编 . —2 版 . —北京:科学出版社,2023.12

科学出版社"十四五"普通高等教育本科规划教材

ISBN 978-7-03-071092-5

Ⅰ. ①中… Ⅱ. ①冷… ②林… Ⅲ. ①中医伤科学 – 高等学校 – 教材
Ⅳ. ① R274

中国版本图书馆 CIP 数据核字(2021)第 261265 号

责任编辑:李 杰 郭海燕 / 责任校对:刘 芳
责任印制:徐晓晨 / 封面设计:蓝正设计

科 学 出 版 社 出版

北京东黄城根北街 16 号
邮政编码:100717
http://www.sciencep.com

三河市宏图印务有限公司 印刷
科学出版社发行 各地新华书店经销

*

2017 年 9 月第 一 版 开本:787×1092 1/16
2023 年 12 月第 二 版 印张:23
2023 年 12 月第三次印刷 字数:600 000
定价:88.00 元
(如有印装质量问题,我社负责调换)

《中医骨伤科学》第2版
数字教材编委会

第 2 版编写说明

中医骨伤科学为中医学的重要组成部分，是研究防治皮肉、筋骨、气血、脏腑经络及骨关节损伤与疾病的学科。本教材为科学出版社"十四五"普通高等教育本科规划教材之一，是第 2 版，由长春中医药大学冷向阳教授和广州中医药大学林定坤教授共同主编，由来自全国各地高等中医院校中医骨伤科专家组成了教材编委会。

本次修订基于保持原有教材的优势和特色的基础上，融入了骨伤科新的技术和理念，增加了思政元素、案例、知识扩展、思考题等内容，为学生知识、素质、能力协调发展创造条件，使学生在尽可能短的时间内掌握所学的知识点；党的二十大报告首次将"推进教育数字化"写入报告，明确了教育数字化未来发展的行动纲领。教材数字化和教育教学资源数字化是教材建设工作的重要组成部分，因此本次教材修订也更新了数字化内容，包括视频操作、PPT，增加了思维导图，增强了理论联系实践，培养学生全面发展。视频操作、思维导图与PPT 内容请扫描二维码阅读或下载，书中数字资源仅供使用教材者教学使用。

本书适用于中医学、中西医临床医学、针灸推拿学、护理学等专业教学使用。

本书编写分工：第一章由冷向阳、王旭凯编写；第二章由徐西林、周红海编写；第三章由王轩、樊效鸿编写；第四章由 王正、陈岗、李刚、杨少锋、郭英、侯德才、李振华、李永津、袁普卫编写；第五章由张开伟、闵文、刘爱峰、苏友新编写；第六章由杨功旭、许超、董平、于栋、郑福增编写；第七章由冶建强、莫文、宋敏、林定坤编写。全书采取主编、副主编、编委负责制，在主编统筹下，分工协作。本书由全国名中医赵文海教授主审，他对本书进行了认真审校，谨在此表示最诚挚的谢意。

本书虽经全体编委多次讨论修改研究，但内容难免有疏漏和不足之处，望各院校师生在使用过程中提出宝贵意见，以便再版时修订提高。

编 者
2022 年 3 月

目　录

思维导图　　　　PPT

第一章　中医骨伤科学发展史

中医骨伤科学是研究防治皮肉、筋骨、气血、脏腑经络及骨关节损伤与疾病的学科，为中医学的重要组成部分，历史上又称"折疡""金疡""金镞""接骨""正体""正骨""骨伤"等，我国各族人民在与损伤及筋骨疾患的长期斗争中，积累了丰富的临床经验，对中华民族的繁衍昌盛和世界医学的发展产生了深远的影响，至今已经形成了一套独具中医特色的理论体系和治疗方法。

一、中医骨伤科学的萌芽时期

在原始社会，人类罹患的创伤骨病已很多，可为考古所见的物证所证实。而人类为了生存在与创伤疾病作斗争的过程中获得了早期医学知识——外治法，也在史书的记载和文物的发现中得到证明，据商代卜辞记载，目前能识别的 2000 左右单字中就有 15 种病名，其中有疾手、疾肘、疾趾、疾骨等骨伤病的病名。早在 60 多万年前，"北京猿人"已能制造粗糙的石器和原始骨器工具。20 万年前"河套人"时期，石器有了很大进步，并已发明了人工取火。在烘火取暖和烤炙食物的基础上，人们发现热物贴身可以解除某些病痛，因而出现了原始的热熨疗法。自然灾害及猛兽侵袭经常会对原始人的身体造成创伤，人们在伤处抚摸、按压以减轻症状。经过长期实践，人类摸索出一些简易的理伤按摩手法；对伤口则用树叶、草茎及矿石粉等物质裹敷，逐渐发现了具有止血、止痛、消肿、排脓、生肌、敛疮作用的外用药物，又在烤火取暖中发明了熨法和灸法，这便是外治法的起源。

新石器时代至西周时期，人类医疗活动经验的积累是不可忽视的。在这个历史时期，中医骨伤科学作为一门学科已经萌芽，诸如对创伤的分类、对外科感染的认识、对骨发育代谢疾病的记载及其治疗的大法、内外并治的治疗观，使我们看到了今天中医骨伤科诊断学和治疗学的渊源，也看到了中医骨伤科学独特理论形成的历史根源。

在旧石器时代晚期（约 1.8 万年前）的"山顶洞人"遗址中，发现有骨针、骨锥和其他骨制尖状器具。新石器时代已有石镰。这种石镰，外形似近代的镰刀，可以砭刺、切割。商代冶炼技术有很大发展，从殷墟出土文物来看，不仅有刀、针、斧、锛、矢等青铜器，而且还发现了炼铜遗址和铜范，说明商代已达到青铜器的全盛时期。由于青铜器的广泛使用，医疗工具也有了改进和提高，砭石逐渐被金属的刀针所代替，据《韩非子》记载，古人"以刀刺骨"，说明"刀"已经作为骨伤疾患的手术工具了。相传商初伊尹发明"汤液"，《针灸甲乙经·序》曰："伊尹……撰用神农本草以为汤液"，考古发现藁城台西商代遗址有 30 多种药用种仁，其中就有活血化瘀的桃仁。《神农本草经》曰："桃仁主瘀"。由上可知，商代已应用活血药内服治疗跌打损伤。

西周、春秋时期，我国的农业社会已较繁盛，政治、经济、科技、文化有了新的发展，有了医政的设置和医疗的分科。《周礼·天官冢宰》记载："医师掌医之政令，聚毒药以共（供）医事"，医生分为"食医""疾医""疡医"和"兽医"。其中疡医："掌肿疡、溃疡、金疡、折疡之祝药、劀杀之齐。凡疗疡以五毒攻之，以五气养之，以五药疗之，以五味节之。"疡医就是外伤科医师，如《礼记·月令孟秋》载："命理瞻伤、察创、视折、审断，决狱讼必端平。"蔡邕注："皮曰伤，肉曰创，骨曰折，骨肉皆绝曰断。"说明当时已把损伤分成四种不同类型，同时采用"瞻""察""视""审"四种诊断方法，这既是法医学的起源，又是古代中医骨伤科诊断水平的标志。

二、中医骨伤科学基本理论的形成

战国、秦汉时期，指导中医骨伤科临证医学的朴素解剖生理知识、气血学说、肾主骨学说、经络学说及创伤骨病病因病机的理论已经基本形成；秦汉时期，《黄帝内经》《难经》《神农本草经》和《伤寒杂病论》这四部经典医著的问世，奠定了中医学理论体系的基础，也确定了骨伤科学的基础理论。此时中医骨伤科学治疗观点及对开放创伤的治疗方法，有些已领先于世界其他国家，如切开排脓技术、脱疽的截趾、刮骨疗毒、腹部肿瘤的切除技术等，以及汉代治疗金疮痈疽的追蚀法、郑玄的使"恶肉破骨尽出"法和华佗为河内太守女儿取"骨蛆"法，均说明当时已较深刻地认识到清除死骨治疗慢性瘘管的意义。而在西方医学中，这一认识直至 14 世纪才由英国的约翰·阿德恩（John Arderne）明确提出。

三、中医骨伤科学诊疗技术的进步

三国、两晋、南北朝时期，实践医学的发展，使中医骨伤科学在创伤骨病的临证经验方面得到积累和发展。葛洪对中医骨伤科学作出了卓著的贡献。他开拓了中医学对危重创伤诊断和救治的新篇章。葛洪对颅脑损伤的诊断、对血管损伤的记录、对危重创伤早期处理的方法，都是符合临床实际的科学记录。他对开放创伤和骨折脱位治疗的独创方法，使骨折的治疗发生了变革。三国时期的"刮骨疗毒"手术、晋代的肿瘤切除术和南北朝时期对骨折的扩创复位术可视为外科技术的延续。这一时期中医骨伤科学对骨感染疾病治疗的经验，如对骨痈疽、骨肿瘤的诊断和治疗方法，成为后世汲取的历史经验；药物疗法、针灸疗法在骨伤科应用方面也得到了进一步的发展，特别是针灸疗法更丰富了筋骨痹、腰痛等的治疗经验。

三国、两晋、南北朝时期实践医学的发展，使骨伤科学在疾病的诊断和治疗方面取得了较大的进步，再经进一步实践和总结，从而形成了中医骨伤科的诊断学、治疗学。

隋唐时代处于封建社会的空前鼎盛时期，经济、文化得到了迅速的发展，中医骨伤科学也随着前人实践经验的丰富聚沙成塔。此时期各医学类书籍都列有骨伤科内容的专篇，且产生了我国现存最早的一部骨伤科专著《仙授理伤续断秘方》。作者蔺道人对创伤骨伤科的贡献巨大，他不仅奠定了中医骨伤科治疗骨折的基础，而且使中医学的理论首次有机地结合到骨折的治疗中。蔺道人把"形不动则精不流"的治疗观点融入到骨折固定疗法中；创造性地把气血学说和辨证论治结合到骨折损伤的病理和治疗中；总结了历代按摩疗法治疗骨折脱位的经验；提出了以手法整复为主的复位、固定和活动三大骨折治疗原则；体现了整体观念、筋骨并重、动静结合、内外并治的治疗思想。因此，蔺道人被称为中医创伤骨伤科学的奠基人。

隋代巢元方著的《诸病源候论》，为我国第一部病因症状学专著。该书将伤科病列为专章，其中有"金疮病诸候"二十三论、"腕伤病诸候"九论，对骨折创伤及其并发症的病源和证候有较深入的论述，对骨折的处理提出了很多合理的治疗方法。

唐代名医孙思邈所著的《备急千金要方》，在骨伤科方面主要辑录了唐以前治伤的药方（如葛洪的《肘后方》），也有孙氏治内伤的经验。这一时期，中医骨伤科学基础理论著述很多，这正是中医骨伤科学诊疗技术发展的基础。

宋、金、辽、元约400年间，是中医学各临床学科迅速成长的历史时期。元代在医制十三科中，除金疮肿科之外，又成立了正骨伤科。"太医院"中分科之细堪称前无古人，创伤骨伤科的建立，在世界医学史上也是领先的。医学类书籍有关外科、骨伤科的分类也较前期有了更为丰富的内容，尤以危亦林所著《世医得效方》中的"正骨兼金镞科"为代表，是中医骨伤科学史上的又一里程碑，他不仅继承了唐代蔺道人等的伤科经验，系统地整理了元代以前的伤科成就，而且有很多创新和发展，使骨折和关节脱位的处理原则和方法日臻完善。

宋代对医学的重视、金元医家的学术争鸣促进了医学理论的发展，特别是解剖学上的进步、气血学说的发挥和脾、肾学说的发展，对骨伤科的临证医学起到了促进作用。

宋元时期，中医骨伤科学在内、外用药方面取得了较大的发展。从繁多的治伤接骨药以及治法中，都可以看到气血学说及肾主骨理论的指导思想。由此可知，中华民族的祖先为了促进创伤的修复、骨折的愈合已经进行了不懈的尝试，积累了丰富的经验。

明清时期在总结前代成就的基础上，中医骨伤科学理论得到不断充实、提高，正骨手法和固定方法都有较大的发展。明初，伤科分为"接骨"和"金镞"，已有正骨和伤科之别，也即一般正骨和军阵伤科（金镞科）于元代已产生，到明隆庆五年（公元1571年）改名外科和正骨伤科（又名正体科），外伤科的著作也陆续刊行。自危亦林《世医得效方》出版之后，明初又出版了蔺道人的《仙授理伤续断秘方》，从而推动了正骨技术的进步。《奇效良方》《跌打损伤妙方》《正体类要》《疡医准绳》和《疡科选粹》的刊行，表明明代是中医骨伤科学发展史上的全盛时期。

薛己学派可谓中医骨伤科学在内伤论治方面的正统派，其对内伤的理、法、方、药成为近代中医骨伤科主要理、法、方、药的基础。明代气血学说和命门学说的发展，体现在"折伤专主血论""瘀不去则骨不能接"和"骨实则骨有生气"的观点中，成为古代中医骨伤的生理、病理和创伤医学的理论。对创伤骨病的诊断治疗，已注重了不同部位、不同经络的辨证论治，这是中医医学从整体论治到局部论治，而局部论治又兼顾整体的整体治疗观的发展。

正骨伤科取得迅速的发展，使依靠内动力为主的整复技术变为非暴力的复位法。中医对骨折的固定方法、固定器材的革新，亦是中西医结合治疗骨折的经验基础。然而，明代末期及清代封建主义严重阻碍了中医的发展，是19世纪医学发展中的一个缺憾。

清代吴谦等著《医宗金鉴·正骨心法要旨》系统地总结了清代以前的骨伤科经验，对人体各部位的骨度和内外治法方药记述最详，既有理论，又重实践，图文并茂。该书中将正骨手法归纳为摸、接、端、提、推、拿、按、摩八法，记载了运用手法治疗腰腿痛等筋伤疾患；使用攀索叠砖法整复胸腰椎骨折脱位，并主张于腰背骨折处垫枕，保持脊柱过伸位，以维持其复位效果。在固定方面，创造和改革了多种固定器具，例如对脊柱中段损伤采用通木固定，下腰损伤采用腰椎固定，四肢长骨干骨折采用竹帘、杉篱固定。此外，钱秀昌所著《伤科补要》序文中有杨木接骨的记载，这是利用人工假体代替骨头植入体内治疗骨缺损的一种尝试。他针对髋关节后脱位采用屈髋屈膝后伸复位法整复，即"一人抱住其身，一人捏膝上拔下，一手揿其髋头送进，一手将大膀曲转，使膝近其腹，再令舒直，其骱有响声者，已上。"沈金鳌著《沈氏尊生书·杂病源流犀烛》对内伤的病因病机、辨证治疗有所阐发；顾世澄著《疡医大全》对跌打损伤及一些骨关节疾病有进一步的论述；胡廷光著《伤科汇纂》、赵竹泉著《伤科大成》亦系统详述了各种损伤的证治，并附有很多病案。

四、中医骨伤科学的发展概况

鸦片战争以后，中国沦为半殖民地半封建社会，随着帝国主义文化侵略，中医骨伤科学受到了极大的摧残。在此期间，中医骨伤科学著作甚少，极其丰富的中医骨伤科经验散存在民间，缺乏整理和提高。

中华人民共和国成立前，中医骨伤科的延续以祖传或师承为主，医疗活动只能以规模极其有限的私人诊所形式开展。这种私人诊所在当时不仅是医疗单位，也是教徒授业的教学单位。借此，中医的许多宝贵的学术思想与医疗经验才得以流传下来。全国各地骨伤科诊所，因其学术渊源的差别，出现不少流派，较著名的有河南省平乐镇郭氏正骨世家，天津苏氏正骨世家，上海石筱山、魏指薪、王子平等伤科八大家，广东蔡荣、何竹林等五大伤科名家，湖北武当派李氏正骨，福建少林派林如高，四川杜自明、郑怀贤，江苏葛云彬，北京刘寿山，山东梁铁民等，这些流派各具特色，在当地颇具影响。

中华人民共和国成立后，中医骨伤科学迎来全新的时期，随着社会经济、政治与文化的变革，中医骨伤科也从分散的个体开业形式向集中的医院形式过渡。1958年以后，全国各地有条件的省、市、县均相继成立了中医院，中医院多设有伤科、正骨科或骨伤科，不少地区还建立了专门的骨伤科医院。在医疗事业发展的基础上，20世纪50年代上海市首先成立了伤骨科研究所，20世纪70年代北京中国中医研究院骨伤科研究所与天津市中西医结合治疗骨折研究所相继成立，此后其他不少省市也纷纷成立伤科研究机构，这标志着中医骨伤科不仅在临床医疗实践方面，而且在基础理论与科学研究方面都取得进展。新中国成立后，党和政府采取了一系列行政措施和科学方法，在大力发展西医的同时，大力发展中医事业。特别是1956年以后，在全国范围内吸收优秀的中医骨伤科医务工作者到公立医院工作；不少医院开设中医正骨科（或伤科）或骨伤科；除对骨伤科老中医的经验进行继承、整理和研究外，还通过带徒弟及进入中医学校（院）培训的方式，挽救了濒于失传的中医古代骨伤科。

19世纪末20世纪初，随着欧洲自然科学逐渐发展，西方医学在新兴的科学基础上亦迅速成长。西医骨科的传入和发展，带来了不少骨伤科的先进技术，诸如物理检查诊断技术、创伤抢救技术、矫形外科技术，以及骨折手术技术等，特别是解剖生理学、病理学和X线、化学药物的应用等，使中医骨伤科向现代化迈进了一大步。同时，中医骨伤科不但继承了传统理论，在临证医学方面极具特色的治疗经验也得到了充分发挥，针对一些西医骨科疗效不佳或尚无治法的疾病，中医骨伤科有其丰富的临证经验，尤其是整体观念、辨证论治、动静结合的治疗观及方法，在骨折的治疗上较西医疗法更为优越。因此，20世纪50年代中医、西医在骨伤科界已逐渐出现融合，使用中西医结合方法治疗骨折在60年代取得成功，这个成果在70年代迅速普及和提高，并在国际上产生了影响。此时，对软组织损伤、慢性关节炎、慢性骨髓炎等骨病的治疗上，应用中西医结合的疗法也取得了较好的效果。临证医学的发展，促进了基础理论研究的进步。到20世纪70年代末，中医骨伤科是以现代科学为基础，既有中医骨伤科传统经验，也有西医骨伤科经验的一门新学科。1986年，中华中医药学会骨伤科分会成立，标志着中医骨伤科学进入了一个新的历史时期。

　　随着现代科学技术的发展，中医骨伤科学也加快了现代化的步伐，在医疗、科研和人才培养等多方面均取得了长足的发展，且成绩斐然。2019年10月20日，中共中央、国务院颁布了《关于促进中医药传承创新发展的意见》，2022年10月，党的二十大报告再次强调促进中医药传承创新发展，对中医药发展提出了新的要求和更高期望，我们中医骨伤科学的发展将以党的二十大精神为指引，传承精华，守正创新，保持特色，明确方向，丰富内涵，推动中医骨伤事业高质量发展，推动中医药走向世界，不断为增进人民健康福祉作出新贡献。

（冷向阳　王旭凯）

（1）纵观中医骨伤科学的发展，我们如何看待其发展过程中的跌宕起伏？

（2）作为一名医学生，如何继承和发扬中医骨伤科学的优势和特色？

（3）从古代到现代，著名骨伤专家们都是中医骨伤科学的脊梁，推动了中医骨伤科学的发展，那么成为一名医家应具备哪些素养？

第二章 总 论

第一节 损伤和骨病的分类

一、损伤的分类

损伤是指机体受到各种创伤性因素引起的皮肤、筋骨、脏腑、经络等组织的损害及出现的局部或全身性表现。早在周代，损伤就有了简单分类，如《周礼·天官》中就记载有"疡医"，主要是指治疗各类损伤的医生，主治各类肿疡、溃疡、金疡、折疡等。在外科分科上已初具雏形，奠定了中医骨伤科学的基础。唐代《外台秘要》将损伤分为外损与内伤两类。结合现代医学及损伤的性质和特点主要包括下列分类方法。

1. 根据损伤部位分类 外伤指皮肤、肌肉、筋骨受损，包括骨折、脱位与伤筋；内伤则指脏腑、经络损伤及其引起的脏腑、气血、经络、津液功能失调而出现的内证。《灵枢·经脉》曰："骨为干，脉为营，筋为刚，肉为墙"。人体活动是由皮肉保护于外，筋骨连续于内，血脉运行其中。如若皮肉受损常常累及筋骨，而骨断筋伤皮肉必然受到损伤。对内伤而言，经络作为气血运行通道，内联脏腑、外络肢节，故无论气血或脏腑损伤必致经络运行阻滞，相反经络外伤亦可内传脏腑，导致气血、津液、脏腑功能紊乱。明·薛己《正体类要·序》曰："肢体损于外，则气血伤于内，营卫有所不贯，脏腑由之不和"，阐明了局部外伤可以导致机体的内脏功能失调，明确认识到外伤与内伤之间是相互影响。损伤必然使体内气血受伤，并引起脏腑功能不和，外伤严重时必然会出现诸多损伤内证。

2. 根据损伤性质分类 急性损伤是由骤然出现的猛烈暴力而引起的损伤；慢性劳损则是指劳逸不当或姿势不正而使应力反复作用于人体所致的慢性疾病。

3. 根据损伤时间分类 新伤是指 2～3 周以内的损伤；陈伤又称老伤、宿伤，是指新伤贻误治疗，迁延不愈，或受损部位愈后在某些诱因作用下定期复发者。

4. 根据损伤部位的皮肤或黏膜是否破损分类 闭合性损伤是指钝性暴力打击致伤而皮肤无伤口，因其皮肤完整，虽筋骨受损也不会导致外邪入侵。开放性损伤是指由锐器、枪械或钝性暴力作用，使皮肤、黏膜、内脏破损而出现伤口伴出血，深部组织与外界相通。此时皮肤破损，人体失去防御，邪毒易从伤口侵入引发感染，出现传变。

5. 根据损伤程度分类 分为轻伤和重伤。损伤的严重程度取决于暴力的强度、性质、作用时间、受损的部位及其面积和深浅等。

另外还可按患者的职业特点、工作性质、理化损伤性质分类。中医骨伤科学研究范围主要是指外力因素引起的损伤。临床辨证论治可参照上述分类方法对损伤进行分类，局部结合整体，系统分析检查，才能正确诊断治疗，取得良好的疗效，这是中医骨伤科学的特点之一。

二、骨病的分类

中医骨病学是在中医基础理论指导下，结合现代医学知识，研究骨与关节系统疾病的发生、发展和防治规律的一门临床学科，是中医骨伤科学的重要组成部分。主要研究内容为骨、关节、筋膜、肌肉等运动系统非外伤造成的疾病。骨病常将病因、病理及临床表现作为分类依据，用以指导治疗。中医骨病的分类见表2-1。

表 2-1 中医骨病分类

分类	疾病范围
骨与关节先天性畸形	成骨不全、软骨发育不全、石骨症、脊椎裂、先天性脊柱侧弯、先天性髋关节脱位、并指（趾）畸形、多指（趾）畸形等
骨痈疽	急性化脓性骨髓炎、慢性骨髓炎、化脓性关节炎、骨梅毒等
骨关节结核	骨与关节结核
骨痹	风湿性关节炎、类风湿关节炎、骨与关节迟行性关节炎、强直性脊柱炎、血友病性关节炎、痛风性关节炎、神经性关节炎等
骨痿	多发性神经炎、小儿麻痹后遗症、骨软化症、佝偻病、骨质疏松症等
骨蚀	成人股骨头缺血性坏死、股骨头骨骺炎、胫骨结节骨骺炎、脊椎骨骺炎、腕舟骨缺血性坏死、足距骨缺血性坏死等
骨肿瘤	良性骨肿瘤、恶性骨肿瘤、转移性骨肿瘤和瘤样病损，如骨瘤、骨样骨瘤、骨巨细胞瘤、血管瘤、骨肉瘤、软骨肉瘤、纤维肉瘤、骨髓瘤、脊索瘤、尤文肉瘤、滑膜瘤、骨囊肿、骨纤维异样增殖症等
地方病与职业病	大骨节病、氟骨病、振动病、减压病、铅中毒、镉中毒、磷中毒

第二节 损伤和骨病的病因

一、损伤的病因

损伤的病因是指引起人体损伤的各类原因，包括外力、慢性劳损、外感六淫、邪毒侵袭等因素。中医骨伤十分重视病因学的研究。《黄帝内经》中描述了许多损伤致病的原因如"坠堕""击仆""举重用力""五劳所伤"等。历代多数医家一般认为损伤的原因包括内因和外因两种。只有掌握筋骨、肌肉、关节损伤的病因，才能审证求因，对损伤的性质和程度作出正确的判断，对损伤的治疗和预后有重要的指导意义。

（一）外因

外因是指从外界作用于人体而致损伤的因素，主要为外力伤害，但与邪毒侵袭及外感六淫等也有一定的联系。

1. 外力伤害 外力作用于人体的皮肉筋骨而引起各种损伤。如跌仆、闪挫、坠堕、碾压、撞击、压轧、挤压、负重、刀刃、劳损等所引起的损伤都与外力作用有关，包括直接暴力、间接暴力、肌肉骤然收缩和持续劳损等四种。

（1）直接暴力：损伤发生在外力直接作用的部位，如骨折、脱位、创伤、挫伤等。

（2）间接暴力：损伤发生在远离外力作用的部位，如传达暴力、扭转暴力、杠杆力可引起相应部位的骨折、脱位；如高处坠落、臀部着地、身体重力和下坠力量与地面反作用力造成的脊柱挤压，导致胸腰椎压缩性骨折，严重者可伴有严重的脊柱脱位及脊髓损伤。传达暴力还可进一步导致患者出现颅脑损伤，如脑震荡、脑挫裂伤等。

（3）肌肉骤然收缩：如跌倒、跑步时股四头肌强烈收缩可引起髌骨骨折或髂前上棘撕脱骨折，投掷手榴弹时肌肉强烈收缩导致肱骨干骨折，短跑冲刺导致跟腱断裂等。

（4）持续劳损：《素问·宣明五气论》曰："久视伤血，久卧伤气，久坐伤肉，久立伤骨，久行伤筋，是谓五劳所伤。"久坐久站久行，长期弯腰负重，看书写字姿势不当等原因均可造成持续劳损，导致身体某部位之筋骨受到持续或反复多次的慢性压迫、牵拉、摩擦等，使筋骨肌肉持续受外力的累积损伤。如从事反复单调姿势及长期弯腰负重工作可造成慢性腰肌劳损、腰椎间盘突出，长期负重下步行可引起跖骨疲劳性骨折等。军人、运动员、舞蹈演员、杂技演员、武打演员均易出现各类运动损伤，经常低头看书、打麻将、看电视的中老年人容易出现颈部肌肉劳损、颈椎病。这些都说明损伤的发病与生活习惯、工作均有一定关系。

2. 邪毒侵袭　损伤后因皮肤破损，邪毒乘虚侵袭人体，入里化热，肉腐附骨成脓，甚则毒邪向远处播散，出现各种变证，累及全身出现感染中毒症状。比如开放性骨折处置不当出现感染引起化脓性骨髓炎，甚至出现脓毒血症、败血症。

3. 外感六淫　正常情况下，风、寒、暑、湿、燥、火是自然界六种不同的气候变化，称为"六气"。宋·陈言《三因极一病证方论》曰："然六淫，天之常气，冒之则先自经络流入，内合于脏腑，为外所因。"六气出现太过或不及而引发人体疾病时称为"六淫"。外感六淫侵袭关节、筋骨，导致关节疼痛、活动不利或畸形。《诸病源候论·卒腰痛候》云："夫劳伤之人，肾气虚损，而肾主腰脚，其经贯肾络脊，风邪乘虚，卒入肾经，故卒然而患腰痛"，可见肾气损伤之后风邪乘虚侵入，可导致气机升降失常，从而引起腰痛和四肢关节功能障碍。

（二）内因

内因是指由于人体内部的变化导致出现损伤的各类因素。损伤主要是由于外力作用所致，但是也有各类不同的内在因素及其发病规律存在。比如与年龄、体质、局部的解剖结构等内在因素关系密切。《素问·评热病论》曰："邪之所凑，其气必虚"，是指身体发病往往是因为身体虚弱加之外界致病因素侵袭所致。虽然在临床上出现损伤往往是因为外来暴力超过了人体所能承受的力量，但亦应对内因在发病时所起的作用给予足够的重视。

1. 年龄　不同年龄阶段损伤的好发部位及发生率不同。比如平地跌倒时臀部着地，相同暴力作用下，高龄老人易出现股骨颈骨折或股骨粗隆间骨折，其中患者年龄越高股骨粗隆间骨折的发病率越高，而青壮年则较少发生。小儿因骨骼细嫩，质地未坚，容易出现骨折，但因小儿的骨膜较厚，有机物丰富，弹性良好，故骨折时多发生青枝骨折、不完全性骨折。骨骺损伤则多发生于正在生长发育中、骨骺尚未愈合的少儿。相同部位的骨折，青壮年损伤时所受暴力巨大而老年人受到轻微暴力即可出现。

2. 体质　体质的强弱与损伤的发生有密切的关系。年轻力壮，骨骼坚强，气血旺盛，肝肾充实，筋骨坚强者则不易发生损伤。年老体弱，骨骼空虚，气血不充，肝肾不足，骨质疏松者则易发生损伤。明·薛己《正体类要》曰："若骨骱接而复脱，肝肾虚也。"清·钱秀昌《伤科补要》曰："下颏者，即牙车相交之骨也。若脱，则饮食言语不便，由肾虚所致。其骱曲如环形，与上颏推进，其骱有响声，齿能合者上也。"

3. 解剖结构　损伤与局部解剖结构有一定的关系。传达暴力作用于人体时，出现骨折的部位常常位于密质骨与松质骨交界处或骨骼的动静结合移行部位。例如，桡骨远端骨折好发于桡骨远端2～3cm松质骨与密质骨交界处；锁骨骨折多发生在锁骨"⌒"形的两个弯曲的交界处；胸腰椎骨折则好发于胸12、腰1椎体等动静结合移行部位。

4. 先天因素 损伤发生与先天发育不足有密切联系。如第1骶椎的隐性脊柱裂由于缺少棘突使棘上韧带与棘间韧带失去附着点，从而降低了腰骶关节的稳定性，容易发生劳损导致退行性变而引发腰痛。先天性脆骨病、先天性骨关节畸形均因骨组织脆弱易出现骨折。

5. 病理因素 损伤与组织局部的病变关系密切。如甲状旁腺功能亢进等内分泌代谢障碍可影响骨骼的成分。骨肿瘤、骨结核、骨髓炎等疾病均因骨骼受到破坏，导致局部骨组织脆弱，在轻微暴力作用之下即可出现骨折。

6. 职业工种 损伤的发生与职业工种有关。如手外伤多发生在缺乏防护设备的操作员；慢性腰肌损伤则多发生于经常弯腰负重、搬运重物的工作人员；运动员、舞蹈演员、杂技演员、武打演员则易出现各类运动损伤；长期低头工作人群则易出现颈椎病。

7. 七情内伤 损伤与七情（喜、怒、忧、思、悲、恐、惊）也有一定关系。如一些慢性骨关节痹痛患者，如若情志不舒，肝气郁结，内耗气血，则病情可出现迁延不愈难以治疗，加重病情。而性格开朗、意志坚强，则有利于创伤修复和疾病痊愈。因此，中医骨伤科疾病治疗重视调畅情志，精神内守，陶冶性情，方可收效。

人体是一个内外统一的整体，出现损伤是内因、外因共同作用的结果。不同的外因引起不同的损伤；相同的外因结合不同的内因导致损伤的程度、性质与范围不同。因而损伤的发生外因固然重要，但不可忽视内因的作用，在临证之时应该从整体出发，辨证论治，才能取得较好的疗效，这也是中医骨伤科学的特点之一。

二、骨病的病因

引起骨病的原因是多种多样的，如先天缺陷、六淫侵袭、邪毒感染、损伤及中毒等，与损伤的病因既有相似之处也有不同的地方。

第三节 损伤和骨病的病机

一、损伤的病机

人体是由皮肉、筋骨、脏腑、经络、气血与津液等共同组成的一个有机整体，相互之间保持平衡，相互依存、相互制约、互相连属，无论在生理活动还是病理变化上都有着不可分割的联系。中医骨伤科疾病的发生和发展与皮肉筋骨、脏腑经络、气血津液等都有密切的关系。因此在诊治过程中，应从整体观念出发，对气血、筋骨、脏腑、经络、津液等之间的病理生理关系加以全面分析，透过现象看本质。

外伤疾病多由于皮肉筋骨受损而引起气机运行不畅，瘀血流于脉外，阻滞经脉，气滞血瘀，经络阻塞，津液亏虚；或瘀血邪毒由表入里化热，导致脏腑失和，出现经络、气血、津液病变，导致皮肉筋骨损伤。明·薛己在《正体类要·序》中曰："肢体损于外，则气血伤于内，营卫有所不贯，脏腑由之不和"，说明外伤可引起体内气血、营卫、脏腑等一系列功能紊乱，外伤与内损、局部与整体之间是相互影响、相互作用的。因此在辨证论治过程中，均应从整体观念出发，既要注重局部的外伤，又要注意外伤所引起气血、津液、脏腑、经络等系统的病理生理变化，正确认识损伤的本质和病理现象之间的因果关系。

（一）筋骨病机

1.筋骨的生理功能　《说文·筋部》谓："筋，肉之力也。从力，从肉，从竹。竹，物之多筋者"。广义的筋涵盖了除骨以外的皮肉、筋（筋腱、筋膜、筋络）、脉等所有组织，相当于现代医学中的皮肤、肌肉、韧带、肌腱、筋膜、血管、神经、软骨、关节囊、滑膜、椎间盘、关节盘等软组织的统称；狭义的筋主要指肌肉。《易筋经·总论》云："筋乃人身之经络，骨节之外，肌肉之内，四肢百骸，无处非筋，无处非络，联络周身，通行血脉而为精神之外辅"。《灵枢·经脉》说："筋为刚"指出筋的功能坚强有力，约束骨骼。《素问·五藏生成》曰："诸筋者皆属于节"，唐·王冰注："筋气之坚结节，皆络于骨节之间"。意思是人体的筋都附着于骨上，主要功能为连属关节，络缀形体，主司关节运动。骨乃身体支柱，筋乃动力和屏障；骨质地坚强，筋质地柔韧，附于骨骼，分布于躯干和四肢。筋位骨外，骨居筋内，筋主司关节运动，能屈能伸。

《素问·痿论》曰："肾主身之骨髓"。骨乃奇恒之腑，为立身之主干并内藏精髓，与先天之精密切关系。《素问·六节藏象论》云："肾者，主蛰，封藏之本，精之处也……其充在骨"，《备急千金要方·骨极》谓："骨极者，主肾也，肾应骨，骨与肾合……"，《医学纲目》亦云："肾主骨，在体为骨，在脏为肾"，扼要地指出了骨与肾的关系。肾藏精，精生髓，髓养骨，故肾气充盈则骨生、健固与再生。反之，若骨损及肾，可出现肾气衰退表现。因此《素问·生气通天论》记载："因而强力，肾气乃伤，高骨乃坏"，阐明了两者之间的相互关系。

《杂病源流犀烛》曰："筋也者，所以束节络骨，绊肉绷皮，为一身之关纽，利全体之运动者也"。四肢活动有赖于筋骨，而筋骨强健离不开气血津液濡养。肝主筋，肾主骨，肝血充盈，肾精充足，则四肢活动自如。

2.筋骨与损伤的联系　筋骨损伤是中医骨伤科最常见的疾患，一般分为"伤筋"和"伤骨"，筋络骨，骨连筋，筋伤不必及骨，骨断却必伤筋；伤筋则骨架失稳，骨断则筋痿不用。

（1）伤筋：外力作用之下，筋首先受到暴力作用而发生损伤。在临床上，凡扭伤、挫伤后均可致筋肉损伤，出现局部青紫肿痛，肢节活动不利。即使"伤骨"，由于筋肉附着于骨面，往往首先受伤；关节脱位时因其四周筋膜出现破损，而后关节随之脱位。因此在治疗骨折、脱位时均应先考虑伤筋的情况。如久坐、久站、过度负重、长期低头等慢性劳损导致筋弛痿软，进而出现筋伤。临床上筋伤病证有筋急、筋缓、筋缩、筋挛、筋痿、筋结、筋惕、筋走、筋翻等等，其症候表现、病理变化复杂多端，应审证求因。

> **案例**
>
> 患者某男，45岁，工人，长期低头工作多年，诉颈背部酸痛，颈部活动受限，颈后伸时症状加重，近1周逐渐加重而就诊。查：颈肩部压痛明显，可触及条索状改变。颈椎X线片示：颈椎生理曲度变直，胸椎关节无明显增生，椎间隙无变窄。
>
> 请从筋骨理论分析本病的病机？

（2）伤骨：骨折、脱位是骨伤科"伤骨"中常见的一类病证，多因直接暴力、间接暴力、传达暴力、扭转暴力或肌肉骤然收缩等引起，远程跋涉、过度负重、慢性疲劳亦可使人体筋骨受伤，表现为伤后出现青紫肿胀、疼痛、活动受限及功能障碍，并可因骨骼断裂和骨折断端移位出现畸形、骨擦音、异常活动，或因关节脱位，骨端的位置改变，使附着之筋紧张而出现畸形、弹性固定、关节盂空虚等情况。但伤骨与伤筋是相互伴随的。如上所述，损骨能伤筋，伤筋亦能损骨，互为影响。外伤所致，筋骨损伤，使气血伤于内，因脉络受损，气滞血瘀，肿痛不适。故而治疗伤骨时，必须行气活血。

筋络骨，骨连筋，筋骨损伤非常多见，筋伤不必及骨，骨断却必伤筋。伤筋则骨架失稳，骨断则筋痿不用，外伤所致，瘀血离经，阻遏气机，气血不畅，风、寒、湿邪乘虚而入，痹着筋骨，久痹必虚，《素问·脉要精微论》云："骨者髓之府，不能久立，行则振掉，骨将惫矣"，最终出现筋缩、肌痿、骨不连、关节僵硬而伸屈不能。

（二）气血病机

1.气血的生理功能　气属阳，主动，主煦之；血属阴，主静，主濡之。《素问·调经论》曰："血气不和，百病乃变化而生……人之所有者，血与气耳"。气血运行于全身，无处不到，周流不息，维持着人体正常生命活动。"气"包括来自肾中精气，肺吸入的清新之气和脾胃所化生的"水谷精气"。前者为先天之气，后者乃后天之气，这两种气相互结合而形成的"真气"成为人体生命活动的原气，也是维持人体生命活动最基本的力量。气的运动形式包括有升、降、出、入四种基本运动形式，主要功能是一切生理活动的推动作用，温养形体的温煦作用，抵御外邪侵入的防御作用，血和津液的化生、输送、转化的升降出入气化作用和防止血、津液流失的固摄作用，维持人体生命的动态平衡。

"血"由脾胃运化的水谷精气变化而来。《灵枢·决气》说："中焦受气取汁，变化而赤，是谓血"。血循行于脉中，依靠气的推动而周流全身，濡养脏腑、经络，故"血主濡之"。《素问·五脏生成论》曰："肝受血而能视，足受血而能步，掌受血而能握，指受血而能摄。"说明全身的皮肉、筋骨、脏腑均需血液的营养方能保证各自的生理活动。

《灵枢·平人绝谷》："血脉和利，精神乃居"，气赖血养，血赖气行，先天之气有赖于后天之气荣养，故《难经本义》曰："气中有血，血中有气，气与血不可须臾相离，乃阴阳互根，自然之理也"。气推动血行于脉中以濡养五脏、六腑、四肢、百骸。两者相互依附，周流不息。《难经·第二十二难》曰："气留而不行者，为气先病也，血壅而不濡者，为血后病也"，人体之气，或外布于肌表，或内行于脏腑，流于周身，升降出入，川流不息。气血是人体生命活动的物质基础，气为血之帅，血为气之母，气能生血，血能化气，气促血行，气旺则血充，气虚则血少，血瘀则气滞，气机通畅则全身和顺，气血不调则百病衍生，气机郁滞或上逆嗽喘，气血不和则阴阳失调，气血调和则五脏和顺。《血证论·吐血》则概括为："气为血之帅，血随之而运行；血为气之守，气得之而静谧"。血的循行靠气的推动，气行则血行，气滞则血瘀。反之，血溢于外，成为瘀血，气亦必随之而滞。大量出血，必然导致气血同时衰竭，称为"气随血脱"。

2.损伤与气血的关系　《素问·缪刺论》云："有所坠堕，恶血内留"，人体遭受损伤，经脉受损，气机失调，血不循经，溢于脉外，离经之血停于肌肤腠理，伤后即成血瘀之患。清·沈金鳌著《杂病源流犀烛·卷三十》曰："跌仆闪挫，卒然身受，由外及内，气血俱伤病也"，损伤与气血的关系十分密切。当人体受到外力伤害后，常导致气血运行紊乱而产生一系列的病理改变。人体一切伤病的发生、发展无不与气血有关。

（1）伤气：因用力过度，扭伤腰部或跌仆闪挫，击撞胸部等，导致人体气机运行失常，脏腑、经络、气血、津液病变，出现"气"的功能失常及相应的病理变化。一般表现为气滞与气虚，但损伤严重者可出现气闭、气脱，内伤肝胃可见气逆等证。

1）气滞：气行周身当流畅滑利，当人体皮肉、筋骨、脏腑损伤或病变时，均可使气机不畅进而出现"气滞"的病理现象。《素问·阴阳应象大论》曰："故先痛而后肿者，气伤形也，先肿而后痛者，形伤气也"。气本无形，郁滞则气聚，聚则似有形而实无质，气机不通之处，即伤病之所在，常出现胀闷、刺痛。因此，痛是气滞的主要症候。如气滞发生于胸胁，则出现胸胁刺痛，呼吸、咳嗽时均可牵掣作痛等。损伤气滞的特点为外无肿形，痛无定处，自觉疼痛范围较广，时轻时重，体表无明确压痛点。气滞在伤科中多见于胸胁迸伤、腰部扭挫伤。

2）气虚：气虚是人体脏腑、器官、组织出现气机功能衰退的病理现象。在某些慢性损伤疾病、严重损伤恢复期患者和年老体弱者均可见到。基本表现为疲倦乏力和脉细软无力，还包括伤痛绵绵不休、疲倦乏力、喜温喜按、语音低微、气短易喘、自汗、脉细软无力等。

3）气闭：骤然损伤导致气血逆乱，阻遏气机，气闭不宣。正如《医宗金鉴·正骨心法要旨》中描述的"或昏迷目闭，身软而不能起，声气短少，语言不出，心中忙乱，睡卧喘促，饮食少进"，主要表现为一过性的晕厥、不省人事、窒息、烦躁妄动、四肢抽搐或昏睡困顿等，常见于严重损伤的患者。

4）气脱：严重损伤造成真元不固而出现气脱，是气虚最严重的表现。如损伤引发大出血造成气随血脱。气脱者多表现为突然昏迷或醒后再次昏迷，可见呼吸浅促、面色苍白、大汗淋漓、四肢厥冷、二便失禁、脉微欲绝等表现，常见于开放性损伤失血过多、头部外伤、内脏破裂等严重疾病者。

5）气逆：损伤而致内伤肝胃，可造成肝胃气机不降而反上逆，出现嗳气频频、作呕欲吐或呕吐等症。

（2）伤血：由于跌打挤压、碾挫、撞击等各种机械损伤，伤及血脉，以致经脉破裂出血，或瘀血停积体内。损伤伤血主要包括血瘀、血虚、血脱和血热等各种病理表现。

1）血瘀：在骨伤科疾患中，血瘀可由局部损伤出血及各种内脏和组织病变所致。血有形，形伤肿，瘀血阻滞经脉，气机郁滞，不通则痛，故血瘀出现局部肿胀、疼痛，性质以针刺刀割，痛点固定不移为主，是血瘀最典型的症状。血瘀还可导致损伤部位出现肿胀、青紫，若瘀血不去，则血不循经，反复出血不止。全身表现为面色晦暗，口唇紫暗，舌质青紫，脉细或涩等。在骨伤科疾患中多见气血两伤，肿痛并见，或伤气偏重，或伤血偏重，以及先痛后肿，或先肿后痛等不同情况，治疗时常须理气活血并用。

2）血虚：血虚是体内血液不足不能营养周身的病变，病因包括失血过多或生血不足。在骨伤科疾患中，由于外伤失血过多，新血未及时补充，或因瘀血不去，新血不生，或因筋骨受损而累及肝肾，肝血肾精不充导致血虚。表现为面色苍白无华或萎黄、头晕、目眩、眼花、爪甲色淡、手足麻木、唇舌淡白、脉沉细无力。血虚还可导致局部损伤迁延不愈，甚至筋脉拘挛或关节僵硬、活动不利等。

3）血脱：严重创伤失血过多出现气随血脱的证候，如面色苍白、大汗淋漓、四肢厥冷甚至晕厥等虚脱症状。失血过多，浮阳外越出现气随血脱、耗气伤津的虚脱证候。

4）血热：损伤后瘀而化热或肝火旺盛，热入血分导致血热。损伤致血络破裂，外邪由伤处内窜合并感染，或积瘀生热，临床可见发热、口渴、心烦、小便短赤、大便秘结、舌红绛、脉数等，局部血肉腐败，酿毒成脓。严重者可出现高热、昏迷、出血不止。

（三）津液病机

1. 津液的生理功能 津液是人体内所有正常水液的总称。清而稀薄者称为津，浊而浓稠者称为液。津多布散于肌表，以渗透润泽皮肉、筋骨之间，有温养充润的作用。液流注、浸润关节、脑髓，滑利关节，濡养脑髓和骨髓，润泽肌肤。《灵枢·痈疽》曰："津液和调，变化而赤为血"。津血互生，津液化生血液，在全身周流不息，有填精补髓的生理功能。

2. 损伤与津液的关系 损伤积瘀化热，热邪灼伤津液，可出现津液一过性消耗过多，轻则口干、口苦、咽燥、大便干结、小便短少、舌苔黄而干糙等症，重则过度耗损阴液，除了伤津重候之外，还可见形瘦肉脱、肌肤毛发枯槁、舌体瘦瘪、舌质红绛而干、舌苔光剥、口干不欲饮等表现。津液与气的关系密切，损伤导致津亏，气亦随之受损。大量津液丢失致气失所依，而随津液外泄，可导致"气随液脱"。而气虚不能固摄又可致津液丢失。

损伤后如出现有关脏腑功能失调，必然影响"三焦气化"功能，妨碍津液输布。人体正常水液代谢调节由肺、脾、肾、三焦等共同司职。三焦气化源于肾气，而脾阳有赖于肾阳温煦，膀胱通调水道依赖于肾的蒸腾、气化作用。肾气虚衰时可见小便清长，或水液潴留，出现肢体水肿或关节积液。

（四）脏腑经络病机

1. 脏腑的生理功能 脏腑是化生气血、通调经络、营养皮肉筋骨的主要器官。《素问·五脏别论》曰："五脏者，藏精气而不泻也……六腑者，传化物而不藏"。脏的功能是化生和贮藏精气，腑的功能是腐熟水谷、传化糟粕、排泄水液，在体内各司其职，维持人体生命活动。

2. 经络的生理功能 经络是全身气血运行、脏腑四肢联络、上下内外沟通、体内功能调节的通路，内联脏腑，外络肢节，布满全身。每一经脉都联络着内在的脏或腑，脏腑之间相互表里，因此在疾病的发生和传变上相互影响。经络包括十二经脉、奇经八脉、十五别络，以及经别、经筋等。

3. 脏腑与经络的关系 人体是一个内外统一的有机整体，体表与内部脏腑之间联系密切，不同的体表部分有相应脏腑主宰。脏腑病变则反映在相应经络；而体表部分病变同样可以影响所属的脏腑。如"肝主筋""肾主骨""脾主肌肉四肢"等。肝藏血主筋，肝血充盈濡养筋腱，活动自如；肝血不足则筋腱活动功能受限。肾主骨，藏精气，精生骨髓，骨髓充实，则骨骼强健。脾主肌肉四肢，人体的肌肉依赖脾胃运化以生气血而濡养肌肉四肢。这都说明人体内脏与筋骨气血的相互联系。

4. 损伤与脏腑、经络的关系 脏腑病机是探讨疾病发生发展过程中脏腑功能失调的病理生理机制。外伤后极易造成脏腑功能紊乱和阴阳、气血失调。

（1）肝、肾：《素问·宣明五气》中提出五脏随其不同功能而各有所主。"肝主筋""肾主骨"的理论常常指导骨伤科辨证论治，而损伤与肝、肾的关系亦十分密切。《素问·五藏生成论》曰："肝之合筋也，其荣爪也"。《素问·六节藏象论》曰："其华在爪，其充在筋"。阐明肝主筋、主关节运动的功能。《素问·上古天真论》说："丈夫……七八肝气衰，筋不能动，天癸竭，精少，肾脏衰，形体皆极"，认为人类50多岁后出现肝气衰退，导致筋运动不灵活，全身筋肉的运动均与肝有密切关系。肝血充盈使筋得其充养，运动有力而灵活。肝血不足则血不养筋，出现筋脉拘挛、肢体麻木、屈伸不利等症。《灵枢·本神》曰："肝藏血"，《素问·五藏生成论》云："故人卧，血归于肝……足受血而能步，掌受血而能握"，肝脏具有贮藏血液和调节血量的功能。

凡跌打损伤瘀血凝滞体内者，从其所属，必归于肝。如跌仆闪挫进伤的疼痛多发生在胁肋少腹处，乃因肝在胁下，肝经起于大趾，循行少腹，布于两胁的缘故。

肾主骨，主生髓。《灵枢·本神》云："肾藏精"，《素问·宣明五气》曰："肾主骨"，《素问·六节藏象论》言："肾者……其充在骨"，《素问·阴阳应象大论》又云："肾生骨髓……在体为骨"，都阐明了肾主骨生髓，骨骼是人体的支架。肾藏精，精生髓，髓养骨。骨的生长、发育、修复，均依赖肾脏精气所提供的营养和推动。肾精不足导致小儿骨痿无力、囟门迟闭及某些骨骼的发育畸形；肾精不足，骨髓空虚，可致腰膝痿软而行动不便，或骨质疏松容易骨折。《诸病源候论·腰痛不得俯仰候》云："肾主腰脚……劳损于肾，动伤经络，又为风冷所侵，血气搏击，故腰痛也"，《医宗必读》则指出腰痛是因"有寒有湿，有风热，有挫闪，有瘀血，有滞气，有积痰，皆标也，肾虚其本也"。因此反复扭伤腰部或劳损者多有肾虚表现，出现腰背酸痛、活动受限等症状。再者，骨断者内动于肾，导致肾精不足，则无以养骨，难以愈合。因此治疗时用补肾接骨之法配合入肾经的药物。骨断筋伤，内动于肝，肝血不充，血不养筋，筋失濡养而影响骨折修复。肝血肾精不足，均可影响骨折愈合，因此在治疗时补肾兼以养肝壮筋，常常配合入肝经的引经药。

（2）脾、胃：脾主运化，胃主受纳。《素问·灵兰秘典论》说："脾胃者，仓廪之官，五味出焉"。脾胃腐熟水谷化为精微输布全身，化生气血以维系人体正常生命活动，营养四肢，故为气血生化之源。脾主统血，防止血液溢出脉外，对损伤的修复意义重要。《素问·痿论》曰："脾主身之肌肉"。《灵枢·本神》云："脾气虚则四肢不用"。全身的肌肉有赖脾胃运化水谷精微营养，若营养好则肌肉壮实，四肢强健有力，即使损伤亦可痊愈；反之，若脾胃虚弱，肌肉瘦削，四肢痿软乏力，则伤后难以恢复。故此损伤之后要注意调理脾胃。胃气强，则五脏俱盛，脾胃健运则消化吸收旺盛，水谷精微得以化生为气血输布全身，损伤易去。若脾胃运化失常，气血则化生无源，脏腑筋骨失养。胃气虚弱则五脏俱衰，影响气血的生化和筋骨损伤的修复。因此有"脾胃为后天之本"之说，这正是脾主肌肉，四肢皆禀气于胃的道理。

（3）心、肺：心主血脉，肺主一身之气，心肺调和令气血周流不息，源源不断地输送至全身，温煦濡养全身，损伤得以痊愈。肺为华盖，主一身之气，若肺脏受损则呼吸不畅，宗气无以化生则气虚，症见疲乏无力、少气懒言、气短、胸闷、自汗等症状。《素问·痿论》曰："心主身之血脉"，意为心气推动血液循行体内，使血液充盈于脉管之中。气为血之帅，血为气之母，损伤后亡血过多，血液亏虚致心血耗损，心气随之不足，出现胸闷、胸痛、心悸、心慌、眩晕等症。

（4）经络：经络内联脏腑，外络肢节，布满全身，是气血津液循行的通路。《灵枢·本脏》曰："经脉者，所以行血气而营阴阳，濡筋骨，利关节者也"，意为经络有运行气血、调和阴阳、濡养筋骨、滑利关节的作用，经络一旦损伤即会使气血津液循行受阻，出现不通则痛的表现。经络的病损主要表现有两方面：一是脏腑损伤累及相关经络出现疾病，疾病内传脏腑而出现相应症状；二是经络运行受阻累及循行部位组织器官的功能而出现症状。正如《杂病源流犀烛·跌仆闪挫源流》所言："损伤之患，必由外侵内，而经络脏腑并与俱伤……亦必于脏腑经络间求之"。因此在治疗骨伤科疾病时，应根据经络、脏腑学说来辨证论治，调整其脏腑机能和相应组织、器官的生理功能。

二、骨病的病机

骨病的病机与损伤的病机既有相似之处，也有不同之处。骨病的发生、发展与变化，与致病因素和患病人体的体质强弱密切相关。六淫邪毒等致病因素，是痹病、痿病、骨痹疽、骨痨、骨肿瘤等筋骨关节疾患的常见致病因素。六淫邪毒侵入人体能否引起骨病，与人体的体质强弱和病邪的盛衰关系密切。

第四节　损伤和骨病的症状与体征

一、损伤的症状与体征

外力导致人体气血、营卫、皮肉、筋骨、经络、脏腑以及津液出现病理变化，出现损伤局部和全身一系列症状体征，对诊断伤情、治疗疾病、判断病情发展以及疾病转归均有重要的临床价值。

（一）全身情况

轻微损伤一般无全身自觉症状。严重损伤则因元气亏虚，脉络受损，血溢脉外，留滞经络，气为血之帅，血为气之母，元气无法推动血液在脉道中流动，可致血不养心，心血不足，髓海空虚，脑海失养，脾胃升降气机失调，水湿运化障碍，往往有神疲纳呆、饥不欲食、夜寐不安、大便秘结、形羸消瘦、头身困重、四肢浮肿、舌紫暗或有瘀斑、脉浮弦或濡数等全身症状；妇女可见月经稀发、闭经或痛经、经色紫暗有块；若瘀血停聚，郁而化热，常有口渴、口干、口苦、心烦、大便秘结、小便短赤、烦躁不安、潮热盗汗，脉浮数或弦紧，舌质红，苔黄厚腻；严重损伤者可出现面色苍白、四肢厥冷、冷汗淋漓、口干口渴、尿量减少、血压下降、脉搏微细或消失、烦躁或神情淡漠等休克症状表现。

（二）局部症状体征

1. 一般症状体征
（1）疼痛：损伤致局部经脉受损，气机不畅，瘀血凝滞，经络阻塞，不通则痛，故见疼痛、活动不利。气滞者因损伤而致气机不利，表现为无形之疼痛，其痛多无定处，且范围较广，忽聚忽散，无明显压痛点。若伤在胸部，多伴咳嗽、呼吸不畅、气急气促、胸闷胀满、牵掣作痛。气闭则因骤然损伤而使气机闭塞不通，多为颅脑损伤，神明失主，故致晕厥、神志不清、呼之不应、呼吸微弱、四体不用甚至昏迷不醒等症。若肝肾气伤，则痛在筋骨；若营卫气滞，则痛在皮肉。伤处可有直接压痛或间接压痛（纵轴叩击痛和骨盆、胸廓挤压痛等）。

（2）肿胀青紫：伤后患处络脉损伤，血溢脉外，营血离经，瘀滞于皮肤腠理，"形伤痛，气伤肿""血有形，病故肿"，因而出现青紫、肿胀。若"离经之血"过多，阻塞脉道，气血推动不畅，透过撕裂的肌肉与筋膜，溢于皮肤腠理，一时不得消散即成瘀斑。伤血者肿痛部位固定不移；瘀血经久不散，变为宿伤；脉络严重肿胀时还可出现张力性水疱、甚则肌肤坏死。

（3）功能障碍：损伤后气血阻滞，不通则痛，可见剧烈疼痛，肌肉反射性痉挛以及组织器官损害，可引起肢体或躯干发生不同程度的功能障碍。伤在手臂则活动受限，伤在下肢则步履困难，伤在腰背则俯仰受阻，伤在关节则屈伸不利，伤在颅脑则神明失守，伤在胸胁则心悸、气急，伤在肚腹则纳呆、胀满。若组织器官仅出现机能紊乱，而无器质性损伤，则功能障碍可以逐渐恢复。若组织器官有器质性损伤，那么功能障碍将很难完全恢复，除非采用手术或其他有效的治疗措施。

疼痛、肿胀、青紫及功能障碍是损伤后普遍出现的一般症状。由于气血是互根互用、相辅相成的，故损伤之后多有气血两伤、痛肿并见表现。

2. 特殊症状体征

（1）畸形：发生骨折、脱位或某些部位筋伤时，由于暴力作用、肢体远端重力以及肌肉、韧带的牵拉，常使骨端出现移位，肢体外观改变，产生特殊畸形。

（2）骨擦音：无嵌插的完全性骨折，活动或触碰骨折的肢体时，两断端相互摩擦发生响声或摩擦感。

（3）异常活动：受伤前不能活动的骨干部位，在骨折断端出现屈曲、旋转、假关节运动等非正常活动。

（4）关节盂空虚：原本位于关节盂的骨端脱出，关节头处于异常位置，致使关节盂空虚，此乃脱位的特有体征。

（5）弹性固定：脱位后关节周围的肌肉由于疼痛痉挛收缩，可将脱位后骨端保持在特殊的位置上。对该关节进行被动活动时，仍可轻微活动，但有弹性阻力。被动活动停止后，脱位的骨端又恢复原来的特殊位置。这种体征称为弹性固定。

二、骨病的症状与体征

骨骼、关节及其周围筋肉的疾病称为骨病。骨病不仅产生局部病损与机能障碍，而且可能影响整个机体的形态与功能。因此，骨病也可出现一系列全身与局部的症状和体征。

（一）全身症状体征

（1）先天性骨关节畸形、良性骨肿瘤、筋挛、骨关节退行性疾病等，对整个机体影响较少，故全身症状通常不明显。

（2）骨痈疽发病时可出现寒战高热、出汗、烦躁不安、口渴、脉数、舌红、苔黄腻等全身症状；脓肿溃破后体温逐渐下降，全身症状减轻。

（3）骨关节结核发病时表现骨蒸潮热、盗汗、口燥咽干、舌红少苔或无苔、脉沉细数等阴虚火旺的症状；后期呈慢性消耗性病容、倦怠无力、舌淡苔白，脉濡细等气血两虚的症状。

（4）痹证兼有发热、恶风、口渴、烦闷不安等全身症状。

（5）痿证多表现为面色无华、食欲不振、肢体痿软无力、舌苔薄白或少苔、脉沉细等症状。

（6）恶性骨肿瘤晚期可出现精神萎靡、面色苍白或萎黄、食欲不振、消瘦、贫血等恶病质症状。

（二）局部症状体征

1. 一般症状体征

（1）疼痛：不同类型或病程的骨病发生疼痛的表现各异。行痹表现为游走性关节疼痛；痛痹者疼痛较剧，痛有定处，得热痛减，遇寒痛增；着痹者关节酸痛、重着，痛有定处；热痹者患部灼痛，得冷稍舒，痛不可触；骨痈疽发病时疼痛彻骨，痛如锥刺，脓溃后疼痛减轻；骨关节结核初起时患部仅酸痛隐隐，继而疼痛加重，尤其夜间或活动时较明显；颈椎病可出现颈肩背部疼痛或上肢放射性疼痛，腰椎间盘突出症可出现腰腿疼痛或下肢放射性疼痛；骨质疏松症往往全身性酸痛；恶性骨肿瘤后期呈持续性剧痛，夜间加重，使用止痛药效果不佳。

（2）肿胀：骨痈疽、骨关节结核、痹证等患处常出现肿胀。骨痈疽者局部红肿；骨关节结核局部肿而不红；各种痹证，如风湿性、类风湿、痛风性、血友病性关节炎等，关节部位常肿胀。

（3）功能障碍：骨关节疾患常引起肢体功能障碍。关节本身疾患往往主动和被动运动均有障碍；神经系统疾患或引起肌肉瘫痪，则关节不能主动运动，被动运动一般良好；或引起肌肉僵硬，关节主动、被动运动均受限。

2. 特殊症状体征

（1）畸形：骨关节疾患可出现典型的畸形。如膝关节骨性关节炎后期常出现膝内、外翻畸形，脊柱结核后期常发生后凸畸形，类风湿关节炎可发生腕关节尺偏畸形、手指鹅颈畸形等，强直性脊柱炎可引起圆背畸形，特发性脊柱侧凸症可出现脊柱侧凸畸形，先天性肢体缺如、并指（趾）、多指（趾）、巨指（趾）、马蹄足等均有明显手足畸形。

（2）肌肉萎缩：肌肉萎缩是痿证最主要的临床表现。小儿麻痹后遗症出现受累肢体肌肉萎缩，多发性神经炎表现两侧手足下垂与肌肉萎缩，进行性肌萎缩症出现四肢对称性近端肌萎缩，肌萎缩性侧索硬化症出现双前臂广泛萎缩，伴肌束颤动等。

（3）筋肉挛缩：身体某群肌肉持久性挛缩，可引起关节畸形与活动功能障碍。如前臂缺血性肌挛缩，呈爪形手；掌腱膜挛缩症发生屈指挛缩畸形；髂胫束挛缩症出现屈髋、外展、外旋挛缩畸形；跟腱挛缩可见马蹄足畸形等。

（4）肿块：骨肿瘤、痛风性关节炎、骨突部骨软骨病等，局部可触及肿块。关节游离体形成的肿块忽隐忽现；骨肿瘤形成的肿块固定不移，质较硬。

（5）疮口与窦道：骨痈疽的局部脓肿破溃后，疮口流脓，初多稠厚，渐转稀薄，有时夹杂小块死骨排出，疮口周围皮肤红肿；慢性附骨疽反复发作者，有时可出现数个窦道，疮口凹陷，边缘常有少量肉芽组织形成。骨关节结核形成的寒性脓肿可沿软组织间隙向下流注，出现在病灶远端；寒性脓肿破溃后形成窦道，深达骨质，疮口凹陷、苍白，周围皮色紫暗，开始时可流出大量稀脓，如豆腐花样腐败物，之后则流出稀薄脓水，或夹有碎小死骨，日久难愈。

第五节 四 诊

中医骨伤科学是在中医基础理论指导下，应用望、问、闻、切四诊，结合实验室和影像学等辅助检查，根据损伤的病因、病机、程度、部位进行分类，以筋骨、脏腑、气血津液、经络等理论为基础，综合分析其内在联系并作出诊断的过程。损伤的辨证方法很多，或根据病程发展的不同阶段进行分期辨证，或根据不同证候分型辨证等，各有不同的特点和侧重。在临床上各种辨证方法应灵活应用，互相补充，诊断才能完善。

在辨证时，既要重视全面检查，在辨证论治的整体观念下结合中医骨伤科的临床特点，进行细致的局部检查，才能作出正确诊断。

一、望　诊

在骨伤科临床诊治时，应首先应用望诊进行全面观察。骨伤科除了对患者的神色、形态、舌象及分泌物等进行全面的观察检查外，对损伤局部及其邻近部位必须认真观察。清·钱秀昌《伤科补要》曰："凡视重伤，先解开衣服，遍观伤之轻重"，要求彻底暴露受伤部位，可采用与健侧对照观察法，对肢体功能做动态观察。通过望全身、望损伤局部、望舌苔等方面，医者可确定损伤的部位、性质和轻重。

（一）望全身

1. 望神色　首先观察面色神态的变化。临床上可根据患者的精神和面色来判断病情之缓急、损伤之轻重。精神振奋、语音洪亮、面色红润者正气未伤，病情较轻；精神萎靡，语声低微、面容憔悴者乃正气已伤，病情较重的表现。重伤者察其神志，若神志昏迷、神昏谵语、呼之不应、目暗睛迷、瞳孔缩小或散大、面色苍白、形羸色败、呼吸微弱或喘急异常，多属危候。

2. 望形态　望形态了解损伤部位的深浅和病情的轻重。外观形态改变多见于骨折、关节脱位或严重伤筋。如下肢骨折患者多不可站立行走；肩、肘关节脱位患者多用健侧手托患侧前臂，身体倾向患侧；颞颌关节脱位患者手托下颌；急性腰扭伤患者则表现为以手撑腰，身体倾向患侧缓缓而行。

（二）望局部

1. 望畸形　骨折或关节脱位后肢体多有畸形。通过观察体表骨性标志或肢体力线的异常改变，医者可判断有无畸形。如关节脱位后，原关节窝处空虚，并在附近可扪及脱出之骨端，患肢出现长短粗细等变化。肩关节前脱位有方肩畸形，肘关节后脱位见靴形畸形。又如完全性骨折的伤肢因重叠移位而出现不同程度的增粗和缩短畸形，骨折端出现高突或凹陷畸形；股骨颈和股骨粗隆间骨折多有典型的患肢缩短与外旋畸形；桡骨远端伸直型骨折可见"餐叉"样畸形，因此望畸形对于损伤的辨证意义重大。

2. 望肿胀、瘀斑　损伤之后，脉络受损，瘀血渗于皮下阻碍气机，出现气滞血凝，故需要观察其肿胀的程度以及皮肤色泽的变化。肿胀较重、肤色青紫者为新伤；肿胀较轻，青紫带黄者多为陈伤。

3. 望伤口　开放性损伤须注意伤口的大小、深浅，创缘是否整齐，是否污染及存在异物，色泽鲜红还是紫暗，是否有活动性出血或感染等。若已感染，应注意流脓是否畅通、脓液的颜色及稀稠、窦道的深浅等情况。

4. 望肢体功能　肢体功能的望诊对了解骨关节损伤意义重大。除观察上肢活动功能，下肢行走步态之外，还应进一步检查关节屈伸旋转范围。例如，肩关节活动功能包括外展、内收、前屈、后伸、内旋和外旋六种，凡上肢外展小于90°，且肩胛骨一并移动者，提示外展动作受限；当肘关节屈曲、肩关节内收时肘尖可接近中线，若做上述动作肘尖不能接近中线提示内收动作受限；若患者上举梳头受限提示外旋功能障碍；若患者手背不能后伸置于背部则提示内旋受限。肘关节虽仅有屈伸功能，但上下尺桡关节联动可旋前、旋后前臂。为了精确掌握肢体功能障碍的情况，除观察患者主动活动范围外，还需与摸法、运动、量法等检查联用，与健侧对比观察测定肢体主动与被动活动的活动范围。

（三）望舌

心开窍于舌，又为脾胃之外候，与各脏腑之间均有密切联系。曹炳章所著《辨舌指南》说："辨舌质，可辨五脏之虚实；视舌苔，可察六淫之浅深"，所以舌体能反映人体气血的盛衰、津液的盈亏、病邪的性质、病情的进退、病位的深浅、伤后机体的变化及病情的预后。因此，望舌是骨伤科辨证的重要部分。

舌质和舌苔可诊察患者体内的寒热、虚实等变化，两者联系密切且各有侧重。舌质反映人体气血的变化；舌苔则反映脾胃的气化功能。所以，察舌质、辨舌苔可以得到相互印证，鉴别病情表里虚实。

1. 辨舌质

（1）正常舌质：正常为淡红舌。如舌色淡白为气血虚弱，或阳气不足伴有寒象。

（2）红绛舌：或热证或为阴虚。舌色鲜红，深于正常，称为舌红，进一步发展为深红者称为绛。两者均主热证，但绛者为热势更甚，多见于里热实证、感染发热和创伤大手术后。

（3）青紫舌：伤后气血运行不畅，瘀血凝聚。局部紫斑表示体内血瘀较轻，或局部瘀血。全舌青紫表示全身气血运行不畅或血瘀程度较重。青紫而湿润表示阴寒血凝，阳气无法推动血行；绛紫而干表示体内热邪深重，津伤血滞。

2. 望舌苔　五脏六腑皆禀气于胃，舌苔由胃气所生，舌苔的变化可反映脏腑的寒、热、虚、实，病邪的性质和病位的深浅。舌苔反映了疾病表里的情况。舌苔的过少或过多反映了正邪盛衰的情况。

（1）薄白而湿润：此乃正常舌苔。苔薄白亦是普通感受风寒，病邪在体表而未入里，正气未伤；舌苔薄白而过于润滑，多见于表寒证；苔薄白而干为表热证或感受燥邪。舌苔白厚而干燥，代表湿浊化热伤津。舌苔布满白苔，摸之不干燥，称为"积粉苔"，可见于热毒内蕴、邪毒内袭之证。舌苔过少或无苔表示脾虚胃弱；苔厚白而湿润为损伤伴有寒湿、水肿或寒痰；苔厚白而腻为湿浊内盛；舌淡苔白而滑润，代表寒证或寒湿证。

（2）舌苔的厚薄与邪气的盛衰成正比。苔质的厚薄，以见底和不见底为标准。透过苔质能见到舌体，称之薄苔，否则为厚苔。舌苔薄，病情一般较轻；舌苔厚，表明病情较为严重。在疾病发展过程中，舌苔由薄变厚，表明病邪入里，病情由轻变重；若舌苔由厚变薄，表明病邪外透，病情好转。舌苔厚腻为湿浊内盛，舌苔愈厚则邪愈重。根据舌苔的消长和转化可测知病情的发展趋势，由薄增厚为病进，由厚减薄为病退。但舌红光剥无苔则属胃阴亏虚，胃气将绝，老年人股骨颈骨折、股骨粗隆骨折等病多见此舌象。

（3）黄苔主热证，见于损伤感染，瘀血化热；脏腑受热邪所扰；脾胃有热等症。苔薄黄而干为热盛伤津；苔黄腻为湿热内蕴；苔深黄者为内热炽盛；苔淡黄薄润为湿重热轻；苔黄白相兼表示外邪由寒化热，由表入里；苔黄干燥生刺，舌有裂纹，为里热极盛，津液大伤，脏腑大热；舌苔黄滑而润，为阳虚表现。白、黄、灰、黑色泽变化反映了体内寒热以及病邪的变化，如由黄色转为灰黑苔则表示病邪渐盛，损伤正气，多见于严重创伤感染伴有高热或津液亏损等。

二、闻　　诊

闻诊是从听患者的语言、呻吟、呼吸、咳嗽、嗅呕吐物及伤口、二便或其他分泌物的气味等方面获得临床资料。结合骨伤科的临床特点，闻诊还包括以下几点。

（一）听骨擦音

骨擦音是骨折的特有体征之一。无嵌插的完全性骨折，当摆动或触摸伤肢时，骨折断端互相触碰发出响声或摩擦感，称为骨擦音（感）。骨擦音不仅可以诊断骨折，还可分析骨折的性质。如清·钱秀昌《伤科补要》曰："骨若全断，动则辘辘有声。如骨损未断，动则无声。或有零星败骨在内，动则渐渐之声"。骨骺分离时骨擦音与骨折的性质相同但柔和，骨擦音出现即意味着骨折，若骨擦音消失即表示骨折已愈合。要注意的是骨擦音多数是医者触诊时偶然感觉到的，不宜主动寻找，以免增加患者的痛苦和加重局部组织的损伤。

（二）听入臼声

关节脱位复位成功时，常能听到"咯噔"一声的关节入臼声。清·钱秀昌《伤科补要》云："凡上骱时，骱内必有响声活动，其骱已上；若无响声活动者，其骱未上也"。当复位时听到入臼声后应立刻停止牵引用力，以免增加肌肉、韧带、关节囊等软组织的损伤。

（三）听筋的响声

某些筋伤或关节病变在检查时可有特殊的摩擦音或弹响声，对诊断有特殊意义。最常见的有以下几种：

（1）关节摩擦音：医者一手放在关节上，另一手移动关节远端的肢体，检查关节摩擦音或摩擦感。具体见于：①一些慢性或亚急性关节疾患出现柔和的关节摩擦音。②骨性关节炎出现粗糙的关节摩擦音。③关节运动至某一角度经常出现某一尖细的声音，提示关节内有移位的软骨或游离体，例如膝关节半月板损伤或关节内游离体。

（2）肌腱弹响声与肌腱周围炎的摩擦音：指屈肌腱狭窄性腱鞘炎患者在屈伸手指时听到弹响声，多系肌腱通过肥厚狭窄之腱鞘所产生，因此称为狭窄性腱鞘炎，俗称弹响指或扳机指。肌腱周围炎在体检时常可听到好似捻干燥头发时发出的声音即为"捻发音"，多在有大量炎性渗出液的腱鞘周围听到，好发于前臂的伸肌群、大腿的股四头肌和小腿的跟腱部。

（3）关节弹响声：膝关节半月板损伤或关节内有游离体时，在做膝关节屈伸旋转活动时发出较清脆的弹响声，或伴有疼痛。

（四）听啼哭声

小儿不会准确表达病情，家长有时不在第一现场也不能提供可靠的病史资料，往往需要医者听啼哭声辨别受伤部位。临床当检查患儿某一部位时，啼哭或哭声加剧往往提示该处可能受损。

（五）听创伤皮下气肿音

创伤后皮下气肿表现为皮下组织有大片不相称的弥漫性肿起。检查时扇形分开手指轻轻揉按患部有一种特殊的捻发音或捻发感。例如肋骨骨折断端刺破肺脏，空气渗入皮下组织可形成皮下气肿。开放骨折合并气性坏疽时亦可出现皮下气肿。

（六）闻气味

骨伤科的闻气味除体味、口气、二便气味外，主要是闻局部分泌物的气味。如伤口分泌物恶臭多证属湿热或热毒，见于急性骨痈疽证属阳者；若分泌物带有腥味则多证属虚寒，见于骨关节结核、阴疽。

三、问　　诊

问诊是骨伤科采集信息辨证论治的首要环节，在四诊中占有重要地位。正如清·林之翰《四诊抉微》所言："问为审察病机之关键"。医者通过问诊可全面掌握患者的病情，除收集年龄、性别、职业、工种等一般情况及既往史等，还应根据骨伤科的特点询问以下几个方面的问题。

（一）一般情况

一般情况包括患者姓名、性别、年龄、职业、婚姻、民族、籍贯、住址、就诊日期、病历陈述者（患者本人、亲属和亲朋好友等），建立完整的病历记录，以利于保存、查阅、联系和随访。对于涉及交通意外、各类纠纷的伤者尤其应准确记录。

（二）发病情况

1. 主诉　主诉是促使患者前来就医的主要原因，可以提示疾病的性质。主诉包括患者的发病部位、主要症状及发病时间等。骨伤科患者的主诉主要有疼痛、青紫肿胀、畸形（包括移位、挛缩、肿物）、运动功能障碍四个方面。记录主诉应简明扼要。

2. 受伤过程　应详细询问患者受伤时的情况、病情的缓急、受伤的部位、受伤的经过，还有受伤后有否晕厥，晕厥持续的时间，醒后有无再次昏迷以及急救治疗的措施、效果如何、症状减轻还是加重等。生活损伤一般病情较轻，工业损伤、交通损伤、农业损伤、地震塌方或战伤则往往较重，常为复合性损伤或严重挤压伤等。应尽可能问清楚受伤的原因及体位，询问重物的大小、重量和硬度，暴力的性质、方向和强度以及操作时患者所处的体位。

3. 受伤的时间　问损伤发生时间的长短。突然受伤为急性；逐渐形成常属慢性劳损。

4. 受伤时的原因和体位　如跌仆、闪挫、扭捩、堕坠等受伤原因，询问暴力的性质、方向、强度及作用时间，损伤时的体位等。如平地跌倒着地时，肢体处于伸直位还是屈曲位，何处最先着地；弯腰时易伤腰部；高空坠落可能损伤足跟、下肢、脊柱或颅脑等。

5. 问伤处　问损伤发生的部位和局部的症状，包括疼痛、肢体功能、畸形、伤口等情况。

（1）疼痛：详细询问疼痛的部位、性质、时间、范围、程度等。询问患者是剧痛、酸痛或麻木，持续性或是间歇性，范围是在扩大、缩小或是局限固定不移，有无游走痛，有无放射痛，放射到何处，服药后疼痛能否缓解；各种不同的动作（负重、咳嗽、喷嚏等）对疼痛有无影响，与气候变化关系；劳累、休息及白昼、黑夜时疼痛程度有无改变等。

（2）肢体功能：如有功能障碍应询问受伤后发生的时间。一般骨折、脱位后活动功能多立即丧失；伤筋的活动受限随着肿胀而逐步加重。应鼓励患者主动活动以显示其肢体功能。

（3）畸形：询问畸形发生的时间及演变过程。外伤引起的畸形可以立刻出现或者逐渐出现。出生即有或者无外伤史者则就考虑先天性畸形或发育畸形。

（4）伤口：询问伤口出现的时间、污染情况、出血情况、处理经过、治疗效果以及是否注射过破伤风抗毒血清等。

6. 全身情况

（1）问寒热：恶寒发热是骨伤科常见症状。或为体温升高，或为患者自主感觉。要询问寒热程度与发作时间的关系、恶寒与发热的顺序。损伤初期发热多为瘀血化热；中晚期发热可见于邪毒感染或虚劳发热；骨关节结核有午后潮热；恶性骨肿瘤晚期可持续性低热；颅脑损伤可引起高热抽搐。

（2）问汗：问汗液的排泄情况了解脏腑气血津液的盛衰。严重损伤或重度感染可出现四肢厥冷、汗出如油的脱证险象；邪毒感染可出现大热、大汗；自汗常见于损伤初期或手术后气血亏虚者；盗汗常见于慢性骨关节疾病、阴疽等。

（3）问饮食：应询问进食时间、食欲、食量、味觉、饮水情况等。对腹部损伤应询问其发生于饱食后还是空腹时，估计胃肠破裂后腹腔污染程度。食欲不振或食后饱胀，是胃纳呆滞的表现，多因伤后血瘀化热导致脾虚胃热，或长期卧床体质虚弱所致。口苦者为肝胆湿热，口淡者多为脾弱不运，口腻者属湿阻中焦，口中有酸腐味者为食滞不化。

（4）问二便：伤后便秘或大便燥结，为瘀血内热。老年患者伤后常因阴液不足、失于濡润而致便秘。大便溏薄为阳气不足，或伤后机体失调。对颅脑、脊柱、骨盆、腹部损伤者尤应注意询问二便的次数、量和颜色。

（5）问睡眠：伤后久不能睡，或彻夜不寐，多见于严重创伤，心烦内热。昏沉而嗜睡，呼之即醒，闭眼又睡，多属神疲气虚；昏睡不醒或醒后复睡、不省人事者为颅脑损伤。

7. 其他情况

（1）过去史：过去的健康状况与现在的损伤常有密切的关系，须按发病的顺序记录当时的诊断、治疗情况以及有无合并症和后遗症。应详细询问有无结核史、外伤史、血液病史、肿瘤病史等。例如，先天性斜颈、新生儿臂丛神经损伤患者要了解有无难产或产伤史；对骨关节结核患者要了解有无肺结核病接触史。

（2）个人史：询问患者职业或工种年限、工作条件、劳动性质以及个人嗜好等。妇女要询问月经、妊娠、哺乳和计划生育史等。

（3）家族史：询问家庭成员的健康状况。如已死亡应询问其死亡原因、年龄以及有无影响后代的疾病。或经常接触的人有无慢性传染性疾病，如结核等疾病。对骨肿瘤、先天性畸形的诊断价值尤为重要。

8. 医治经过及其他 询问当时的诊断、治疗经过和疗效，目前存在的问题，以便全面掌握病情的变化，分析已作过的处理。

四、切 诊

切诊即脉诊，通过切脉，医者可掌握体内气血、虚实、寒热等变化。

损伤常见的脉象有如下几种：

（1）浮脉：轻取即得，重按稍减而不空，举之有余，按之不足。浮脉的部位表浅，浮在皮肤上，手指轻按即可摸到搏动，重按稍减，但不空泛无力。在新伤瘀肿、疼痛剧烈或兼有表证时多见。大出血及长期慢性劳损患者出现浮脉时说明正气不足，虚象严重。

（2）沉脉：沉脉主里证。因病邪郁于里，气血内困，则脉沉而有力，为里实证；若脏腑虚弱，气血不充，脉气鼓动乏力，则脉沉而无力，为里虚证。在内伤气血、腰脊损伤疼痛时多见。

（3）迟脉：脉搏至数缓慢，每息脉来不足四至，脉律规整。一般迟脉主寒、主阳虚，在伤筋挛缩、瘀血凝滞等证时常见；迟而无力者，多见于损伤后期气血不足，复感寒邪。

（4）数脉：每息脉来超过五至。数而有力，多为实热；虚数无力者多属虚热。在一般损伤发热时多见。浮数热在表，沉数热在里。

（5）滑脉：往来流利，应指圆滑，如珠走盘，充实而有力，主痰饮、食滞、实热等证，又主妊娠。在胸部挫伤血实气壅时及妊娠期多见。

（6）涩脉：脉形不流利，细而迟，脉来艰涩，如轻刀刮竹，滞涩不利，主气滞、血瘀、精血不足。脉涩而无力，主精亏血少，脉道不充，血流不畅，所以脉气往来艰涩。脉涩而有力，主气滞血瘀，脉道受阻，血行不流利，故显涩象。在损伤血亏津少不能濡润经络的虚证、气滞血瘀的实证多见。《四诊抉微》载："滑伯仁曰，提纲之要，不出浮沉迟数滑涩之六脉。夫所谓不出六者，亦为其足统表里阴阳虚实，冷热风寒湿燥，脏腑血气之病也"，故有以上述六脉为纲的说法。

（7）弦脉：脉形端直而长，如按琴弦。主诸痛，主肝胆疾病，阴虚阳亢。在胸胁部损伤及各种损伤剧烈疼痛时多见，还常见于伴有肝胆疾患、动脉硬化、高血压等证的损伤患者。弦而有力者称为紧脉，多见于外感寒盛之腰腿痛。

（8）濡脉：与弦脉相对，浮而细软，脉气无力以动，重按反不明显。在气血两虚时多见。

（9）洪脉：《脉诀汇辨》："洪脉极大，壮如洪水，来盛去衰，滔滔满指。"脉形浮大有力，应指脉形宽，大起大落，主热证，在经络热盛、伤后邪毒内蕴、热邪炽盛，或伤后血瘀化热时多见。

（10）细脉：脉细如线而应指明显的脉象。又称小脉。细脉主气血两虚，诸虚劳损，以阴血虚为主，亦见于气虚或久病体弱患者。

（11）芤脉：宽大而中间有空虚感的脉搏，为失血之脉，在损伤出血过多时多见。

（12）结、代脉：间歇脉之统称。脉来缓慢而时一止，止无定数为结脉；脉来动而中止，不能自还，良久复动，止有定数为代脉。在损伤疼痛剧烈、脉气不衔接时多见。

骨伤科脉法的纲要主要可归纳为以下几点：

（1）瘀血停积者多系实证，故脉宜坚强而实，不宜虚细而涩，洪大者顺，沉细者恶。

（2）亡血过多者多系虚证，故脉宜虚细而涩，不宜坚强而实，故沉小者顺，洪大者恶。

（3）六脉模糊者，证虽轻而预后不佳。

（4）外证虽重，而脉来缓和有神者，预后多良好。

（5）严重损伤，疼痛剧烈，脉多弦紧，偶然出现结代脉，系疼痛或情绪紧张而引起的暂时脉象，并非恶候。

（徐西林）

第六节 骨伤临床检查法

一、量 诊

《仙授理伤续断秘方》明确指出临床须"相度患处"。此处"度"即为量。量法是骨伤科临床医师临床重要的诊断手段。望诊时用卷尺测量患肢长短、粗细，量角器测量关节活动角度等，并与健侧对比分析，令诊断更精确。

（一）肢体长短、周径测量法

上肢长度：从肩峰至桡骨茎突（或中指尖）。上臂长度：肩峰至肱骨外上髁。前臂长度：肱骨外上髁至桡骨茎突。

下肢长度：髂前上棘至内踝尖，或脐至内踝尖（骨盆骨折或髋部病变采用）。大腿长度：髂前上棘至膝关节内侧间隙。小腿长度：膝关节内侧间隙至内踝尖（图 2-1）。

肢体周径：两侧肢体取相同体位的同一水平测量，测量肿胀时取最肿处，测量肌肉萎缩时取肌腹部。如下肢常在髌骨上缘 10～15cm 处测量大腿周径，在小腿最粗处测定小腿周径等。通过肢体周径的测量了解患肢肿胀或肌肉萎缩程度等。

肢体长短、周径变化可见如下几种情况：

（1）长于健侧：伤肢比健肢显著增长者多为脱位，多见于肩、髋等关节向前或向下脱位，亦可见于骨折分离移位或过度牵引等。

（2）短于健侧：多系骨折后肢体短缩畸形或关节脱位引起。如髋、肘关节后脱位等。

（3）粗于健侧：较健侧显著增粗并有畸形者，多属骨折、关节脱位等重证。如无畸形而量之较健侧粗者，多系伤筋肿胀等。

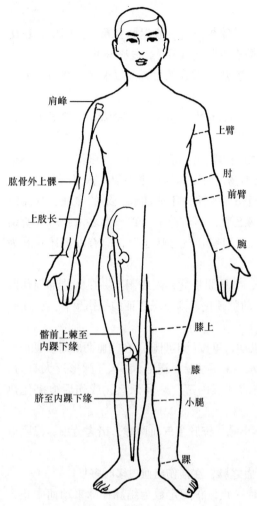

图 2-1　四肢长度测量法

（4）细于健侧：可为陈伤失治或痹证日久，迁延不愈而致肌肉萎缩。

（二）测量注意事项

（1）测量前应注意甄别先天或后天畸形，以免误诊。

（2）检查时遵循"对比"原则，两侧肢体摆放在完全对称的体位上，如患肢在外展位 30° 位，健肢亦须放在相同体位。如相同部位均有伤病则应与常人对比。

（3）定点要准确，在起点及止点做好标记，卷尺要松紧适宜。

（4）对可疑体征要反复检查以明确病情。

（5）对急性疾病、损伤和肿瘤患者，量诊手法应轻巧，以降低患者的痛苦和病变扩散的概率。

（三）常见畸形测量

（1）肘内翻或肘外翻：上臂伸直前臂完全旋后位，测量上臂及前臂所形成的角度。如大于携带角则为肘外翻，小于携带角则为肘内翻。

（2）膝内翻：双内踝并拢，两膝之间距离增大。

（3）膝外翻：双侧股骨内髁并拢，两内踝之间距离增大。

（四）关节活动范围测量法

用特制的量角器来测量关节活动范围，并记录肢体屈伸旋转的角度，与健侧进行对比，如小于健侧则为关节活动功能障碍。

测量角度时将量角器的轴心对准关节中心，量角器的两臂对准肢体的轴线，然后记载量角器所示角度（若无量角器则可用目测法估计近似值），并与健侧对照。目前临床应用的记录方法多为中立位 0°法。对难以精确测量角度的部位，关节活动功能可用测量长度的方法记录各骨之间的相对移动范围。例如，颈椎前屈活动可测量下颏至胸骨柄的距离，腰椎前屈测量下垂的中指尖与地面的距离等（表 2-2）。

表 2-2 人体各关节活动范围（中立位 0° 法）

关节	中立位	前后	左右	旋转	内外展	上下
颈椎	面部向前 双眼平视	前屈、后伸 35°～45°	左右侧屈 45°	左右旋转 60°～80°		
腰椎	腰伸直 自然体位	前屈 90° 后伸 30°	左右侧屈 20°～30°	左右旋转 30°		
肩关节	上臂下垂 前臂指向前方	前屈 90° 后伸 45°		内旋 80° 外旋 30°	外展 90° 旋后 80°～90°	上举 90°
肘关节	前臂伸直 掌心向前	屈曲 140° 过伸 0°～140°		旋前 80°～90° 旋后 80°～90°		
腕关节	手与前臂成直线 手掌向下	背伸 35°～60° 掌屈 50°～60°	桡偏 25°～30° 尺偏 30°～40°	旋前及旋后 均为 80°～90°		
髋关节	髋关节伸直 髌骨向前	屈曲 145° 后伸 40°		内旋和外旋均为 40°～ 50°（屈曲膝关节）	外展 30°～45°，内 收 20°～30°	
膝关节	膝关节伸直 髌骨伸直	屈曲 145° 过伸 15°		内旋 10°，外旋 20° （屈曲膝关节）		
踝关节	足外缘与小腿呈 90°，无内翻与外翻	背伸 20°～30° 跖屈 40°～50°				

（1）中立位 0°法：先确定每个关节的中立位为 0°。例如肘关节完全伸直时定为 0°，完全屈曲时可至 140°。

（2）邻肢夹角法：以两个相邻肢体的夹角计算。如肘关节完全伸直时定为 180°，完全屈曲时为 40°，因此肘关节活动范围为 140°。

人体关节活动范围见图 2-2～图 2-9。

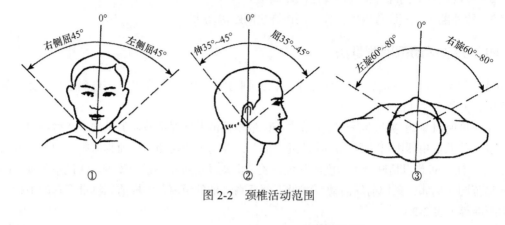

图 2-2 颈椎活动范围

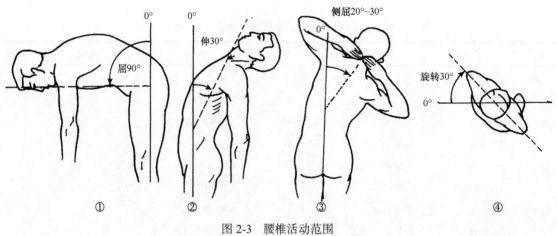

图 2-3 腰椎活动范围

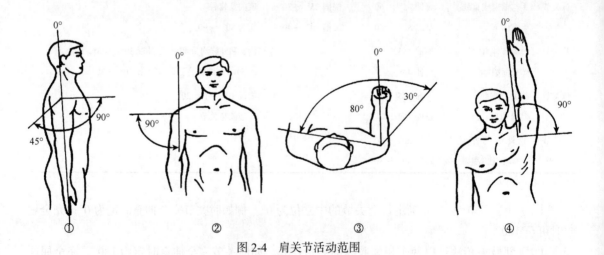

图 2-4 肩关节活动范围

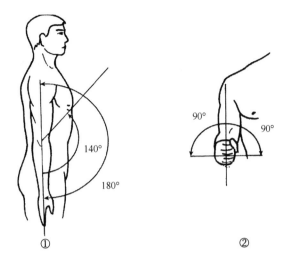

图 2-5 肘关节活动范围

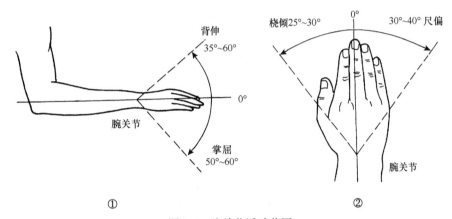

图 2-6 腕关节活动范围

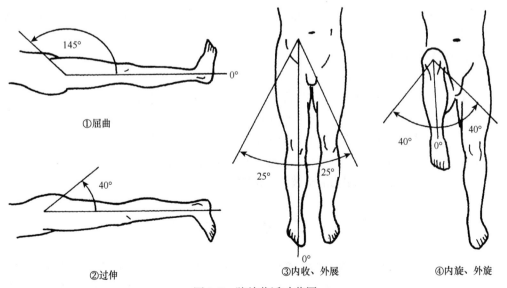

图 2-7 髋关节活动范围

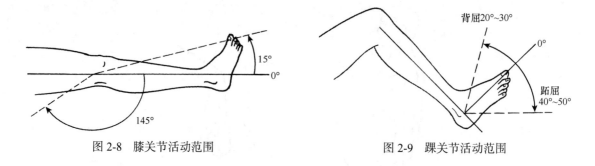

图 2-8　膝关节活动范围　　　　　　　　图 2-9　踝关节活动范围

（五）肌力测定

1. 肌力检查内容

（1）肌容积：观察肢体有无肌肉萎缩、畸形、挛缩。测量肢体周径时应根据患者具体情况，确定测量的部位。测量肿胀时取最肿处，测量肌萎缩处取肌腹部。

（2）肌张力：在静息状态下肌肉保持一定程度的紧张度称为肌张力。查体时，嘱患者放松肢体做抗阻力试验，亦可用手轻捏患者的肌肉以检测肌肉的紧张度。如肌肉放松，做被动运动时阻力减低或消失，关节松动而活动范围加大，称为肌张力减低；反之则为肌肉紧张，被动运动时阻力加大，称为肌张力增高。

2. 肌力检查与测定标准　肌力是指肌肉主动运动时的力量、幅度和速度。检查方法和测定标准如下。

肌力检查方法：肌力检查用以评定肌肉的发育情况和判断神经受损的部位，对于神经、肌肉疾患的治疗和评定预后有一定价值。在作肌力测定时，要细心解说各种动作的要领，耐心指导患者做各种表达被检查肌肉或肌群作用的动作，必要时医者可先做示范动作。对于小儿及不能合作的患者应耐心反复检查，幼儿轻轻针刺以观察其逃避疼痛刺激的动作，可判断其肌肉是否麻痹。

肌力减弱或亢进时需进行肌力测定。嘱患者做抗阻力运动，通过对关节运动进行对抗，医者可判断肌力是否亢进、正常、稍弱、弱、很弱或完全丧失。检查时应双侧对比，观察和触摸肌肉、肌腱的收缩情况。

3. 肌力评定标准分级

（1）0级：肌肉无收缩（完全瘫痪）。

（2）Ⅰ级：肌肉有轻微收缩，但不能够移动关节（接近完全瘫痪）。

（3）Ⅱ级：肌肉收缩可以带着关节水平方向移动，但不能对抗地心引力（重度瘫痪）。

（4）Ⅲ级：能抗地心引力移动关节，但不能对抗阻力（轻度瘫痪）。

（5）Ⅳ级：能抗地心引力运动肢体，且能抵抗一定强度的阻力（接近正常）。

（6）Ⅴ级：能抵抗强大的阻力运动肢体（正常）。

二、摸　　法

摸法即摸诊。医者对损伤局部进行触摸以了解损伤的性质和程度，判断有无骨折、脱位及其移位方向等。《医宗金鉴·正骨心法要旨》曰："以手扪之，知悉其情"，"摸者，用手细细摸其所伤之处，或骨断、骨碎、骨歪、骨整、骨软、骨硬、筋强、筋柔、筋歪、筋正、筋断、筋走、筋粗、筋翻、筋寒、筋热，以及表里虚实，并所患之新旧也"。在院前急救没有影像学设备的情况下，医者根据长期实践积累的丰富经验，运用摸法即可对疾病作出正确诊断。因此摸法在骨伤科临床上的作用十分重要。

（一）主要用途

（1）摸压痛：通过压痛的程度、部位、范围来鉴别损伤的性质和种类，直接压痛可能是局部有骨折、脱位或伤筋，而间接压痛（如纵轴叩击痛）常常提示远端骨干骨折的存在。长管状骨完全骨折时，在骨折部出现环状压痛。斜形骨折时，压痛范围较横断为大。压痛面积较大，青紫肿胀较轻，程度相仿，通常为伤筋。

（2）摸畸形：触摸人体骨性标志的变化，了解骨折或脱位的部位、移位方向、程度以及重叠、成角、侧方或旋转畸形等情况。

（3）摸皮肤温度：根据局部皮肤冷热的程度辨别疾病属于热证或寒证，并可了解患肢血液情况。热性肿胀一般表示新伤或损伤局部瘀而化热或化脓性感染；寒性肿胀说明陈伤或寒性疾患；伤肢远端苍白、发凉、麻木、发绀或脉管搏动减弱或消失则表明脉络受损，血运障碍。医者摸皮肤温度可用手背测试并与健侧对比。

（4）摸异常活动：在肢体没有关节的地方出现了类似关节的活动，或肢体、关节原本不能活动的方向出现了活动即为异常活动，多见于骨折和韧带断裂。临床体检时不能主动寻找异常活动，以免增加患者的痛苦和加重局部组织的损伤。

（5）摸弹性固定：脱位的关节由于肌肉的痉挛收缩保持在一个特殊的畸形位置，在摸诊时手中有弹性阻力感，这是关节脱位特有体征之一。

（6）摸肿块：应首先区别肿块的解剖层次，是在骨骼还是在肌腱、肌肉、皮下等组织中，是实质性的或囊性的，触摸其温度、大小、形状、硬度、边界、移动度及表面光滑度。

（二）常用手法

（1）触摸法：以拇指或拇指、示指、中指三指置于伤处，稍加力量按压，细心触摸局部，范围由远端逐渐移向患处，力量适当，由浅至深，做到"手摸心会"，以辨明损伤的局部情况。通过触摸明确损伤和病变的确切部位，医者可了解损伤局部有无畸形、摩擦征、肿胀、有无波动感及皮肤温度高低等。触摸法为检查患者的基本手法，往往最先使用，然后再结合病情选用其他手法。

（2）挤压法：用手掌或手指挤压患处上下、前后、左右诱发疼痛以判断骨骼是否折断。例如，检查肋骨时，用手掌前后按胸骨及相应的胸椎或将双侧的肋骨向中间按压；检查骨盆时，采用两手向外或向内挤压两侧髂骨翼；检查四肢时则用双手挤压骨干以鉴别骨折、脱位或挫伤。但对骨肿瘤或感染患者，不宜在局部大力挤压以免造成病理性骨折。

（3）叩击法：利用掌根或拳头对肢体远端的纵向叩击所产生的冲击力诱发骨折断端疼痛来检查骨折的一种方法。例如，叩击足底以检查股骨干骨折、胫腓骨骨折；叩击头顶以检查脊椎损伤；纵向叩击肢体远端以检查四肢骨折愈合情况等。

（4）旋转法：用手握住伤肢远端轻轻地旋转以观察伤处有无疼痛、活动障碍及特殊的响声。本法常与屈伸法配合应用。

（5）屈伸法：医者一手握住关节部位，另一手握肢体远端缓慢做屈伸活动，若关节部位出现剧痛说明骨与关节损伤。另外可结合量法对关节屈伸的活动度进行测量以了解关节活动功能。被动的旋转法与屈伸法常与患者的主动屈伸与旋转活动进行对比，作为测量关节活动范围的依据。

临床上应用摸法非常重视对比，医者须善于将患侧与健侧作对比，而后才能正确地分析通过摸诊所获得的资料。收集四诊资料时多采用"对比"的方法，例如望诊与量法主要是患侧与健侧形态、长短、粗细及活动功能等；以及治疗前后的功能对比，例如骨折、脱位复位前后的比较，功能恢复过程的对比，对全面了解患者的病情及康复情况均有帮助。

三、特殊检查法

（一）颈部

（1）分离试验：患者取坐位，医者一手托住患者下颌，另一手托住后枕部，然后逐渐向上牵引头部，如患者感到颈、肩、上肢疼痛减轻，即为阳性。该试验通过牵引头部扩大椎间孔间隙，减轻颈椎小关节周围软组织的压力，缓解肌肉痉挛，减少神经根的压迫和刺激，从而减轻疼痛。

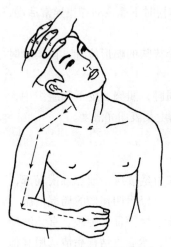

图 2-10　颈椎间孔挤压试验
注：虚线为放射痛方向。

（2）颈椎间孔挤压试验：患者取坐位，医者双手相扣用手掌一边压迫患者头顶部一边向患侧或健侧屈曲颈椎，同时颈椎前屈后伸，出现颈部疼痛或上肢放射痛为阳性。多见于神经根型颈椎病或颈椎间盘突出症。该试验通过加压，椎间孔变窄，加重了对颈神经根的刺激，诱发疼痛或放射痛（图 2-10）。

（3）臂丛神经牵拉试验：以右侧为例，患者取坐位，微低头，医者立于患者右侧，一手将头推向左侧，同时另一手握患者右腕部对抗牵引，此时因臂丛神经受牵拉出现右上肢放射痛、麻木为阳性。多见于神经根型颈椎病患者。

（4）超外展试验：患者取站位或坐位，医者将患肢从侧方外展高举过肩过头，若桡动脉搏动减弱或消失即为阳性。用于检查锁骨下动脉是否被胸小肌压迫，即为超外展综合征（图 2-11）。

（5）深呼吸试验：患者取坐位，双手置于膝上，先比较两侧桡动脉搏动力量，然后让患者尽力抬头作深吸气，并将头转向患侧，医者同时下压患侧肩部，再比较两侧脉搏或血压，若患侧桡动脉搏动减弱或血压下降即为阳性。说明锁骨下动脉受到压迫，同时常常疼痛加重。相反抬高患侧肩部，头转向前方则脉搏恢复，疼痛缓解。主要检查有无颈肋或前斜角肌综合征（图 2-12）。

（二）胸腰部

（1）胸廓挤压试验：患者取坐位或站位，医者用一手按脊柱，一手按胸骨，轻轻相对挤压。若在胸部侧壁出现疼痛即为阳性，是诊断外伤性肋骨骨折的重要体征。

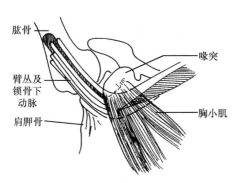

肱骨

喙突

臂丛及锁骨下动脉

胸小肌

肩胛骨

图 2-11 超外展综合征

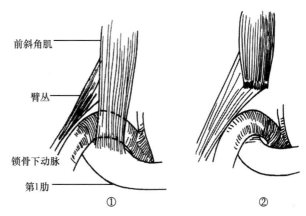

前斜角肌

臂丛

锁骨下动脉

第1肋

①　　　　　②

图 2-12 前斜角肌综合征

（2）直腿抬高试验：患者取仰卧位，两下肢伸直并拢，医者一手握患者踝部，一手按膝部，并保持下肢伸直，然后逐渐抬高患者下肢至70°～90°，无任何不适感觉为阴性；若小于70°即感觉下肢有放射性疼痛或麻木者为阳性（图2-13）。多见于坐骨神经痛和腰椎间盘突出症患者。若将患者下肢直腿抬高到刚刚产生疼痛的高度，医者用一手保持患者下肢伸膝位，另一手背伸患者踝关节，放射痛加重者为直腿抬高踝背伸试验（亦称直腿抬高加强试验）阳性，此试验用以鉴别是神经受压还是下肢肌肉劳损等原因引起的抬腿疼痛。

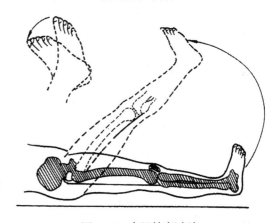

图 2-13 直腿抬高试验

（3）拾物试验：让小儿站立，嘱其拾起地上物品。正常表现为两膝微屈，弯腰拾物；若腰部病变，则腰部挺直、双髋和膝微屈去拾地上的物品为阳性（图2-14），此试验常用于检查儿童脊柱前屈功能有无障碍。

（4）仰卧挺腹试验：此试验增加了椎管内压力，刺激神经根产生疼痛，以此来诊断椎间盘突出症。具体操作分四个步骤。第一步：患者仰卧，双手置于腹部或身体两侧，以头枕部和双足跟为着力点，将腹部及骨盆用力向上挺起，若患者感觉腰痛及患侧放射性下肢痛即为阳性。若放射性下肢痛不明显，则行下一步检查。第二步：患者保持挺腹姿势，深呼吸后屏气，用力鼓气直至脸面潮红约30秒出现放射性下肢痛为阳性。第三步：在仰卧挺腹姿势下用力咳嗽，若有放射性下肢痛即为阳性。第四步：在仰卧挺腹姿势下，医者用手轻压患者双侧颈内静脉，若出现患侧下肢放射痛即为阳性。

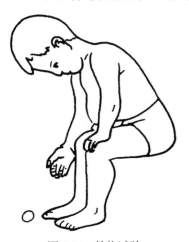

图 2-14 拾物试验

（5）背伸试验：患者取站立位，腰部尽量背伸，若后背疼痛即为阳性。说明患者腰肌、关节突关节、椎板、黄韧带、棘突、棘上或棘间韧带有病变或有腰椎管狭窄症。

（三）骨盆

（1）骨盆挤压试验：患者取仰卧位，医者双手置于两侧髂骨翼同时向中线挤压骨盆；或患者侧卧位时，医者挤压其上方的髂嵴。如果患处出现疼痛即为骨盆挤压试验阳性，提示骨盆骨折或骶髂关节病变。

（2）骨盆分离试验：患者取仰卧位，医者两手分别置于两侧髂前上棘前方，两手同时向外下方推压，若出现疼痛即为骨盆分离试验阳性，表明骨盆骨折或骶髂关节病变。

（3）骨盆纵向挤压试验：患者仰卧位一侧髋关节、膝关节半屈曲位，医者用双手分别置于髂前上棘和大腿根部用力挤压，若出现疼痛即为骨盆纵向挤压试验阳性，提示单侧骨盆骨折。

（4）屈膝屈髋试验：患者仰卧位双腿靠拢，尽量屈髋屈膝，医者也可两手推膝使髋、膝关节尽量屈曲，臀部离开床面，腰部被动前屈，若腰骶部发生疼痛即为阳性。若行单侧髋、膝屈曲试验，则一侧下肢伸直，医者用同样方法使另侧尽量屈髋屈膝，活动腰骶关节和骶髂关节，若有疼痛即为阳性，提示闪筋扭腰、劳损或腰椎间关节、腰骶关节或者骶髂关节等病变。但腰椎间盘突出症患者该试验为阴性。

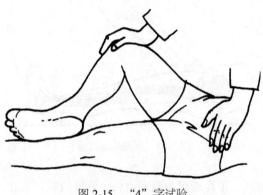

图2-15　"4"字试验

（5）梨状肌紧张试验：患者取仰卧位伸直患肢，作内收内旋动作，若有坐骨神经放射痛再迅速外展、外旋患肢，若疼痛立刻缓解即为阳性，提示梨状肌综合征。

（6）髋外展外旋试验：又称"4"字试验。患者取仰卧位，被检查一侧屈膝并屈曲、外展、外旋髋关节，将足置于另一侧膝关节上，使双下肢呈"4"字形（图2-15）。检查者一手放在屈曲的膝关节内侧，另一手置于对侧髂前上棘前方，然后两手同时向下按压，如被检查侧骶髂关节处出现疼痛即为阳性，说明骶髂关节病变。

（7）斜扳试验：患者取侧卧位，下腿伸直，上腿屈髋、屈膝各90°，医者一手将肩部推向背侧，另一手扶膝部将骨盆推向腹侧，并内收内旋该侧髋关节，若出现骶髂关节疼痛即为阳性，表示该侧骶髂关节或下腰部病变。

（四）肩部

（1）搭肩试验：又称为肩关节内收试验。嘱患者端坐位或站立位，肘关节取屈曲位，将手搭于对侧肩部，如果手能够搭于对侧肩部，且肘部能贴近胸壁即为正常。如果手能够搭于对侧肩部，但肘部不能贴近胸壁；或者肘部能贴近胸壁，但手不能搭于对侧肩部，均为阳性体征，提示可能有肩关节脱位（图2-16）。

（2）肱二头肌抗阻力试验：嘱患者屈肘90°，医者一手扶住患者肘部，一手扶住腕部，嘱患者用力屈肘、外展、外旋，医者拉前臂抗屈肘，如果结节间沟处疼痛为试验阳性（图2-17）。表示该肱二头肌腱滑脱或肱二头肌长头肌腱炎。

（3）直尺试验：以直尺贴上臂外侧，正常时不能触及肩峰，若直尺能触及肩峰则为阳性。说明有肩关节脱位，或其他因素引起的方肩畸形，如三角肌萎缩等。

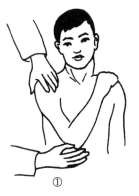
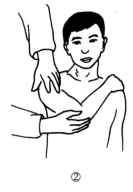
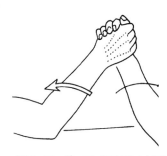

图 2-16 搭肩试验　　　　　　　　　　图 2-17 肱二头肌抗阻力试验

（4）疼痛弧试验：嘱患者肩外展或被动外展其上肢，当肩外展到 60°～120° 范围时，肩部出现疼痛为阳性（图 2-18）。这一特定区域的外展痛称为疼痛弧，由于冈上肌腱在肩峰下面摩擦、撞击所致，说明肩峰下的肩袖有病变。

（5）冈上肌腱断裂试验：嘱患者肩外展，当外展 30°～60° 时，可以看到患侧三角肌明显收缩，但不能外展上举上肢，越用力越耸肩。若被动外展患肢超过 60°，则患者又能主动上举上肢，这一特定区的外展障碍即为阳性征，提示有冈上肌腱的断裂或撕裂（图 2-19）。

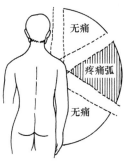
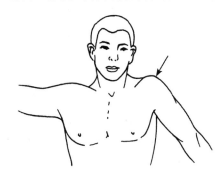

图 2-18 疼痛弧试验　　　　　　　　图 2-19 冈上肌腱断裂试验

（五）肘部

（1）腕伸肌紧张试验：嘱患者屈腕屈指，医者将手压于各指的背侧作对抗，再嘱患者抗阻力伸指及背伸腕关节，如出现肱骨外上髁疼痛即为阳性。多见于网球肘。

（2）叩诊试验：用手指自远端向病变区轻叩神经干，可在该神经分布区的肢体远端产生如蚁走或刺痛等异样感觉，这是神经再生或功能恢复的表现，用于再生的感觉神经纤维的检查。另外，本试验也用来检查神经内有无神经瘤，若尺神经有神经瘤时，轻叩神经结节处，会产生远端放射痛，甚至由前臂达手的尺神经分布区。

（六）腕和手部

（1）握拳试验：又称为尺偏试验。嘱患者做拇指内收，并屈曲各指，在紧握拳后向尺侧倾斜屈曲，若桡骨茎突部出现疼痛，即为阳性。有些患者在做拇指内收时，即可产生疼痛，尺偏时疼痛加重，表示患有桡骨茎突部狭窄性腱鞘炎。

（2）腕三角软骨挤压试验：嘱患者端坐，医者一手握住患者前臂下端，另一手握住手部，用力将手腕极度掌屈、旋后并向尺侧偏斜，并施加压力旋转，若在尺侧远端侧方出现疼痛，即为阳性体征。说明有三角软骨损伤。

（3）舟状骨叩击试验：使患手偏向桡侧，叩击第3掌骨头部，若舟状骨骨折时，可产生剧烈的叩击痛，有时叩击第2掌骨头时也可出现剧烈疼痛，即为阳性。在叩击第4～5掌骨头时则无疼痛出现。

（4）指浅屈肌试验：将患者的手指固定于伸直位，然后嘱患者屈曲需检查的手指的近端指间关节，这样可以使指浅屈肌单独运动。如果关节屈曲正常，则表明指浅屈肌是完整的；若不能屈曲，则该肌有断裂或缺如。

（5）指深屈肌试验：将患者掌指关节和近端指间关节固定在伸直位，然后让患者屈曲远端指间关节。若能正常屈曲，则表明该肌腱有功能；若不能屈曲，则该肌可能有断裂或该肌肉的神经支配发生障碍。

（七）髋部

（1）髋关节屈曲挛缩试验：患者取仰卧位，腰部放平，嘱患者分别将两腿伸直，注意腿伸直过程中，腰部是否离开床面，向上挺起。如某一侧腿伸直时，腰部挺起，则本试验为阳性。另一种方法是当一侧腿完全伸直，另一侧腿屈膝、屈髋，使大腿贴近腹壁，腰部下降贴近床面，伸直一侧的腿自动离开床面，向上抬起，亦为阳性。本试验常用于检查髋关节结核、类风湿关节炎等疾病所引起髋关节屈曲挛缩畸形。

（2）髋关节过伸试验：又称腰大肌挛缩试验。患者取俯卧位，屈膝90°，医者一手握踝部，将下肢提起，使髋关节过伸，若骨盆亦随之抬起，即为阳性，说明有腰大肌脓肿、髋关节早期结核或髋关节强直。

（3）"望远镜"试验：患儿取仰卧位，髋、膝关节伸直，一助手固定骨盆，医者一手置于大粗隆部，另一手持小腿或膝部将大腿抬高约30°，并上推下拉股骨干，若股骨头有上下活动或打气筒的抽筒样感，即为阳性。本试验用于检查婴幼儿先天性髋关节脱位，注意进行双侧对照检查。

（4）蛙式试验：患儿取仰卧位，使双膝双髋屈曲90°并外展、外旋双髋至蛙式位，双下肢外侧接触到检查床面为正常。若一侧或两侧下肢的外侧不能接触到床面，即为阳性，提示有先天性髋关节脱位。

（5）下肢短缩试验：患者取仰卧位，两腿屈髋屈膝并拢，两足并齐放于床面，观察两膝的高度均等即为正常。若两膝高度不等即为阳性，提示髋关节后脱位，股骨、胫骨短缩、先天性髋关节脱位等。

（八）膝部

（1）回旋挤压试验：又称为回旋研磨试验。患者取仰卧位，使患侧髋、膝关节充分屈曲，尽量使足跟碰触臀部。检查内侧半月板时，医者一手扶膝部以稳定大腿及感觉膝关节内的情况，另一手握足部使小腿充分外旋、外展并伸膝，当股骨髁摩擦半月板损伤部位时可感触到或听到弹响声，同时患者感觉膝关节内侧有弹响和疼痛。检查外侧半月板时，使小腿充分内收、内旋并伸膝时，出现膝关节外侧弹响和疼痛。此试验用于检查膝关节半月板有无破裂（图2-20）。

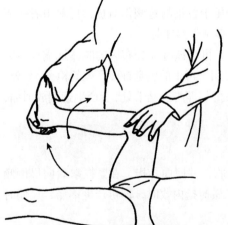

图2-20　回旋挤压试验

（2）挤压研磨试验：患者取俯卧位，膝关节屈曲 90°，医者一手（或用膝部）固定腘窝部，另一手握住患者足踝部，用力向下压足使膝关节受力，然后做小腿的旋转动作，如有疼痛，提示有半月板破裂或关节软骨损伤。

（3）抽屉试验：又称为前后运动试验、推拉试验。患者取坐位或仰卧位，双膝屈曲 90°，医者一手固定踝部，另一手推拉小腿上段，如能明显往前拉约 1cm，即前抽屉试验阳性，提示前交叉韧带损伤；若能向后推约 1cm，即后抽屉试验阳性，提示后交叉韧带损伤；若前后均能推拉 1cm，即为前后抽屉试验阳性，提示前后交叉韧带均损伤（图 2-21）。

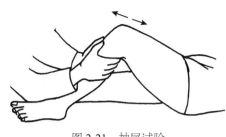

图 2-21 抽屉试验

（4）侧方挤压试验：又称为膝关节分离试验、侧位运动试验、波勒征。患者伸膝位固定大腿，医者一手握踝部，另一手扶膝部，作侧方推挤膝关节以检查内侧或外侧副韧带，若有损伤则一侧关节间隙出现疼痛或异常活动。

（5）浮髌试验：患者取仰卧位，下肢伸直放松股四头肌，医者一手按压髌上囊将积液局限于关节腔内，另一手拇、中指固定髌骨内、外缘，食指按压髌骨，若髌骨重压时下沉放松则浮起，说明关节腔内有积液，为浮髌试验阳性。

（九）踝部

（1）踝关节背伸试验：患者屈膝时，由于腓肠肌起点在膝关节间隙以上，此时腓肠肌松弛，踝关节能背伸；伸膝时无法背伸踝关节说明腓肠肌挛缩。若伸膝或屈膝踝关节均无法背伸，说明比目鱼肌挛缩。比目鱼肌起点位于膝关节间隙以下，故伸膝或屈膝时作此试验结果相同。该试验是鉴别腓肠肌与比目鱼肌挛缩的方法。

（2）伸踝试验：检查时嘱患者伸直小腿，然后用力背伸踝关节，如小腿肌肉出现疼痛则为阳性。小腿肌肉深部按压出现疼痛则提示小腿有深静脉血栓性静脉炎。

（3）足内、外翻试验：内翻踝关节诱发外侧疼痛，表明外侧副韧带损伤；外翻踝关节引起内侧疼痛，表明内侧副韧带损伤。

（4）提踵试验：患足不能提起足跟 30° 站立，仅能 60° 站立，此为试验阳性，说明跟腱断裂。因提踵 30° 位由跟腱稳定体位，而 60° 位由胫后肌和腓骨肌协同作用。

（5）跖骨头挤压试验：医者一手握患者足跟部，另一手横行挤压 5 个跖骨头，如出现前足部放射痛即为阳性，提示跖痛病、扁平足、莫顿病等。

（6）跟轴线测量：正常站立时跟腱长轴应与下肢长轴平行，足外翻则跟腱长轴向外倾斜，倾斜程度和外翻程度成正比。

视频：颈部、胸腹部特殊检查法　视频：腰背部、骨盆特殊检查法　视频：腕部、手部、髋部特殊检查法　视频：膝部、踝部特殊检查法

第七节　影像学检查

一、X 线 检 查

X 线检查是应用 X 线对疾病进行检查的一种临床诊断方法。目前已日益广泛地应用于临床医学，是骨伤科检查和诊断极为重要的组成部分。骨组织是人体的硬组织，含有大量钙质，密度高，X 线不易穿透，与周围软组织形成良好的对比；X 线具有穿透性、荧光作用和可摄影的特性，而人体各种器官、组织的密度和厚度的自然差别以及造影剂的应用，使 X 线检查能显出清晰的影像。X 线检查不仅可以了解骨与关节伤病的性质、范围、部位、类型、程度及与周围软组织的关系，进行疾病的鉴别诊断，为治疗提供可靠的参考；还可为骨折脱位手法整复、牵引、固定等等治疗效果提供评价，提供疾病的发展和预后的判断。另外，X 线检查还可观察骨骼生长发育的情况，以诊断某些营养和代谢性疾病对骨骼的影响。

二、X 线检查在骨伤科的应用

骨伤科最常用的 X 线检查方法是摄片，也称平片。通常应有两个或两个以上相互成角的 X 线投照摄片，使人体各部位结构清晰地、立体地显示于 X 线摄片上。透视适用于四肢明显的骨折或脱位的诊断、整复后复查。骨折整复操作时，应尽量减少使用 X 线透视，避免骨折整复在透视下进行对人体造成损害。某些情况下需要透视与摄片互相辅助。

骨伤科常用的 X 线检查一般采用正、侧位，使被查部位显出较完整的投影。侧位投照有过多的骨骼重叠影像时（如手、足等）应采用斜位。当被检查部位在侧位投照时与身体其他部位相重叠，首次检查应当只照正位，如有需要再加照其他位置，如骨盆、髋、肩及锁骨等。于正位投照时，遮蔽影像太浓密，就应加照侧位，如跟骨、髌骨等需加照轴位。根据病情需要酌情加照某些特殊 X 线检查。如软组织摄片、断层摄片、立体摄片及应力位摄片等。

三、电子计算机 X 线横断体层扫描（CT）

1969 年英国工程师 Hounsfield 首先设计出计算机横断体层摄影装置，我国自 1978 年引进此项检查技术并且迅速发展，作为一种非侵入性辅助检查手段在骨伤科的应用十分广泛。

CT 是以 X 线束从多个方向朝被检查部位的某一断层面进行投照，X 线透过人体时因人体组织的吸收和散射而衰减。X 线的衰减取决于组织密度，密度高的人体组织比密度低的能够吸收更多的 X 线。电子计算机将测得的透过人体的 X 线量转变成数据后，又将这些数据转换成图像。电子计算机分辨率极高，能很清楚地反映出异常病变的图像，显著提高病变的检出率和诊断确诊率。

骨伤科四肢骨关节的疾病用普通 X 线片检查诊断不明确时，可运用 CT 进一步检查来诊断。CT 可从横断面了解脊椎、骨盆、四肢骨关节的病变，不受骨阴影重叠或肠内容物遮盖的干扰。另外 CT 对骨肿瘤的诊断十分有价值，能对胸部、腹部、盆腔脏器损伤提供可靠的诊断信息。CT 具有较高密度分辨率，病变处的微小改变都能显示出来，后期影像的技术处理可呈现三维立体影像，为骨科疾病诊断、定位、明确性质和范围，提高了骨伤科疾病的诊断率。

四、磁共振成像（MRI）

1973年，劳特布尔（Lauterbur）第一个提出了磁共振的概念。质子从外加的射频脉冲中获得能量，受激发而发生"共振效应"，并以共振频率将能量放射至周围环境，这种能量可被检测出来称为磁共振信号。信号的强弱在人体各部分根据质子的不同差数、活动质子的密度、质子的分子环境、温度与黏稠度等因素而有差异。磁共振器中的电子计算机利用磁共振信号的强弱重组信息，从而得到各种脏器显示出来的各种不同图像。磁共振显像技术由于其在提供组织化学信息方面的潜在能力和对人体无电离损害作用等优点，已成为重要的医用图像方法而被广泛应用于临床。

不同组织在磁共振成像（MRI）图像上可显示不同的灰阶，其信号强度表现如下：

（1）高信号强度：脂肪、髓质骨。

（2）中等信号强度：肌肉、透明关节软骨。

（3）低的信号强度：肌腱、韧带、关节囊和纤维软骨。

（4）非常低的信号强度：皮质骨、空气、韧带和肌腱、纤维软骨。

（5）可变化的信号强度：充满液体的结构（关节渗出和鞘膜囊）、炎症或水肿的组织、新生物的组织、血肿。另外，血管中血流速度可影响信号的强度，血液正常流动时不产生信号，但在血液流动减慢或停止时，受累的血管发生增强的信号。

MRI在显示颅底及后颅凹的疾病方面明显较CT好，是诊断枕骨大孔部位病变最好的方法，对脑干、大脑的病变有较高的灵敏度。

MRI检查是脊髓和髓核病变的首选影像诊断方法。例如诊断脊髓空洞症、脊髓肿瘤、脱髓鞘疾病、骨转移瘤、椎间盘突出等。

MRI的缺点是断层间隔大，不如CT检查精细，可能遗漏细节；对骨化、增生不能显示明显图像；椎管狭窄的精确度比不上CT；此外体内存有金属不宜作MRI检查。

五、放射性核素显像

放射性核素显像（SPECT）是将可以被骨骼和关节浓聚的放射性核素或标记化合物注入人体后，由扫描仪或γ照相仪探测，使骨骼和关节在体外显影成像以观察骨病变的诊断技术。

骨显像剂能使骨骼显像是因为骨骼内存在的羟基磷灰石结晶和未成熟的骨母质，与显像剂具有亲和力，或进行离子交换（如 ^{85}Sr、^{18}F），或进行吸附与结合（如 ^{99m}Tc 或 ^{113m}In 标记的磷酸化合物）。由于这些物质具有放射性，故能使骨骼显像。其分布与骨代谢活性相一致。当骨骼有病变时，会发生骨质破坏及骨质修复两种改变，使放射性显像剂在病灶部位相对减少形成"冷区"或沉积增加形成"热区"。根据体内各部位放射性核素分布的情况，可以了解各部位的解剖结构及其功能变化。近年来ECT骨扫描的发展，能够对全身骨骼系统进行骨扫描，并能定量计数。但唯一缺点是对骨疾病缺乏定性诊断。

骨伤科常利用放射性核素显像协助诊断骨骼系统疾病。^{99m}Tc 磷酸盐是一种常用的骨显影剂，有较强亲骨作用，血液清除率快，由于骨骼摄取量高，所以骨骼显像清楚。它最大的优点是比X线检查早3～6个月发现病灶，其阳性发现率比X线检出率高25%。全身骨骼均可进行扫描。用此核素来检查骨骼系统疾病，可提高诊断阳性率，并且有早期诊断价值。

六、肌电图检查

应用记录与分析肌肉生物电，以了解运动单位的状态，评定和诊断神经肌肉功能的方法，称为肌电图检查（MEG）。

肌电图检查的工作原理是用特制的皮肤电极或针电极，将肌肉的动作电位引出，经过肌电仪的放大器、阴极示波器、扬声器等装置，并以图像显示出来。根据不同波形变化，对动作电位的时限、波幅、波形和频率等参数进行分析，结合被检查者主动放松、小力收缩及最大力收缩三个时相的表现，可协助判断神经肌肉的功能状态，以供临床诊断参考。检查时患者平卧位，受检部位体表作常规消毒，将已消毒的针电极插入被检部位的肌肉，分别观察在插针时、肌松弛时和肌随意动作时的生物电活动。

（一）正常肌电图

（1）插入电位：在向肌肉插入电极时，能引起运动单位短暂的电位发放，这种瞬间电位变化，称为插入电位。

（2）电静息：肌肉完全松弛后，无肌电位出现，肌电图上呈一条直线，称电静息。

（3）运动单位电位：当肌肉作轻微收缩时，可出现单相波、双相波或三相波，时限（持续时间）为 3～15 毫秒，波幅为 100～2000μV，频率每秒 5～10 次。在肌肉分别作轻、中、重三种用力状态下，电位变化分别呈单纯相、混合相、干扰相。

（二）异常肌电图

（1）纤颤电位：下运动神经元损伤时出现。由于肌肉失神经控制，肌纤维对血内微量乙酰胆碱敏感。当肌肉松弛时，不呈电静息波形，反而由于自发性收缩而产生纤颤电位。肌电图特点为短时限（1～2 毫秒）、低电压（10～100μV）。一般是两相或三相，放电间隔多不规则。

（2）束颤电位：多在前角细胞损害，神经根受刺激时出现。肌肉松弛时，由一个运动单位自发产生的电位为束颤电位。波幅为 100～2000μV，时限为 3～15 毫秒，频率极不规则。

（3）多相电位：当神经部分损伤而肌肉收缩时，由于各肌纤维不能同时活动，因此出现 4～5 相以上的多相运动电位。波形复杂，有时不但相位多，且波幅也高，可达 4～5mV，甚至 10mV 以上，故又称巨大电位。

（4）单纯相电位：当神经严重损伤而肌肉强力收缩时，由于参与的运动单位有限，不能呈现干扰相，而只出现多相的孤立电位。

（5）肌病电位：进行性肌营养不良症和没有神经损伤的萎缩肌肉在收缩时，常出现多相小电位。波幅小，为 50～300μV，时限 5～20 毫秒，频率每秒 10～40 次，亦称肌营养不良电位。

骨伤科肌电图检查诊断常用于：

（1）下运动神经元及肌源性疾病：肌电图检查可以区分神经源性肌萎缩、肌源性肌萎缩及其他原因所致肌萎缩。表现为神经源性肌萎缩可见纤颤电位，肌源性肌萎缩则出现肌病电位。

（2）周围神经损伤：肌肉部分失神经支配时出现纤颤电位，神经功能恢复后出现运动单相电位、多相电位。完全失神经支配时仅出现纤颤电位。数月后肌电图上仍无任何运动单位电位再现，常提示神经完全断裂。

（3）神经压迫性疾病：颈椎病、椎间盘突出症或椎管内肿瘤，常压迫一个或多个神经根，受压脊神经所支配的肌肉出现失神经的肌电图改变，并可根据出现异常肌电位肌肉判断病变神经节段。如脊髓型颈椎病累及双上肢；神经根型颈椎病可为单侧或双侧发病；若外展小指肌有异常肌电图而外展拇短肌正常，结合临床有尺神经受累现象，则考虑下位颈椎的病变。腰椎间盘突出症多发生于 $L_{4\sim5}$ 或 $L_5\sim S_1$。$L_{3\sim4}$ 椎间盘突出压迫 L_4 神经根则股四头肌、内收肌有异常肌电图征；$L_{4\sim5}$ 椎间盘突出压迫 L_5 神经根则臀中肌、拇长伸肌、趾长伸肌有异常肌电图征；$L_5\sim S_1$ 椎间盘突出压迫 S_1 神经根则腓骨长、短肌，小腿三头肌及臀大肌出现异常肌电图征。

第八节 治疗方法

骨伤科疾病的诊疗须在辨证论治的基础上，贯彻动静结合（固定与锻炼统一）、筋骨并重（骨与软组织并重）、内外兼治（局部与整体兼顾）、医患合作（医生与患者密切配合）的治疗原则。骨伤科疗法主要包括药物、手法、固定、练功等，临床根据病情有针对性地选择，必要时配合针刀、微创、手术等疗法。党的十八大以来，我国在中医药传承创新方面做了大量工作，成效显著，在党的二十大报告"促进中医药传承创新发展"的指引下，骨伤科在治疗疾病的过程中，始终坚持继承中医传统治疗方法，在保持和发挥中医药特色和优势的同时，运用现代科学技术，促进中医药理论和实践方法不断发展。

一、药物疗法

药物疗法是骨伤科疾病治疗的重要方法。骨伤科的药物治疗可根据病情需要选用内治法与外治法两种。

（一）内治法

内治法是通过服药达到对全身进行治疗的一种方法。骨伤内治法根据临床应用可归纳为下、清、消、开、和、续、补、舒等内治方法。按骨伤科疾病分类可分为骨伤内治法和骨病内治法。

1. 骨伤内治法 根据损伤的轻重、缓急、虚实、久暂等具体情况采用先攻后补、攻补兼施或先补后攻等不同治法。《医宗金鉴·正骨心法要旨》说："今之正骨科，即主跌打损伤之证也。专从血论，须先辨或有瘀血停积，或为亡血过多，……二者治法不同。有瘀血者，宜攻利之；亡血者，宜补而行之"，按损伤的发展过程一般采用三期辨证，初期一般为伤后 1～2 周，多用"下、消"二法；中期为伤后 3～6 周，多用"和、缓"二法；后期为损伤 7 周后，多用"补、温"二法。

（1）损伤初期：损伤初期由于气滞血瘀，以活血化瘀为主，采用"下法"或"消法"；若瘀血不去，郁而化热，或邪毒感染，或血热妄行，可用"清法"；气闭昏厥或瘀血攻心，可用"开法"。血与气相连，在治疗时要治血与理气兼顾，常用的有攻下逐瘀法、行气活血法、清热凉血法。

1）攻下逐瘀法：《素问·缪刺论》曰："人有所堕坠，恶血留内，腹中满胀，不得前后，先饮利药"，故受伤后有瘀血停积者宜采用攻下逐瘀法。本法适用于损伤早期蓄瘀，大便不通，腹胀拒按，苔黄，脉数的体实患者，临床多用于胸、腰、腹损伤而致的阳明腑实证。常用的方剂有桃核承气汤、大成汤、鸡鸣散、黎洞丸等。

攻下逐瘀法属峻下法，常用苦寒泻下以攻逐瘀血，通泻大便、积滞，药力峻猛，对年老体弱、气血亏虚，失血过多，妇女妊娠、产后及月经期间应当禁用或慎用为宜，可改用润下通便方药。

2）行气活血法：又称行气消瘀法，为骨伤科内治法中较常用的一种治疗方法。《素问·至真要大论》说："结者散之"。气为血帅，气行则血行，气滞则血瘀。血不活则瘀不能去，瘀血不去则新血不生。适用于损伤后气滞血瘀，局部肿痛，无里实热证，或宿伤瘀血内结及有某种禁忌而不能峻下者。常用方剂有以活血化瘀为主的桃仁四物汤、复元活血汤、活血止痛汤、滑膜炎颗粒，以行气为主的柴胡疏肝散、复元通气散、金铃子散，行气与活血并重的血府逐瘀汤、膈下逐瘀汤、顺气活血汤等。临证根据损伤的不同，或重于活血化瘀，或重于行气，或活血与行气并重而灵活选用。行气活血方剂力量一般并不峻猛，可与攻下法配合逐瘀。但年老、体虚、妊娠、产后、经期、幼儿等人群需慎用。

3）清热凉血法：本法包括清热解毒与凉血止血两法。跌打损伤后瘀血化热，热毒蕴结于内或创伤感染、火毒内攻、血液妄行等，宜采用清热凉血法。常用的清热解毒方剂有加味犀角地黄汤、五味消毒饮、黄连解毒汤；凉血止血方剂有清营汤、犀角地黄汤、四生丸、十灰散、小蓟饮子等。清热凉血法属清法，药性寒凉，对于素体虚弱、脾胃虚弱、脏腑虚寒或女性产后，要防止寒凉太过，引起瘀血内停。

（2）损伤中期：损伤中期经过治疗疼痛肿胀基本消退，但瘀肿虽消未尽，疼痛减而未止，筋骨虽连未坚，故宜采用和法，以和营生新、接骨续筋。常用的有和营止痛法、接骨续筋法、舒筋活络法。

1）和营止痛法：适用于损伤中期，虽经消、下等法治疗，但气滞瘀凝，肿痛尚未尽除，而续用攻下之法又恐伤正气者。常用方剂有和营止痛汤、定痛和血汤、橘术四物汤、和营通气散、正骨紫金丹、七厘散等。

2）接骨续筋法：适用于损伤中期，筋骨已有连接但未坚实，瘀肿已化或渐趋消散或尚有瘀血未去者。瘀血不去则新血不生，新血不生则骨不能合，筋不能续，故采用接骨续筋法，佐以活血祛瘀。常用方剂有续骨活血汤、新伤续断汤、接骨丹、接骨紫金丹等。

3）舒筋活络法：本法主要是使用活血药与祛风通络药，再佐理气药，以宣通气血，消除凝滞，舒筋通络。适用于骨折、脱位、伤筋的中期，肿痛缓解后而有瘀血凝滞，筋膜粘连，或兼有风湿，受伤之处筋络发生挛缩、强直、关节屈伸不利者。常用方剂有舒筋活血汤、舒筋汤、蠲痹汤等。

（3）损伤后期：损伤后期正气必虚，《素问·三部九候论》说："虚则补之"，故应采用补法。常用的有补气养血法、补养脾胃法、补益肝肾法。损伤日久复感风寒湿邪，关节酸痛，筋脉拘急，屈伸不利者宜采用温经散寒、舒筋活络法。

1）补气养血法：本法应用补气养血药物，使气血旺盛而濡养筋骨。凡外损筋骨，内伤气血及长期卧床不能活动，体质虚弱会出现气血亏损、筋骨痿软或迟缓愈合等证候。宜采用补气养血法，但补气、补血可各有重点。补气用四君子汤；补血用四物汤；气血双补用十全大补汤、八珍汤等。对于损伤大出血引起血脱者方选当归补血汤以防气随血脱。

2）补养脾胃法：本法适用于损伤后期，正气耗伤，脏腑功能失调，或伤后长期缺少活动，而导致脾胃虚弱，运化失职，后天之本空虚，四肢肌肉痿软，筋骨修复缓慢，脉象虚弱无力等。治疗宜采用补养脾胃法，化生气血以加速筋骨肌肉恢复。常用方剂有补中益气汤、参苓白术散、健脾养胃汤、归脾汤等。

3）补益肝肾法：本法又称强壮筋骨法。肝主筋，肾主骨，筋骨损伤必内动于肝肾，故强筋壮骨必求之于肝肾。骨折、脱位、筋伤后期，年老体弱，筋骨痿软，骨折不续，骨质疏松等肝肾亏损者，均可采用补益肝肾法，加速骨折愈合，增强机体抗病能力。滋水涵木，肝虚者应注意补肾，滋水涵木。常用方剂有壮筋养血汤、生血补髓汤、养筋健骨汤；肾阴虚用六味地黄丸或左归丸，肾阳虚用金匮肾气丸或右归丸；筋骨痿软，疲乏无力者用健步虎潜丸、壮筋续骨丹等。

4）温经通络法：本法属温法，血气喜温而恶寒，温则流行畅利，寒则涩而不流。本法应用温性、热性的祛风、散寒、除湿药物，并佐以调和营卫或补益药，以达到祛风散寒之功，使血活筋舒、经络通畅。适用于损伤后期气血运行不畅，或因阳气不足，腠理空虚，风寒湿邪乘虚入络则局部症状加重者及陈伤旧疾的治疗。常用方剂有麻桂温经汤、大红丸、乌头汤、大活络丹、小活络丹等。以上分期治疗原则须灵活使用，不可拘泥。

2. 骨病内治法 骨病的发生、发展与损伤可能有一定的关系，其治疗也有其特殊性和自身的规律。骨病的治疗也应在中医整体观念和四诊八纲等辨证的基础上分而治之。

清热解毒法适用于骨痈疽，热毒蕴结于筋骨或内攻营血诸症；温阳驱寒法适用于阴寒内盛之骨关节结核或附骨疽。本法是用温阳通络的药物，使阴寒凝滞之邪得以驱散；祛痰散结法适用于骨病见无名肿块，痰浊留滞于肌肉或精髓之内者。本法在临床运用时要针对不同病因，与下法、消法、和法等配合使用，才能达到化痰、消肿、软坚之目的；祛邪通络法适用于风寒湿邪侵袭而引起的各种痹证。祛风、散寒、除湿及宣通经络为治疗痹证的基本原则，但由于各种痹证感邪偏盛及病理特点不同，辨证时还应灵活变通。

（二）外治法

损伤外治法是指用药物、手法、外固定、牵引、手术疗法和练功疗法等对损伤局部进行治疗的方法，在伤科治疗中占有重要的地位。

骨伤科外用药物是指应用于患处的药物，临床外用药物可分为敷贴药、搽擦药、熏洗湿敷药与热熨药。

1. 敷贴药 常用剂型有药膏、膏药、药散三种。运用时将药物制剂直接敷贴在损伤局部，使药力发挥作用。

（1）药膏：又称敷药或软膏。将药材碾成细末后选加饴糖、蜜、油、水、鲜草药汁、酒、醋或凡士林等，调匀如厚糊状敷贴患处。目前配制药膏多用饴糖，硬结后有固定和保护伤处的作用。常用药物包括金黄膏、玉露膏、接骨续筋膏、生肌玉红膏、消瘀止痛膏、双柏膏等。

（2）膏药：膏药古称为薄贴，是中医的一种特有外用剂型。将药物碾成细粉，配合香油、黄丹或蜂蜡等基质加热炼制，摊在皮纸或布上备用。应用时将膏药加热烊化后摊薄贴于患处。

（3）药散：又称掺药、药粉，将药物碾成极细的粉末贮瓶内备用。使用时可直接掺于伤口或洒在膏药上烘热敷贴患处。如云南白药、丁桂散、桂麝散等。

2. 搽擦药 可直接涂搽于伤处或在施行理筋手法时配合按摩等手法使用，或在熏洗后自我涂擦按摩。一般分为：

（1）酒剂：又称药酒或外用药水，用药与白酒、醋浸制而成，具有活血止痛、舒筋活络、祛风祛寒作用，如伤筋药水、正骨水等。

（2）油膏与油剂：将药物加入香油熬煎去渣后制成油剂，或加黄蜡收膏为油膏，具有温经通络、活血消瘀的作用，适用于跌打损伤、关节筋络寒湿冷痛等证，也可配合手法及练功前后作局部搽擦。常用的有跌打万花油、伤油膏、活络油膏等。

3. 熏洗湿敷药

（1）热敷熏洗：热敷熏洗古称"淋拓""淋洗""淋渫"与"淋浴"。将药物置于锅或盆中加水煮沸后熏洗患处。具体方法如下：先用热气熏蒸患处，待水温下降后用药水浸洗患处，每日2次，每次15～30分钟，具有松解关节、疏通筋络、流通气血、疏导腠理、活血止痛的作用。适用于关节僵硬、酸胀麻木或损伤兼有风湿者，常用于四肢关节、腰背部疾患。新伤积瘀者可用海桐皮汤、散瘀和伤汤、舒筋活血洗方；陈伤风湿、冷痛者用八仙逍遥汤、上肢损伤洗方、下肢损伤洗方等。

（2）湿敷洗涤：古称"溻渍""洗伤"等。《外科精义》曰："其在四肢者，溻渍之，其在腰背者淋射之，其在下部浴渍之"，多用于创伤。临床常把药物制成水溶液，用于伤口或感染伤口的湿敷洗涤。常用的有野菊花煎水、2%～20% 黄柏溶液以及蒲公英鲜药煎汁等。

4. 热熨药　是选用温经散寒、行气活血止痛的药物，加热后布包热熨患处，药物借助热力作用于局部，适用于不方便外洗部位的损伤。主要有下列几种：

（1）坎离砂：又称风寒砂。用铁砂加热后与醋水煎成的药汁搅拌制成，使用时加醋少许拌匀置布袋中，待数分钟后自然发热熨于患处，适用于陈伤兼有风湿证。

（2）熨药：俗称腾药。将药放入布袋后封口放在锅中蒸气加热后熨患处，舒筋活络、散瘀消肿，适用于各种风寒湿肿痛证。常用的有正骨熨药。

5. 其他方法　有用粗盐、米糠、黄砂、麸皮、吴茱萸、艾叶等炒热后装入布袋中热敷患处，使用简便有效，适用于各种风寒湿型筋骨痹痛、腹胀痛、尿潴留等证。

二、手　　法

手法是骨伤科四大治疗方法（手法、固定、药物、练功）之一，地位重要。《医宗金鉴·正骨心法要旨》曰："夫手法者，谓以两手安置所伤之筋骨，使仍复于旧也。但伤有重轻，而手法各有所宜。其痊可之迟速，及遗留生理残障与否，皆关乎手法之所施得宜，或失其宜，或未尽其法也……四末受伤，痛苦入心者，即或其人元气素壮，败血易于流散，可以克期而愈，手法亦不可乱施"。书中将正骨手法归纳为"摸、接、端、提、按、摩、推、拿"八法，阐述了手法的功用、适应证及操作要点。骨伤科手法可分为正骨手法和理筋手法两类。

（一）正骨手法

1. 注意事项

（1）明确诊断：医者须对患者详细询问病史、明确受伤机制，根据影像学检查明确诊断，分析骨折移位的作用机制，选择合理的整复手法。

（2）密切观察全身情况变化：严重骨盆骨折、全身多发性骨折出现出血性休克、严重颅脑外伤，均应以抢救生命，稳定病情为主，须暂缓手法复位，可临时固定或持续牵引治疗，待病情好转之后再考虑手法复位。

（3）掌握复位标准：移位骨折复位应争取达到解剖或接近解剖复位。或不能达到解剖复位，应根据患者年龄、职业、或局部解剖达到功能复位。功能复位即骨折在整复后无重叠，旋转、成角畸形纠正，肢体的力线正常，长度相等，骨折愈合后肢体功能恢复满意，满足患者在工作或生活中的要求。老年患者如骨折对位略差，肢体残余轻度畸形，只要关节功能活动好，生活自理，疗效即满意。儿童骨折治疗要注意肢体外形，不可残余旋转及成角畸形，可允许轻度重叠或侧方移位，在发育过程中可自行纠正。

（4）把握整复时机：只要全身情况允许，尽早整复。骨折半小时内，局部肿痛尚轻，肌肉未出现痉挛，此时时机最佳。伤后 4～6 小时内，局部瘀血尚未凝固，复位较易。一般成人伤后 7～10 天，可考虑手法复位，但时间越久越难复位。

（5）麻醉选择：根据病情选择恰当的麻醉或止痛方式。如伤后时间不长的简单骨折可用 0.5%～2% 利多卡因局部麻醉；如伤后时间较长，局部高度肿胀的复杂骨折，复位困难时，上肢采用臂丛神经阻滞麻醉，下肢采用腰部麻醉、连续硬膜外麻醉或坐骨神经阻滞麻醉，尽量不用全麻。

（6）整复前准备

1）人员准备：整复前应对患者全身情况、受伤机理、骨折类型、移位情况等全面掌握，利用影像学分析移位情况，确定手法，术者与助手做好分工，配合密切。

2）器械准备：根据病情需要准备所需物品，如石膏绷带、夹板、扎带、压垫、棉垫、纸壳及牵引器材。根据病情准备好急救用品，以免在整复过程中发生意外。

（7）参加整复人员要配合默契，注意手下感觉，观察局部外形变化及患者的反应，判断手法的效果，防止意外发生。

（8）忌用暴力，牵引力量须恰到好处，勿太过或不及。整复时受力部位须准确，用力大小、方向应视病情而定，不得因整复而增加新的暴力损伤。

（9）争取一次整复成功，多次反复整复易增加局部软组织损伤，导致肿胀加重，再次复位困难，易造成骨折迟缓愈合、不愈合或关节功能僵硬等后遗症。

（10）避免射线损伤，减少射线对医患双方的损害，整复、固定时尽量避免在透视下进行，整复后常规拍摄X线片以了解整复效果。

2. 正骨手法操作要点 《医宗金鉴·正骨心法要旨》说："手法者，诚正骨之首务哉。"手法常用于骨折、脱位及伤筋的治疗，尤其对骨折脱位的整复起着极为重要的作用。骨折复位必须稳、准、用力恰当，切忌动作粗暴。以"子求母"为复位基本原则，即复位时移动远断端（子骨）去凑合近断端（母骨），在某些情况下也会采用"母求子"的方法进行整复。常用复位手法有以下八种。

（1）拔伸：拔伸是骨折整复基本方法之一，"欲合先离，离而复合"，作用是克服肌肉收缩力，矫正重叠移位，恢复肢体的长度（图2-22）。拔伸时术者和助手分别握住骨折的远、近端对抗牵引，按肢体原有体位顺势牵引，然后再沿肢体纵轴对抗牵引，矫正患肢的缩短畸形，达到"知其体相，识其部位，一旦临证，机触于外，巧生

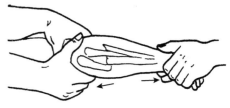

图 2-22 拔伸

于内，手随心转，法从手出"的目的。牵引力量需以患者肌肉强度为依据，用力由轻到重，稳定持久，牵引数分钟使骨折断端分开。老年人、女性及儿童在牵引时力量不能太大，反之青壮年男性肌肉发达，牵引力要加大。对股骨干骨折手法力有不足时，应结合骨牵引；肱骨干骨折则在麻醉下手法复位较为容易，如用力过猛常使骨折分离移位，造成骨折不愈合。在施行其他手法时仍拔伸牵引，直至夹板、石膏固定妥善后方可停止。

（2）旋转：主要矫正骨折断端旋转移位。肢体有旋转畸形时，术者手握肢体远端，在拔伸牵引下，围绕肢体纵轴内旋或外旋以恢复肢体的正常轴线，尤其在关节附近骨折往往须用本法。

（3）屈伸：术者一手固定关节的近端，另一手握住远端，沿关节的冠轴摆动肢体，以整复骨折脱位。如伸直型肱骨髁上骨折在牵引下屈曲复位，屈曲型则伸直复位。伸直型股骨髁上骨折可在胫骨结节处穿针，膝关节屈曲位牵引；反之屈曲型股骨髁上骨折则在股骨髁上部位穿针，使膝关节处于半屈曲位牵引，骨折才能复位。

（4）折顶：横断或锯齿形骨折，单靠手法牵引不能完全矫正重叠移位时，可用折顶手法。术者两手拇指向下抵压突出的骨折端，其他四指重叠环抱于下陷的另一骨端，加大成角拔伸至两断端同侧骨皮质相遇时，骤然将成角矫直，使断端对正（图2-23）。操作时，助手与术者动作应协调、稳妥、敏捷。折顶手法要防止骨锋损伤重要的软组织。

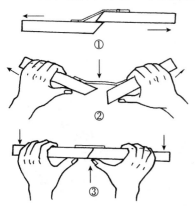

图 2-23 折顶

（5）回旋：用于矫正背对背移位的斜形、螺旋形骨折或

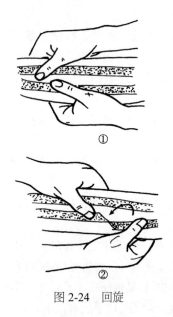

图 2-24　回旋

有软组织嵌入断端的骨折，应根据受伤机理和参阅原始 X 线片，判断背对背移位的途径再施行回旋手法。术者可一手固定近端，另一手握住远端，按移位相反方向回旋复位（图 2-24）。如操作中感到有软组织阻挡则是移位方向判断错误，应改变回旋方向，使骨折端从背对背变为面对面。施行回旋手法不可用力过猛，以免伤及血管、神经。

（6）端提：重叠、成角及旋转移位矫正后，用于矫正侧方移位。上、下侧方移位可用端提手法。持续牵引下，术者两手拇指压住突出的远端，其余四指捏住近侧骨折端，向上用力使"陷者复起，突者复平"（图 2-25）。

（7）捺正：用于纠正内外侧（左右侧）移位。术者借助掌、指分别按压远端和近端，横向用力夹挤以矫正之。操作时可用力得当，方向正确，位置准确和受力点稳固。切忌反复用力损伤皮肤（图 2-26）。

（8）分骨：用于矫正并列两骨部位的骨折，如尺桡骨、胫腓骨、掌骨、跖骨骨折等。骨折段因受骨间膜或骨间肌的牵拉而呈相互靠拢的成角移位或侧方移位。术者可用两手拇指及示、中、无名指，分别挤捏骨折处背侧及掌侧骨间隙，使骨间膜紧张，靠拢的骨折端分开，矫正成角移位及侧方移位（图 2-27）。

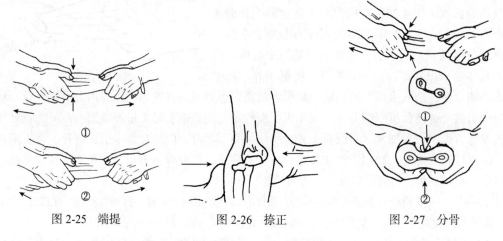

图 2-25　端提　　　　　　图 2-26　捺正　　　　　　图 2-27　分骨

（9）摇摆：用于整复横断、锯齿型骨折。若骨折基本复位后，横断、锯齿型骨折断端间仍存在间隙。为加强稳定性，使骨折端紧密接触，术者用两手固定骨折部，在助手维持牵引之下轻轻前后左右摇摆骨折远端，待骨折断端的骨擦音逐渐减小或消失，即说明骨折断端已经紧密接触。

（10）纵压：适用于骨折部紧密嵌插者，使复位更加稳定。另外在横断骨折复位过程中，为了检查复位效果，两手固定骨折部，沿纵轴方向挤压，若骨折处不发生缩短移位则说明骨折对位良好（图 2-28）。

（11）蹬顶：用于整复肩、肘及髋关节脱位。以肩关节为例，患者取仰卧位，术者立于患侧，双手握住伤肢腕部，将患肢伸直外展，术者用足底蹬顶患者腋下，手牵足蹬，慢慢用力拔伸牵引，同时使患肢外旋、内收，同时足跟轻轻用力向外顶住肱骨头使之复位。

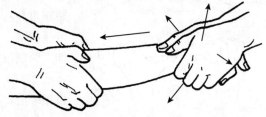

图 2-28　纵压

（二）理筋手法

视频：理筋
常用手法

理筋手法包括推拿、按摩手法，内容丰富，流派众多。手法将在以后的各论中叙述，本节仅介绍常用的理筋基本手法。

1. 理筋手法的功效　理筋手法是治疗筋伤的主要手段之一，作用广泛，其主要功效如下：

（1）活血止痛，消肿散瘀：手法推拿按摩能缓解血管、筋肉的痉挛，促进血液和淋巴循环，加速瘀血的吸收，达到活血止痛、消肿散瘀的目的，有利于损伤的恢复。

（2）舒筋活络，缓解痉挛：按摩推拿能舒展和放松肌肉筋络，可使患部脉络通畅，疼痛减轻，从而解除由于损伤所引起的痉挛。

（3）整复移位，理顺筋络：理筋手法能使外伤所造成的"筋出槽，骨错缝"复位。临床上常用于外伤所造成的肌肉、肌腱、韧带、筋膜等破裂、滑脱及关节半脱位，有捋顺、整复和复位的作用。

（4）松解粘连，活络关节：理筋手法可松解粘连、活络关节，可使僵硬的组织恢复弹性。临床上对组织粘连、关节功能障碍者，用弹拨和关节活络手法，再配合练功活动，使粘连松解，关节功能逐渐恢复。

（5）通经活络，祛风散寒：理筋手法可以温经通络、祛风散寒、调和气血，调整机体阴阳平衡，恢复躯体功能。

2. 理筋手法的分类　根据理筋手法施术的部位、功用和方法的不同，通常分为舒筋通络和关节活络两大类。

（1）轻度按摩手法（又称浅表按摩法）

动作要领　用单手或双手的手掌或指腹放在患处，轻柔缓慢地作来回直线形或圆形的按摩动作（图2-29）。

功用　消肿祛瘀，舒缓疼痛。

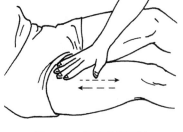

图 2-29　轻度按摩手法

适应证　一般在理筋手法开始或结束时使用，适用于全身各部，特别是胸腹胁肋挫伤疼痛。

（2）深度按摩手法（又称推摩法）

动作要领　用手指、掌根、全掌或双手重叠在一起进行推摩操作，按摩力量较轻度按摩手法大，力量直达深部。动作要协调，力量要均匀。其中自肢体近端向远端推摩的手法称为捋顺法，有向心与离心方向的区别。拇指推法又称一指禅推法，是用拇指单独做摆动性推法。用大拇指端掌面或桡侧用力于一定部位或穴位上，摆动腕部或屈伸拇指关节，力量持续作用于患部或穴位上，推动局部筋膜、肌肉，要求沉肩、垂肘、悬腕（图2-30）。单指操作须力量集中，才能作用深透。

功用　舒筋活络，祛瘀生新

适应证　本法由轻度按摩手法转入，可与点穴法结合，运用在各个手法中，是治伤的基本手法之一。对肢体的各部位损伤、各类慢性劳损、风湿痹证均可采用。

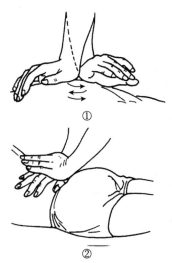

①

②

图 2-30　深度按摩手法

（3）揉法

动作要领　用拇指或手掌在皮肤上作轻轻回旋揉动的一种手法。

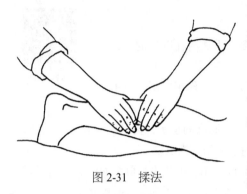

图 2-31　揉法

也可用拇指与四指相对轻轻揉动，使皮下组织随手指或手掌的揉动而滑动（图 2-31）。

功用　放松肌肉，活血祛瘀，消肿止痛

适应证　适用于四肢、颈项、躯干部的损伤，慢性劳损，胸腹部外伤瘀血凝滞不散及胸腹胀满者，风湿痹痛。

（4）拨络法

动作要领　用拇指加压与垂直筋络横向拨动，或拇指不动，其他四指与肌束、肌腱、韧带等垂直，像拨动琴弦一般单向或往复弹拨筋络（图 2-32）。操作时手法力量、频率依伤情而定。

功用　缓解肌肉痉挛，松解粘连，活血祛瘀，通络止痛。

适应证　适用于急慢性伤筋伴肌肉挛缩或粘连。

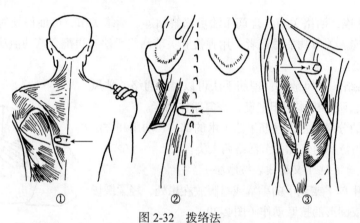

图 2-32　拨络法

（5）擦法

动作要领　用手掌、大小鱼际、掌根或手指在皮肤上摩擦的一种手法，用上臂带动手掌，力量大而均匀，动作灵巧而连续，使皮肤有红热舒适（图 2-33）。施行手法前宜先用按摩油润滑皮肤，防止皮肤擦伤。

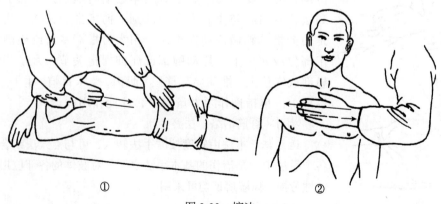

图 2-33　擦法

功用 活血散瘀，消肿止痛，温经通络。

适应证 适用于腰背部及肌肉丰厚部的慢性劳损和风湿痹痛等症。

（6）擦法

动作要领 用小鱼际尺侧缘及第 3、4、5 掌指关节背侧在体表滚动，沉肩，屈肘约 120°，手呈半握拳状均匀用力，利用腕力和前臂的前后旋转反复滚动，顺肌肉走行方向自上而下或自左至右顺序操作，像吸附在肢体上一样，均匀施压，动作协调而有节律（图 2-34）。

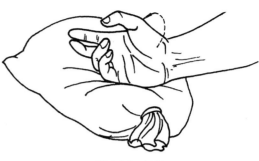

图 2-34 擦法

功用 调和营卫，疏通经络，祛风散寒，解痉止痛。

适应证 陈伤或慢性劳损，颈肩、腰背、四肢等肌肉丰厚部位的酸痛麻木及肢体瘫痪等。

（7）击打法

动作要领 操作时用拳、手掌或手指尖叩击施术部位，要求蓄劲收提，用力轻巧而有反弹感，避免产生疼痛，动作有节奏，快慢要适中，腕关节活动范围不宜过大（图 2-35）。

功用 疏通气血，祛风散寒，消除外伤后瘀积及疲劳酸胀。

适应证 适用于胸背部屏伤岔气，或腰背、臀部及大腿肌肉丰厚部位陈伤兼有风寒湿兼证者。

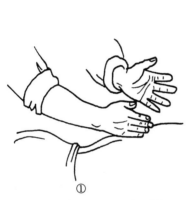

①

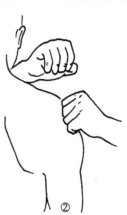

②

图 2-35 击打法

（8）拿捏法

动作要领 用拇指与其他四指相对钳形用力，一紧一松拿捏肌肉或韧带，要求用指腹着力，逐渐相对用力并作连续不断的拿捏动作，力量由轻到重，再由重到轻，避免暴力（图 2-36）。

功用 缓解肌肉痉挛，祛瘀止痛，活血消肿，松解粘连。

适应证 急慢性伤筋痉挛或粘连者。

（9）点穴法：即用手指在经络上点穴、按摩，又称穴道按摩，与针刺相似，故又称指针疗法。

动作要领 用拇指为主一指点法，或用拇、食、中指点法，或五指捏在一起，组成梅花状五指点法。操作时应将气力运到指上，与患者皮肤呈 60° ～ 90°（图 2-37）。取穴原则除以痛为腧外，还可以循经配穴。

功用 疏通经络，调和脏腑，平衡阴阳作用。

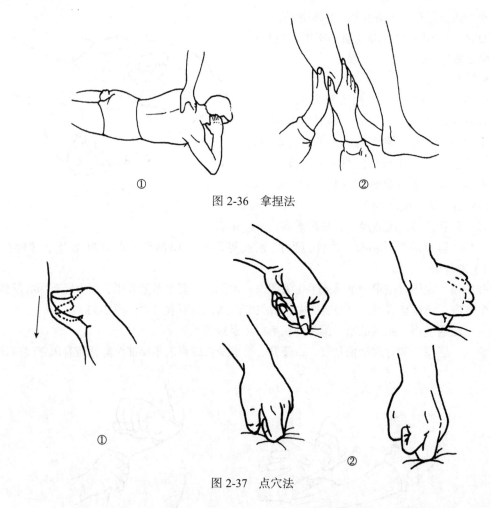

图 2-36　拿捏法

图 2-37　点穴法

　　适应证　多用于胸腹内伤、腰背部劳损、四肢伤筋及各种损伤疾患。对有重要器官的部位施术时，点压的力量要适当减轻。

　　（10）屈伸法：是针对有关节屈曲、伸展功能活动障碍，对关节作被动屈伸活动的一种手法。

　　动作要领　操作时一手握远端肢体，一手固定于关节部，然后缓慢、均匀、持续而有力地作被动的屈伸、内收、外展等活动，活动的幅度由小到大，逐步增加，用力恰到好处，刚柔相济，防止暴力以免造成骨折等并发症（图 2-38）。

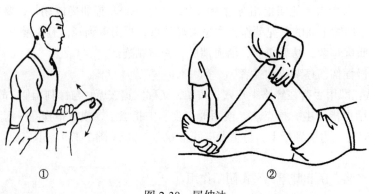

图 2-38　屈伸法

功用 各类关节活动功能障碍，关节强直，筋络挛缩，韧带及肌腱粘连，均有舒筋活络、松解粘连的作用。

适应证 适用于四肢关节伸屈功能障碍者。

（11）旋转摇晃法：是针对关节旋转功能障碍，使关节作被动旋转摇晃活动的一种手法，常与屈伸法配合应用。

动作要领 操作时一手握关节近端，另一手来回旋转及摇晃肢体远端，范围由小到大，以患者忍受为度（图2-39）。

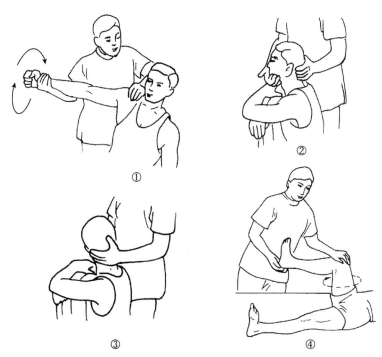

① ②

③ ④

图 2-39 旋转摇晃法

功用 解除关节滑膜、韧带及关节囊之粘连，纠正小关节错位。

适应证 适用于四肢关节及颈、腰椎的僵硬、小关节错位等。

（12）腰部背伸法：有拔伸与背伸两种作用力，分立位与卧位两种。

动作要领 立位法操作时，医者略屈膝，医者与患者背对背双肘屈曲反扣，背起患者使患者双足离开地面，并以臀部晃动牵引患者腰部。卧位背伸法又名扳腿手法。即医者一手推按于腰部，一手扳腿，并迅速向后上拉腿而达到腰部过伸的目的（图2-40）。

功用 松解紧张肌肉，整复胸腰椎小关节错位。

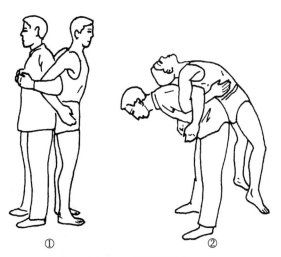

① ②

图 2-40 腰部背伸法

适应证　适用于急性腰扭伤、腰椎间盘突出症及小关节错位等。

（13）按压与踩跷法：是以掌心或掌根，或双手重叠在一起向下按压，使力作用于患部。必要时，医者可身体前倾以体重增加按压力，对肌肉比较丰厚的部位可用肘尖加压。如需更大的按压力，可用踏跳法，或称踩法。

动作要领　拇指按压：握拳，拇指伸直，用指腹按压；掌根按压：用单掌或双掌根着力，向下按压，亦可双掌重叠按压；肘尖按压：屈肘用尺骨鹰嘴按压；踩跷法：医者两足踏于患部进行踏跳，双手扶在床边木架上以控制力量。患者躯干下垫以软枕以防压伤，并嘱患者做深呼吸配合（图2-41）。

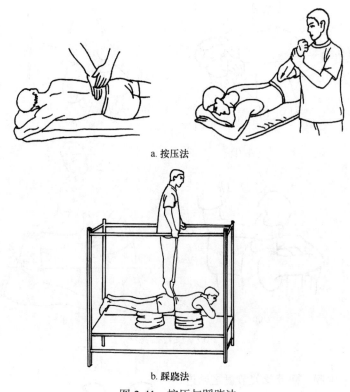

a. 按压法

b. 踩跷法

图 2-41　按压与踩跷法

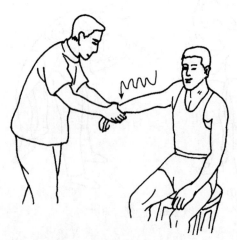

图 2-42　抖法

功用　放松肌肉，松解粘连。

适应证　适用于肢体麻木、酸痛，腰肌劳损及腰椎间盘突出症等。

（14）抖法：是用双手握住患肢远端，轻微用力作连续的小幅度上下抖动。

动作要领　用手握住患者肢体的远端轻轻地用力作连续的小幅度上下快速抖动，抖动幅度要小，频率要快，要求患者肌肉充分放松配合（图2-42）。

功用　松弛肌肉关节，缓解外伤后所引起的关节功能障碍，并减轻施行重手法后的反应，以增加舒适感。

适应证　多用于四肢关节。常用于理筋手法的结束阶段。

（15）搓法

动作要领　两手掌相对放置于患部的两侧，用力作上下或前后搓动。操作时宜自上而下，反复搓动，搓动要轻快，移动要慢，力量要平衡（图 2-43）。

功用　调和气血，舒筋活络，消除肌肉疲劳。

适应证　本法为理筋结束前的手法，常用于四肢、肩、膝等关节及腰背部的伤筋。

综上所述，伤科理筋手法具有活血化瘀、消肿止痛、舒筋活络、解除痉挛、理顺筋络、整复移位、松解粘连、通利关节、消除狭窄、调和气血、通经活络、驱散风寒等功用。

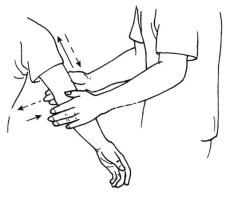

图 2-43　搓法

（三）手法操作的注意事项

理筋手法的操作可分为三个阶段：第一阶段为准备阶段，起到镇静止痛，行气活血，放松肌肉紧张的作用，使手法能得以顺利进行。第二阶段为理筋阶段，应用手法理顺筋络，活动关节，起到治疗作用。第三阶段为结束阶段，临床用一些轻手法整理收功，使肢体充分放松。因损伤有轻重之别，病变部位又有皮肉、筋骨、关节之分，解剖位置又各有特点，故必须辨证论治，选用适当的手法。手法之轻重、巧拙，直接关系着损伤的恢复，正确使用就能迅速治愈，否则就得不到良好的效果，甚至产生副作用。手法操作时注意事项如下：

（1）施行手法前必须有明确的诊断，要全面掌握病情，使用正确的手法，达到治病的目的。

（2）施行手法前要对手法操作做好准备。包括选用何种手法，如何进行，是否需要其他器材药物，是否需要助手，患者的体位，如何合作，是否需麻醉，采用何种麻醉，都要有周密的考虑，才能做到心中有数，医患合作，动作协调。

（3）施行理筋手法要由轻到重，然后再由重到轻而结束。在施行手法过程中要注意观察患者的表情，询问其感觉，随时调整手法强度。做到法使骤然但人不觉，患者不知痛但骨已拢。

（4）手法操作时要从容沉着，取得患者信任和合作。

（5）严格掌握手法的适应证和禁忌证。对急性传染病、皮肤病、恶性肿瘤、脓肿和脓毒血症、血友病、骨髓炎、骨关节结核、妇女怀孕期、老年性骨质疏松、急性脊柱损伤以及脊椎滑脱等患者禁用和慎用。

三、固　定

复位、固定、愈合是骨折治疗三部曲，而固定则是复位与愈合的承上启下环节。手法复位后，为了防止再移位，维持整复后的良好位置，利于损伤在正确位置上愈合，故必须予以固定。固定是治疗骨折、脱位和筋伤的重要手段，《医宗金鉴·正骨心法要旨》说："爰因身体上下、正侧之象，制器以正之，用辅手法之所不逮，以冀分者复合，欹者复正，高者就其平，陷者升其位，则危症可转于安"，说明损伤手法复位后应予恰当固定，使骨折在良好位置愈合。关节脱位经复位后，恰当的固定可防止习惯性脱位的发生，因此，复位后的固定能起到主导和决定性作用。已复位的骨折必须持续地固定在良好的位置直至骨折愈合，防止再移位。目前常用的固定方法包括外固定和内固定。外固定有夹板、石膏、绷带、牵引、支架等，内固定有钢板螺钉、髓内钉、钢丝、克氏针等。良好的固定不仅巩固复位效果，还会促进愈合速度和质量。固定的目的是伤处制动止痛、减轻伤员痛苦，防止伤情加重，防止休克，保护伤口，防止感染，便于运送。

（一）外固定

外固定是指用于体外固定的一种方法。常用的外固定方法包括：夹板固定、石膏固定、牵引固定和外固定支架固定。

视频：骨科常用夹板及夹板固定注意事项

1. 夹板固定　采用夹板固定骨折是外治法的一种，为治疗骨折的重要环节。夹板固定在我国有悠久历史。夹板质地轻且具有弹性、韧性、一定的可塑性和良好的X线穿透性，具有鲜明的生物力学优势，是中医骨伤的传统特色。根据"一个杠杆力，两个约束条件"的弹性力学固定理论，束缚带形成对骨折断端的压力包围圈，延续了手法的作用力，保持复位后有效固定，是夹板外固定的主要动力来源，也是固定成败的决定因素。压垫则为夹板下方应力集中部位，是防止骨折再移位的主导力量。医者必须熟练掌握夹板、压垫及束缚带的使用方法，以护筋束骨，维持固定的有效性。利用肌肉的主动收缩，以内在动力形式调整夹板的弹性形变能力，维持断端轴向对线和横向对位，保持骨折断端的应力刺激，以刺激骨痂生长。夹板外固定是一种积极能动的固定，是一种既适应生理的要求，又符合外固定的生物力学原理的固定方式，具有固定确实可靠，骨折愈合快，功能恢复好，治疗费用低，患者痛苦少，并可减少和防止关节僵硬、肌肉萎缩、骨质疏松、骨折迟缓愈合和不愈合等并发症发生的优点。

（1）夹板固定的适应证

1）四肢闭合性骨折（包括关节内或近关节处骨折经手法复位成功者），股骨干骨折因大腿肌肉有较大的收缩力，常需结合骨牵引固定。

2）四肢开放性骨折，创面小或经处理后伤口已闭合者。

3）陈旧性四肢骨折适合手法复位者。

（2）夹板固定的禁忌证

1）严重的开放性骨折。

2）难以复位的关节内骨折。

3）固定困难的骨折，如髌骨、股骨颈、骨盆等部位的骨折。

4）四肢骨折肿胀严重伴有水疱者。

5）患肢远端脉搏微弱，末梢循环差或伴有动脉、静脉和神经损伤者。

（3）夹板的选用：有一定的弹性、韧性和可塑性，质地轻便，能被X线穿透的材料均可采用，一般以就地取材为宜。常用的有杉树皮、柳木板、竹片、黏合板、金属铝板和塑料板等。厚纸板也有一定固定作用。夹板固定的范围可分为超关节固定和不超关节固定两种。前者适用于关节内或近关节处骨折；后者适用于骨干部骨折。一般选用4～5块，夹板不宜过厚或过薄。

（4）衬垫外套：在夹板外衬垫一层外套以保护皮肤。衬垫常用棉花、海绵、棉毡材质，厚度约0.3～0.5cm，平整、厚薄均匀，要覆盖夹板的面及其边缘。外套用绷带或具有一定弹性的针织布料制造较好。

（5）固定垫：又称压垫，是夹板固定中的重要组成部分，其作用主要是维持骨折断端在整复后的良好位置，但不可代替手法复位的作用，否则将引起压迫性溃疡或肌肉缺血性坏死等不良后果（图2-44）。固定垫可用棉垫、棉花或棉毡等材料制作。固定垫的大小、厚度及硬度等均可影响固定效果。厚而太小、坚硬的固定垫，容易引起压迫性溃疡，并使夹板与肢体不能紧贴而固定不稳；薄而大的、柔软的固定垫，又因作用力过小，不能有效地发挥其作用。压垫安放的位置必须准确，否则适得其反。常用的固定垫有如下几种：

1）平垫：适用于肢体平坦的部位。用纸折叠成一定厚度的压垫，略宽于夹板用以扩大与肢体的接触面。其长度可根据作用部位而定，一般 4～8cm；其厚度可根据患肢局部软组织的厚薄与强弱而定，一般 0.5～2cm。

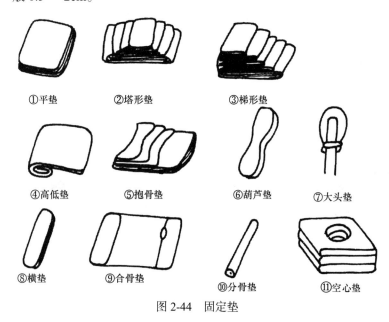

①平垫　　②塔形垫　　③梯形垫
④高低垫　　⑤抱骨垫　　⑥葫芦垫　　⑦大头垫
⑧横垫　　⑨合骨垫　　⑩分骨垫　　⑪空心垫

图 2-44　固定垫

2）塔形垫：适用于肢体关节附近凹陷处，如肘、踝关节。形如宝塔，中间厚、两边薄的固定垫。

3）梯形垫：适用于肢体斜坡部位的固定垫，形如一边厚、一边薄的台阶。

4）高低垫：适用于锁骨骨折，形如一边高、一边低的固定垫。

5）抱骨垫：适用于髌骨骨折，用绒毡剪成，呈半月状。

6）葫芦垫：适用于桡骨头脱位，形如葫芦，两头大中间小的固定垫。

7）大头垫：适用于肱骨外科颈骨折，形如蘑菇的固定垫，乃将棉垫包扎于夹板的一头制成。

8）横垫：适用于桡骨远端骨折，一般长 6～7cm，宽 1.5～2cm，厚 0.3cm。

9）合骨垫：适用于下尺桡关节分离，呈中间薄两侧厚的固定垫。

10）分骨垫：适用于尺桡骨骨折、掌骨骨折、跖骨骨折。骨折复位后以一根长 6～8cm 铅丝为中心，外用棉花或纱布卷成直径 1～1.5cm 梭形分骨垫置于掌背侧。

11）空心垫：适用于内、外踝骨折。即在平垫中央剪一圆孔置于骨突部位，以防止局部产生压迫性溃疡。

（6）固定垫的用法：根据骨折类型、移位方向使用固定垫。常用的放置方法有一垫、两垫及三垫固定法（图 2-45）。

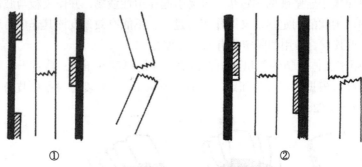

图 2-45　固定垫使用方法

1）一垫固定法：用于压迫骨折断端，多用于肱骨内上髁骨折、外髁骨折、桡骨头骨折或脱位等。

2）两垫固定法：用于纠正横断骨折的侧方移位。骨折复位后两垫分别置于原有移位的两侧，注意两垫不能超过骨折线以防再发生侧方移位。

3）三垫固定法：适用于纠正骨折成角移位。骨折复位后一垫置于骨折成角处顶点，另两垫置于对侧两端尽量靠近骨干处，三垫加压形成杠杆力，防止骨折再次发生成角移位。

（7）扎带：用 1～2cm 宽的布带或绷带折叠成扎带 3～4 条，依次缠扎中间、骨折近端侧、骨折远端侧，是夹板外固定力量的来源。夹板安放妥当之后，用活结扎在前侧或外侧板上，松紧适宜。扎带的松紧度以在夹板面上下移动 1cm 为适宜，既可有效固定，也可防止皮肤压疮、缺血性肌挛缩等并发症。

（8）夹板固定的注意事项

1）密切观察患肢的血液循环。尤其是在固定 1～4 天内，更应注意肢端动脉的搏动以及皮肤温度、颜色、感觉、肿胀程度、手指或足趾主动活动等，若出现肢端肿胀、疼痛、皮肤温度下降、皮肤紫暗、麻木、被动活动痛等症状时，应及时调整扎带，重新包扎。肢体血运障碍早期症状即为剧痛，不可麻痹大意，误以为是骨折引起的疼痛。

2）抬高患肢利于肢体消肿。

3）预防压迫性溃疡。若在夹板固定垫处、夹板两端或骨突部位出现固定的痛点时，应及时拆开夹板检查，以防发生压迫性溃疡。

4）注意经常调整夹板的位置和扎带的松紧度。患肢肿胀消退后应及时调整夹板的位置和扎带松紧。

5）定期 X 线检查，了解骨折是否再移位或愈合情况。

6）及时指导患者进行功能锻炼。

7）根据临床愈合的情况，适时解除夹板固定。

2. 石膏固定　医用石膏由天然结晶石膏（$CaSO_4 \cdot 2H_2O$）煅制。天然石膏加热至 100～200℃后失去水分即为熟石膏，变成结晶石膏而凝固。一般干燥时间为 24～72 小时。

（1）石膏绷带的用法：将石膏绷带放入 30～40℃温水中，待气泡排净后手握其两端迅速挤去多余水分后使用。石膏在水中不宜浸泡过久或从水中取出放置过久，导致石膏过快凝固，影响使用效果（图 2-46）。

（2）石膏衬垫：包扎石膏前须先放好衬垫以保护骨突部位不受压迫。常用的衬垫有棉纸、棉垫、棉花等。

（3）石膏绷带操作步骤

1）体位：将患肢置于功能位（或根据病情需要来选择体位）。

2）放置棉垫保护骨突部位。

3）制作石膏托，在操作台或桌上，按需要的长度和宽度将石膏绷带沿肢体纵轴往返折叠 6～8 层，置于水中浸泡后挤干水分，每层

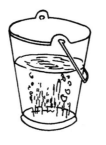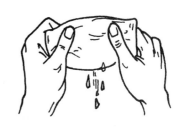

图 2-46　石膏卷的浸水及挤水法

石膏绷带之间必须抹平切勿形成皱褶。然后铺以棉垫，保持患者肢体固定在某一体位，将石膏紧贴皮肤并按肢体塑形，用纱布绷带包扎。

4）管型石膏制作方法，运用石膏绷带环绕包扎肢体即为管型石膏。一般由肢体远端向近端滚动缠绕 8～12 层，切不可过度拉紧绷带，以免影响肢体血液循环。操作时动作迅速、敏捷，两手互相配合，一手缠绕石膏绷带，另一手朝反方向抹平，使每层绷带相互贴合，勿留间隙。

（4）石膏固定的优点是可根据肢体的形状而塑形，固定作用确实可靠。缺点为石膏固定无弹性，容易过紧或过松，又不能随时调节松紧度，也不适于使用固定垫。石膏固定范围较大，一般须超过骨折部位的上、下关节，因固定期内无法进行功能锻炼，拆除石膏绷带后可有关节僵硬等后遗症。

（5）石膏固定后注意事项

1）石膏定型未干之前不可手动患者，避免石膏变形或断裂，用手掌托起石膏，忌用手指挤压。

2）抬高患肢以利消肿，观察患肢血运、皮肤色泽、皮肤温度、肿胀、感觉及运动等情况。如有变化应立刻松解或去除石膏固定。

3）注意保持石膏清洁，术后或有创面的患者，石膏被脓、血污染后应及时更换。

4）注意防寒保暖。

5）保护石膏外形，避免折断变形。

6）肿胀消退或肌肉萎缩出现石膏松动者，应立即更换石膏。

7）指导患者在石膏内做肌肉收缩，鼓励患者进行功能锻炼。

8）矫正残余畸形。骨折或因畸形做矫形手术的患者，X 线复查残余成角畸形时，可在成角畸形部位的凹面横形切断石膏周径的 2/3，以石膏凸面作为支点，将肢体的远端向凸面反折，即可纠正成角畸形。

3. 牵引疗法　是通过牵引装置，利用定滑轮装置将悬垂重量作为牵引力，身体重量作为反作用力，牵引可缓解肌肉痉挛，整复骨折和脱位，预防和矫正软组织挛缩，另外是某些疾病术前组织松解粘连和术后制动的一种治疗方法，多用于四肢和脊柱。

牵引疗法包括皮肤牵引，布托牵引及骨骼牵引等。通过牵引可使患肢各关节松弛，除有矫正骨折重叠移位作用外，还可防止骨折再发生成角、旋转和缩短等移位，从而达到固定的目的。应用牵引疗法时，须根据患者的年龄、性别、骨折部位、骨折类型、肌肉发达程度和软组织损伤的情况，调整牵引的重量。如牵引重量太大，则可引起骨折端分离移位；牵引力太小，则不能纠正重叠移位，达不到复位和固定的目的。

（1）皮肤牵引：牵引力通过皮肤最终达到患处，并使骨折复位、固定的牵引方式称为皮肤

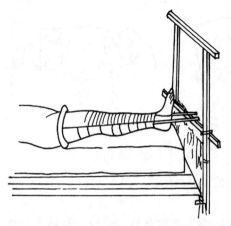

图 2-47　下肢皮肤牵引

牵引（图 2-47）。此法为无损伤性操作，痛苦少，无感染风险。但由于皮肤本身能承受重量有限，同时胶布粘贴皮肤不可持久，故其适用范围有限。多用于下肢骨关节损伤和疾患，如 12 岁以下的儿童股骨骨折、小儿轻度关节挛缩症、老人股骨转子间骨折、肱骨髁上骨折等。牵引重量一般不超过 5kg，皮肤牵引时间一般不超过 4 ～ 6 周。如皮肤对胶布过敏者，皮肤有损伤或炎症者，皮肤有血液循环障碍者或骨折移位严重需要强力做牵引者忌用。

（2）骨牵引：系利用钢针或牵引钳穿过骨质进行直接牵引，使骨折或脱位整复，起到复位、固定和休息的作用。此法属有创操作，牵引力较大而不至于引起皮肤出现水疱、压疮和循环障碍；应在严格的无菌条件下进行操作。适用于需要较大力量才能整复的成人骨折、不稳定性骨折、不宜使用皮肤牵引者、开放性骨折、骨盆骨折、髋臼骨折、髋关节中心性脱位以及颈椎骨折脱位等，牵引时间一般不超过 6 周。需要注意加强针眼护理，避免出现感染；穿针部位不当易损伤关节囊和神经血管，儿童不宜选择骨牵引。

1）股骨髁上牵引：适用于股骨干骨折、股骨粗隆间骨折、髋关节脱位、骶髂关节脱位、骨盆骨折、髋关节粘连松解术前准备等。患者仰卧位，术肢置于布朗架上，使膝关节屈曲 40°，常规消毒铺巾，用 1% ～ 2% 利多卡因局部麻醉后，自内收肌结节上 2cm 处垂直骨干，以骨圆针穿过皮肤直达骨质，把持进针方向与股骨干纵轴垂直，用手摇钻或骨锤轻轻将骨圆针穿过双侧骨皮质至皮外，保持两侧长度相等，用酒精纱布覆盖针孔，安装牵引弓进行牵引（图 2-48）。进针方向从内向外，以免损伤神经和血管。牵引重量为体重的 1/8 ～ 1/6，维持重量为 3 ～ 5kg。

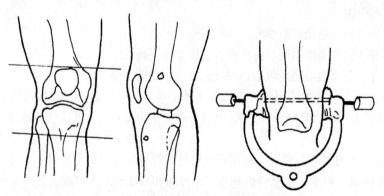

图 2-48　股骨髁上、胫骨结节牵引

2）胫骨结节牵引：适用于股骨干骨折、伸直型股骨髁上骨折等。将患肢置于布朗架上，取胫骨结节顶下两横指处作为进针点。在该点两侧分别用 1% ～ 2% 利多卡因局部麻醉，自外侧水平位垂直胫骨纵轴穿入克氏针直达骨骼，用手摇钻或骨锤轻轻将克氏针穿过双侧骨皮质至对侧皮外，保持两侧克氏针长度相等，用酒精纱布覆盖针孔，安装牵引弓进行牵引（图 2-48）。牵引重量为 7 ～ 8kg，维持重量为 3 ～ 5kg。

3）跟骨牵引：适用于胫骨髁部牵引、胫腓骨不稳定性骨折、踝部粉碎性骨折、跟骨骨折向上移位、膝关节屈曲挛缩畸形等。将患肢置于布朗架上，小腿下方垫沙袋使足跟抬高，助手一手握前足，一手握小腿，维持踝关节中立位，在内踝尖与足跟顶连线之中点作为穿针点。用1%～2%利多卡因局部麻醉后，用手摇钻将骨圆针自内侧旋转穿入，直达骨骼。骨圆针贯穿跟骨至对侧皮外，套上牵引弓即可。穿针时针与踝关节面略呈倾斜15°，自内向外进针，内低外高，有利于恢复胫骨的正常生理弧度。牵引重量3～5kg（图2-49）。

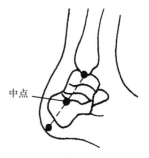

图2-49　跟骨牵引穿针部位

4）尺骨鹰嘴牵引：适用于高度肿胀或难以复位的肱骨髁上骨折或髁间骨折、粉碎性肱骨下端骨折、移位明显的肱骨干骨折或开放性骨折。患者取仰卧位，屈肘90°，前臂中立位，常规皮肤消毒铺巾，在尺骨鹰嘴下2cm、尺骨嵴旁开一横指处为进针点，1%～2%利多卡因局部麻醉后，避开尺神经，将克氏针自内而外刺入骨膜，用手摇钻将克氏针穿过骨质并穿出对侧皮肤，使两个针距相等，以酒精覆盖针眼后安装牵引弓进行牵引（图2-50）。儿童可以采用大号巾钳进行牵引。牵引重量一般2～4kg。

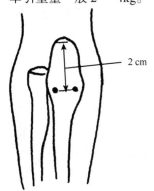

2cm

5）颅骨牵引：适用于颈椎骨折脱位。患者仰卧位，头下垫枕，剃光头，自头顶正中线与两侧外耳孔连线相交点为中点，张开颅骨牵引弓双臂使针尖落在距中点两侧相等的额状线上，此为颅骨钻孔部位。常规消毒铺巾，1%～2%利多卡因局部麻醉后，用尖刀在两点处各做一长约1cm小切口，深达骨膜，用钻头在颅骨表面斜向内侧45°角，以手摇钻穿透颅骨外板（成人4mm，儿童3mm）。注意避免针尖穿透颅骨内板伤及脑组织。将牵引弓两钉齿插入骨孔内，拧紧牵引弓螺丝，使牵引弓牢固固定后缝合切口，并用酒精纱布覆盖切口。牵引弓系牵引绳并通过滑车，抬高床头进行牵引（图2-51）。牵引重量一般

图2-50　尺骨鹰嘴穿针部位　$C_{1\sim2}$用4kg，之后每增加一椎体增加1kg。复位后维持重量为3～4kg。注意每天调整装置的稳定性。

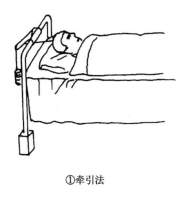

①牵引法

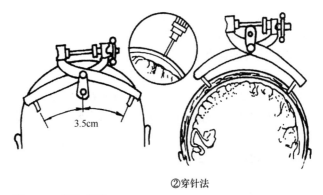

3.5cm

②穿针法

图2-51　颅骨牵引

（3）布托牵引：用厚布或皮革按体形制成各种布托，托住患部，用牵引绳通过滑轮连接布托和重量进行牵引。

1）枕颌布托牵引：适用于无截瘫的颈椎骨折脱位、颈椎间盘突出及颈椎病。将枕颌布带套

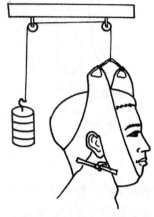

图 2-52　枕颌布托牵引

在头部，抬高床头，系上牵引绳和重物，通过滑车进行牵引（图 2-52）。牵引重量一般 3 ～ 5kg。

2）骨盆兜悬吊固定：适用于耻骨联合分离、骨盆环骨折分离、髂骨翼骨折向外移位、骶髂关节分离等。利用骨盆兜向中间挤压作用而进行整复固定，牵引重量以能使臀部稍离开床面即可。一侧牵引重量为 3 ～ 5kg（图 2-53）。

3）骨盆牵引带牵引：适用于腰椎间盘突出症、腰椎小关节紊乱、急性腰扭伤。用两条牵引带，一条固定胸部系于床头，另一条骨盆带固定骨盆，以两根牵引绳分别系于骨盆牵引带两侧扣眼，通过床尾定滑轮牵引。一侧牵引重量为 5 ～ 15kg。

（4）骨外固定器：是指在骨折近端和远端经皮穿入钢针或钢钉后，用金属或塑料连接杆通过钉夹将钢针与裸露皮肤外的针尾连接起来，以固定骨折端的装置称为骨外固定器或外固定架。外固定器的形式很多，常见的有单边式、双边式、半环式和全环式等。骨外固定器的适应证如下：

1）肢体严重的开放性骨折伴广泛的软组织损伤，需行皮肤、神经、血管修复者，或维持肢体稳定，控制骨感染二期植骨，如胫腓骨开放性骨折。

2）各种不稳定性新鲜骨折，如股骨、胫骨、肱骨、尺桡骨骨折等。

3）多发性骨折，内固定困难者。

4）开放性骨折或多段骨折的搬运。

5）长管状骨折畸形愈合、迟缓愈合或不愈合。

6）关节融合术，畸形矫正术用外固定器加压固定。

7）软组织肿胀、缺损或损伤严重，内固定无条件者。

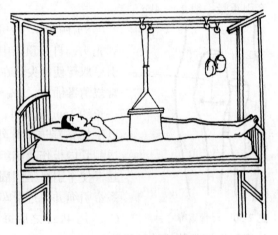

图 2-53　骨盆兜悬吊固定

8）下肢需延长者。

骨外固定器的优点：

1）为骨折提供良好的固定而无需手术。

2）便于处理伤口而不干扰骨折的复位固定。

3）外固定后，尚可进行调整，可根据需要对骨折端施加压力、牵张力或中和力，以矫正力线，进行骨搬移，适用于感染性骨折与骨不连。

4）无需再次手术取出内固定。

（二）内固定

某些骨关节损伤采用手法复位效果不佳者，可采用手术植入金属内固定维持骨折复位的治疗方法。内固定方法分为两种：切开复位内固定术和闭合复位内固定术。

1. 内固定的适应证

（1）骨折端间有肌肉、肌腱、骨膜、血管或神经等软组织嵌入，手法复位失败者。

（2）手法复位与外固定未能达到功能复位的标准而明显影响功能者。

（3）关节内骨折手法复位困难将影响关节功能者，如肱骨髁间骨折、股骨髁间骨折。

（4）血液供应较差的骨折，运用内固定有利于血管长入骨折段，促进骨折愈合。

（5）多处骨折为了便于护理及治疗，防止发生并发症，可选择适当的部位施行切开复位与内固定术。

（6）因强大肌群牵拉而致的撕脱性骨折。

（7）血管、神经复合损伤。

（8）伤口污染较轻，清创彻底的开放性骨折。

（9）多发骨折和多段骨折。

（10）畸形愈合或骨不连造成功能障碍者。

（11）骨折伴脱位，手法复位未能成功者。

（12）肌腱和韧带完全断裂者。

2. 内固定的缺点

（1）切开复位内固定须切断部分软组织，剥离骨膜，骨折处易出现迟缓愈合或不愈合。

（2）术后出现软组织粘连。

（3）术后感染。

（4）手术意外、创伤出血等。

（5）内固定排斥反应、松动、断裂。

（6）二次手术取出内固定。

3. 内固定材质和种类　内固定的材料必须与人体组织相容性良好，能抗酸抗碱，不起电解反应。不因长时间使用而致疲劳性折断。根据手术部位不同，选择不同的内固定材质。常用的有不锈钢丝、钢板螺钉系统、克氏针、髓内钉、加压螺纹钉等。

四、练 功 疗 法

防治某些损伤性疾病，可通过身体运动来促进肢体功能恢复，增进健康，这种方法被称为练功疗法，又称功能锻炼，古称导引。练功疗法在秦汉之前就已存在。汉代华佗创立了五禽戏来防治疾病。后世医家将辅助器械或自身机体锻炼导引发展成为强身健体、防治疾病的方法。

1. 练功疗法的分类　练功疗法可分为局部锻炼、全身锻炼和器械锻炼三种形式。

（1）局部锻炼：指导患者进行自主活动，如屈伸、旋转、外展、内收等活动，尽快恢复功能，防止关节僵硬、组织粘连、肌肉萎缩。如肩关节练习耸肩、上肢前后摆动、握拳等；下肢练习踝关节背伸、跖屈，股四头肌舒缩活动，膝关节屈伸等动作。

（2）全身锻炼：指导患者进行全身锻炼，使全身各部关节筋肉以及气血运行，不但可以防病治病，还能补方药之所不及。

（3）器械锻炼：采用器械辅助锻炼，加强伤肢的力量，弥补徒手运动之不足，或利用健侧带动患侧。一般常用蹬车，手拉滑车，搓转胡桃、铁球等，如肩关节的练功可手拉滑车，手指关节锻炼可搓转胡桃或小铁球。

2. 练功疗法的作用　练功疗法作用可归纳如下。

（1）活血化瘀、消肿定痛：由于损伤后瘀血凝滞，经络不通而致肿胀疼痛。局部锻炼与全身锻炼能够促进血液循环，通则不痛，达到活血化瘀、消肿定痛的目的。

（2）濡养关节筋络：损伤后期肌筋劳损，局部气血不和，筋络失养，酸痛麻木。练功后血行通畅，瘀去新生，筋络得到濡养，关节滑利，伸屈自如。

（3）促进骨折愈合：练功活动既能活血化瘀，又能祛瘀生新，改善气血循行，有利于骨折愈合。在夹板固定下进行练功，不仅能保持良好的对位，纠正骨折的轻度残余移位，使骨折愈合与功能恢复并进，缩短疗程。

（4）防治肌肉萎缩：骨折脱位及伤筋可致肢体失用，出现肌肉萎缩。积极练功可以减轻或防止肌肉萎缩。

（5）避免关节粘连和骨质疏松：患肢长期的固定和制动可引起关节粘连、僵硬强直以及骨质疏松。功能锻炼可使气血通畅，避免关节粘连和骨质疏松。

（6）扶正祛邪：损伤可致全身气血虚弱、营卫不和、脏腑功能失调，风寒湿邪乘虚侵袭。练功能调节全身机能，促使气血充盈，肝血肾精旺盛，筋骨强劲，关节滑利，利于损伤局部和机体康复。

3.练功疗法的应用原则及注意事项

（1）辨明病情，确定练功内容，制定锻炼计划。制定各个时期的练功计划，要在医护人员指导下进行，尤其对骨折患者更应分期、分部位对待。

（2）正确指导患者练功，将练功的目的、意义及必要性对患者进行解释，使患者乐于接受，充分发挥其主观能动性，增加其练功的信心和耐心，从而自觉地锻炼。

1）上肢练功的主要目的是恢复手的功能。凡上肢各部位损伤，均应注意手部各指间关节、掌指关节的早期练功活动，特别要保持各关节的灵活性，促进手功能恢复。

2）下肢练功的主要目的是恢复负重和行走功能，要保持各关节的稳定性。在维持下肢功能的各组肌肉中，尤其需要强而有力的臀大肌、股四头肌和小腿三头肌，才能保持正常的行走。

（3）正确选择练功方法，以主动练功为主，练功次数由少到多，时间由短到长，严格掌握循序渐进的原则，幅度由小到大，练习时以稍有轻微反应而尚能忍受为标准。一般每日2～3次，后期可以适当增加。

（4）防止因练功而加重损伤，如与骨折原来移位方向一致的活动，可以造成骨折再移位，应禁止此类活动。

（5）练功时应思想集中，动作要缓慢，局部与整体相结合，必要时应用器械配合。

（6）可用热敷，熏洗，搽擦伤科外用药水、药酒或药油等配合进行。

（7）练功过程中要顺应四时气候，注意保暖，以防发生外感等兼证。

五、手 术 疗 法

手术疗法是使用骨科手术器械治疗疾患的一种外治法。当某些骨关节损伤和疾患采用非手术治疗未能达到要求时，可以应用手术治疗。如开放性损伤的清创，某些骨折的切开复位内固定，肌腱、血管、神经断裂的修补缝合等。必须严格掌握适应证，并应在一定的技术力量和设备条件下进行。

1.手术适应证

（1）移位的关节内骨折，内固定更有利于术后康复。

（2）手法复位失败或无法维持稳定的骨折。

（3）已知经保守治疗功能差或后遗症明显的骨折，如股骨颈骨折。

（4）非临终患者的病理骨折性伴移位。

（5）伴有神经、血管损伤或筋膜间隔室综合征的骨折，需行手术的患者。

（6）开放性骨折。

2. 手术禁忌证

（1）骨质疏松或骨质量差不能用内固定治疗者。

（2）手术部位有贴骨瘢痕、烧伤、活动性感染，或皮炎，或手术部位软组织覆盖条件太差者。

（3）关节面严重破坏，不能成功重建的粉碎性关节内骨折。

（4）患者全身情况差，不能耐受麻醉或手术者。

六、其他疗法

（一）针刀疗法

凡是以针的方式刺入人体，不需要切口又能发挥刀的治疗作用，将针刺和手术刀融为一体的医疗工具称之为针刀。针刀疗法是针刺疗法和手术疗法有机结合，作用机制为恢复人体局部的组织平衡，松解粘连、解除挛缩、疏通组织、改善循环、消肿止痛等，主要适用于软组织粘连、挛缩、骨性关节炎、狭窄性腱鞘炎、滑囊炎、肌肉或韧带钙化及某些手术或创伤引起的病理性损伤后遗症。

（二）创伤骨科微创技术

创伤微创技术相比传统手术创伤更小而能达到传统手术相同或更好的疗效。与传统的开放手术相比，微创手术更注重保护骨折断端血运，对软组织干扰小，同时能够确切固定骨折断端，使患者能早期功能锻炼和康复。目前常用的创伤骨科微创技术包括髓内钉内固定术、锁定钢板内固定术、空心加压螺纹钉内固定术等。

（三）脊柱微创技术

脊柱微创技术适用于经严格保守治疗无效而无法开放手术的患者。腰椎间盘突出症患者常用经皮椎间盘切吸术、经皮穿刺髓核溶解术、经皮椎间盘髓核消融术等；胸腰椎压缩性骨折可采用经皮椎体成形术。医者应掌握脊柱微创技术的适应证和禁忌证，因手术操作视野有限，损伤神经血管等重要组织结构的可能性高，因此必须熟悉局部解剖和经过严格训练后才能应用于临床。

（四）内镜技术

（1）关节镜技术：是以穿刺技术为基础，小范围切开关节，基本保持关节生理及解剖，达到动态观察及针对性治疗目的的手术技术。在内镜显示器监视下进行关节软骨面及滑膜的修整、半月板的切除、游离体摘除、韧带重建等，目前已广泛应用于膝、髋、踝、肩、肘等关节。

（2）腰椎间盘经皮椎间孔内镜技术：经皮椎间孔内镜下切除腰椎间盘是在经皮椎间盘自动切吸术的基础上发展而来，在内镜可视下，经椎间孔入路直接取出突出或脱出的椎间盘等致压物，从而达到治疗疾病的目的。

（周红海）

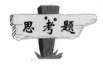

（1）何谓外伤和内伤？两者的关系如何？

（2）损伤的一般症状体征有哪些？

（3）损伤的特殊症状体征有哪些？

（4）骨病的一般症状体征有哪些？

（5）试论四诊合参对骨伤科临床实践的意义。

（6）若患者右膝部疼痛，应进行哪些特殊检查？

（7）影像学检查在骨伤科疾病的诊疗中有何价值和意义？临床医生怎样才能做到对这些检查手段的合理运用？

第三章 创伤急救

第一节 创伤急救技术

对于任何一个伤者来说，第一重要的是维持生命，现场急救的第一步是检查患者的全身情况、神志、呼吸及脉搏，如有休克的征象，应注意保暖，尽量减少搬动，等待医务人员到达后立即输液、输血。对于重伤的患者，还必须注意维持其呼吸道的通畅，要观察伤者是否有呼吸、心跳的异常。如果有，需要清除呼吸道异物、进行人工呼吸和胸外按压等。正确判断伤情后，需要正确进行现场急救，主要包括通气、止血、包扎、固定及转运五大技术。

一、正确判断伤情

正确判断伤者的伤情是现场急救的首要任务，其次可使开放性创面免受再污染、减少感染，以及防止损伤进一步加重。如果现场有多位或成批伤员需要救治，急救人员不应急于去救治某一个危重伤员，应首先迅速评估所有的伤员，以期能发现更多的生命受到威胁的伤员。在伤情评估的过程中，主要注意以下几个方面：①判断伤者有无颅脑损伤，②判断伤者有无脊柱损伤，③判断有无骨折，④判断有无胸部、腹部脏器损伤。

伤情评估可依 A、B、C、D、E 的顺序进行。

A. 气道（airway）情况：判断气道是否通畅，查明呼吸道有无阻塞。

B. 呼吸（breathing）情况：检查呼吸是否正常，有无张力性气胸或开放性气胸及连枷胸。

C. 循环（circulation）情况：首先检查有无体表或肢体的活动性大出血，如有则立即处理；然后是血压的估计，专业人员可以使用血压计准确计量。

D. 神经系统障碍（disability）：观察瞳孔大小、对光反射、肢体有无瘫痪，尤其注意高位截瘫。

E. 充分暴露（exposure）：充分暴露伤员的各部位，以免遗漏危及生命的重要损伤。

二、正确进行现场急救

（一）通气措施

（1）解开衣领，迅速清除伤员口、鼻、咽喉的异物、凝血块、痰液、呕吐物等。

（2）对可能有下颌骨骨折而无颈椎损伤的伤员，可将颈部托起，头后仰，使气道开放。

（3）对于有颅脑损伤而深昏迷及舌后坠的伤员，可将舌拉出并固定，或放置口咽通气管。

（4）对喉部损伤致呼吸不畅者，可作环甲膜穿刺或切开，现场气管切开，并置管通气。

（二）止血

止血的方法有局部压迫止血、动脉压迫止血和止血带止血三种手段。

1. 局部压迫止血　使用纱布、绷带、三角巾、急救包等对伤口进行加压包扎。如果在事故现场无上述材料，可以使用清洁的毛巾、衣物、围巾等覆盖伤口，包扎或用力压迫。在对肢体伤口的加压包扎过程中，加压力量达到止血目的即可，不宜过大，防止影响肢体的血液循环。

也可采用屈肢加垫止血法：上肢或小腿出血，在没有骨折和关节损伤时，可采用屈肢加垫止血。如上臂出血，可采用一定硬度、大小适宜的垫子放在腋窝，上臂紧贴胸侧，用三角巾、绷带或腰带固定胸部；如前臂或小腿出血，可在肘窝或腘窝加垫屈肢固定。

2. 动脉压迫止血　对于局部压迫仍然无法达到止血目的的伤者，可以采用动脉压迫止血方法。即依靠压迫出血部位近端的大动脉，阻断出血部位血液供应以达到止血的目的。

（1）压迫腋动脉：在伤者腋下触摸到腋动脉搏动后，以双手拇指用力向伤者肩部方向压迫该动脉，可以达到该侧上肢止血的目的。

（2）压迫肱动脉：在上臂内侧触及肱动脉搏动后，将该动脉用力压向肱骨。此法用于阻止前臂伤口的出血。

（3）压迫桡动脉及尺动脉：在腕部掌侧触摸到桡动脉和尺动脉，同时压迫，阻止手部出血。

（4）压迫指动脉：用手捏住伤指指根两侧，可以阻止手指出血。

（5）压迫股动脉：在腹股沟（大腿根部）中点可以触及股动脉搏动，用力下压，可以阻断同侧下肢的出血。

对于前臂或手部出血者，还可采用在肘前放置纱布卷或毛巾卷，用力屈肘固定，达到止血目的。

3. 止血带止血　如果采用局部压迫止血无法达到目的，而压迫动脉不便于伤员的转运时，可以使用专用止血带进行止血。在使用止血带的过程中，应注意力量足够。如果力量不足，可能导致止血带没有阻断动脉血流，而仅使静脉回流受阻，导致伤口出血更加凶猛，加速伤者的失血。

在交通事故现场如果没有止血带，可以使用绷带、绳索、领带、毛巾、围巾、衣物等替代。需要特别指出的是，严禁用铁丝作为止血带使用。

（三）包扎

包扎的主要目的是：①压迫止血；②保护伤口，减轻疼痛；③固定。

现场包扎使用的材料主要有绷带、三角巾、十字绷带等。如果没有这些急救用品，可以使用清洁的毛巾、围巾、衣物等作为替代品。包扎的力量以达到止血目的为准。如果出血比较凶猛，难以依靠加压包扎达到止血目的时，可使用动脉压迫止血或使用止血带。

在包扎过程中，如果发现伤口有骨折端外露，请勿将骨折断端还纳，否则可能导致深层感染。

腹壁开放性创伤导致肠管外露的情况在交通意外中罕见。一旦发生，可以使用清洁的碗盆扣住外露肠管，达到保护的目的，严禁在现场将流出的肠管还纳。

（四）固定

固定的主要目的是防止骨折端移位导致二次损伤，同时缓解疼痛。

在现场急救中，固定均为临时性的，因此一般以夹板固定为主。可以用木板、竹竿、树枝等替代。固定范围必须包括骨折邻近的关节，如前臂骨折，固定范围应包括肘关节和腕关节。

如果事故现场没有这些材料，可以利用伤者自身进行固定：上肢骨折者可将伤肢与躯干固定；下肢骨折者可将伤肢与健侧肢体固定。

（五）转运

转运是现场急救的最后一个环节。正确及时的转运可能挽救伤者的生命，不正确的转运可能导致在此之前的现场急救措施前功尽弃。

昏迷伤者的转运：最重要的是保持伤者的呼吸道通畅。使伤者侧卧，随时注意观察伤者。如果伤者出现呕吐，应及时清除其口腔内的呕吐物，防止误吸。

对于有脊柱损伤的伤者，搬动必须平稳，防止出现脊柱的弯曲及旋转扭曲。一般使用三人同时搬运头颈、腰臀及双下肢的方法，严禁背、抱或二人抬。运送脊柱骨折伤者，应使用硬质担架。有颈椎损伤者，搬运过程中必须固定头部。必须注意对怀疑有脊柱骨折或不能排除脊柱骨折者，按照有脊柱骨折对待。

对于使用止血带的伤者，必须在显著部位注明使用止血带的时间。如无条件，需向参与转运者说明止血带使用的时间。

三、开放性损伤清创技术

应用手术刀、剪、钳，遵循一定的程序，清除受污染和无活力的组织及异物，使污染的伤口变成基本无菌的伤口的过程叫清创术。

1. 清创术的目的 清除伤口的异物、坏死组织及污染物，使污染伤口变成干净伤口，缝合伤口使之一期愈合，恢复皮肤黏膜完整性。

2. 清创术的原则

（1）一期缝合：伤后 6～8 小时以内的伤口经彻底清创后可一期缝合。

（2）二期缝合：伤后 8～24 小时（或超过 24 小时）的伤口，伤口未感染的仍可清创，缝合与否或延期缝合应视具体情况而定。

（3）开放处理：已经感染，不能清创或不能彻底清创的，予敞开伤口，清除坏死组织异物，冲洗引流，更换敷料，等待延期缝合。

3. 清创术的操作

（1）麻醉：根据情况采取伤口局部麻醉、神经阻滞麻醉、全身麻醉等。

（2）伤口清洗：①无菌软毛刷蘸无菌肥皂水或碘伏溶液，仔细刷洗伤口周围 15cm 以上的皮肤，生理盐水冲洗，重复 3 次以上。②剪除伤口内大的异物，无菌纱布覆盖伤口，脱脂剂清除伤口周围的油脂。③取出覆盖纱布，压力水反复冲洗创面，无菌纱布覆盖。

（3）消毒：包括伤口内的冲洗及伤口缘皮肤的消毒。清创后使用生理盐水冲两次，然后用 3% 过氧化氢溶液冲洗或浸泡，最后再用盐水冲洗两次，冲洗完毕后要更换手术台最上层敷料，换新器械及更换手术人员手套。手术视野用 1‰ 苯扎溴铵涂擦三次。

（4）铺置无菌巾。

（5）止血：彻底止血，可避免创腔积血及术后感染，或植皮坏死。

（6）清创：用刀子或剪子去除受污染和失去生机的组织，伤口边缘可切除0.1cm。清创应有顺序，按层次进行，要熟悉解剖结构并进行无创操作，须扩大切口时要考虑切口原则。

4. 术后处理

（1）根据全身情况输液或输血。

（2）合理应用抗生素，防止伤口感染，促进炎症消退。

（3）注射破伤风抗毒素；如伤口深，污染重，应同时肌内注射气性坏疽抗毒血清。

（4）抬高伤肢，促进血液回流。

（5）观察伤肢血运、伤口包扎松紧是否合适、伤口有无出血等。

（6）伤口引流条，一般应根据引流物情况，在术后24～48小时内拔除。

（7）伤口出血或发生感染时，应立即拆除缝线，检查原因，进行处理。

第二节　周围血管损伤

周围血管损伤无论平时或战时都较多见，常与四肢骨折脱位和神经损伤同时发生。周围血管损伤常导致致命的大出血和肢体缺血性坏死或功能障碍。

一、病因病机

1. 血管断裂

（1）完全断裂：四肢主要血管完全性断裂，多有大出血，故常伴休克。

（2）部分断裂：动脉收缩使裂口扩大，不能自行闭合，常发生大出血，少数可形成假性动脉瘤或动静脉瘘。

2. 血管痉挛　当血管特别是动脉受到外界不同程度的刺激时，外膜中交感神经纤维过度兴奋，动脉壁平滑肌持续收缩导致痉挛。

3. 血管受压与挫伤　血管受挫伤后，可发生内膜和中层断裂分离，导致血管痉挛、血栓形成或致外伤性动脉瘤。局部因骨折、血肿、异物等压迫血管，严重时可完全阻塞血管，引起血栓形成，导致肢体坏死。

4. 假性动脉瘤　动脉部分破裂时，出血为局部张力受限，形成搏动性血肿。4～6周后因机化而形成包囊，囊内壁为新生血管内膜所覆盖，形成假性动脉瘤。

5. 动静脉瘘　伴行的动、静脉同时部分受到损伤，管腔直接交通所形成。

二、临床表现及诊断

（一）临床表现

（1）有明显的外伤史。

（2）出血、血肿、低血压和休克：伤口若出血急促，血色鲜红，呈搏动性喷射状，为动脉出血；

若出血呈暗红色，流出缓慢，为静脉出血。出血多少与创伤部位、程度深浅有关。

（3）肢体远端血供障碍：患肢远端动脉搏动减弱或消失；远端皮肤因缺血或血供不足表现为苍白，皮肤温度下降；毛细血管充盈时间延长；远端肢体疼痛；感觉障碍和运动障碍。

（4）静脉回流障碍：主要表现在 12 ～ 24 小时内出现肢体严重水肿，皮肤发绀和温度下降。

（二）检查

（1）X 线检查。

（2）介入血管造影术：当诊断和定位困难时，介入血管造影可了解血管有无断裂、狭窄、缺损等损伤。

（3）其他：多普勒血流检测、彩色多普勒血流显像等。

（三）治疗

首先应及时止血、纠正休克、抢救生命，其次是伤口清创、处理血管损伤、恢复肢体循环、保全肢体、减少病残。

（1）急救止血（详见第三章第一节创伤急救技术）。

（2）治疗休克和合并伤。

（3）应争取在伤后 6 ～ 8 小时内进行彻底的清创，对血管挫伤或有栓塞者，应切除伤段。

（4）血管结扎术：当肢体组织损伤广泛而严重、不能修复血管等，可行血管结扎术。

（5）血管的修复：用温热盐水纱布覆盖创面，以减少对血管的刺激，预防血管痉挛。在此前提下，对损伤血管进行修复，通常是切除损伤部分后行端端吻合。

（6）正确处理血管损伤的合并伤如骨折、神经损伤。

（7）切开深筋膜可使血管、神经和肌肉减压及引流，减少肢体和肌肉坏死的机会。

三、术后处理及注意事项

术后因血容量不足常见急性肾衰竭、伤肢血循环障碍、伤口感染和继发性出血等。

（1）密切观察患者全身情况：监测温度、呼吸、脉搏、血压、神志，进行血尿常规检查，积极防治急性肾衰竭，纠正水电解质紊乱，补充血容量。

（2）固定：用石膏托或管形石膏固定患肢关节于半屈曲位 4 ～ 5 周，务必使吻合处无张力。

（3）体位：保持伤肢与心脏处于同一水平面。如静脉回流不畅，可稍抬高患肢。

（4）密切注意伤肢血循环。

（5）预防感染：血管损伤修复术后感染率一般为 5%。正确使用抗生素，认真处理伤口，保持引流通畅。

（6）继发性大出血是一种严重并发症。原因多为止血不良、感染等，出血时间多在术后 1 ～ 2 周左右，应立即清除血肿，止血。伤口感染严重或肌肉广泛坏死者需截肢。

（7）抗凝药物的使用：术后每天静脉输入低分子右旋糖酐 500ml，连续 3 ～ 5 天，降低血液的黏滞度，不宜术后立即使用全身抗凝剂，以免增加出血危险。

第三节　周围神经损伤

周围神经是由运动、感觉和交感神经三种纤维组成的混合神经。周围神经由 12 对脑神经和 31 对脊神经组成。本节主要讨论的是脊神经的损伤与治疗。

一、病 因 病 机

（一）损伤原因

（1）挤压伤：损伤程度与挤压力强度、时间及受压范围相关。轻者引起暂时性传导障碍，重者压断神经。如止血带缚扎过久、骨折后骨痂压迫。

（2）牵拉伤：神经弹性有限，超限牵拉可引起神经损伤。轻者可拉断神经干内神经束及血管，使神经干内出血、瘢痕化，重者可完全撕断神经干或从神经根部撕脱（如臂丛撕脱伤）。

（3）摩擦伤：神经绕过骨突、神经沟时或体内异常突起（如骨折后的骨痂增生）可引起慢性摩擦伤，表现为神经外膜增厚或神经变细，日久可致瘢痕形成。

（4）切割伤：如刀、玻璃等割伤，常导致手部神经、正中神经或尺神经完全断裂或部分断裂。

（5）火器伤。

（二）损伤分类

（1）神经断裂：多见于完全性与不完全性断裂，前者表现为感觉与运动功能完全性丧失，并发肌肉神经营养不良性改变，后者为不完全性丧失。

（2）轴索断裂：轴索断裂而鞘膜完好，但神经功能丧失，多见于挤压伤或牵拉损伤。

（3）神经失用症：神经轴索和鞘膜完整，但神经传导功能障碍。

二、临床表现及诊断

（一）临床检查

临床检查包括伤部检查以及运动功能、感觉功能、反射等方面的检查，神经干叩击试验（Tinel 征）亦对神经再生的进程有较大意义。当周围神经损伤后，往往患肢主动运动消失、感觉障碍、自主神经功能障碍（包括皮肤温度降低、苍白、皮肤萎缩发亮变薄、汗腺停止分泌而干燥等）、Tinel 征阳性。

（二）神经肌电图检查

可以了解神经损伤的程度及预后判断评估。

（三）神经损伤的症状体征

（1）畸形：由于神经损伤，肌肉瘫痪而致，多发生在伤后数周或更长一段时间内。如桡神经损伤后出现的腕下垂。

（2）感觉障碍：损伤造成神经所支配的皮肤区域发生感觉障碍，由此可以判断是何种神经损伤。

（3）运动障碍：损伤后神经所支配的肌肉瘫痪，检查肌肉瘫痪的程度可判断神经损伤的程度。

（4）腱反射的变化：神经受伤后，相关肌腱的反射即消失。如坐骨神经损伤后跟腱反射消失。

（5）自主神经功能障碍：周围神经损伤后所支配的皮肤出现营养障碍，如无汗、干燥，晚期皮肤发凉，失去皱纹等。

（6）神经本身的变化：沿神经纤维走行区触诊和叩诊可了解神经本身的变化。

三、治 疗

（一）非手术疗法

（1）妥善保护患肢避免冻伤、烫伤与压伤及其他损伤等。

（2）复位解除骨折断端和关节的压迫。

（3）外固定神经损伤合并肢体全部肌肉瘫痪，应将患肢固定于功能位。

（4）有针对性地进行手法治疗和功能锻炼，保持肌张力，防治肌肉萎缩、肌纤维化、关节僵硬或关节萎缩及关节畸形等。

（5）药物治疗宜用活血化瘀、益气通络、促进神经生长、营养神经的药物。

（6）针灸治疗。

（二）手术疗法

手术疗法分为伤后几小时内行一期修复手术，伤后 1～3 周行延迟一期手术及超过 1 个月行二期修复手术。根据不同的手术方法分为神经松解术、神经吻合术、神经移植术、神经转移术和神经植入术等。

四、注意事项

临床上神经损伤常有以下几种情况。肱骨干中下段骨折易并发桡神经损伤，常出现腕下垂畸形。儿童肱骨髁上骨折易并发正中神经损伤，出现"猿手"畸形；肘部骨折或肘关节脱位易并发尺神经损伤，出现"爪形手"畸形；胫骨平台粉碎性骨折易并发胫神经损伤，出现仰趾外翻畸形；腓骨小头或腓骨颈骨折易并发腓总神经损伤，出现患足下垂等；石膏夹板在上述部位固定应引起重视。石膏固定关节于屈曲位，使受损的神经不受任何张力，一般 4～6 周去除石膏，逐渐伸直关节，练习关节活动，按摩肌肉，促进功能恢复。但伸直关节不能操之过急，以免将吻合处拉断。还应注意保护患肢，防止外伤、烫伤和冻伤等。

神经损伤恢复标准常需借助如下评价：肌力评价、关节活动度评价、协调评价、平衡功能评价、感觉评价、肢体形态评价、日常生活活动（ADL）评价、疼痛评价。上肢功能损伤者需进行上肢功能评价、手功能评价，下肢功能损伤者需进行平衡功能评价、步态分析等。

（王　轩）

第四节　创伤性休克

休克（shock）是人体对有效循环血量锐减做出的反应，是全身微循环障碍，缺血缺氧，进而引起组织器官代谢障碍、结构损害、功能衰竭等系列全身反应的病理综合征。休克根据病因可分为低血容量性、心源性、感染性、过敏性、神经性等类型。创伤性休克由创伤引起，可涵盖休克中的一种或多种类型。不同的创伤性休克应根据不同的病因抓住主要矛盾区别对待。

传统中医中没有"休克"的病名，现代中医据其临床表现，归于"厥证""脱证"的范畴。其临床表现如《黄帝内经》所述："精脱者，耳聋；气脱者，目不明；津脱者，腠理开，汗大泄；液脱者，骨属屈伸不利，色夭，脑髓消，胫酸，耳数鸣；血脱者，色白，夭然不泽，其脉空。""厥证"论述见于《伤寒论·厥阴病篇》："凡厥者，阴阳气不相顺接便为厥。厥者，手足逆冷者是也。"

一、病因病机

（1）亡血失津：突然内外出血，如吐血、咯血、便血或外伤出血，或暴吐暴泻，均可使阴液亏耗，阳失所依，阴阳失衡，欲脱欲离。

（2）阳气耗散：喘证日久，耗伤肺肾，或肺脾肾久病不除，功能失司，或年迈体衰，过汗亡阳，致阳气耗散，神明失主而发为本证。

（3）邪毒内陷：外感邪毒，正不胜邪，毒陷营血，脉络瘀滞，或邪毒内侵，脏气受损，致毒聚脉络，气血瘀结于内，清气难入，浊阴难除，脏腑升降失常，阴阳不相维系，欲脱欲离而成本病。

二、分期与发病机制

（一）缺血缺氧期（代偿期）

1. 微循环的变化

（1）毛细血管前后阻力增加（前阻力增加显著）。

（2）真毛细血管网关闭。

（3）微循环灌流减少（少灌少流）。

（4）动 - 静脉吻合支开放，使微循环缺血缺氧更为明显（灌少于流）。

2. 微循环障碍的机制

（1）儿茶酚胺增多：与休克有关的各种致病因素以不同途径导致交感肾上腺髓质系统兴奋，血中儿茶酚胺随之增多。兴奋机制各不相同。

1）低血容量性休克、心源性休克：由于血压低，减压反射被抑制，引起心血管运动中枢及

交感 - 肾上腺髓质兴奋，儿茶酚胺大量释放，使小血管收缩。

2）烧伤性休克：由于疼痛刺激而引起交感 - 肾上腺髓质系统兴奋，血管收缩往往比单纯失血为甚。

3）败血症：可能与内毒素有拟交感神经的作用有关。休克时儿茶酚胺大量释放，既刺激 α 受体，造成皮肤、内脏血管明显痉挛，又刺激 β 受体，引起大量动静脉短路开放，构成微循环非营养性血流通道，使器官微循环血液灌流锐减。

（2）血管紧张素 II 增多。

（3）血管升压素增多。

（4）血栓素增多。

（5）内皮素、心肌抑制因子、血小板活化因子、白三烯等缩血管物质增多。

3. 休克早期微循环变化的代偿意义

（1）自我输血：休克时增加回心血量的"第一道防线"。由于容量血管中的肌性微动脉和小静脉收缩，肝脏储血库收缩，使回心血量迅速增加，为心排出量的增加提供了保障。

（2）自我输液：休克时增加回心血量的"第二道防线"。由于微动脉、后微动脉和毛细血管比微静脉对儿茶酚胺更敏感，导致毛细血管前阻力比后阻力更大，毛细血管中流体静压下降，使组织液进入血管。

（3）血液重新分布：由于不同脏器的血管对儿茶酚胺反应不一，皮肤、内脏、骨骼肌、肾的血管 α 受体密度高，对儿茶酚胺的敏感性较高，收缩更甚，而脑动脉和冠状动脉血管因 α 受体密度低而无明显改变，其中冠状动脉可因 β 受体的作用而出现舒张反应，使心、脑血流量增加。

（二）淤血缺氧期（可逆性失代偿期）

1. 微循环的变化

（1）毛细血管前阻力降低（后阻力降低不明显），血管运动现象减弱。

（2）真毛细血管网开放。

（3）微循环灌多于流（多灌少流）。

（4）血细胞（白细胞、红细胞和血小板）的黏附或聚集，使微循环淤血缺氧加剧。

2. 微循环障碍的机制

（1）乳酸增多：微循环持续地缺血缺氧，无氧酵解增强可使乳酸堆积。在酸性环境中，微动脉和毛细血管前括约肌对儿茶酚胺耐受性较差，而微静脉对酸中毒耐受性较强而松弛不明显，故引起多灌少流。

（2）组胺增多：可扩张毛细血管前阻力和收缩毛细血管后阻力，加重微循环的淤血状态。

（3）激肽增多。

（4）腺苷增多。

（5）目前认为白细胞的附壁与嵌塞是毛细血管后阻力增加的重要因素。

3. 休克期微循环失代偿的后果

（1）心排出量降低。

（2）动脉血压急剧下降。

（3）心脑供血减少。

（三）休克晚期（不可逆转期）

1. 微循环的变化　①毛细血管前后阻力均降低。②真毛细血管内血液淤滞。③微循环麻痹（不灌不流）。④广泛的微血栓形成。

2. 微循环障碍的机制

（1）血液高凝状态：由于微循环严重淤血，毛细血管内压及微血管通透性增加，可使血浆外渗而引起血黏度升高，血液呈高凝状态。这些变化在淤血缺氧期已发生，不过此期更为明显。

（2）内源性凝血系统激活：严重酸中毒以及败血症休克时内毒素入血，可使血管内皮细胞受损，激活Ⅶ因子而启动内源性凝血系统。

（3）外源性凝血系统的激活：组织创伤可使大量Ⅲ因子入血（白细胞内亦含大量Ⅲ因子）而激活外源性凝血系统。

（4）血细胞受损：抢救休克时，若输血错误（＞50ml），由于红细胞大量破坏，释放出的红细胞素（主要是磷脂和ATP）可引起DIC。

3. 微循环变化的后果　①出血。②多器官功能衰竭。③全身炎症反应综合征。

三、临床监测

（一）观察临床表现

（1）精神状态：反应脑组织的灌注情况。休克代偿期精神紧张、兴奋或烦躁不安、恐惧濒死感；休克失代偿期神情淡漠、反应迟钝，甚至可出现意识模糊或昏迷。头晕、眼花或从卧位改为坐位时出现晕厥，常表示循环血量不足，休克依然存在。

（2）肢体温度、色泽：反应体表灌流情况。休克代偿期，患者皮肤苍白、四肢发冷；休克失代偿期出冷汗、口唇肢端发绀；脉搏细速、血压进行性下降。严重时，全身皮肤、黏膜明显发绀，四肢厥冷，脉搏摸不清、血压测不出。轻压指甲或口唇时局部暂时苍白而松压后迅速转为红润，表示外周循环已有改善。

（3）脉搏：休克时脉搏细数出现在血压下降之前。休克指数指脉率与收缩压之比，是临床常用的观察休克进程的指标。休克指数为0.5，一般表示无休克；1.0～1.5，表示存在休克；在2以上，表示休克严重。

（二）血流动力学监测

（1）血压：血压是休克诊断及治疗中最重要的观察指标之一。休克早期，剧烈的血管收缩可使血压保持或接近正常，以后血压逐渐下降。收缩压＜90mmHg，脉压＜20mmHg，是休克存在的依据。血压回升，脉压增大，表示休克转好。

（2）心电监测：心电改变显示心脏的即时状态。在心脏功能正常的情况下，血容量不足及缺氧均会导致心动过速。

（3）中心静脉压：对于需长时间治疗的休克患者来说，中心静脉压测定非常重要。中心静脉压主要受血容量、静脉血管张力、右心排血能力、胸腔和心包内压力及静脉回心血量等因素的影响。中心静脉压正常值为5～12mmH$_2$O。在低血压的情况下，中心静脉压＜5mmH$_2$O时，表示血容量不足；＞15mmH$_2$O则表示心功能不全、静脉血管床过度收缩或肺循环阻力增加；＞20mmH$_2$O

时，提示充血性心力衰竭。

（4）肺动脉楔压：肺动脉楔压有助于了解肺静脉、左心房和左心室舒张末期的压力，以此反映肺循环阻力的情况。肺动脉楔压正常值为 6 ～ 15mmHg，增高表示肺循环阻力增高。肺水肿时，肺动脉楔压 > 30mmHg。当肺动脉楔压已升高，即使中心静脉压无增高，也应避免输液过多，以防引起肺水肿。

（三）肾功能监测

休克时，应动态监测尿量、尿比重、血肌酐、血尿素氮、血电解质等。尿量是反映肾灌注情况的指标，同时也反映其他器官灌注情况，也是反映临床补液及应用利尿、脱水药物是否有效的重要指标。休克时应留置导尿管，动态观察每小时尿量，抗休克时尿量应大于 20ml/h。尿量稳定在 30ml/h 以上时，表示休克已纠正。尿比重主要反映肾血流与肾小管功能，抗休克后血压正常，但尿量少且比重增加，表示肾血管收缩仍存在或仍存在血容量不足。

（四）呼吸功能监测

监测指标包括呼吸的频率、幅度、节律、动脉血气指标等，应动态监测，呼吸机通气者根据动脉血气指标调整呼吸机使用。

（五）生化指标的监测

休克时，应监测血电解质、血糖、丙酮酸、乳酸、血清转氨酶、氨等血液生化指标。血清转氨酶升高提示肝细胞功能受损严重，血氨增加提示出现肝功能衰竭。此外，还应监测弥散性血管内凝血的相关指标。

（六）微循环灌注的监测

（1）体表温度与肛温：正常时二者之间相差约 0.5℃，休克时增至 1 ～ 3℃，二者相差值愈大，预后愈差。

（2）红细胞比容：末梢血比中心静脉血的红细胞比容大 3% 以上，提示有周围血管收缩，应动态观察其变化幅度。

（3）甲皱微循环：休克时甲皱微循环的变化为小动脉痉挛、毛细血管缺血，甲皱苍白或色暗红。

四、治　　疗

总的治疗原则是消除创伤的不利因素影响，弥补由于创伤所造成机体代谢的紊乱，调整机体的反应，动员机体的潜在功能以对抗休克。

（一）一般处理

（1）患者平卧，保持安静，避免过多搬动，注意保温和防暑。

（2）对伤口予以止血和简单清洁包扎，以防再污染，对骨折要做初步固定。

（3）适当给予止痛剂，可选用七厘散、云南白药、田七末等。除颅脑、腹部、呼吸道损伤外，还可考虑使用吗啡止痛。

（4）保持呼吸道通畅，昏迷患者头应侧向，并将舌用舌钳牵出口外。根据病情，留置鼻咽管或气管插管吸氧，必要时行气管切开。

（二）有效止血和补充血容量

1. 有效止血 内治止血药可用中药十灰散、云南白药及西药卡巴克洛、酚磺乙胺、氯甲苯酸等。外出血要给予加压包扎，或行止血带止血。有条件时行钳扎或缝合止血。内脏出血，则需在大量输血输液的同时，积极准备手术探查止血。

2. 补充血容量

（1）全血：最好使用新鲜血，紧急时可动脉输入 300～600ml，以后再逐渐补足。

（2）血浆：鲜血浆、冻干血浆、羟乙基淀粉 40 氯化钠注射液均可选用。

（3）右旋糖酐：一般用量在 24 小时以内不超过 1000ml 为宜。

（4）葡萄糖和晶体液：在紧急情况下，可先用 50% 的葡萄糖溶液 60～100ml 静脉注射，晶体溶液供给电解质，如乳酸钠、复方氯化钠或生理盐水均可选用。

（三）中医治疗

1. 中药内治 气脱宜补气固脱，急用独参汤；血脱宜补血益气固脱，用当归补血汤或人参养荣汤加减；亡阴宜益气养阴，用生脉散合增液汤加减；亡阳宜温阳固脱，用参附汤加减。现中医急诊，常用独参汤、参附汤、四逆散、生脉散均制成注射剂用于抢救休克。

2. 针灸 常选用涌泉、足三里、人中为主穴，内关、太冲、百会为配穴，亦可用电针间歇性加强刺激。

3. 艾灸 选择大敦、隐白、百会、神阙、气海、关元等穴。

（四）其他治疗

1. 纠正酸中毒，维持酸碱平衡 可先静脉滴注 5% 的碳酸氢钠 250ml。对已进入休克状态者，应根据二氧化碳结合力测定结果，计算选用碳酸氢钠、乳酸钠、三羟甲基氨基甲烷等碱性缓冲液，先用所需总量的一半，以后再按具体情况续用。碱性缓冲液应用可用下列公式计算：

[正常二氧化碳结合力（mmol/L）- 测得二氧化碳结合力（mmol/L）]×0.3× 体重（kg）= 所需碱性缓冲液（mmol）

2. 血管活性药物的应用

（1）血管扩张剂

A. 受体阻滞药

酚妥拉明：一般用量 5～10mg，加入 5% 葡萄糖溶液 100～250ml 内，以 0.3mg/min 的速度做静脉滴注。

酚苄明：一般用量按 0.5～1mg/kg 体重，加入 5% 葡萄糖溶液或全血 250～500ml 中静脉滴注，1～2 小时内滴完。

B. β 受体兴奋剂

异丙肾上腺素：一般在 5% 葡萄糖溶液 500ml 中加入 1mg，做缓慢静脉滴注，使心率控制 120 次 / 分以下较为安全。

多巴胺：一般可用 10～20mg，溶于 5% 葡萄糖溶液 250ml 中静脉滴注。

美芬丁胺（恢压敏）：10～15mg/ 次用 5% 葡萄糖溶液 100ml 稀释静脉滴注。

C. 胆碱能神经阻滞剂

阿托品：每次皮下注射或静脉注射 0.5mg。

山莨菪碱：每次肌内注射 5～10mg，必要时 10～30 分钟 1 次。或静脉推注每次 5～20mg。

（2）血管收缩剂

A. 去甲肾上腺素：2～4mg 加入 5% 葡萄糖溶液 500ml 中静脉滴注，速度为每分钟 15 滴。

B. 甲氧明（美速克新命）：一般每次肌内注射 10～20mg，静脉注射 5～10mg，或将 20mg 加入 5% 的葡萄糖溶液 250ml 中静脉滴注。

C. 间羟胺（阿拉明）：每次肌内注射 10～20mg，静脉滴注一般用 15～100mg 加入 5% 的葡萄糖溶液 250～500ml 中（20～30 滴 / 分钟）。

3. 内脏功能衰竭的防治 主要是心、肺、肾功能的维护。

第五节 筋膜间隔区综合征

筋膜间隔区综合征（compartment syndrome，CS）是指骨、骨间膜、肌间隔和深筋膜形成的筋膜室，因各种原因造成筋膜室内压力上升，血管受压致血液循环障碍，肌肉、神经等组织因缺血、缺氧导致功能损害，由此而产生的一系列症候群。多见于前臂掌侧和小腿闭合性严重损伤，导致肢体缺血性坏死、挛缩，具有较高致残率。

一、病 因 病 机

筋膜间隔是由骨、骨间膜、肌间隔和深筋膜等组织结构组成，间隔区内部有肌肉、血管、神经等通过。各种危险因素造成间隔区内部的容积减少（外部受压）或内容物突然增大（组织肿胀或血肿），造成间隔内微循环障碍，组织灌注不足，从而发生低氧血症。缺氧及氧化应激刺激组织肿胀，组织肿胀进一步加重缺氧形成正反馈回路，发生缺血 - 水肿恶性循环。

1. 危险因素

（1）筋膜间隔区容积减少的因素：①局部严重压迫。②绷带、石膏、夹板及敷料等包扎过紧造成的医源性损伤。

（2）筋膜间隔区内容物增加的因素：①创伤，创伤绝大多数与骨折有关，其中软组织损伤及挤压伤也是常见原因。②出血与血肿，动脉损伤及凝血功能障碍可导致筋膜室压力增高。③感染、烧伤、蛇咬伤等，可致毛细血管通透性增加，组织间液渗出增多，从而导致组织水肿，间隔区压力增高。④其他，如血管介入手术等医源性因素。

2. 临床分类

（1）濒临缺血性肌挛缩：严重缺血的早期，经过积极处理及时恢复血液供应，可避免发生或减少发生肌肉坏死，不影响或较少影响患者肢体功能。

（2）缺血性肌挛缩：时间较短的完全缺血，或程度较重的不完全缺血，虽经过积极处理恢复血液供应后，仍有部分肌肉坏死，由纤维组织修复，形成疤痕挛缩，出现特有的畸形如爪形手、爪形足等。

（3）严重的完全缺血组织坏疽：大量的肌肉坏死，无法修复。

二、临床表现及诊断

1. 局部症状

（1）疼痛：剧烈疼痛可视为该综合征的最早而且可能是唯一的主诉。早期呈进行性加重，常规止痛无法缓解，疼痛与原始损伤不成比例。晚期可因肌肉、神经缺血坏死而呈无痛。

（2）皮肤：早期皮肤潮红，晚期可苍白、发绀或大理石花纹等。

（3）患肢远端脉搏和毛细血管充盈时间：发病初期可在其远端摸清动脉的搏动，毛细血管充盈时间仍属正常。若任其发展，肌内压继续升高，远端脉搏也将逐渐微弱，直至无脉。

（4）感觉异常：受累神经支配的区域出现感觉过敏或迟钝，晚期感觉消失。

（5）肌力变化：肌力初期减弱，进而功能逐渐消失。

上述表现可概括为 5P：painless（疼痛转无疼），paralysis（肌肉瘫痪），pallor（潮红转苍白或发绀），pulselessness（无脉），paresthesia（感觉异常）。

2. 全身症状　发热、口渴、心烦、尿黄、脉搏增快。血压下降在已发生肌肉坏死的情况下才出现。筋膜间隔区综合征的发病一般均比较迅速，严重者大约 24 小时即可形成典型的症状和体征。

3. 体征　肿胀、压痛及肌肉被动牵拉痛是本病重要体征。肢体肿胀是筋膜间隔区综合征最早的体征，在前臂、小腿等处，由于有较坚韧的筋膜包绕，肿胀不甚严重，但皮肤肿胀明显，常起水疱。肌腹处明显压痛是筋膜间隙内肌肉缺血的重要体征。于肢体末端被动牵拉该肌，如前臂掌侧筋膜间隔区综合征时，被动牵拉伸直手指，则引起屈指肌的严重疼痛。

三、治　疗

（一）切开减压法

由于筋膜间隔区综合征是间隔区内压力上升所致，早期减压，使间隔区内组织压下降，静脉血液回流使动、静脉的压力差增大，有利于动脉的血运，并使小动脉开放，组织重新获得血流供应，从而消除缺血状态，建议在伤后 6～8 小时内彻底减压，最迟不能超过 12 小时。

（1）切开位置：沿肢体纵轴方向做切口，深部筋膜切口应与皮肤切口一致或略大，以便充分暴露肌肉组织，上臂和前臂均在旁侧做切口，手部在背侧做切口，大腿应在外侧切开，小腿应在前外侧或后内侧切开。

（2）切口范围：应切开每一个受累的肌筋膜间隔区，否则达不到减压的目的。小腿切开减压时，可将腓骨上 2/3 切除，以便将小腿 4 个筋膜间隔区充分打开。

（3）切开后处理及注意事项

1）尽量彻底清除坏死组织，消灭感染病灶。

2）切口创面可用凡士林纱布、生理盐水纱布或生肌橡皮膏加珍珠粉换药。如切口不大，可待其自行愈合或行二期缝合，若创面较大，肉芽新鲜，可采用植皮术以促进愈合。

3）严格无菌操作，预防破伤风及气性坏疽。

4）切开后伤口不可行加压包扎，以防再度阻断血循环。

5）注意观察伤口分泌物的颜色，并将分泌物送细菌培养，以便选用适当抗生素。

（二）中医治疗

（1）中药治疗：筋膜间隔区综合征可辨证分为以下两种类型。

1）瘀阻脉络型：治宜活血化瘀，疏通脉络。方用圣愈汤加减。

2）肝肾亏虚型：治宜补肝益肾，滋阴清热。方用虎潜丸加减。外治可选用八仙逍遥汤、舒筋活血洗方或旧伤洗剂，熏洗患肢。

（2）理筋手法：筋膜间隔区综合征轻症用理筋手法治疗效果较好，重症则疗效欠佳。步骤是先用摩、揉、捏等手法，由浅入深，反复施行 3～5 分钟，然后逐一揉、捏每个手指或足趾，并被动地做伸指（趾）动作，以患者略感疼痛为度，不宜用暴力强行被动伸指（趾）。继而推、摩、揉腕或踝关节，最后以双手揉搓前臂或小腿，以放松挛缩肌群。

（3）练功及牵引：上肢可用健手协助患手做伸指、伸腕、握拳动作，也可两手相交，掌心向下或向前做翻腕动作。下肢可练习伸趾、屈趾及踝关节背伸、跖屈活动。将患肢置于支架上牵引，亦有一定疗效，每次约半小时，如牵引过程中手指发麻或发紫，可放松休息片刻再继续牵引。筋膜间隔区综合征的后果是十分严重的，常有神经干及肌肉坏死致肢体畸形及神经麻痹，且修复困难。避免此种后果的唯一方法就是早期诊断、早期治疗。如治疗及时且措施正确则筋膜间隙内的肌肉可免于坏死，神经功能不受损害，且能完全恢复。

第六节　挤压综合征

挤压综合征（crush syndrome）是指四肢或躯干肌肉丰富部位，遭受外界重物 1 小时以上长时间挤压或长期固定体位自压，造成的肌肉组织的缺血坏死，解除压迫后，出现以低血容量休克、肌红蛋白尿、高血钾为特征的急性肾衰竭。该病早期不易被认识，常延误诊断和治疗，为广泛性软组织挫伤的伤者晚发性死亡的常见原因，病死率较高。

一、病　因　病　机

躯干或肢体严重受压，致肌肉缺血性坏死；肌红蛋白、钾离子、酸性代谢产物等大量进入血液循环，导致肾功能障碍。主要病理过程如下。

（1）缺血肢体恢复血供，有效循环血量下降，导致低血容量休克，肾血流量减少。

（2）应激反应释放的大量血管活性物质导致肾微血管持续痉挛收缩，进一步导致肾小管缺血坏死。

（3）肌肉产生大量肌红蛋白尿、钾、肌酸、磷、镁等有害的代谢产物沉积于肾小管，加重肾脏的损伤，甚者出现急性肾衰竭。

二、临　床　表　现

1. 全身症状　患者出现头晕、胸闷、腹胀等症状。严重者出现心悸，甚至发生面色苍白、四肢厥冷。

2. 主要特征表现

（1）休克：部分伤员早期可不出现休克，或休克期短而未发现。有些伤员因挤压伤强烈的神经刺激，广泛的组织破坏，大量的血容量丢失，可迅速产生休克，而且不断加重。

（2）肌红蛋白尿：这是诊断挤压综合征的一个重要条件。伤员在伤肢解除压力后，24小时内出现褐色尿或自述血尿，应该考虑诊断为肌红蛋白尿。肌红蛋白尿在血中和尿中的浓度在伤肢减压后3～12小时达高峰，以后逐渐下降，1～2天后可自行转清。

（3）高血钾症：因为肌肉坏死，大量的细胞内钾进入循环，加之肾衰竭排钾困难，在少尿期血钾可以每日上升2mmol/L，甚至在24小时内上升到致命水平。高血钾同时伴有高血磷、高血镁及低血钙，可以加重血钾对心肌的抑制和毒性作用。

（4）代谢性酸中毒：肌肉缺血坏死以后，大量磷酸根离子、硫酸根离子释出，使体液pH降低，致代谢性酸中毒。

（5）其他：若未及时整治，还可出现氮质血症、急性肾功能衰竭、DIC、急性呼吸窘迫综合征和脓毒症等并发症，严重威胁患者生命。

三、诊断与鉴别诊断

对有肢体受压史的患者应注意以下几点。①详细采集病史：记载致伤原因和方式、肢体受压和肿胀时间，伤后有无"红棕色""深褐色"或"茶色尿"的历史、伤后尿量情况、相应的全身症状等。②体检和伤肢检查：测定血压、脉搏对判断有无失血、体液丢失以及休克极为重要，应对伤肢进行仔细检查。③尿液检查：包括尿常规、比重及尿潜血的检验。

凡①②③项检查是阳性结果的，可以诊断为挤压综合征，并应及时处理。如有条件，应做肌红蛋白测定，凡结果阳性者即可确定诊断。凡①②两项阳性而尿液检查阴性者，列为可以诊断，或者诊断为筋膜间隔区综合征，继续密切观察。

挤压综合征患者多有合并伤，而有时合并伤需紧急处理，且要注意合并伤能掩盖挤压综合征。应结合患者症状及病史进行鉴别诊断。

四、治　疗

（一）现场急救处理

（1）抢救人员应迅速进入现场，力争尽早解除重物压力，减少本病发生机会。

（2）伤肢制动，以减少组织分解毒素的吸收及减轻疼痛，尤其对尚能行动的伤员要说明活动的危险性。

（3）伤肢用凉水降温或暴露在凉爽的空气中。禁止按摩与热敷，以免加重组织缺氧。

（4）伤肢不应抬高，以免降低局部血压，影响血液循环。

（5）伤肢有开放伤口和活动出血者应止血，但避免应用加压包扎和止血压带。

（6）在突发灾难事故中，对于现场不能处理的肢体或躯干长时间受压者应作出标记，及时运转。

（二）早期预防措施

受压超过1小时的伤员，静脉滴注5%碳酸氢钠溶液150ml碱化尿液，补充血容量防止休克，同时记录每日出入量，密切监测血肌酐、电解质、尿比重、血气分析等变化。补液时应适时运用利尿剂，如呋塞米或甘露醇。

（三）伤肢处理

（1）早期切开减张：目的是使筋膜间隔区内组织压下降，防止或减少挤压综合征的发生。即使肌肉已坏死，减张引流也可防止有害物质侵入血流，减轻机体中毒症状。同时清除失去活力的组织，减少发生感染的机会。早期切开减张的适应证为：①有明显挤压伤史。②有 1 个以上筋膜间隔区受累、局部张力高、明显肿胀、有水疱及相应的运动、感觉障碍。③尿液肌红蛋白试验阳性（包括无血尿时潜血阳性）。

（2）截肢适应证：在挤压综合征中，由于截肢并不能降低其发病率和病死率，因而不应作为伤肢早期处理的常规措施。通常适用于：①患肢无血运或血运严重障碍，估计保留后无功能者。②全身中毒症状严重，经切开减张等处理、不见症状缓解，并危及患者生命者。③伤肢并发特异性感染，如气性坏疽者。

（四）急性肾衰竭的治疗

（1）水中毒的防治：在补液治疗时，严重创伤者应每日称体重，密切观察中心静脉压来指导补液，防止体液过多导致急性水中毒。

（2）高钾血症的防治：彻底清除坏死组织和血肿，纠正酸中毒，预防和控制感染，供给足够的热量，减少体内蛋白质分解的加速。也可缓慢滴注 10% 葡萄糖酸钙溶液 30 ~ 50ml 或 5% 氯化钙溶液 50ml。

（3）酸中毒的处理：二氧化碳结合力大于 17mmol/L 时可不处理，如果低于 15 mmol /L，应使用碱性药物，常用 5% 碳酸氢钠。

（4）抗生素的使用：发展为急性肾衰竭的患者，感染是致死的主要原因之一。但在选择药物时，要选择有效且肾毒性小的品种。

（5）血液透析治疗及营养支持：透析治疗紧急指征包括血清钾浓度 > 6mmol/L 或体液过多导致心力衰竭、肺水肿。其他适应证包括血尿素氮浓度 > 28.7mmol/L 或肌酐浓度 > 530μmol/L；酸中毒，血液 HCO_3^- 浓度 < 12mmol/L；高代谢性急性肾小管坏死。同时，符合透析指征患者应每日摄入 1.1 ~ 1.2g/kg 蛋白质、146.3kJ/kg 能量、水溶性维生素及微量元素等，补充透析丢失量。

（五）中医治疗

中医治疗挤压综合征应根据其临床特点，辨病与辨证相结合，予以中药治疗。

（1）瘀阻下焦：伤后患肢血离脉络，恶血内留，阻隔下焦，腹中满胀，尿少黄赤，大便不通，舌红有瘀斑，苔黄腻，脉数。此型多见于发病初期。治宜活血化瘀，通关开窍，清泄下焦。方用化瘀通淋汤，或桃仁四物汤加皂角通关散。

（2）水湿潴留：外伤挤压后，患部气滞血瘀，气不行则津液不能输布，停蓄为水湿，水湿潴留则小便不通；津不润肠则大便不下，二便不通则腹胀满；津不上承故口干而渴；湿热阻于胃肠，中焦转枢失灵则苔腻而厚，脉弦数或滑数。此型多见于肾衰竭少尿期。治宜化湿利水，益气生津，兼以活血化瘀。方用大黄白茅根汤加味或用经验方：黑丑白丑各 15g，冬瓜皮 60g，大腹皮 15g，生黄芪 30g，石斛 30g，天花粉 12g，桃仁 12g。

（3）气阴两虚：患者长时间无尿或少尿，加之外伤、发热、纳呆，造成气阴两虚。

因肾气虚，失去固摄与司膀胱开阖的作用，故出现尿多的症状。尿多则进一步伤气伤阴，而出现气短、乏力、盗汗、面色苍白、舌质红、无苔或少苔、脉细数无力等气阴两虚之证。此型多见于肾衰竭多尿期。治宜益气养阴固肾，方用黄精 12g，石斛 15g，芡实 12g，萸肉 12g，覆盆子 12g，五味子 9g，生黄芪 30g，党参 30g，甘草 6g，广木香 9g。

（4）气血不足：患者饮食、二便已基本正常，但肢体肌肉尚肿痛，面色苍白，全身乏力，舌淡红苔薄，脉缓而无力。此症见于尿毒症已解除的恢复期患者，治宜益气养血，通络活络。方用八珍汤加减，或用经验方：生黄芪 30g，党参 30g，木瓜 12g，当归 9g，川芎 9g，鸡血藤 30g，桃仁 12g，广木香 9g。

（樊效鸿）

（1）现场急救时如何对伤者进行伤情评估？
（2）现场急救时如何正确转运伤者？
（3）临床上出现了周围血管的损伤，首先应该如何处理？
（4）临床上在治疗神经损伤时应该注意哪些事项？
（5）为何休克早期血压可不降低？
（6）请简述创伤性休克引发高钾血症的机制。
（7）筋膜间隔区压力测量的方法有哪些？
（8）胫腓骨骨折合并筋膜间隔区综合征如何处理？

第四章 骨 折

第一节 概 论

骨折是指骨的完整性或连续性遭到破坏。骨折的同时往往伴有其他脏器或组织损伤,如肝、脾、膀胱、神经、血管及肌肉等。因此,对骨折患者,须做出全面的检查,以免误诊或漏诊。中医在治疗骨折方面历史悠久,并积累了丰富的临床经验,在复位、固定、药物治疗及功能锻炼等方面都有其独特的优势。

一、病 因 病 机

(一)外在因素

(1)直接暴力:暴力直接作用使着力部位发生骨折,如撞击、挤压、火器伤等,骨折特点多为横断型或粉碎型,骨折周围软组织损伤较严重。

(2)间接暴力:暴力作用点远离骨折部位,包括传达暴力、扭转暴力和垂直压缩等;特点为骨折常呈斜形或螺旋形,移位较明显。

(3)肌肉牵拉力:因肌肉急剧收缩和牵拉引起,造成肌肉附着处的骨骼撕脱,如骤然跪倒时股四头肌强烈收缩引起的髌骨骨折。

(4)累积性力:外力长期反复多次作用于肢体同一特定部位,最终导致骨折,又称为疲劳性骨折,如长途行军易致第2、3跖骨骨折,此骨折多无移位,但愈合缓慢。

(二)内在因素

(1)年龄和健康状况:年轻力壮,气血旺盛,筋骨强健,身体灵活,能耐受较大的外力,除较重的暴力外,一般不易发生骨折。相反,体质虚弱,缺乏锻炼者易发生骨折,如老年体弱者的股骨颈骨折、股骨转子间骨折等。

(2)骨的解剖部位和结构状况:骨的解剖结构及骨与周围肌肉的特殊关系亦是骨折发生的一个重要原因,如肱骨髁上骨折、桡骨远端骨折等。

(3)骨骼本身的病变:骨骼发生病理变化如骨肿瘤、骨结核、骨髓炎等,即使遭遇轻微的外力,或无外力的条件下,也可发生骨折,故又称病理性骨折。

二、骨折的分类

（一）根据骨折断端是否与外界相通分类

（1）闭合性骨折：骨折处皮肤或黏膜无破裂，骨折断端与外界不相通者。

（2）开放性骨折：骨折处皮肤或黏膜破裂，断端与外界相通者。开放性骨折可因刀刃、火器、创伤由外至内形成，亦可因锐利的骨折断端由内向外刺破皮肤或黏膜所致。如尾骨骨折至直肠破裂，耻骨骨折伴尿道或膀胱破裂，均属于开放性骨折。

（二）根据骨折线分类（图4-1）

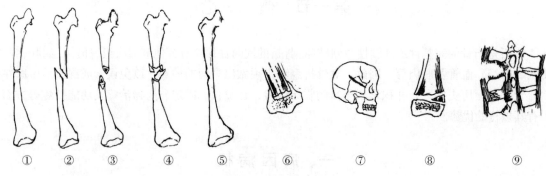

图4-1　骨折线分类

（1）横断骨折：骨折线与骨干纵轴接近垂直，见图4-1①。

（2）斜性骨折：骨折线与骨干纵轴呈一定角度，见图4-1②。

（3）螺旋形骨折：骨折线呈螺旋形，见图4-1③。

（4）粉碎性骨折：骨碎裂成三块以上的骨折。其中骨折线呈"T"形或"Y"形时，分别称为"T形骨折"或"Y形骨折"，见图4-1④。

（5）青枝骨折：仅有部分骨质和骨膜被拉长、皱褶或破裂，骨折处有成角和弯曲畸形，与青嫩的树枝被折时的情况相似，多见于儿童，见图4-1⑤。

（6）嵌插骨折：发生在长管骨干骺端密质骨与松质骨交界处。骨折后，密质骨嵌插入松质骨内，多发于股骨颈和肱骨外科颈处，见图4-1⑥。

（7）裂缝骨折：骨折间隙呈裂缝或线状，多发于颅骨、肩胛骨，见图4-1⑦。

（8）骨骺分离：骨折后骨骺与骨干分离，骨骺的断面可带有数量不等的骨组织，多见于儿童和青少年，见图4-1⑧。

（9）压缩性骨折：松质骨因压缩而变形，多发于脊柱及跟骨，见图4-1⑨。

（三）根据骨折程度分类

（1）完全性骨折：骨或骨小梁的完整性完全中断者为完全性骨折。大多数骨折的骨折断端均有不同程度的移位，常有5种移位方式，且这几种移位方式常合并存在。

1）成角移位：两骨折段的纵轴线交叉成角，按照角顶的方向称为向内、向外、向前或向后成角，见图4-2①。

2）侧方移位：以近侧骨折端为参考，远骨折端可向前、向后、向内、向外移位，见图 4-2②。

3）短缩移位：两骨折端相互重叠或嵌插，使肢体短缩，见图 4-2③。

4）分离移位：两骨折端在肢体纵轴上相互分离，断端形成间隙，见图 4-2④。

5）旋转移位：两骨折端围绕肢体纵轴互相旋转，见图 4-2⑤。

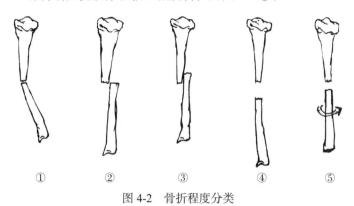

①　　　②　　　③　　　④　　　⑤

图 4-2　骨折程度分类

（2）不完全性骨折：骨或骨小梁的连续性仅部分断裂者。

（四）根据骨折后就诊时间分类

（1）新鲜骨折：2 ～ 3 周以内的骨折。

（2）陈旧骨折：2 ～ 3 周以后的骨折。

（五）根据受伤前骨质是否正常分类

（1）外伤性骨折：骨折前骨质正常者。

（2）病理性骨折：骨折前骨折部位有病变如骨质破坏者，如骨肿瘤、骨髓炎、骨结核等。

（六）根据骨折后有无重要神经、血管或脏器损伤分类

（1）单纯性骨折：无重要神经、血管或脏器损伤的骨折。

（2）复杂性骨折：合并有重要神经、血管或脏器损伤的骨折。

三、诊 断 要 点

（一）受伤史

多数骨折均有明显的受伤史，应充分了解暴力的大小、方向、性质、形式及其作用的部位，打击物的性质、形状，受伤现场情况等，从而判断伤势的轻重程度。

（二）全身表现

骨折后，因血溢经脉，瘀血内滞，积瘀化热，常有发热（体温一般在38℃以内），无恶寒或寒战，兼有口渴、口苦、尿赤、便秘、脉浮数或弦紧，舌质红，苔黄等症状。开放性骨折出现高热时，应考虑伤口感染的可能。

（三）局部表现

骨折区局部可见疼痛、肿胀、功能障碍，为骨折的一般症状，而局部畸形、骨擦音及异常活动则被视为骨折特有的体征。

1. 骨折的一般症状

（1）肿胀和青紫：骨折后局部血管破损，血离经脉，阻塞络道，瘀滞于肌肤腠理而出现肿胀青紫。

（2）疼痛和压痛：骨折后脉络受损，气血相搏，阻塞经络，不通则痛，故骨折部均有明显的疼痛和压痛。压痛及纵轴叩击痛是诊断无明显移位骨折的重要手段，如腕舟状骨骨折，压痛为主要体征，股骨颈嵌入骨折时，纵轴叩击痛明显。

（3）功能障碍：骨断筋伤，筋无所附，加之骨折疼痛使四肢或躯干可发生不同程度的运动障碍。

2. 骨折的特有体征

（1）畸形：骨折后，因肌肉或韧带的牵拉造成断端移位，使肢体表现为各种畸形，如成角、短缩和旋转等。

（2）异常活动：骨干部分无嵌插的完全骨折，可出现像关节一样能屈曲旋转的不正常活动，又称假关节活动。

（3）骨擦音或骨擦感：骨折断端相互触碰或摩擦而产生的响声或感觉，除不完全骨折和嵌插骨折外，一般在局部检查时，用手触摸骨折处可感觉到。

以上骨折三个特有体征临床只要出现其中之一者即可明确诊断为骨折，但一些部位的裂纹骨折或不完全骨折可以没有特有体征的出现，如股骨颈不完全骨折。

（四）影像学检查

X线检查一般可以确定骨折的部位、类型和骨折移位情况，根据需要从多方位（正、侧、斜或其他特殊位置）进行拍片，包括邻近关节，有时还要加拍健侧相应的部位，进行比较。

临床上凡疑有骨折者均应常规进行X线片检查，对于裂纹骨折或不完全骨折，X线片难以确诊者，可以结合CT或MRI检查，进一步明确诊断。

四、骨折的并发症

（一）早期并发症

1. 损伤性休克　损伤性休克是骨折的严重并发症之一，多见于多发性骨折、骨盆骨折、股骨干骨折或骨折合并内脏损伤（如肝、脾破裂）时。休克的临床表现为四肢厥冷、面色苍白、反应迟钝、血压下降甚至不能测出，脉细数。

2. 感染　开放性骨折污染严重或清创不及时、不彻底，均可引起化脓性感染，严重者导致骨髓炎、败血症。

3. 血管损伤　多见于严重的开放性骨折和移位较大的闭合性骨折。肢体动脉主干血管损伤的临床表现是远端动脉搏动减弱或消失，指或趾端苍白、麻木、冰冷，主动活动受限，被动活动时疼痛剧烈。

4. 内脏损伤　肋骨骨折时，常可损伤肺、肝、脾等脏器，骨盆骨折特别是耻骨与坐骨支同时断裂明显移位时，容易刺破膀胱或尿道。

5. 周围神经损伤　四肢骨折可引起周围神经损伤，较血管损伤多见，如肱骨干骨折可并发桡神经损伤，肱骨髁上骨折可并发正中神经损伤，腓骨小头骨折可合并腓总神经损伤。神经损伤后其所支配的肢体可发生感觉障碍、运动障碍，后期出现神经营养障碍。

6. 骨筋膜室综合征　骨折后骨折断端的血肿及周围软组织肿胀，使筋膜室内容物增加，或骨折外固定过紧，使筋膜室容积变小，导致骨筋膜室内压力增加，致使其内的肌肉、神经缺血而引起的以肢体剧烈疼痛、严重肿胀、主被动活动受限的骨筋膜室综合征，好发于前臂和小腿，当肌肉严重缺血坏死后会出现挛缩畸形，严重影响肢体功能，即缺血性肌挛缩。

7. 脊髓损伤　较严重的脊椎骨折脱位，可造成脊髓损伤或断裂，形成损伤平面以下的截瘫。以颈段和胸段、腰段为多发。

8. 脂肪栓塞　极少见，近年来随着复杂损伤的增多而致此病发病率有所增加。成人骨干骨折，髓腔内血肿张力过大，骨髓脂肪滴通过破裂静脉进入血流，形成脂肪栓子堵塞血管，可以引起肺、脑等重要脏器或组织的缺血，危及生命。

（二）晚期并发症

1. 坠积性肺炎　因骨折后须长期卧床所引起，肺功能减弱，痰涎积聚，咳出困难，引起呼吸系统感染，以老年患者多见。

2. 压疮　好发于长期卧床不能转动或合并截瘫的患者，因身体骨性突起长期受压，局部血液循环障碍，组织坏死，形成溃疡，经久不愈。

3. 尿路感染　长期卧床或长期留置导尿，可引起尿路感染，发生膀胱炎、肾盂肾炎等。

4. 骨化性肌炎　关节内或关节附近骨折脱位后，因血肿扩散或出血，渗入被破坏的肌纤维之间，血肿机化后，逐渐变为软骨。然后再钙化、骨化，导致关节活动功能障碍。

5. 创伤性关节炎　因关节内骨折整复不良，以致关节软骨面长期磨损、退变而产生创伤性关节炎，使关节活动或行走时疼痛。

6. 缺血性骨坏死　因骨折段的血供障碍可引起缺血性骨坏死，以股骨颈骨折并发股骨头坏死，腕舟骨和腰部骨折并发近侧段坏死为多见。

7. 关节僵硬　因长期广泛地外固定，或未进行及时有效的循序渐进的功能康复锻炼，产生肌腱挛缩，关节囊与周围软组织粘连，加之关节内积血机化，可引起关节骨性僵硬，活动受限。

8. 迟发性畸形　少儿骨骺损伤，影响该骨关节的生长发育，数年后可出现肢体畸形。如肱骨外髁骨折可出现肘外翻畸形，肱骨髁上骨折可出现肘内翻畸形，尺神经受牵拉而出现爪形手畸形。

五、骨折的愈合过程

骨折愈合是一个连续的发展过程，也就是"瘀去、新生、骨合"的过程，一般分为血肿机化期、原始骨痂期和骨痂改造期三个阶段。

（一）血肿机化期

骨折时，因骨膜、骨皮质及邻近软组织损伤，血管破裂，在骨折部形成血肿，随着红细胞的破坏，纤维蛋白渗出，毛细血管增生，血肿逐渐演变成纤维结缔组织，使骨折断端初步连接在一起，称为纤维性骨痂，此过程一般在骨折后 2 ～ 3 周内完成。

（二）原始骨痂期

由血肿机化而形成的纤维结缔组织，大部分转变为软骨，软骨细胞经过增生、变性、钙化而骨化，称软骨内化骨。骨折后 24 小时内，骨折断端处的外骨膜开始增生、肥厚，外骨膜的内层成骨细胞增生，产生骨化组织，形成新骨，称骨膜内化骨。新骨的不断增多，紧贴在骨皮质的表面，填充在骨折断端之间，呈斜坡样，称外骨痂。骨折断端髓腔内的骨膜也以同样的方式产生新骨，充填在骨折断端的髓腔内，称内骨痂。骨性骨痂主要是经骨膜内化骨形成，其次为软骨内化骨，分别形成环状骨痂和腔内骨痂。内外骨痂沿着皮质骨的髓腔侧和骨膜侧向骨折线生长，彼此会合。外骨膜在骨痂形成中非常重要，因此在治疗中任何对骨膜的损伤均对愈合不利。骨痂中的血管、破骨细胞和成骨细胞侵入骨折端，使骨样组织逐渐经过钙化而成骨组织，也继续清除坏死骨组织，这一时期的内服药物以和营生新、接骨续筋为主，以活血祛瘀为佐。当内外骨痂和中间骨痂会合后，又经过不断钙化，其强度足以抵抗肌肉的收缩、成角、剪力和旋转力时，则骨折已达临床愈合，一般约需 4 ～ 8 周。

（三）骨痂改造期

原始骨痂为排列不规则的骨小梁所组成，尚欠牢固。随着肢体的活动和负重，原始骨痂进一步改造，成骨细胞增加，新生骨小梁增多，且逐渐排列规则和致密，而骨折端无菌坏死部分经过血管和成骨细胞、破骨细胞的侵入，进行坏死骨的清除和形成新骨的爬行替代过程，骨折部位形成了骨性连接，一般需要 8 ～ 12 周才能完成。随着肢体的活动和负重的加强，在应力轴线上的骨痂不断得到加强和改造；在应力轴线以外的骨痂，逐渐被清除，使原始骨痂逐渐被改造成永久骨痂，后者具有正常的骨结构。骨髓腔亦再沟通，恢复骨之原形。

六、骨折的临床愈合标准和骨性愈合标准

（一）骨折的临床愈合标准

（1）局部无压痛，无纵轴叩击痛；

（2）局部无异常活动；

（3）X 线照片显示骨折线模糊，有连续性骨痂通过骨折线；

（4）在解除外固定情况下，上肢能平举重量 1kg 达 1 分钟，下肢能连续徒手步行 3 分钟，并不少于 30 步；

（5）连续观察两周骨折处不变形，则观察的第 1 天即为临床愈合日期。第（2）、（4）两项的测定必须慎重，防止发生变形或再骨折。

临床愈合是骨折愈合的重要阶段，此时可拆除固定，通过功能锻炼，患者逐步恢复患肢功能。

（二）骨折的骨性愈合标准

（1）具备临床愈合标准的条件；

（2）X 线照片显示骨小梁通过骨折线，骨折线消失，髓腔沟通。

七、影响骨折愈合的因素

（一）全身因素

1. 年龄 骨折愈合速度与年龄关系密切。小儿的组织再生和塑形能力强，骨折愈合速度较快，年老体弱者，愈合速度则较慢。

2. 健康情况 患者身体强壮，气血旺盛，对骨折愈合有利；反之，患有慢性消耗性疾病，如糖尿病、重度营养不良、钙代谢障碍、骨软化症、恶性肿瘤或骨折后有严重并发症者，气血虚弱，肝肾亏虚，骨折愈合迟缓。

（二）局部因素

1. 骨折断面的接触 断面接触大则愈合较易，断面接触小则愈合较难，如长斜形和螺旋形骨折愈合较快，横断形骨折愈合相对较慢。

2. 断端的血供 骨组织的再生，需要足够的气血的濡养，血供良好的松质骨部骨折愈合较快，而血供不良的部位骨折则愈合速度缓慢，甚至发生延迟愈合、不愈合或缺血性骨坏死。

3. 损伤的程度 损伤程度的轻重，亦是决定骨折愈合快慢的一个重要因素。有大块骨缺损的骨折或软组织损伤严重、断端形成巨大血肿者，骨折的愈合速度就较慢。骨痂的形成，主要来自外骨膜和内骨膜，故骨膜的完整性对骨折愈合有较大的影响，骨膜损伤严重者，愈合也较困难。

4. 感染 感染引起局部长期充血、组织破坏、脓液和代谢产物堆积，均不利于骨折的修复，迟缓愈合和不愈合率大为增高。

5. 软组织嵌入 如有肌肉或肌腱等软组织嵌入骨折断端则不仅影响骨折复位，而且影响骨折愈合，甚至不愈合。

6. 治疗方法的影响 手法粗暴或反复多次地整复，开放性骨折清创时碎骨片摘除过多，固定范围不够或固定时间过短，固定不牢固，以及牵引过度均可导致骨折延迟愈合或不愈合。

八、骨折的急救

骨折急救的目的：用简单而有效的方法抢救生命，保护患肢，能安全而迅速地运送至医院，尽快获得妥善的治疗。

1. 抢救生命 如患者处于休克状态中，应以抗休克为首要任务，注意保温，有条件时应立即输血、输液。对有颅脑复合伤而处于昏迷中的患者，应注意保证呼吸道通畅。不必脱去闭合性骨折患者的衣服、鞋袜等，以免过多搬动患肢，增加疼痛，若患肢肿胀较剧，可剪开衣袖或裤管。闭合性骨折有穿破皮肤，损伤血管、神经的危险时，应尽量消除显著的移位，然后用夹板固定。

2. 处理伤口 凡有可疑骨折的患者，均应按骨折处理，动作要谨慎、轻柔、稳妥。绝大多数的伤口出血，用绷带压迫包扎后即可止血。若骨折端已戳出伤口，不应立即复位，以免将污物带进伤口深处。可待清创术将骨折端清理后，再行复位。

3. 固定骨折 用妥善方法把骨折的肢体固定起来是急救处理时重要的一环。若有显著畸形，可用牵引患肢，使之挺直，然后固定。避免骨折端在搬运时移动而更多地损伤软组织、血管、神经或内脏；骨折固定后即可减轻疼痛，有利于搬运和防止休克。

4. 迅速转运   患者经初步处理，妥善固定后应尽快送至有救治能力的医院进一步诊治。

九、骨折的治疗

骨折的治疗必须在继承中医丰富的传统理论和经验的基础上，结合现代自然科学的成就，贯彻固定与活动统一（动静结合）、骨与软组织并重（筋骨并重）、局部与整体兼顾（内外兼治）、医疗措施与患者的主观能动性密切配合（医患合作）的治疗原则，辩证地处理好骨折治疗中的复位、固定、练功活动、内外用药的关系，尽可能做到复位不增加局部组织损伤，固定而不妨碍肢体活动，使骨折愈合和功能恢复能达到较理想的效果。

（一）复位

复位是将移位的骨折端恢复正常或近乎正常的解剖关系。在全身情况许可下，复位越早越好。复位的方法有两类，即闭合复位和切开复位。闭合复位又可分为手法复位和持续牵引。持续牵引既有复位作用，又有固定作用。

1. 手法复位   应用手法使骨折复位，称为手法复位。手法复位的要求是及时、准确、轻巧而不增加损伤，力争一次手法整复成功。大多数骨折都可用手法复位解决。《医宗金鉴·正骨心法要旨》曰："夫手法者，谓以两手安置所伤之筋骨，使仍复于旧也。但伤有重轻，而手法各有所宜。"

（1）复位标准

解剖复位：解剖复位是最理想的复位标准，就是使骨折移位完全纠正，恢复了骨的正常解剖关系，对位（指两骨折端的接触面）和对线（指两骨折段在纵轴线上的关系）完全良好。对所有骨折都应争取达到解剖复位。

功能复位：骨折复位后，移位仍未完全纠正，但肢体力线正常，长短相等，骨折在此位置愈合后，对肢体功能无明显妨碍者，称为功能复位。功能复位的标准是：①对线：骨折部的旋转移位和分离移位必须完全矫正。成角移位若与关节活动方向一致，日后可在骨痂改造塑形时有一定的矫正和适应，但成人不宜超过10°，儿童不宜超过15°。膝关节的关节面应与地面平行，否则日后可以继发创伤性关节炎。上肢骨折在不同部位，要求亦不同，肱骨干骨折一定程度的成角对功能影响不大；但前臂双骨折则要求复位后能达到良好的对位对线，若有成角畸形将影响前臂旋转功能。②对位：长骨干骨折，对位应达1/3以上，干骺端骨折对位应达3/4左右。③长度：儿童下肢骨折缩短不得超过2cm，儿童处于生长发育时期，若无骨骺损伤，可在生长发育过程中自行矫正；成人要求缩短移位不超过1cm。

（2）复位前准备

麻醉：对简单骨折，良好的麻醉可使肌肉松弛，有利于骨折整复。早在元代《世医得效方》、明代《疡医准绳》等著作中均已主张"凡骨节损伤，肘臂腰膝出臼蹉跌，须用法整顿归原，先用麻药与服，使不知痛，然后可用手法治之"。说明古人对应用麻药可以消除疼痛、解除肌肉痉挛、使筋络松弛、有利于正骨复位已早有认识。可选用针刺麻醉、中药麻醉、局部麻醉、神经阻滞麻醉、硬膜外麻醉等，还可配合应用肌肉松弛剂，对儿童必要时可采用全身麻醉。完全有把握在极短时间内获得满意复位者，可以不用麻醉。

手摸心会：在麻醉生效后；要根据肢体畸形和X线照片的图像，先用手仔细触摸其骨折部，了解骨折移位情况，做到心中有数，复位时才能得心应手。

复位基本手法：骨折复位必须稳、准、用力恰当，切忌动作粗暴。"子求母"是复位原则，即复位时移动远断端（子骨）去凑合近断端（母骨）。常用复位手法有拔伸、旋转、折顶、回旋、端提、捺正、分骨、屈伸、纵压等。

2.切开复位 手术切开骨折部的软组织，暴露骨折段，在直视下将骨折复位。

（二）固定

固定是治疗骨伤科疾病的重要手段，骨折整复后必须进行有效固定，才能使骨折维持良好的位置，防止再移位。骨折的固定方法有外固定和内固定两类。

1.外固定 主要用于骨折经手法复位后的患者，也有些骨折经切开复位内固定术后，需加用外固定者。目前常用的外固定方法有小夹板外固定、石膏绷带固定、持续牵引和外固定器固定等。

（1）小夹板外固定：小夹板是我国最古老、应用最广泛的骨折外固定物。中医学从肢体功能出发，重视固定与活动在骨折治疗过程中的作用，在骨折整复后采用小夹板局部外固定。一方面夹板与固定垫的作用有效地控制了骨折断端的不利活动，保持了局部的相对稳定，可使残余的骨折端侧方或成角移位得到进一步矫正；另一方面，肢体在骨折愈合期间进行适当的功能康复锻炼，达到骨折愈合与功能康复同时并进的目的。因此，采用小夹板外固定可以有效预防关节僵硬、肌肉萎缩、骨质疏松、骨折延迟愈合和不愈合等并发症的发生。

（2）石膏绷带固定：石膏绷带可根据肢体的形状塑型，固定作用可靠，可维持较长时间。但石膏凝固后无弹性，不能调节松紧度，且固定范围较大，一般须超过骨折部的上、下关节，无法进行关节功能锻炼，易引起关节僵硬。同小夹板外固定一样，石膏绷带外固定后也需要密切观察患肢的末梢感觉、血运，预防并发症的发生。

（3）持续牵引：持续牵引分为皮肤牵引、骨牵引和枕颌带牵引。皮肤牵引是将宽胶布条或乳胶海绵条粘贴在皮肤上，或利用四肢尼龙泡沫套，牵拉皮肤带动皮下组织进行间接牵引骨折断端。骨牵引是用骨圆钉贯穿骨端骨质，借助牵引弓固定骨圆针，使用滑车装置直接牵引骨折断端。枕颌牵引适宜颈椎的损伤，借助枕部和下颌部的布带予以牵引颈椎。持续牵引的方法和牵引重量、牵引角度应根据患者的年龄、性别、肌肉发达程度、软组织损伤情况和骨折的部位来选择。牵引重量太小，达不到复位和固定的目的；重量过大，可产生骨折分离移位。

（4）外固定器固定：是介于骨折内固定和外固定之间的一种骨折固定形式。将骨圆钉或螺纹钉经皮钻入远离骨折处的骨骼，再用一定类型的支架将露在皮外的骨圆针或螺纹钉连接起来，以达到使骨折断端牵开、调节复位、加压固定、延长肢体或矫正畸形的目的。适用于开放粉碎型性骨折、闭合性骨折伴广泛软组织挫伤及骨折合并感染骨折不愈合等。

2.内固定 主要用于切开复位后，采用金属内固定物，如接骨板、螺丝钉、髓内钉等，将骨折断端复位后的位置予以固定。

（三）练功

练功活动是骨折治疗的重要组成部分。祖国医学早已认识到练功的重要性。如《仙授理伤续断秘方》中就有"凡曲转，如手腕脚凹手指之类要转动，用药贴，将绢片包之后，时时运动，盖曲则不得伸，得伸则不得曲，或屈或伸，时时为之方可"的记载。临床证明练功活动有利于骨折的愈合和肢体功能的恢复，同时也能防止或减少肌肉萎缩、局部骨质疏松、关节僵硬、坠积性肺炎等并发症的发生。

（1）骨折早期：伤后1～2周，局部肿胀疼痛，骨折断端处于修复阶段。练功的目的是促进气血运行，消瘀退肿，改善全身情况。此期骨折尚未完全连接，容易发生再移位，故练功时仅做肌肉舒缩活动，以及轻微的握拳和踝部屈伸活动。活动幅度由小到大，时间由短到长，避免任何损伤性的被动活动。

（2）骨折中期：伤后3～7周，此期局部肿痛逐渐消退，新骨始生，骨折断端渐趋稳定。练功的目的是加强去瘀生新、和营续骨，防止局部筋肉萎缩、关节僵硬等后遗症。除继续进行患肢肌肉的舒缩活动外，并可在医生的指导下，逐步加大活动范围和强度。

（3）骨折后期：伤后7～10周以后，骨折已临床愈合。练功的目的是尽快恢复患肢关节功能和肌力，练功期间配合热熨、熏洗、按摩，疗效更佳。

（四）药物治疗

中医骨伤科以"跌打损伤，皆瘀血在内而不散也，血不活则瘀不能去，瘀不去则骨不能续"和"瘀去、新生、骨合"作为用药指南。在骨折治疗过程中，内服和外用药对纠正气血功能紊乱，调节脏腑机能，增强机体自身修复能力，促进骨折的迅速愈合均有良好的作用。

（1）骨折初期：伤后1～2周，气滞血瘀肿胀疼痛阶段，以活血化瘀、消肿止痛类为主。内服药可选用活血止痛汤、新伤续断汤、复元活血汤、夺命丹、七厘散等；外用消瘀止痛药膏、清营退肿膏以活血化瘀，消肿止痛。

（2）骨折中期：伤后3～7周，肿退痛消后，骨折断端处于生长接续时期。治宜和营生新、接骨续筋为主，可选用续骨活血汤，或桃红四物汤、接骨紫金丹等，接骨药有自然铜、血竭、地鳖虫、骨碎补、续断等，局部可外用接骨续筋药膏、碎骨丹和营续骨，促进断端愈合。

（3）骨折后期：7～10周以后，骨已连接，气血未复，处在功能恢复阶段。治宜养气血、补肝肾、壮筋骨为主，可选用壮筋养血汤、生血补髓汤、六味地黄汤、八珍汤、健步虎潜丸等。骨折后期，应适当注意补益脾胃，可用参苓白术散、补中益气汤等加减。外治法可用膏药外贴，如万应膏、损伤风湿膏等。如骨折在关节附近，为防止关节强直，可外用熏洗、熨药及伤药水揉擦，配合练功活动，以帮助恢复功能。一般常用的熏洗及熨药方有海桐皮汤、骨科外洗一方、骨科外洗二方、舒筋活血洗方等，常用的伤药水有伤筋药水、活血酒等。

十、骨折畸形愈合、延迟愈合、不愈合的处理原则

骨折经治疗后除正常愈合外，因各种因素可造成畸形愈合、延迟愈合或不愈合。

1. 骨折畸形愈合　骨折在畸形状态（重叠、旋转、成角）下愈合，称骨折畸形愈合。若骨折后仅2～3月左右，因骨痂尚未坚硬，可在麻醉下，再行整复，使骨折在良好的位置中愈合。但邻近关节与小儿骨骺附近的畸形愈合，不宜作手法整合，以免损伤关节周围韧带和骨骼。畸形愈合如较坚固，可施行手术，将骨折处凿断，清除骨痂，作新鲜骨折处理，矫正畸形。对肢体功能无影响的轻度畸形，则不必行手术矫正。

2. 骨折延迟愈合　超过骨折正常临床愈合时间较多，患处仍有疼痛、压痛、纵轴叩击痛、异常活动现象，X线片上显示骨折端尚未连接，骨痂较少，骨折线不消失，断端无死骨硬化表现等，称骨折延迟愈合。一般只要正确固定，良好地制动，有效改善局部血液循环，骨折还是可以愈合的。如果感染伤口中，有死骨形成或其他异物存留，应给予清除。过度牵引引起者，应立即减轻重量，使骨折断端回缩，鼓励患者进行肌肉舒缩活动。

3. 骨折不愈合　超过骨折所需愈合时间，断端仍有异常活动，X线片显示骨折断端互相分离、

骨痂稀少,两断端萎缩光滑,骨髓腔封闭,骨端硬化者,称骨折不愈合。植骨术为较有效的治疗方法,术后须采用适当的外固定。

第二节 上肢骨折

锁骨骨折

锁骨位于胸廓顶部的前方,可在皮下触及全长,是外形呈"⌒"形的细长管状骨,桥架于肩胛骨与躯干骨之间。锁骨又称锁子骨,《医宗金鉴·正骨心法要旨》说:"锁子骨,经名柱骨,横卧于肩前缺盆之外,其两端外接肩解。"锁骨内侧段前突,附着有胸锁乳突肌和胸大肌,并在内侧与胸骨组成胸锁关节,外侧段后突,附着有三角肌和斜方肌,并在外侧与肩峰形成肩锁关节;为上肢带与躯干连接的唯一骨性结构。其后下方有臂丛神经及锁骨下血管经过。锁骨骨折临床较为常见,多发于儿童和青少年。锁骨两个弯曲面交界处直径最小,是锁骨的力学薄弱点,因此骨折多发生在中 1/3 处。

一、病因病机

锁骨骨折多为间接暴力所致,跌倒时因手掌或肩部外侧着地,外力经肩锁关节传至锁骨而发生骨折,以短斜形或横形骨折为多。直接暴力(如棒打枪伤)多引起横断或粉碎性骨折,临床较为少见。幼儿锁骨骨折多为青枝骨折,骨折往往向上成角。

临床上,根据骨折的部位常分为三型,Ⅰ型为中 1/3 骨折,约占全部锁骨骨折的 80%。中 1/3 骨折患者,骨折内侧段因胸锁乳突肌的牵拉向后上方移位,外侧段因上肢重力及三角肌牵拉向前下方移位,断端有重叠移位。Ⅱ型为外 1/3 骨折,约占 15%,除非喙锁韧带断裂,骨折端多无明显移位。Ⅲ型为内 1/3 骨折,约占全部锁骨骨折的 5%。严重移位骨折,当骨折断端向后下方移位时,可压迫或刺伤臂丛神经或锁骨下血管,甚至刺破胸膜或肺尖,造成血管、神经损伤或血胸、气胸,临床极为罕见。

二、诊断与鉴别诊断

(一)诊断

1. 临床表现 一般有明确的外伤史,局部肿胀、疼痛、压痛均较明显,肩关节活动受限,患侧上肢外展、上举受限,有移位者断端常有隆起畸形。患者常有特殊体态,患侧肩部下垂并向前、内倾斜,常用健手托住患肢肘部,以减轻上肢重量牵拉而引起的疼痛,头部向患侧倾斜,下颌偏向健侧,使胸锁乳突肌松弛而减少疼痛。检查时可见两侧锁骨不对称,有时断端可触及骨擦感。幼儿患者因缺乏自诉能力,且锁骨处皮下脂肪丰厚,不易触及,尤其是青枝骨折,临床表现不明显,容易漏诊。但被动活动患肢时,如上提其手肘或托起腋下时,患儿会因疼痛加重而啼哭,常可提示骨折。若骨折移位严重,损伤臂丛神经或锁骨下血管时,可表现为患肢麻木、感觉和反射减退,患肢血循环障碍,桡动脉搏动减弱或消失。

2. 辅助检查 常规 X 线检查可明确骨折的部位、类型及移位方向。但累及关节面的骨折,很难通过 X 线检查发现,必要时可结合 CT 检查明确骨折。

根据外伤史、临床表现及辅助检查即可明确诊断。

（二）鉴别诊断

见表4-1。

表 4-1　锁骨骨折鉴别诊断

疾病名称	相同点	鉴别要点
肩锁关节脱位	局部肿胀、疼痛、压痛，肩关节活动受限	锁骨外端高于肩峰，甚至形成梯状畸形，向下牵拉上肢时，骨外端隆起更明显；向下按压骨外端可回复，松手后又隆起；X 线片显示肩锁关节脱位

三、辨 证 论 治

儿童的青枝骨折及无移位骨折可以行三角巾悬吊患肢固定，限制患肢活动 2～3 周，较大儿童或成人需要复位，常用"∞"字绷带固定 4～6 周。开放性骨折或合并血管神经损伤时应切开复位内固定。

视频：锁骨
骨折手法整
复及固定

1. 药物治疗　初期治以活血祛瘀、消肿止痛，可内服活血止痛汤，外敷消瘀止痛膏或双柏散；中期宜接骨续筋，可内服新伤续断汤、续骨活血汤等，外敷接骨续筋药膏；后期着重养气血、补肝肾、壮筋骨，可内服六味地黄丸，外敷坚骨壮筋膏。儿童患者骨折愈合迅速，一般不需用药。

2. 整复手法　患者正坐凳上，挺胸抬头，双手叉腰，术者在背后一足踏于凳缘上，将膝部顶住患者背部正中，双手握其两肩外侧，向背部后侧徐徐牵引，使患者挺胸、肩部后伸，以矫正骨折端重叠移位。如仍有侧方移位，术者以两手的拇指、食指、中指分别捏住两骨折端，一手将骨折内侧段向前下方扳拉，另一手将骨折外侧段向后上方推按，使之复位（图 4-3）。

3. 固定方法　复位后，先在两侧腋下各置一块厚棉垫，用绷带从患者背部经患侧肩上、前方绕过腋下至肩后，横过背部，经对侧肩上、前方绕过腋下，横回背部至患侧肩上、前方，如此反复包绕 8～12 层，包扎后，用三角巾悬吊患肢于胸前，即为"∞"字韧带固定法固定（图 4-4）。亦可用双圈固定法或锁骨固定带固定。

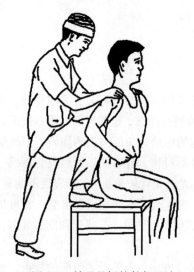

图 4-3　锁骨骨折的整复手法

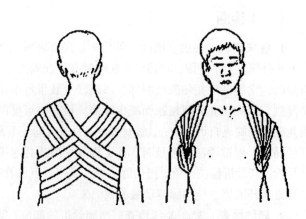

图 4-4　"∞"字韧带固定法固定

四、其他疗法

1. 手术治疗 锁骨骨折有轻度上下移位或重叠移位，复位固定后，极少发生骨折不愈合，患肢功能一般无明显障碍。锁骨骨折严重移位，开放性骨折，成人锁骨远端骨折合并喙锁韧带断裂、臂丛神经、锁骨下血管损伤以及骨折不愈合者需考虑切开复位并用克氏针、弹性髓内针或钢板螺钉内固定。骨折不愈合者，可行内固定加植骨术。

2. 练功活动 初期可做腕、肘关节屈伸活动和用力握拳活动，中后期逐渐增加肩部练功活动，如肩部的外展和旋转，防止肩关节粘连而导致功能受限。对于老年患者，尤应注意加强练功活动。

五、预防护理

复位固定后，应嘱患者尽量保持挺胸位，睡眠时需平卧，肩胛间可垫高以保持双肩部后仰，有利于维持骨折复位。固定期间要经常检查骨折对位情况，必要时复查 X 线片，防止骨折发生再移位，同时观察有无上肢神经或血管受压症状或绷带松动，随时调整绷带松紧度。

肩胛骨骨折

肩胛骨骨折是一种临床上比较少见的骨折类型，约占全身骨折的 0.4% ～ 1%，常为多发伤的一部分。肩胛骨骨折包括肩胛盂部、颈部、体部、肩胛冈、肩峰、喙突的骨折，亦称肩髃骨折、琵琶骨骨折等。多见于成年人，儿童极为少见。

一、病因病机

直接暴力和间接暴力均可导致肩胛骨骨折。肩胛盂骨折多由患者跌倒时，肩部着地或上肢外展位肘部或手掌着地，暴力经肱骨头冲击肩胛盂所致，亦可由肩胛体粉碎性骨折所累及；肩胛颈部骨折，多为间接暴力造成，即跌倒时肩部外侧着地或肘部着地而引起；肩胛冈骨折，多与肩峰体部粉碎性骨折同时发生；肩峰骨折，多由自上而下的直接暴力打击，或由下向上的传达暴力或肱骨强力外展而产生的杠杆作用而导致；喙突骨折，多并发肩关节脱位或肩锁关节脱位。

二、诊断与鉴别诊断

（一）诊断

1. 临床表现 一般有明确的外伤史，肩胛部肿胀、疼痛、压痛及肩关节活动障碍。粉碎性骨折者因出血多，肿胀明显易见，甚至皮下可有瘀斑出现。而一般的裂缝骨折多无明显肿胀。患侧肩关节以外展活动受限为主，并伴有剧痛而拒绝活动。

2. 辅助检查 肩胛骨前后位、侧位、切线位 X 线检查可显示骨折的部位及移位方向。CT 及 CT 三维重建能更好地显示骨折及骨折块的移位，对肩胛骨骨折的诊断优于 X 线。

根据外伤史、临床表现及辅助检查即可明确诊断。

（二）鉴别诊断

见表 4-2。

表 4-2　肩胛骨骨折鉴别诊断

疾病名称	相同点	鉴别要点
肋骨骨折	肩背后部疼痛、压痛	伤后胸部疼痛，咳嗽及深呼吸时疼痛加重；挤压胸廓时，骨折部分疼痛加剧；有时可合并气、血胸；X 线片示肋骨骨折

三、辨 证 论 治

肩胛骨骨折一般多无明显移位，仅用三角巾悬吊固定患肢 2 ～ 3 周。

药物治疗：初期治以活血祛瘀、消肿止痛，可内服活血止痛汤，外敷消瘀止痛膏或双柏散；中期宜接骨续筋，可内服新伤续断汤、续骨活血汤等，外敷接骨续筋药膏；后期着重养气血、补肝肾、壮筋骨，可内服六味地黄丸，外敷坚骨壮筋膏。

四、其 他 疗 法

1. 手术治疗　肩胛骨骨折即使骨块有明显移位而畸形愈合者亦多无影响关节功能。除非骨折错位压迫胸廓引起症状时考虑手术治疗。

2. 练功活动　初期可作腕、肘部功能屈伸活动。中期加作肩肘功能活动，如用健手扶持患肢缓缓地旋转肩关节、提肩缩颈、展肩屈肘、双手上举等锻炼。后期加强上述锻炼的幅度、次数和力量。肩胛颈部骨折典型移位者早期应避免患肩下垂和向下、向前牵拉患肢。

五、预 防 护 理

肩胛颈骨折严重移位者，早期禁止做患侧上肢提物和牵拉动作。2 ～ 3 周后，用健肢辅助患肢前臂做肩关节轻度活动。对老年患者，应鼓励其积极进行锻炼。

肱骨外科颈骨折

视频：肱骨外科
颈骨折手法整复
及夹板固定

肱骨外科颈骨折是指肱骨解剖颈下 2 ～ 3cm 处的骨折。肱骨外科颈相当于大、小结节下缘与肱骨干的交界处，也是松质骨和密质骨交界处，在解剖上是一薄弱点，易发生骨折。由于解剖颈很短，所以此处骨折罕见。严重移位骨折可损伤血管神经。肱骨外科颈骨折多见于老年人，女性发病率较高。

一、病 因 病 机

肱骨外科颈骨折多因间接暴力所致，直接暴力所致者较少见。多因跌倒时手掌或肘部先着地，传达暴力作用于肱骨外科颈引起骨折。若上臂在外展位手掌着地则为外展型骨折，若上臂在内收位肘部着地则为内收型骨折。其中以外展型多见。肱骨外科颈骨折以老年人较多，亦可发生于成年人。

临床分类：

（1）裂缝骨折：多因直接暴力作用于肩部外侧，造成肱骨大结节粉碎性骨折或外科颈骨折，系骨膜下骨折，多无移位。

（2）嵌插骨折：受较小的传达暴力所致，骨折断端互相嵌插。

（3）外展型骨折：受外展传达暴力所致，断端外侧嵌插而内侧分离，多向前内侧成角。常伴有肱骨大结节撕脱骨折。

（4）内收型骨折：受内收传达暴力所致，此型较为少见。断端外侧分离而内侧嵌插，向外侧成角。

（5）骨折合并肩关节脱位：受外展外旋传达暴力所致。若暴力继续作用于肱骨头，可引起肱骨头向前下方脱位，骨折面向外上，位于远端的内侧。若处理不当，常容易造成患肢严重的功能障碍。

（6）粉碎性骨折：多发生于肩部遭受强大暴力或骨质疏松患者。

肱骨外科颈骨折是接近关节的骨折，周围肌肉发达，而肩关节的关节囊和韧带比较松弛，骨折后容易发生软组织粘连，或骨折后结节间沟不平滑而损伤肌腱，易并发肱二头肌长头肌腱炎、冈上肌腱炎或外伤后冻结肩。

二、诊断与鉴别诊断

（一）诊断

1. 临床表现 伤后肩部肿胀、疼痛、上臂内侧可见瘀斑，肩关节功能障碍。检查见肩部肿胀或畸形，肱骨外科颈局部有压痛和纵轴叩击痛。非嵌插骨折可见畸形、骨擦音和异常活动。检查桡动脉搏动及上肢运动感觉，诊断是否合并血管、神经损伤。

2. 辅助检查 肩关节正位、穿胸位 X 线检查可明确骨折。必要时加摄腋位和肩胛骨切位片，粉碎性骨折或肩关节活动困难者可行 CT 三维重建，疑有血管损伤可行彩超检查。

根据外伤史、临床表现及辅助检查即可明确诊断。

（二）鉴别诊断

见表 4-3。

表 4-3 肱骨外科颈骨折鉴别诊断

疾病名称	相同点	鉴别要点
肱骨大结节骨折	症状、体征相似	肩外侧大结节处压痛，外展活动受限，上臂内侧无瘀斑，无环形压痛

三、辨 证 论 治

无移位的裂缝骨折或嵌插骨折，可行三角巾悬吊患肢固定，3 周后开始患肩部功能锻炼。有移位的骨折需行手法复位固定。若合并肩关节脱位，需先行整复脱位后再整复骨折；若合并血管、神经损伤，则选择手术治疗。

1. 药物治疗 初期宜活血祛瘀、消肿止痛，内服和营止痛汤、活血止痛汤，外敷消瘀止痛药膏、双柏散；老年患者则因其气血虚弱，血不荣筋，易致肌肉萎缩，关节不利，在中后期宜养气血、壮筋骨、补肝肾，内服可选用接骨丹、生血补髓汤以舒筋络、通利关节，外敷接骨续筋膏和接骨膏等。解除固定后可选用海桐皮汤熏洗。

2. 整复手法 患者取坐位或卧位，屈肘90°，前臂中立位，一助手用布带绕过腋窝向上提拉肩部，另一助手握其肘部，沿肱骨纵轴方向牵拉，纠正缩短移位，然后根据骨折类型再采用不同的复位方法。对外展型骨折，先外展牵引，对内收型骨折，先内收牵引（图4-5）。

（1）外展型骨折：术者先外展牵引，然后双手握骨折部，两拇指按于骨折近端的外侧，其他各指抱骨折远端的内侧向外捺正，助手同时在牵拉下内收其上臂，直到取得良好对位。

（2）内收型骨折：术者先内收牵引，然后两拇指压住骨折部向内推，其他四指使远端外展，助手在牵引下将上臂外展即可复位。如向前成角畸形过大，还可继续将上臂上举过头顶，此时术者立于患者前外侧，用两拇指推挤远端，其他四指挤按成角突出处，如有骨擦感，断端相互抵触，则表示成角畸形矫正。

（3）骨折合并肩关节脱位：可先在持续牵引下，使肩关节极度外展、上举3～5分钟，利用关节囊的约束力使肱骨头复位，然后再整复骨折（图4-6）。

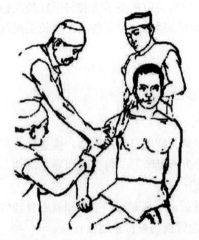 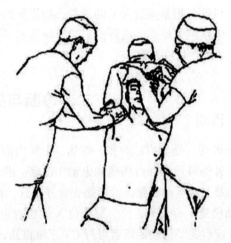

图 4-5　肱骨外科颈骨折整复手法　　　　图 4-6　肱骨外科颈骨折合并肩关节脱位整复手法

3. 固定方法

（1）超肩关节夹板固定：长夹板三块，下端达肘部，上端超过肩部，长夹板上端可钻小孔系以布带结。短夹板一块，由腋窝下达肱骨内上髁，夹板的一端用棉花包裹，呈蘑菇头样，即成蘑菇头样大头垫夹板。助手维持牵引下，将棉垫3～4个放于骨折部的周围，短夹板放在内侧，若内收型骨折，大头垫应放在肱骨内上髁的上部；若外展型骨折，大头垫应顶住腋窝部，并在成角突起处放一平垫，三块长夹板分别放在上臂前、后、外侧，用三条横带将夹板捆紧，然后用长布带将上臂前、外、后侧夹板上端活扣串联起来，绕过对侧腋下固定。

（2）夹板固定配合皮肤牵引：移位明显的内收型骨折，除夹板固定外，尚可配合皮肤牵引3周，肩关节置于外展前屈位，其角度视移位程度而定。

（3）其他固定："U"形石膏外固定不牢靠，患者有明显不适感，现已较少采用，目前临床上多采用肩关节外固定支架，外展角度可调控，固定牢靠。

四、其他疗法

1. 手术治疗 肱骨外科颈骨折一般不需要手术治疗。如骨折严重移位且手法复位失败，或治疗较晚不能手法复位，以及合并血管、神经损伤者，应选择手术治疗。

2. 练功活动 肱骨外科颈骨折愈合后，常遗留有肩关节功能障碍，应争取早期练功活动，初期先让患者握拳，屈伸肘关节、腕关节，舒缩上肢肌肉等活动，3周后练习肩关节各方向活动。活动范围应循序渐进，逐步增加。但初期外展型骨折忌作外展活动，内收型骨折忌做内收活动。一般在4周左右即可解除外固定。后期应配合中药熏洗，以促进肩关节功能恢复。

五、预防护理

老年患者固定时间过长易引起肩关节周围软组织粘连，并容易导致冻结肩，出现肩关节功能障碍，因此要注意鼓励和协助患者进行肩部功能锻炼。

（王 正）

肱骨干骨折

肱骨干为管状骨，上端与外科颈相接，下端与肱骨髁相接。肱骨干骨折指肱骨外科颈下1cm至内髁或外髁上2cm处的骨干部分的骨折。肱骨干，古称臑骨，上部较粗，自中1/3以下逐渐变细，至下1/3渐成扁平状，其中下1/3交界处后外侧有一桡神经沟，桡神经紧贴此沟内走行，故中下1/3交界处骨折易合并桡神经损伤。肱骨干的营养动脉在肱骨中1/3下部进入髓腔，再分为升、降支，若肱骨干骨折损伤营养动脉可影响骨折愈合。肱骨干骨折较为常见，可发生在任何年龄。

一、病因病机

肱骨干上1/3及中1/3骨折多因直接暴力引起，以横断或粉碎骨折多见。肱骨干周围有许多肌肉附着，由于肌肉的牵拉，故在不同平面的骨折会造成不同方向的移位（图4-7）。上1/3骨折（三角肌止点以上）时，近端因胸大肌、背阔肌和大圆肌的牵拉而向前、向内，远端因三角肌、喙肱肌、肱二头肌和肱三头肌的牵拉而向上、向外。中1/3骨折时，近端因三角肌和喙肱肌牵拉而向外、向前，远端因肱二头肌及肱三头肌牵拉而向上。肱骨干下1/3骨折多由间接暴力所致，常呈斜形、螺旋形骨折。由于

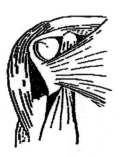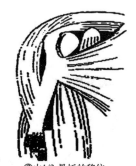

①上1/3骨折的移位　②中1/3骨折的移位

图4-7　肱骨干骨折的移位

骨折后患者常将前臂置于胸前，可使远侧端发生内旋畸形。肱骨干中下1/3处骨折易合并桡神经损伤。

二、诊断与鉴别诊断

（一）诊断

1. 临床表现 有明显外伤史，局部明显肿胀、疼痛、压痛，纵向叩击痛，功能障碍。有移位骨折，

上臂有短缩或成角畸形，并有骨擦音和异常活动。检查时应注意伸腕和手指功能以及相应区皮肤感觉情况，以便确定是否合并桡神经损伤。

2.辅助检查　肱骨正、侧位 X 线片可明确骨折的部位、类型和移位情况。

根据外伤史、临床表现及辅助检查即可明确诊断。

（二）鉴别诊断

见表 4-4。

表 4-4　肱骨干骨折鉴别诊断

疾病名称	相同点	鉴别要点
肱骨外科颈骨折	上臂疼痛、肿胀，畸形	肿痛在肩部，肱骨上端压痛；正位及穿胸位 X 线片可显示骨折线在肱骨解剖颈下 2～3cm

三、辨证论治

无移位的肱骨干骨折一般直接采用夹板固定，而有移位的肱骨干骨折需及时行手法复位，随后用夹板固定 3～4 周。在治疗过程中，为防止骨折断端发生分离移位，可用三角巾或弹力带兜住患肢肩肘以防分离移位。

（一）药物治疗

按骨折三期辨证用药。骨折迟缓愈合者，应重用接骨续损药，如土鳖虫、自然铜、骨碎补之类。闭合性骨折合并桡神经损伤，可将骨折复位，夹板固定，内服药加入行气活血、通经活络之品，选用骨科外洗二方、海桐皮汤熏洗。

（二）整复手法

患者取坐位或平卧位。一助手用布带经腋窝向上，另一助手握持前臂在中立位向下，两位助手沿上臂纵轴对抗牵引，一般牵引力不宜过大，否则容易引起断端分离移位。待重叠移位完全矫正后，根据骨折不同部位的移位情况进行整复。

（1）上 1/3 骨折：在维持牵引下，术者两拇指抵住骨折远端外侧，其余四指环抱近端内侧，将近端托起向外，使断端微向外成角，继而拇指由外推远端向内，即可复位。

（2）中 1/3 骨折：在维持牵引下，术者以两拇指抵住骨折近端外侧挤按向内，其余四指环抱远端内侧向外端提，纠正移位后，术者捏住骨折部，助手徐徐放松牵引，使断端互相接触，微微摇摆骨折远端或从前后内外以两手掌相对挤压骨折处，可感到断端摩擦音逐渐减小，直至消失，骨折处平直，表示基本复位（图 4-8）。

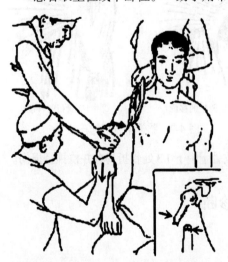

图 4-8　肱骨干中 1/3 骨折复位法

（3）下 1/3 骨折：多为螺旋或斜形骨折，仅需轻微力量牵引，矫正成角畸形，将两斜面挤按复正。

（三）固定方法

前后内外 4 块夹板，其长度视骨折部位而定。上 1/3 骨折要超肩关节，下 1/3 骨折要超肘关节，中 1/3 骨折则不超过上下关节，并注意前夹板下端不能压迫肘窝。如果移位已完全纠正，可在骨折部的前后方各放一长方形大固定垫，将上、下骨折端紧密包围。若仍有轻度侧方移位，通过固定垫两点加压；若仍有轻度成角，采用固定垫三点加压，使其逐渐复位。若碎骨片不能满意复位时，也可用固定垫将其逐渐压回，但应注意固定垫厚度宜适中，防止皮肤压迫性坏死。在桡神经沟部位不要放固定垫，以防桡神经受压而麻痹。固定时间成人约 6～8 周，儿童约 3～5 周。中 1/3 处骨折是迟缓愈合和不愈合的好发部位，固定时间应适当延长，经 X 线复查见有足够骨痂生长才能解除固定。固定后肘关节屈曲 90°，以木托板将前臂置于中立位，患肢悬吊于胸前。定期摄片复查，以及时发现在固定期间骨折端是否有分离移位。若发现断端分离，应加用弹性绷带上下缠绕肩、肘部，使断端受到纵向挤压而逐渐接近。

四、其他疗法

1. 手术治疗 肱骨干骨折采用闭合复位夹板固定治疗一般都能获得良好的治疗效果，骨折愈合率高。如骨折严重移位且手法复位失败，开放性骨折或合并桡神经、肱动脉损伤者，应选择手术治疗。

2. 练功活动 固定后即可作伸屈指、掌、腕关节活动，有利于气血畅通。中期除继续初期的练功活动外，应逐渐进行肩、肘关节活动。骨折愈合后，应加强肩、肘关节活动，并配合药物熏洗，使肩、肘关节功能早日恢复。

五、预防护理

骨滋养动脉从肱骨干中间的滋养孔进入骨内下行，所以肱骨上 1/3 骨折一般预后良好，而中、下 1/3 骨折容易发生延迟愈合或不愈合。若骨折合并桡神经损伤，恢复期需 3～6 个月。夹板固定患者，2 周内经常调节扎带松紧度，以免发生再移位；加强腕部及手指活动，防止肌肉萎缩。

肱骨髁上骨折

肱骨干下端与肱骨髁交接处的骨折被称为肱骨髁上骨折。肱骨下端较扁薄，前有冠状窝，后有鹰嘴窝，两窝之间仅为一层极薄的骨片。肱骨内髁较粗大，外髁较小，两髁稍前屈，并与肱骨纵轴形成向前 30°～50° 的前倾角。肘关节在正常伸直位时，上臂与前臂纵轴呈 10°～15° 外翻的携带角，骨折移位可使此角改变而呈肘内翻或肘外翻畸形（图 4-9）。肱动脉和正中神经从肱二头肌腱膜下通过，桡神经经肘窝前外方分成深、浅两支进入前臂。肱骨髁上骨折时，桡神经易被刺伤或压迫。尺神经紧贴肱骨内上髁后方的尺神经沟进入前臂，骨折断端移位或迟发性肘内、外翻均可损伤或压迫该神经。尺骨鹰嘴、肱骨内上髁和外上髁在肘部构成肘后三角。肘关

视频：肱骨髁上骨折手法整复及夹板固定

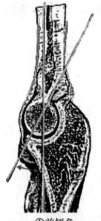 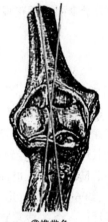

①前倾角　　②携带角

图4-9　前倾角和携带角

节伸直位时，此三点处于同一水平线，而肘部屈曲时，此三点构成一等腰三角形。儿童时期此部位结构最为薄弱，而前关节囊及侧副韧带相对较坚固，故在肘部外伤后易造成骨折，是小儿肘部最常见的损伤。

一、病因病机

肱骨髁上骨折多由间接暴力所致，如攀树跌下，爬高墙，或不慎滑跌等。根据产生骨折暴力形式的不同，肱骨髁上骨折分为伸直型、屈曲型和粉碎型三种（图4-10），其中以伸直型最为常见，约占髁上骨折总数的90%。

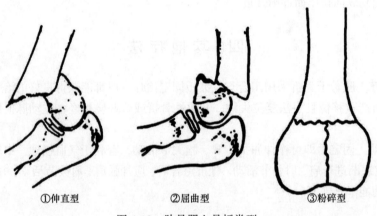

①伸直型　　　　　②屈曲型　　　　　③粉碎型

图4-10　肱骨髁上骨折类型

1. 伸直型　若在伸肘位跌仆，手掌先触地，因地面反作用力经前臂将肱骨下端推向后上方，由上而下的重力将肱骨干推向前方，形成伸直型骨折，并容易合并血管、神经损伤，骨折线多由前下斜行到后上方。伸直型肱骨髁上骨折向外移位为桡偏型，向内移位为尺偏型，以尺偏型多见。

2. 屈曲型　若在屈肘位跌仆，肘后侧先触地，则引起屈曲型骨折，暴力从肘后侧经过尺骨鹰嘴把肱骨髁由后下方推向前上方，很少并发血管、神经损伤。其移位方向与伸直型相反。骨折线多由后下方斜行到前上方，此型较少见。

3. 粉碎型　多见于成年人。该型骨折属于肱骨髁间骨折，按骨折线形状可分为"T"形和"Y"形骨折。

二、诊断与鉴别诊断

（一）诊断

1.临床表现　有明显外伤史，肱骨髁上处有疼痛、压痛和纵向叩击痛，局部肿胀明显，甚至出现张力性水疱、肘关节功能障碍。伸直型骨折患者肘部呈靴形畸形，但肘后三角关系仍保持正常。此外，还应注意桡动脉的搏动，腕和手指的感觉、活动、温度、颜色，以便确定是否合并神经或血管损伤。神经损伤表现为神经支配范围内的运动和感觉障碍，以桡神经、正中神经损伤多见。若肘部严重肿胀，易导致桡动脉搏动消失，患肢剧痛，手部皮肤苍白、发凉、麻木；被动伸指有剧烈疼痛者可为肱动脉受压或损伤，若处理不当，前臂屈肌可发生肌肉坏死，纤维化后易形成缺血性肌痉挛。骨折畸形愈合的后遗症以肘内翻为多见，肘外翻少见。粉碎性骨折多后遗肘关节不同程度的功能障碍。

2. 辅助检查 肘关节正侧位 X 线片可显示骨折的类型和移位方向。

根据外伤史、临床表现及辅助检查即可明确诊断。

（二）鉴别诊断

见表 4-5。

表 4-5 肱骨髁上骨折鉴别诊断

疾病名称	相同点	鉴别要点
肱骨外髁骨折	肘部疼痛、肿胀、活动受限	肿胀及压痛局限于肘外侧，有时可触及骨折块；X 线片示桡骨纵轴线不通过肱骨小头骨化中心
肘关节脱位	肘部疼痛、畸形、活动受限	肘部呈靴形畸形，且肘后三角关系异常；X 线片示脱位、无骨折征

三、辨 证 论 治

无移位骨折可置患肢于屈肘 90° 位，用颈腕带悬吊 2～3 周。有移位骨折可行手法复位，再用夹板固定。手法复位困难者可行尺骨鹰嘴牵引逐步复位。

（一）药物治疗

肱骨髁上骨折的患者以儿童占大多数，且骨折局部血液供应良好，愈合迅速。内服药早期重在活血祛瘀、消肿止痛。肿胀严重、血液循环障碍者加用三七、丹参，并重用祛瘀、利水、消肿类药物，如茅根、木通之类。合并神经损伤者，应加用行气活血、通经活络之品。解除夹板固定以后，可选用中药熏洗。

（二）整复手法

肱骨髁上骨折整复手法较多，现将临床上常用的整复手法介绍如下。

患者仰卧，两助手分别握住其上臂和前臂，做顺势拔伸牵引，术者两手分别握住远近端，相对挤压，先用端挤手法矫正侧方移位，再纠正前后重叠移位。若远端旋前（或旋后），应首先纠正旋转移位，使前臂旋后（或旋前）。纠正上述移位后，若整复伸直型骨折，则以两拇指从肘后推按远端向前，两手其余四指重叠环抱骨折近端向后提拉，并令助手在牵引下徐徐屈曲肘关节，可常感到骨折复位时的骨擦感；整复屈曲型骨折时，手法与上述相反，应在牵引后将远端向背侧挤压，并徐徐伸直肘关节（图 4-11）。

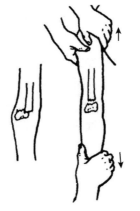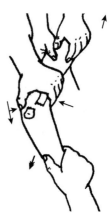

图 4-11 伸直型肱骨髁上骨折整复法

尺偏型骨折容易后遗肘内翻畸形，是由于整复不良或尺侧骨皮质遭受挤压，而产生塌陷嵌插所致。因此，在整复肱骨髁上骨折时，应特别注意矫正尺偏畸形，以防止发生肘内翻。

开放性骨折则应在清创后进行手法复位，再缝合伤口。若系粉碎性骨折或软组织肿胀严重，水疱较多而不能手法整复或整复后固定不稳者，可在屈肘45°～90°位行尺骨鹰嘴牵引或皮肤牵引，重量为1～2kg，一般在3～7天后再进行复位。肱骨髁上粉碎性骨折并发血循环障碍者，必须紧急处理，首先应在麻醉下整复移位的骨折断端，并行尺骨鹰嘴牵引，以解除骨折端对血管的压迫，如冰冷的手指温度逐渐转暖，手指可主动伸直，则可继续观察。如经上述处理无效，就必须及时探查肱动脉情况。肱骨髁上骨折所造成的神经损伤一般多为挫伤性，在3个月左右多能自行恢复，除确诊为神经断裂者外，不须过早进行手术探查。

（三）固定方法

复位后固定肘关节于屈曲90°～110°位置3周。夹板长度应上达三角肌中部水平，内外侧夹板下达（或超过）肘关节，前侧板下至肘横纹，后侧板远端呈向前弧形弯曲，并嵌有铝钉，使最下一条布带斜跨肘关节缚扎而不致滑脱；采用杉树皮夹板固定时，最下一条布带不能斜跨肘关节，而在肘下仅扎内、外侧夹板。为防止骨折远端后移，可在鹰嘴后加一梯形垫；为防止内翻，可在骨折近端外侧及远端内侧分别加塔形垫。夹缚后用颈腕带悬吊（图4-12）。屈曲型骨折应固定肘关节于屈曲40°～60°位置3周，以后逐渐屈曲至90°位置1～2周。如外固定后患肢出现血循环障碍，应立即松解全部外固定，置肘关节于屈曲45°位置进行观察。

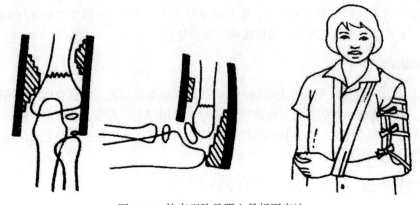

图4-12 伸直型肱骨髁上骨折固定法

四、其他疗法

1. 手术治疗 肱骨髁上骨折经手法复位固定后，一般不需要手术治疗。若手法复位后，外固定不能维持复位，可采用经皮穿针固定。若开放性骨折、手法复位失败或伴有血管神经损伤，可选择手术治疗。

2. 练功活动 固定期间多作握拳、腕关节屈伸等活动，解除固定后，积极主动锻炼肘关节伸屈活动。

五、预防护理

肱骨髁上骨折多数为伸直型骨折，早期固定期间，应避免患肘伸直，否则易引起骨折再移位。反之，屈曲型骨折，早期不可随意做屈肘动作。骨折固定后，应密切观察患肢血运情况。

肱骨外髁骨折

肱骨外髁骨折主要是指肱骨外上髁、肱骨小头、部分滑车骨骺和部分干骺端骨质的关节内骨折。因其中部分患者仅单纯是肱骨小头骨骺部骨折，故又称为肱骨小头骨骺分离。肱骨外髁骨折比内髁骨折多见，是儿童常见的一种肘关节损伤，多见于 5 ～ 10 岁的儿童，发生率略低于肱骨髁上骨折。肱骨外髁包含非关节面（包括外上髁）和关节面两部分，前臂伸肌群附着于肱骨外髁。肱骨外髁骨折后，由于伸肌群的牵拉，骨折块可发生不同程度的移位。

一、病因病机

本病多由间接暴力所致，跌倒时手部先着地，外力沿桡骨向上撞击肱骨外髁而引起骨折。骨折线由内下向外上、后延伸，骨折块可包括整个肱骨外上髁、肱骨小头骨骺、滑车外侧部及属于肱骨小头之上的一部分干骺端。根据骨折块移位的情况，可分为无移位、轻度移位和翻转移位三种骨折类型（图 4-13）。

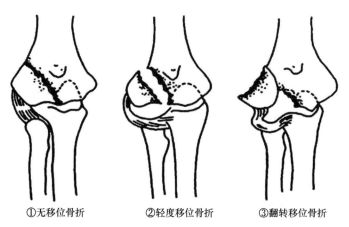

①无移位骨折　②轻度移位骨折　③翻转移位骨折

图 4-13　肱骨外髁骨折类型

（1）无移位骨折：为无移位的裂缝骨折，骨块上筋膜保持完整。

（2）轻度移位骨折：骨折块仅有轻度移位，骨折块上筋膜仅有轻度撕裂。

（3）翻转移位骨折：又可分为后翻转型和前翻转型。后翻转型又被称为伸直翻转移位型，此型相对多见；前翻转型又被称为屈曲翻转移位型，此型少见。

肱骨外髁骨折属于关节内骨折。晚期因对位不良，或骨骺板损伤，会出现创伤性关节炎、肘外翻畸形及牵拉性尺神经损伤等后遗症。若骨折块存在明显的旋转移位，造成肘关节结构紊乱，则将严重影响肘关节的活动功能。

二、诊断与鉴别诊断

（一）诊断

1. 临床表现　有明显外伤史，肘外侧肿胀、疼痛剧烈，压痛，肘关节多处于半屈伸位，功能活动障碍。有明显移位者，在肘外侧可摸到活动的骨折块或骨擦感。肘后三角关系发生改变。

2. 辅助检查　肘关节正、侧位 X 线片可明确骨折的部位、类型和移位情况。

根据外伤史、临床表现及辅助检查即可明确诊断。

（二）鉴别诊断

见表 4-6。

表 4-6　肱骨外髁骨折鉴别诊断

疾病名称	相同点	鉴别要点
肱骨髁上骨折	肘部疼痛、肿胀、活动受限	肿痛较明显，呈环周压痛；X 线片示骨折线不波及关节面，桡骨纵轴线通过肱骨小头骨化中心，肘后三角关系不发生改变

三、辨 证 论 治

骨折无移位者，仅屈肘 90°，前臂悬吊胸前 2 ～ 3 周即可。有移位的骨折，在适当的麻醉下，争取解剖复位，最好争取于软组织肿胀之前，予以手法整复。

1. 药物治疗　与肱骨髁上骨折相同。

2. 整复手法　患者仰卧，屈肘，前臂旋后，将骨折块推向内侧，使骨折块进入关节腔而复位。有翻转移位者，凡属前移翻转型的，先将骨折块推向肘后，使之变为后移翻转型，然后再矫正旋转，推入关节内。

3. 固定方法　骨折整复后，肘关节置于伸直位，前臂旋后位，外髁处放固定垫，尺侧肘关节上、下各放一固定垫。随后用超肘小夹板包扎固定 2 周，以后改屈肘 90° 固定 1 周。

四、其 他 疗 法

1. 手术治疗　若肱骨外髁骨折后时间超过 1 周或闭合复位不满意，应切开复位。晚期未复位者，则视肘关节的外形和功能而考虑是否手术。如晚期肘外翻引起牵拉性尺神经麻痹，可施行尺神经前置术。

2. 练功活动　1 周内，可作手指轻微活动，不宜作强力前臂旋转、握拳、伸屈腕关节活动。1 周后，逐渐加大指、掌、腕关节的活动范围。解除固定后，逐渐进行肘关节屈伸活动。

五、预 防 护 理

固定期间，应密切观察患肢血运情况，及时调整夹板松紧度。肱骨外髁骨折为关节内骨折，不宜进行强力被动活动，以防止新的出血和损伤，影响关节功能。

肱骨内上髁骨折

肱骨内上髁是肱骨内髁非关节部分，为前臂屈肌群和旋前圆肌的附着处。肱骨内上髁骨折主要指前臂屈肌群急骤收缩，而将其内上髁撕脱，造成骨折。较外上髁骨折多见。好发于儿童和青少年。

一、病 因 病 机

肱骨内上髁骨折多由间接暴力所致。跌仆受伤时，肘关节处于伸直、过度外展位，肘部内侧受到外翻应力，前臂屈肌群急骤收缩，而将其附着的内上髁撕脱。根据骨折块移位的程度一般可分为四度（图4-14）。

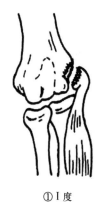 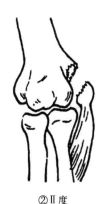 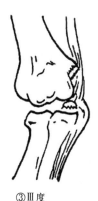 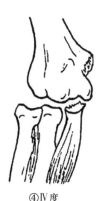

①Ⅰ度　　　②Ⅱ度　　　③Ⅲ度　　　④Ⅳ度

图4-14　肱骨内上髁骨折类型

Ⅰ度：裂缝骨折无移位或仅有轻度移位，因其部分骨膜尚未完全断离。

Ⅱ度：骨折块有分离和旋转，但骨折块仍位于肘关节间隙的水平面以上。

Ⅲ度：由于肘关节遭受强大的外翻暴力，使肘关节的内侧关节囊等软组织广泛撕裂，肘关节腔内侧间隙张开，致使撕脱的内上髁骨块被带进其内，并有旋转移位，且被肱骨滑车和尺骨上端半月切迹关节面夹住。

Ⅳ度：骨折块有旋转移位并伴有肘关节向桡侧脱位，骨折块的骨折面朝向滑车，并嵌入尺骨鹰嘴和肱骨滑车之间。此类骨折常易被忽略，而被误认为单纯肘关节脱位，仅采用一般肘关节脱位复位手法，致使骨折块嵌入肱骨滑车和尺骨上端半月切迹关节面之间，转成Ⅲ度骨折。

二、诊断与鉴别诊断

（一）诊断

1.临床表现　有明显外伤史，伤后肘内侧肿胀、疼痛、压痛明显，皮下瘀血，肘关节活动受限，呈半屈伸位，关节内可伴不同程度的血肿。有分离移位时在肘内侧可扪及骨折块及骨擦音。肘后三角关系破坏，呈弹性固定。

2. 辅助检查　肘关节正、侧位 X 线可明确骨折的部位、类型和移位情况。

根据外伤史、临床表现及辅助检查即可明确诊断。但 6 岁以下儿童该骨骺尚未出现，只要临床检查符合即可诊断。

（二）鉴别诊断

见表 4-7。

表 4-7　肱骨内上髁骨折鉴别诊断

疾病名称	相同点	鉴别要点
肘关节脱位	肘部疼痛、肿胀，伸直位固定	肘关节弹性固定、肘窝可扪及肱骨远端，鹰嘴上方空虚，肘部呈靴状畸形；X 线片示脱位、无骨折征

三、辨 证 论 治

Ⅰ度无移位的肱骨内上髁骨折无需特殊治疗，用夹板固定屈肘 90° 约 2 周即可。有移位的肱骨内上髁骨折一般采用手法整复。

1. 药物治疗　与肱骨髁上骨折相同。

2. 整复手法　Ⅱ度骨折手法整复时，在屈肘 45° 前臂中立位，术者以拇、食指固定骨折块，拇指自下方向上方推挤，使其复位。Ⅲ度骨折手法整复时，在拔伸牵引下，伸直肘关节，前臂旋后、外展，造成肘外翻，使肘关节的内侧间隙增宽，术者拇指在肘关节内侧触到骨折块的边缘时，助手即强烈背伸患肢手指及腕关节，使前臂屈肌群紧张，将关节内的骨折块拉出，必要时术者还可用拇指和食指抓住尺侧屈肌肌腹的近侧部向外侧牵拉，以辅助将骨折块拉出关节间隙，此后再按Ⅱ度骨折做手法整复。Ⅳ度骨折应先将脱位的肘关节复位，助手两人分别握住患肢的远、近端，尽量内收前臂，使肘内侧间隙变窄，防止骨折块进入关节腔内，术者用推挤手法整复肘关节侧方脱位，使其转化为Ⅰ度或Ⅱ度骨折，再按上法整复，应注意勿使其转变为Ⅲ度骨折，复位后应及时进行 X 线复查。整复后，应检查尺神经有无损伤。

3. 固定方法　对位满意后，在骨折块的前内下方放一固定垫，再用夹板超肘关节固定于屈肘 90° 位 2 ~ 3 周。

四、其 他 疗 法

1. 手术治疗　手法复位不成功者，则应切开复位，并做尺神经前置术。

2. 练功活动　1 周内只作手指轻微屈伸活动；1 周后可逐渐加大手指屈伸活动幅度，禁止做握拳及前臂旋转活动；2 周后方可开始行肘关节屈伸活动；解除固定后可配合中药熏洗并加强肘关节屈伸活动。

五、预 防 护 理

参照肱骨外髁骨折。

（陈　岗）

尺骨鹰嘴骨折

尺骨鹰嘴位于尺骨上端，是肱三头肌的止点，是构成肘关节滑车的一部分。尺骨鹰嘴骨折指尺骨鹰嘴部半月切迹、冠状突近侧部的骨折，多属于关节内骨折，是肘部常见的损伤之一，多见于成年人，少年儿童亦可发生，约有 1/3 患者合并关节其他部位损伤。

一、病因病机

尺骨鹰嘴骨折多由间接暴力造成。跌倒时，手掌着地，身体重量经肱骨作用于尺骨半月切迹，同时肱三头肌强烈收缩，前臂屈曲将尺骨鹰嘴撕脱导致骨折（图 4-15），近端骨折片受肱三头肌牵拉而向上移位。直接暴力亦可造成尺骨鹰嘴骨折，如肘后部受直接打击，可造成尺骨鹰嘴粉碎性骨折，多数无明显移位。尺骨鹰嘴骨折线多数侵入半月切迹，为关节内骨折；少数撕脱的骨片较小，骨折线不侵入关节，为关节外骨折。

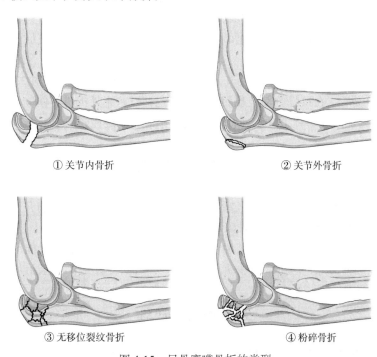

①关节内骨折　　　②关节外骨折

③无移位裂纹骨折　　　④粉碎骨折

图 4-15　尺骨鹰嘴骨折的类型

二、诊断与鉴别诊断

（一）诊断

1. 临床表现　伤后尺骨鹰嘴部疼痛显著，局限性肿胀明显，肘关节屈伸活动功能障碍。分离移位时，在局部可扪及鹰嘴骨片向上移位和明显的骨折间隙，主动伸肘功能丧失。关节内积血时，鹰嘴两侧凹陷处隆起，少数患者可合并尺神经损伤。

2. 辅助检查　肘关节侧位 X 线片检查可明确骨折的类型及移位程度。

根据外伤史、临床表现及辅助检查即可明确诊断。

（二）鉴别诊断

见表 4-8。

表 4-8　尺骨鹰嘴骨折鉴别诊断

疾病名称	相同点	鉴别要点
肘关节脱位	肘部疼痛、肿胀，伸直位固定	脱位为肿痛，肘关节弹性固定、肘窝可扪及肱骨远端、鹰嘴上方空虚、肘部呈靴状畸形；X线片示脱位、无骨折征

三、辨证论治

尺骨鹰嘴骨折除少数撕脱骨折外，多数属于关节内骨折，治疗时应力求解剖复位。无移位骨折可使用超关节夹板或石膏托固定 3 周即可。有分离移位者，应整复固定治疗。

1. 药物治疗　按骨折三期辨证用药，解除固定后给予中药熏洗。

2. 整复手法　关节内积液或积血较多者，整复前先抽出积液或积血，将肘关节屈曲 30º ～ 45º，使肱三头肌松弛，随后以两拇指推迫其近端向远端靠拢，两食指与两中指使肘关节徐徐伸直，即可复位。

3. 固定方法　无移位骨折，可用超关节夹板或石膏托将肘关节固定于屈肘 20° ～ 60° 位 3 周，有移位骨折手法整复后，在尺骨鹰嘴上端用抱骨垫固定，以防止骨折块再移位，并用前、后侧超肘夹板固定肘关节于屈曲 0° ～ 20° 位 3 周，以后再逐渐改为固定在屈肘 90º 位 1 ～ 2 周。

四、其他疗法

1. 手术治疗　开放性骨折或骨折移位手法复位不成功者，可选择手术切开复位内固定；粉碎性骨折明显移位，无法整复固定，可将骨碎片切碎行肱三头肌成形术。

2. 练功活动　3 周以内，禁止肘关节屈伸活动，可行腕、指关节屈伸功能锻炼，第 4 周以后逐步作肘关节主动屈伸锻炼，严禁暴力被动屈肘。此外，可配合肩关节练功活动。

五、预防护理

复位固定后，要注意患肢血运情况，定期检查夹板、石膏固定情况及松紧度，术后要注意检查腕部及手指的感觉及运动情况，以了解是否损伤桡神经深支。

桡骨头骨折

桡骨近端包括桡骨头、颈和结节。桡骨头关节面呈浅凹形，与肱骨小头构成肱桡关节。桡骨头尺侧边缘与尺骨的桡切迹相接触，构成桡尺近侧关节。桡骨头和颈的一部分位于关节囊内，环状韧带围绕桡骨头。桡骨头骨折属于关节内骨折，临床上易被忽略，若未能及时治疗，将造成前臂旋转功能障碍或引起创伤性关节炎。

一、病 因 病 机

桡骨头骨折多由间接暴力造成。跌倒时手掌先着地,肘关节处于伸直和前臂旋前位,暴力沿前臂桡侧向上传达,引起肘部过度外翻,使桡骨头撞击肱骨小头,产生反作用力,使桡骨头受挤压而发生骨折。少年儿童多见,青壮年亦可发生。在儿童则易发生桡骨头骨骺分离。桡骨头骨折可分为幼年青枝骨折,无移位或轻度移位骨折,有移位的嵌插、粉碎和劈裂骨折等(图4-16)。

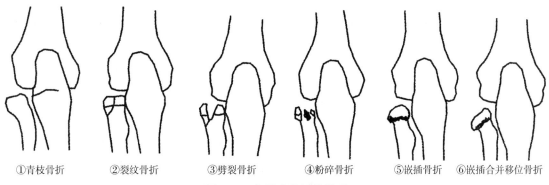

①青枝骨折　②裂纹骨折　③劈裂骨折　④粉碎骨折　⑤嵌插骨折　⑥嵌插合并移位骨折

图 4-16　桡骨头骨折的类型

Mason将桡骨头骨折分为四种类型: Ⅰ型:无移位骨折,骨折线可通过桡骨头边缘或呈劈裂状;Ⅱ型:有移位的骨折,有分离的边缘骨折。Ⅲ型:粉碎性骨折,可移位,无移位或呈塌陷性骨折。Ⅳ型:桡骨头骨折合并肘关节后脱位(图4-17)。

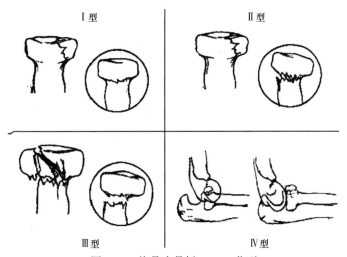

Ⅰ型　Ⅱ型

Ⅲ型　Ⅳ型

图 4-17　桡骨头骨折 Mason 分型

二、诊断与鉴别诊断

(一)诊断

1.临床表现　症状:伤后肘部疼痛,肘外侧明显肿胀(若血肿被关节囊包裹,可无明显肿胀)。

体格检查:桡骨头局部压痛,局部无明显畸形,肘关节屈伸旋转活动受限制,尤以旋转前臂时,桡骨头处疼痛加重。

2. 辅助检查 肘关节正侧位 X 线片可明确骨折类型和移位程度。但 5 岁以下儿童，该骨骺尚未出现，只要临床表现符合，即可诊断，不必完全依赖 X 线片。

（二）鉴别诊断

本病伤后肘外侧明显肿胀、桡骨头局部压痛，肘关节屈伸旋转活动受限制。需与肱骨小头骨折以及桡骨小头半脱位相鉴别（表 4-9）。

表 4-9　桡骨头骨折鉴别诊断

疾病名称	相同点	鉴别要点
肱骨小头骨折	受伤机制相似，肘外侧肿痛，肘关节活动受限	压痛点在肱骨远端外侧，肘关节屈伸活动受限，前臂旋转活动尚可；X 线片可明确鉴别
桡骨小头半脱位	受伤机制相似，肘外侧肿痛，肘关节活动受限	桡骨头部位压痛，多因患儿肘关节伸直，前臂旋前位时受到纵向牵拉而引发，X 线检查示骨折阴性，肱桡关系正常

三、辨 证 论 治

对无移位或轻度移位的嵌插骨折，且关节面倾斜度在 30° 以下或累及关节面不超过 1/3 者，对肘关节功能影响不大，则不必强求解剖复位。对明显移位骨折则应施行整复。

（一）整复方法

整复前先用手指在桡骨头外侧进行触摸，准确地摸出移位的桡骨头。复位时一助手固定上臂，术者一手牵引前臂在肘关节伸直内收位来回旋转，另一手的拇指把桡骨头向上、向内侧按挤，使其复位。

若手法整复不成功，可使用钢针撬拨复位法：局部皮肤消毒，铺巾，在 X 线透视下，术者用不锈钢针自骨骺的外后方刺入，针尖顶住骨骺，向内、上方拨正。应注意避开桡神经，并采用无菌操作。

对于①桡骨头和颈严重粉碎性骨折；②超过 1/3 关节面的边缘骨折，尤其骨折累及上尺桡关节者；③肘关节内有游离骨块的骨折；④桡骨颈骨折成角而影响旋转者，经上述方法仍不能整复者，应切开复位内固定治疗。如成年人的粉碎、塌陷、嵌插骨折，关节面倾斜度在 30° 以上者，可做桡骨头切除术，但 14 岁以下的儿童不宜做桡骨头切除术，以避免引起发育畸形。

（二）固定方法

各类型骨折复位后均应固定肘关节于屈曲 90°，前臂中立位 2～3 周。

（三）药物治疗

早期治则是活血祛瘀、消肿止痛，儿童骨折愈合较快，在中后期主要采用中药熏洗，可不用内服药物。

（四）练功活动

整复后即可作手指、腕关节屈伸活动，2～3 周后作肘关节屈伸活动，重点练习前臂的旋转活动。桡骨头切除术后，肘关节的练功活动应更提早一些。

四、预防和调护

复位固定后，要注意患肢血运情况，定期检查石膏、夹板固定情况及松紧度，防止发生骨筋膜间室综合征。术后要注意检查腕部和手指的感觉及运动情况，以了解是否损伤桡神经深支。

尺骨上 1/3 骨折合并桡骨头脱位

尺骨上 1/3 骨折合并桡骨头脱位是指尺骨半月切迹以下的上 1/3 骨折，桡骨头同时自肱桡关节、桡尺近侧关节脱位，而肱尺关节没有脱位。1814 年，意大利外科医师 Monteggia 首次描述了尺骨近 1/3 骨折合并桡骨头前脱位的损伤；1967 年 Bado 把这种类型的骨折命名为"Monteggia 损伤"，故又称为孟氏骨折。本病与肘关节前脱位合并尺骨鹰嘴骨折应加以区别。该损伤可见于各个年龄组，但以儿童和少年多见。

一、病因病机

直接暴力和间接暴力均能引起尺骨上 1/3 骨折合并桡骨头脱位，而以间接暴力所致者为多。根据暴力方向及骨折移位情况，临床上可分为伸直型、屈曲型、内收型三型（图 4-18）。

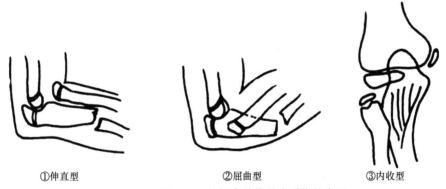

①伸直型　　　　　　②屈曲型　　　　　　③内收型

图 4-18　尺骨上 1/3 骨折合并桡骨头脱位的类型

1. 伸直型　临床上较常见，多见于儿童。跌倒时，前臂旋后，手掌先着地，肘关节处于伸直位或过伸位，可造成伸直型骨折。传达暴力由掌心通过尺、桡骨传向上前方，先造成尺骨斜形骨折，继而迫使桡骨头冲破或滑出环状韧带，向前外方脱出，骨折断端随之突向掌侧及桡侧成角。对于成人，外力直接打击背侧，亦可造成伸直型骨折，骨折多为横断或粉碎性。

2. 屈曲型　多见于成人。跌倒时，前臂旋前，手掌着地，肘关节处于屈曲位，可造成屈曲型骨折。传达暴力由掌心传向上后方，先造成尺骨横断或短斜形骨折，并突向背侧、桡侧成角，桡骨头向后外方滑脱。

3. 内收型　多见于幼儿。跌倒时，手掌着地，肘关节处于内收位，可造成内收型骨折。传达暴力由掌心传向上外方，造成尺骨冠状突下方骨折并突向桡侧成角，桡骨头向外侧脱出。

按照桡骨头脱位方向和尺骨骨折成角方向，Bado 将孟氏骨折脱位分为 4 个类型（图 4-19）。

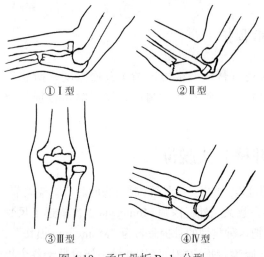

① I 型　　② II 型

③ III 型　　④ IV 型

图 4-19　孟氏骨折 Bado 分型

I 型为尺骨任意水平的骨折，向前成角，合并桡骨头前脱位；II 型为尺骨干骨折，向后侧成角，合并桡骨头后外侧脱位；III 型为尺骨近侧干骺端骨折，合并桡骨头外侧或前外侧脱位；IV 型受伤机制与 I 型类似，但暴力较大，导致桡骨头前脱位伴有尺骨近端和桡骨近端骨折，较为少见。

二、诊断与鉴别诊断

（一）诊断

1. 临床表现　伤后肘部及前臂疼痛、肿胀、移位明显者，可见尺骨成角畸形，在肘关节前、外或后方可摸到脱出的桡骨头，骨折和脱位处压痛明显。检查时应注意腕与手指的感觉和运动功能，以便确定是否因桡骨头向外脱位而合并桡神经挫伤。对儿童的尺骨上 1/3 骨折，尺骨骨折容易诊断，但桡骨头脱位可能漏诊，因此必须仔细检查桡骨头是否同时脱位。

2. 辅助检查　凡有移位的桡尺骨干单骨折的 X 线片须包括肘、腕关节，以免遗漏上、下尺桡关节脱位的诊断。正常桡骨头与肱骨小头相对，桡骨干纵轴线向上延长，一定通过肱骨小头的中心，否则即提示桡骨头出现脱位。肱骨小头骨骺一般在 1～2 岁时出现，因此对 1 岁以内的患儿必要时可摄健侧 X 线片以便对照。桡骨头脱位后可自动还纳，X 线片仅见骨折而无脱位，若此时忽略对桡骨头的固定，则可能发生再脱位（图 4-20）。

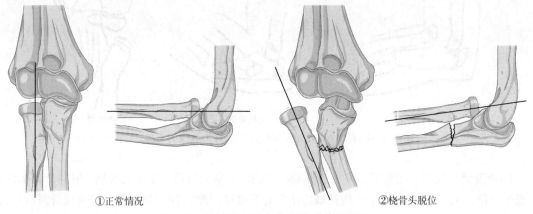

①正常情况　　②桡骨头脱位

图 4-20　正常桡尺骨与桡骨头脱位 X 线片

（二）鉴别诊断

本病以肘及前臂疼痛、肿胀、畸形为主要特点，需与尺桡骨骨折相鉴别（表 4-10）。

表 4-10　尺骨上 1/3 骨折合并桡骨头脱位鉴别诊断

疾病名称	相同点	鉴别要点
尺桡骨骨折	肘及前臂疼痛、肿胀、畸形；儿童及成人均可见	肘关节外侧无压痛；X 线检查无桡骨小头脱位（注意孟氏骨折时桡骨头脱位后可自行还纳）

三、辨证论治

应用手法复位配合小夹板外固定是治疗新鲜闭合性尺骨上 1/3 骨折合并桡骨头脱位的一种有效而简便的治疗措施。尤其小儿肌肉组织纤细，韧带和关节囊弹性较大，容易牵引分开，桡骨头也易还纳。尺骨近端无移位或轻度移位者，复位更容易。

（一）整复方法

原则上先整复桡骨头脱位，后整复尺骨骨折。患者平卧，前臂置中立位，两助手顺势拔伸，矫正重叠移位，对伸直型骨折，术者两拇指放在桡骨头外侧和前侧，向尺侧、背侧按挤，同时肘关节徐徐屈曲 90°，使桡骨头复位，然后术者捏住骨折断端进行分骨，在骨折处向掌侧加大成角，再逐渐向背侧按压，使尺骨复位；对屈曲型骨折，两拇指放在桡骨头的外侧、背侧，向内侧、掌侧挤按，同时肘关节徐徐伸直至 0° 位，使桡骨头复位，有时还可听到或感觉到桡骨头复位的滑动声，然后先向背侧加大成角，再逐渐向掌侧挤按，使尺骨复位；对内收型骨折，助手在拔伸牵引的同时，外展患侧的肘关节，术者拇指放在桡骨头外侧，向内侧推按桡骨头，使之还纳，尺骨向桡侧成角亦随之矫正。

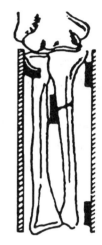

（二）固定方法

先以尺骨骨折平面为中心，在前臂的掌侧与背侧各置一分骨垫，在骨折的掌侧（伸直型）或背侧（屈曲型）置一平垫；在桡骨头的前外侧（伸直型）或后外侧（屈曲型）或外侧（内收型）放置葫芦垫；在尺骨内侧的上下端分别放一平垫（图 4-21），用胶布固定。然后在前臂掌、背侧与桡、尺侧分别放上长度适宜的夹板，用四道布带捆绑。伸直型骨折脱位应固定于屈肘位 4～5 周；屈曲型或内收型宜固定于伸肘位 2～3 周后，改屈肘位固定 2 周。

图 4-21　分骨垫和纸压垫的放置

四、其他疗法

1. 手术治疗　尺骨上 1/3 骨折合并桡骨头脱位应在急诊室立即进行桡骨头复位，手术仅需行尺骨骨折切开复位内固定。手术的关键在于尺骨的解剖复位、坚强内固定及维持桡骨头复位后的稳定性。对于术前怀疑桡神经损伤的患者，一般是由于神经受牵连所致的神经麻痹，可在 6～12 周内恢复功能。受伤后 3 个月以上仍未恢复神经功能者，可考虑行手术探查。若手法整复失败者应早期切开整复内固定。陈旧性骨折畸形愈合者，成人可行桡骨头切除术，儿童则需切开整复，将桡骨头整复、环状韧带重建、尺骨骨折复位内固定。

2. 药物治疗　按骨折三期辨证用药，中后期加强中药熏洗。

3. 练功活动　在伤后 3 周内，作手、腕诸关节的屈伸锻炼，以后逐步作肘关节屈伸锻炼。前臂的旋转活动须在 X 线片显示尺骨骨折线模糊并有连续性骨痂生长时，再开始锻炼。

五、预防护理

复位固定后，应注意观察患肢血液循环情况，卧床休息时抬高患肢，以利肿胀消退，要经常检查夹板固定的松紧度，注意压垫是否移动，且应防止压疮。密切注意尺骨骨折向桡侧成角的倾向及桡骨头有无再脱位，发现移位立即纠正。最初2周只做握拳活动，2周后经X线透视，如无移位，即可逐步开始弓步云手等锻炼。定期复查X线片，了解骨折对位及其愈合情况。对前臂骨折后功能评价标准如下，优：骨折愈合，肘关节及腕关节屈伸活动度丢失＜10°，前臂旋转活动丢失＜25%；满意：骨折愈合，肘关节及腕关节屈伸活动度丢失＜20°，前臂旋转活动丢失＜50%；不满意：骨折愈合，肘关节及腕关节屈伸活动度丢失＞30°，前臂旋转活动丢失＞50%；差：存在畸形愈合，肘关节及腕关节活动度丢失＞30°，前臂旋转活动丢失＞50%。

桡、尺骨干双骨折

　　前臂是由尺桡骨及上下尺桡关节组成的复合体。尺骨上端粗而下端细，尺骨上端是构成肘关节的重要部分。桡骨上端细而下端粗，桡骨下端是构成腕关节的重要部分。正常的尺骨是前臂的轴心，通过桡尺近侧、远侧关节及骨间膜与桡骨相连。桡骨沿尺骨旋转，自旋后位至旋前位，回旋幅度可达150°。前臂肌肉较多，有屈肌群、伸肌群、旋前肌和旋后肌等。骨折后可出现重叠、成角、旋转及侧方移位，故整复较难。前臂骨间膜是致密的纤维膜，几乎连接桡尺骨的全长，其松紧度随着前臂的旋转而发生改变。前臂中立位时，两骨干接近平行，骨干间隙最大，骨干中部距离最宽，骨间膜上下松紧一致，对桡尺骨起稳定作用；当旋前或旋后位时，骨干间隙缩小，骨间膜上下松紧不一致，而两骨间的稳定性消失。因此，在处理桡尺骨干双骨折时，为了保持前臂的旋转功能，应使骨间膜上下松紧一致，并预防骨间膜挛缩，故尽可能在骨折复位后将前臂固定在中立位。桡尺骨干双骨折是常见的前臂损伤之一，多见于儿童或青壮年，多发生于前臂中下1/3部。

一、病因病机

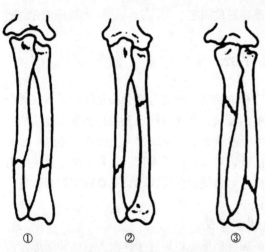

图4-22　不同外力所致的桡、尺骨干双骨折

　　桡、尺骨干双骨折可由直接暴力、传达暴力或扭转暴力所造成。面对复杂暴力导致的骨折时，应综合分析各暴力致伤因素。

　　1. 直接暴力　多由于重物打击、机器或车轮的直接压轧，或刀砍伤，导致同一平面的横断或粉碎性骨折（图4-22①）。由于暴力的直接作用，多伴有不同程度的软组织损伤，包括肌肉、肌腱断裂，神经血管损伤等，亦可发生开放性骨折。

　　2. 间接暴力　跌倒时手掌着地，暴力通过腕关节沿桡骨纵轴向上传导，由于桡骨负重多于尺骨，暴力作用首先使桡骨中上段发生骨折，若残余暴力比较强大，则通过骨间膜向内下方传导，引起低位尺骨骨折（图4-22②）。桡骨骨折线多呈横断、锯齿状，尺骨骨折常为斜形。

　　3. 扭转暴力　跌倒时手掌着地，同时前臂发生旋转，导致不同平面的尺桡骨螺旋形骨折或斜形骨折。多为高位尺骨骨折和低位桡骨骨折（图4-22③）。

二、诊断与鉴别诊断

（一）诊断

1. 临床表现

（1）症状：局部肿胀、疼痛、压痛明显，前臂功能丧失。有移位的完全骨折可触及骨擦音和异常活动，前臂可有旋转、短缩或成角畸形，但儿童青枝骨折仅有成角畸形。若骨折后患肢疼痛剧烈、肿胀严重，手指麻木发凉，皮肤发绀，被动活动手指疼痛加重，应考虑前臂筋膜间隔区综合征的可能。

（2）体格检查：局部肿胀明显、压痛，前臂纵向叩击痛，完全骨折时多有成角畸形、骨擦音和异常活动。

2. 辅助检查 X线摄片时应包括肘关节和腕关节正侧位，除确定骨折类型和移位方向外，还可确定有无桡尺近侧、远侧关节脱位。

（二）鉴别诊断

本病以伤后局部肿胀、畸形及压痛，可有骨擦音及异常活动为主，需与单纯的桡、尺骨干单骨折、孟氏骨折相鉴别（表4-11）。

表 4-11　桡、尺骨干双骨折鉴别诊断

疾病名称	相同点	鉴别要点
桡骨骨折	伤后前臂肿痛、活动受限	主要损伤部位为桡侧，X线片显示损伤部位可鉴别
尺骨骨折	伤后前臂肿痛、活动受限	主要损伤部位为尺侧，X线片显示损伤部位可鉴别
孟氏骨折	伤后前臂肿痛、活动受限	X线片显示除尺骨骨折外还合并桡骨小头脱位

三、辨 证 论 治

桡、尺骨干双骨折可发生多种移位，如重叠、成角、旋转及侧方移位等。若治疗不当则可发生尺、桡骨交叉愈合，影响前臂旋转功能。因此治疗的目标除了良好的对位、对线以外，特别应注意恢复前臂的旋转功能等。开放性骨折、多段骨折或不稳定骨折行手法复位失败者，则可考虑行开放复位内固定治疗。

（一）整复方法

患者平卧，肩外展90°，肘屈曲90°，以松弛肱二头肌及旋前圆肌，减轻其对骨折端的牵拉。中、下1/3骨折取前臂中立位，上1/3骨折取前臂旋后位，由两助手作拔伸牵引，矫正重叠、旋转及成角畸形。桡、尺骨干双骨折均为不稳定时，如骨折在上1/3，则先整复尺骨，后整复桡骨；如骨折在下1/3，则先整复桡骨，后整复尺骨；骨折在中段时，应根据两骨干骨折的相对稳定性来决定，即先整复稳定性相对较好的骨干。若前臂肌肉比较发达，加之骨折后出血肿胀，经牵引后重叠未完全纠正者，可用折顶手法加以复位。若斜形骨折或锯齿形骨折有背向侧方移位者，应用回旋手法进行复位。若桡、尺骨骨折断端互相靠拢时，可用挤捏分骨手法，术者用两手拇指和食、中、环三指分置骨折部的掌、背侧，用力将尺、桡骨间隙分到最大限度，使骨间膜恢复其紧张度，向中间靠拢的桡、尺骨断端向桡、尺侧各自分离。若骨折存在掌背侧移位，可在牵引下使用提按手法纠正。若锯齿状横形骨折有轻度侧方移位者，可用摇摆手法予以纠正。

（二）固定方法

若复位前桡、尺骨相互靠拢者，可采用分骨垫放置在两骨之间（图4-23）；若骨折原有成角畸形，则采用三点加压法。各垫放置妥当后，依次放掌、背、桡、尺侧夹板；掌侧板由肘横纹至腕横纹，背侧板由鹰嘴至腕关节下超1～2cm，桡侧板由桡骨头至桡骨茎突，尺侧板自肱骨内上髁下达第5掌骨基底部，掌背两侧夹板要比桡尺两侧夹板宽，夹板间距离约1cm。缚扎后，再用铁丝托或有柄托板固定，屈肘90°，三角巾悬吊，前臂原则上放置在中立位，固定至临床愈合，成人6～8周，儿童3～4周（图4-24）。

四、其他疗法

1. 手术治疗　尺桡骨双骨折复位不良，即使骨折愈合，也可造成严重的功能障碍。因此，手术治疗几乎适用于全部成年人尺桡骨双骨折。手术目的是用坚强的内固定恢复肱桡、上尺桡、肱尺、桡腕、下尺桡及骨间隙的解剖关系。手术在直视下准确对位，用加压钢板螺钉固定（图4-25），也可用髓内钉固定。

2. 药物治疗　按骨折三期辨证用药，若尺骨下1/3骨折愈合迟缓时，要着重补肝肾、壮筋骨以促进其愈合，若后期前臂旋转活动仍有阻碍者，应加强中药熏洗。

3. 练功活动　初期鼓励患者作手指、腕关节屈伸活动及上肢肌肉舒缩活动；中期开始作肩、肘关节活动，如弓步云手，活动范围逐渐增大，但不宜做前臂旋转活动。解除固定后作前臂旋转活动。

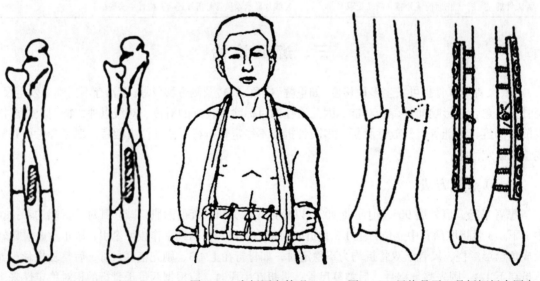

图4-23　分骨垫放置法　　　　图4-24　夹板固定外观　　　　图4-25　尺桡骨干双骨折钢板内固定

五、预防和调护

复位固定后，应注意患肢远端血运情况以及调整夹板松紧度，肿胀较重者可适当轻柔按摩患侧手部。若固定后患肢疼痛剧烈，肿胀严重，手指发麻发凉，皮肤发绀，应及时松解或拆除外固定，防止发生前臂筋膜间室综合征。在固定期间，应使前臂维持在中立位，要鼓励和正确指导患者作适当的练功活动。固定早期应每隔 3～4 天复查 X 线片 1 次，注意有无发生再移位，发现再移位，应及时纠正。此外，在更换外敷伤药、调整夹板松紧度及拍片复查时，应用双手托平患肢小心搬动，切不可用一手端提患肢，同时还应避免伤肢前臂的任何旋转活动，以防骨折再移位。

桡、尺骨干单骨折

桡、尺骨干单骨折是指单纯的桡骨干或尺骨干骨折，多发生于青少年，临床较少见。属中医"骨折"范畴。

一、病因病机

直接暴力与间接暴力均可造成。桡、尺骨干单骨折，因为有对侧骨的支持，一般无严重移位；由于骨间膜作用，断端易向对侧骨移位，但当有明显移位时，可合并上或下尺桡关节脱位，而出现成角、重叠畸形。成人桡骨干上 1/3 骨折，骨折线位于旋前圆肌止点之上时，由于附着于桡骨结节的肱二头肌以及附着于桡骨上 1/3 的旋后肌的牵拉，使骨折近端向后旋转移位；附着于桡骨中部及下部的旋前圆肌和旋前方肌的牵拉，使骨折远端向前旋转移位（图 4-26 ①）。桡骨干中 1/3 或中下 1/3 骨折、骨折线位于旋前圆肌止点以下时，因肱二头肌与旋后肌的旋后倾向，被旋前圆肌的旋前力量所抵消，骨折近端处于中立位，或处于轻度旋后位；骨折远端因受旋前方肌的牵拉而向前旋转移位（图 4-26 ②）。幼儿多为青枝骨折。

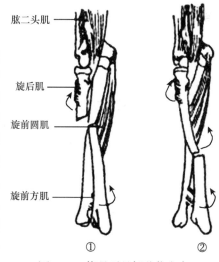

肱二头肌

旋后肌

旋前圆肌

旋前方肌

① ②

图 4-26 桡骨干骨折移位方向

二、诊断与鉴别诊断

（一）诊断

1. 临床表现

症状：伤后局部肿胀、疼痛、前臂旋转活动受限，可有局部畸形。

体格检查：局部肿胀明显、压痛（＋）、纵向叩击痛（＋），完全骨折时，可有骨擦音，前臂旋转功能障碍，但不全骨折时，尚可有旋转功能。较表浅骨段，可触及骨折端。

2. 辅助检查 凡有移位的桡、尺骨干单骨折，正侧位 X 线都应包括上、下关节，注意有无合并脱位。根据受伤史、临床表现和 X 线检查可作出判断。

（二）鉴别诊断

本病以伤后局部肿胀、疼痛、前臂旋转活动受限为主要特点，需与尺桡骨干双骨折、孟氏骨折、盖氏骨折相鉴别（表4-12）。

表 4-12　桡、尺骨干单骨折鉴别诊断

疾病名称	相同点	鉴别要点
桡、尺骨干双骨折	伤后前臂肿痛、活动受限	为桡骨和尺骨干同时骨折，一般损伤较重，可出现成角畸形。X线片可鉴别
孟氏骨折	伤后前臂肿痛、活动受限	是指尺骨上 1/3 骨折合并桡骨头脱位。有些孟氏骨折伤后可出现桡骨头自动复位，需加以鉴别
盖氏骨折	伤后前臂肿痛、活动受限	桡骨下 1/3 骨折合并桡尺远侧关节脱位，腕部出现压痛，下尺桡关节松弛并有挤压痛。X线片可鉴别

三、辨 证 论 治

1. 整复手法　患者平卧，肩外展、肘屈曲，两助手行拔伸牵引。骨折在中或下 1/3 部位时，前臂置中立位牵引 3～5 分钟，待断端重叠拉开后，若两骨靠拢移位，可采用分骨手法纠正，若掌背侧移位则用提按手法纠正，但在桡骨干上 1/3 骨折时，应逐渐由中立位改成旋后位牵引，术者一手拇指将骨折远端提向桡侧、背侧，另一手拇指挤按近端向尺侧、掌侧，即可复位。手法复位失败可考虑切开整复内固定。

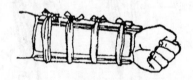

图 4-27　桡骨干骨折固定外观

2. 固定方法　先放置掌、背侧分骨垫各一个，再放好其他固定垫，桡骨上 1/3 骨折须在近端的桡侧再放一个小固定垫，以防止向桡侧移位。然后放置掌、背侧夹板并用手捏住，再放桡、尺侧板。桡骨干下 1/3 骨折时，桡侧板下端超腕关节，将腕部固定于尺偏位，借紧张的腕桡侧副韧带限制远端尺偏移位（图4-27）；尺骨下 1/3 骨折则尺侧板须超腕关节，使腕部固定于桡偏位。最后用 4 条布带固定。一般屈肘 90°，前臂中立位，用三角巾悬挂于胸前。

四、其 他 疗 法

1. 手术治疗　手法复位可以获得愈合，但是如果没有完全纠正成角和旋转，对线不良，仍会引起一定程度的功能障碍。手法复位失败、合并神经、血管等软组织损伤或骨折不愈合者，可行手术治疗。手术目的是用强内固定重建尺桡骨的解剖关系，彻底消除成角和旋转畸形。

2. 药物治疗　与桡骨、尺骨干双骨折相同。

3. 练功活动　初期鼓励患者作握拳锻炼，待肿胀基本消退后，开始行肩、肘关节活动，如弓步云手；解除固定后，可作前臂旋转活动锻炼。

五、预 防 护 理

与桡、尺骨干双骨折相同。

（李　刚）

桡骨下 1/3 骨折合并下尺桡关节脱位

桡骨下 1/3 骨折合并下尺桡关节脱位，这种复合性损伤曾有许多名称。早在 1929 年法国人称之为反 Monteggia 骨折，Compbell 则称之为 fracture of necessity，因其确信此种损伤必须手术治疗。1934 年 Galeazzi 详细描述了此种损伤，并建议行牵引拇指整复方法治疗。此后即习惯称此种损伤为盖氏骨折。盖氏骨折是一种常见损伤，其发生率较孟氏骨折多 6 倍，骨折极度不稳定，整复固定较难，且下尺桡关节脱位容易漏诊，会造成严重不良后果。故对这种损伤应予以足够重视。桡骨下 1/3 骨折合并下尺桡关节脱位多见于成人，儿童较少见。

一、病 因 病 机

间接和直接暴力均可引起此类骨折，以间接暴力所致者多见。多因跌倒时手掌着地，传达暴力向上传至桡骨下 1/3 处而发生骨折，由于桡骨下端向近侧移位，同时引起三角纤维软骨破裂与下尺桡关节脱位，有时可合并尺骨茎突骨折。跌倒时，如前臂旋前，则桡骨远端可向背侧移位；如前臂旋后，则桡骨远侧端可向掌侧和尺侧移位。直接暴力引起者较少见，多因前臂桡骨背侧遭受暴力打击所致，还可因机器绞扎而造成。桡骨远端向尺侧移位常见，主要因围绕桡骨远端的拇长展肌、拇短伸肌在前臂旋前时，可将其压向前臂的掌侧和尺侧，以及旋前方肌牵拉所造成（图 4-28）。

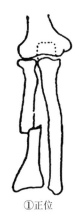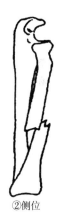

①正位　　②侧位

图 4-28　桡骨下 1/3 骨折合并下尺桡远侧关节脱位

临床可分为三型：

Ⅰ型：儿童桡骨干下 1/3 骨折合并尺骨下端骨骺分离。

Ⅱ型：桡骨下 1/3 横断、螺旋或斜形骨折，骨折移位较多，桡尺远侧关节明显脱位，多由传达暴力造成，此型最常见。

Ⅲ型：桡骨下 1/3 骨折，桡尺远侧关节脱位合并尺骨干骨折，多为机器绞伤所致。

桡骨下 1/3 骨折极不稳定，牵引下复位并不困难，但是，由于旋前方肌牵拉桡骨远端向尺骨靠拢，并牵拉其向近侧及掌侧移位；肱桡肌牵拉桡骨远端，使之向近侧短缩移位；以及拇外展肌和拇伸肌使桡骨远端向尺骨靠拢，向近侧移位短缩，维持整复的位置很困难。

二、诊断与鉴别诊断

（一）诊断

1. 临床表现

（1）症状：伤后前臂肿胀、疼痛，畸形，腕部亦有肿胀、压痛，下桡尺关节松弛并有挤压痛。

（2）体格检查：前臂及腕关节肿胀、压痛、活动受限，桡骨下 1/3 部向掌侧或背侧成角畸形，尺骨小头向尺侧、背侧突起，腕关节呈桡偏畸形。桡骨下 1/3 压痛及纵轴叩击痛明显，有异常活动或骨擦音，前臂旋转功能障碍。

2. 辅助检查　当桡骨下 1/3 骨折并移位时要高度怀疑下尺桡关节的脱位损伤。拍摄 X 线片时，必须包括腕、肘关节。X 线片上可以发现下尺桡关节脱位的征象包括：①尺骨茎突骨折；②正位片示下尺桡关节增宽，成人超过 2mm，儿童超过 4mm；③侧位片示腕关节部位的尺桡骨脱位；④与对侧相比桡骨相对尺骨短缩＞5mm。

（二）鉴别诊断

本病以前臂及腕关节肿胀，压痛，畸形，活动受限为主要特点，需与桡骨中上段骨折及尺骨骨折相鉴别（表 4-13）。

表 4-13　桡骨下 1/3 骨折合并下尺桡关节脱位鉴别诊断

疾病名称	相同点	鉴别要点
桡骨中上段骨折	伤后前臂肿痛、活动受限	主要损伤部位为前臂中上段疼痛肿胀，压痛，活动功能障碍，X 线片显示损伤部位可鉴别
尺骨骨折	伤后前臂肿痛、活动受限	主要损伤部位为尺侧疼痛肿胀，压痛，活动功能障碍，X 线片显示损伤部位可鉴别

三、辨 证 论 治

Ⅰ型骨折按桡骨下端骨折处理，滑脱的尺骨骨骺必须矫正。Ⅱ型骨折先整复桡尺远侧关节，然后整复骨折，按前臂骨折处理。Ⅲ型骨折对尺骨仅有弯曲无骨折者，须先将尺骨的弯曲畸形矫正，桡骨骨折及桡尺远侧关节脱位才能一起复位；尺骨弯曲畸形不能矫正，或整复固定失败者，则切开整复内固定。现将Ⅱ型骨折的整复固定方法分述如下：

（一）整复方法

患者平卧，肩外展，肘屈曲，前臂中立位，两助手行拔伸牵引 3～5 分钟，将重叠移位拉开。然后术者用左手拇指及食、中二指挤平掌侧移位（图 4-29），再用两拇指由桡尺侧向中心扣紧桡尺远侧关节（图 4-30）。关节脱位整复后，将备妥的合骨垫置于腕部背侧，由桡骨茎突掌侧 1cm 处绕过背侧到尺骨茎突掌侧 1cm，作半环状包扎，再用 4cm 宽绷带缠绕 4～5 周固定。然后嘱牵引远端的助手，用两手环抱腕部维持固定，持续牵引。

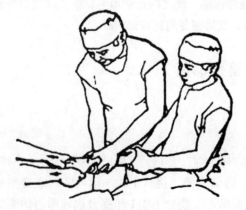
图 4-29　整复桡尺远侧关节脱位

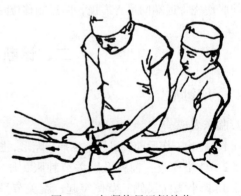
图 4-30　扣紧桡尺远侧关节

桡骨远端向尺侧掌侧移位时，一手作分骨，另一手拇指按近端向掌侧，食、中、环三指提远端向背侧,使之对位(图 4-31)。

桡骨远端向尺侧背侧移位时,一手作分骨,另一手拇指按远端向掌侧,食、中、环三指提近端向背侧,使之对位(图 4-32)。

骨折整复后,再次扣挤下尺桡关节。如合骨垫松脱,则重新固定。用分骨垫、夹板固定后,经 X 线透视检查,位置满意,再正式包扎固定。

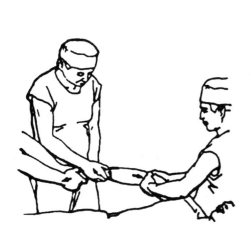
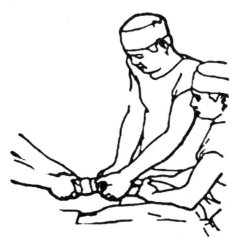

图 4-31 矫正远端向掌侧移位　　　　图 4-32 矫正远端向背侧移位

(二)固定方法

在维持牵引和分骨下,捏住骨折部,敷消肿药膏,再用绷带较松地包 3～4 层。掌、背侧各放一个分骨垫。分骨垫在骨折线远侧占 2/3,近侧占 1/3(图 4-33)。用手捏住掌、背侧分骨垫,各用 2 条粘膏固定。根据骨折远端移位方向,再加用小平垫。然后再放置掌、背侧夹板,用手捏住,再放桡、尺侧板,桡侧板下端稍超过腕关节,以限制手的桡偏,尺侧板下端不超过腕关节,以利于手的尺偏,借紧张的腕桡侧副韧带牵拉桡骨远端向桡侧,克服其尺偏倾向(图 4-34)。对于桡骨骨折线自外

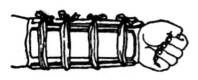

图 4-34 固定外形

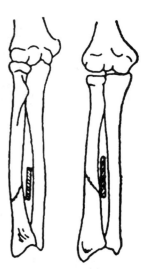

图 4-33 分骨垫放置法

侧上方斜向内侧下方的患者,置分骨垫于骨折线近侧,尺侧夹板改用固定桡、尺骨干双骨折的尺侧夹板(即长达第 5 掌骨颈的尺侧夹板),以限制手的尺偏,利于骨折对位。

四、其他疗法

1. 手术治疗 闭合复位石膏固定的满意率很低,成年患者可以选择切开复位桡骨干骨折,并用钢板内固定。桡骨骨折的解剖复位、坚强的内固定可以使远端尺桡关节复位。如该关节仍不稳定,应在前臂旋后位时用一枚克氏针做临时横穿固定。6 周后去除克氏针,开始做前臂主动旋转活动。此种骨折因其骨折线太靠近远端而不能选择髓内固定。远端尺桡关节不能复位常提示有软组织占位而需要切开复位。

2. 练功活动与药物治疗 与桡、尺骨干双骨折大致相同。

五、预 防 护 理

Ⅱ型和Ⅲ型骨折很不稳定，复位固定后仍有再移位倾向，3 周内必须严密观察，如有移位，应及时整复。固定期切忌旋转前臂，注意筋膜间隔区综合征以防缺血性肌挛缩后遗症。要经常检查夹板和分骨垫的位置是否合适，松紧度如何。早期练习握拳、伸指活动，但要严格限制前臂旋转与手尺偏活动。

桡骨远端骨折

桡骨远端骨折是桡骨远端关节面以上 2 ～ 3cm 范围内的骨折，是腕部最常见的骨折。桡骨远端与腕骨（舟状骨与月骨）形成关节面，其背侧边缘长于掌侧，故关节面向掌侧倾斜10°～ 15°。桡骨远端内侧缘切迹与尺骨头形成下尺桡关节，切迹的下缘为三角纤维软骨的基底部所附着，三角软骨的尖端起于尺骨茎突基底部。前臂旋转时桡骨沿尺骨头回旋，而以尺骨头为中心。桡骨远端外侧的茎突，较其内侧长 1 ～ 1.5cm，故其关节面还向尺侧倾斜 20°～ 25°（图 4-35）。这些关系在骨折时常被破坏，在整复时应尽可能恢复正常解剖位置。

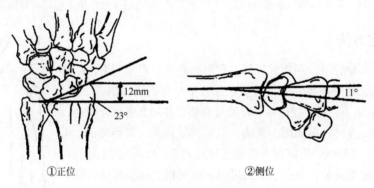

①正位　②侧位

图 4-35　桡骨远端正侧位观

一、病 因 病 机

多为间接暴力所致，跌倒时，躯干向下的重力与地面向上的反作用力交集于桡骨远端而发生骨折。骨折是否有移位与暴力的大小有关。根据受伤姿势和骨折移位的不同，可分为四种类型的骨折。

1. 伸直型 又称 Colles 骨折，此型最多见。跌倒时，肘部伸直前臂旋前，腕关节呈背伸位，手掌先着地，暴力引起桡骨远端骨折。暴力较轻时，骨折嵌插而无明显移位。暴力较大时，骨折远段向桡侧和背侧移位，桡骨远端关节面改向背侧倾斜，向尺侧倾斜减少或完全消失，甚至向桡侧倾斜。

2. 屈曲型 又称 Smith 骨折。跌倒时，手背着地，腕关节急剧掌屈所致。远侧骨折端向掌侧及桡侧移位。

3. 背侧缘型 又称 Barton 骨折，跌倒时，前臂旋前，腕背伸位手掌着地，外力使腕骨冲击桡骨远端关节面的背侧缘，造成桡骨远端背侧缘劈裂骨折，伴有腕关节向背侧脱位或半脱位。远端骨折块呈楔形，包括该关节面的 1/3，骨折块移向近侧及背侧，腕骨随之移位，此类骨折较少见。

4. 掌侧缘型 又称反 Barton 骨折。跌倒时，腕关节呈掌屈位，手背先着地，造成桡骨远端掌侧缘劈裂骨折，同时伴有腕关节向掌侧脱位或半脱位。

二、诊断与鉴别诊断

（一）诊断

1. 临床表现

（1）症状：伤后局部肿胀、疼痛，腕关节功能部分或完全丧失。

（2）体格检查：腕关节局部压痛(+)、肿胀、活动受限。伸直型骨折从腕部侧位观，骨折远端向背侧移位时，可见"餐叉样"畸形（图4-36）；从腕部正位观，向桡侧移位时，呈"枪刺样"畸形（图4-37）。缩短移位时，可触及上移的桡骨茎突；无移位或不完全骨折时，肿胀多不明显，仅觉局部疼痛和压痛，可有环状压痛和纵轴叩痛，腕和手指运动不利，握力减弱，须注意与腕部软组织扭伤鉴别。

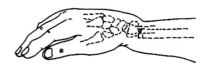

图 4-36 "餐叉样"畸形

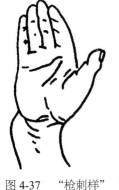

图 4-37 "枪刺样"畸形

2. 辅助检查 腕关节 X 线正侧位片，可明确骨折类型和移位方向。

（二）鉴别诊断

本病以腕关节疼痛、肿胀、畸形为主要特点，需与腕关节软组织损伤相鉴别（表4-14）。

表 4-14 桡骨远端骨折鉴别诊断

疾病名称	相同点	鉴别要点
腕关节软组织损伤	腕关节疼痛、肿胀	损伤暴力较小，未有明显畸形。X 线片及 MRI 可明确诊断

三、辨证论治

（一）整复方法

无移位的骨折或不完全骨折不需要整复，可用掌、背侧夹板固定 2 ～ 3 周即可；有移位的骨折则必须根据骨折类型采用不同的复位方法。

（1）伸直型：患者坐位，前臂中立，屈肘 90°。一助手握住上臂，术者两手拇指并列置于骨折远端的背侧，其他四指置于腕掌部，扣紧大小鱼际肌，逆移位方向持续摇摆牵引，感到（或听到）骨擦音，估计骨折重叠、嵌插已牵开时，将远端旋前 10° ～ 15°，猛力牵抖并迅速尺偏掌屈，骨折即可复位（图4-38）。

（2）屈曲型：患者取坐位或卧位，患肢前臂旋前，手掌向下。医者一手握前臂下段，另一手握腕部，两手沿原来移位方向拔伸牵引 3 ～ 5 分钟，待嵌入或重叠移位矫正后，握前臂的拇指置于骨折远端桡侧向尺侧按捺，同时将腕关节尺偏，以矫正其向桡侧移位。然后拇指置于近端背侧用力向下按压，食指置于骨折远端掌侧用力向上端提，同时将患腕背伸，使之复位。

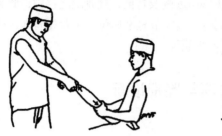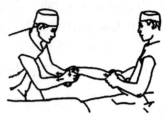

图 4-38　桡骨远端骨折伸直型复位手法

（3）背侧缘型：患者取仰卧位，术者与助手先拔伸牵引，并将腕部轻度屈曲，然后两手相对挤压，在腕背之手用拇指推按背侧缘骨折片，使之复位。

（4）掌侧缘型：患者取坐位，前臂中立位。助手握持上臂下段，一助手持握手指，两助手拔伸牵引，并将患肢轻度背伸。医者两手掌基底部在骨折处掌、背侧相对挤按，使掌侧缘骨折片复位。

（二）固定方法

伸直型骨折先在骨折远端背侧和近端掌侧分别放置一平垫，然后放上夹板，夹板上端达前臂中、上 1/3，桡、背侧夹板下端应超过腕关节，限制手腕的桡偏和背伸活动；屈曲型骨折则在远端的掌侧和近端的背侧各放一平垫，桡、掌侧夹板下端应超过腕关节，限制桡偏和掌屈活动。扎上 3 条布带，最后将前臂悬挂胸前，保持固定 4 ～ 5 周。背侧缘型或掌侧缘型骨折，在整复成功后，可用石膏超腕关节固定。

四、其他疗法

1. 手术治疗　如果桡骨长度、掌倾角或者尺偏角出现显著变化，或粉碎性骨折者，骨折线通过关节面，对位不良者容易遗留腕关节功能障碍，或致创伤性关节炎形成，若要正确对位，应该进行手术治疗。手术方式包括闭合复位经皮穿针治疗、外固定架固定、切开复位内固定（包括背侧钢板和掌侧钢板固定以及特异性切开复位内固定）等。

2. 药物治疗　儿童骨折早期治则是活血祛瘀、消肿止痛，中后期可不用内服药物。中年人骨折按三期辨证用药。老人骨折中后期着重养气血、壮筋骨、补肝肾。解除固定后，均应用中药熏洗以舒筋活络、通利关节。

3. 练功活动　固定期间积极作指间关节、指掌关节屈伸锻炼及肩肘部活动。解除固定后，作腕关节屈伸和前臂旋转锻炼。

五、预防和调护

复位固定后应观察手部血液循环，随时调整夹板松紧度；注意将患肢保持在旋后 15° 或中立位，纠正骨折再移位倾向；伸直型骨折固定期间应避免腕关节桡偏与背伸活动。

腕舟骨骨折

腕舟骨骨折是临床上较常见的骨折，约占腕骨骨折的80%以上。腕舟骨是近排腕骨中最长、最大的一块，呈长弧形，其状如舟，远端超过近排腕骨而平于头状骨的中部，腰部相当于两排腕骨关节的平面。腕舟骨分为结节、腰部和体部三个部分，远端与大、小多角骨相关节，为滑动型关节，在其尺侧远端与头状骨相关节，为杵臼关节，稍近侧与月骨相关节，有旋转作用；近心端与桡骨远端相关节，主要为屈伸活动，还有内收、外展及少许旋转活动。

一、病因病机

其多为间接暴力所致，好发于青壮年。跌倒时，手掌先着地，腕关节强度桡偏背伸，暴力向上传达，舟骨被锐利的桡骨关节面的背侧缘或茎突缘切断。骨折可发生于腰部、近端或结节部（图4-39），其中以腰部多见。腕舟骨腰部发生骨折后，腕舟骨远端的骨折块与远排腕骨一起活动，两排腕骨间就通过腕舟骨骨折断面活动，故腕舟骨骨折端所受剪力很大，难以固定。且由于掌侧腕横韧带附着在舟骨结节部，而舟骨其余表面多为关节软骨所覆盖，血液供应较差，故除结节部骨折愈合较佳外，其余部位骨折容易发生迟缓愈合、不愈合或缺血性坏死。

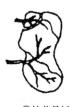 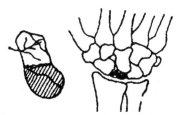 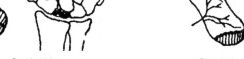

①结节骨折　　　　　②腰部骨折　　　　　③近端骨折

图4-39　腕舟骨骨折的不同部位

二、诊断与鉴别诊断

（一）诊断

1. 临床表现

（1）症状：伤后局部轻度疼痛，腕关节活动功能障碍。

（2）体格检查：鼻烟窝部位肿胀、压痛明显，将腕关节桡倾、屈曲拇指和食指而叩击其掌指关节时亦可引起疼痛。

2. 辅助检查　腕部正位、侧位和尺偏斜位X线片可协助诊断。但第一次拍摄X线片未发现骨折而临床表现仍有可疑时，可于2～3周以后重复X线检查，因此时骨折端的骨质被吸收，骨折较易显露。

（二）鉴别诊断

见表4-15。

表 4-15　腕舟骨骨折鉴别诊断

疾病名称	相同点	鉴别要点
陈旧性腕舟骨骨折	腕部桡侧肿胀、疼痛，有骨擦音	X 线显示骨折断端间隙较宽，断端骨质有硬化，变换投照体位，骨折线宽度有变化，舟骨有囊变或密度增加
桡骨茎突骨折		X 线片见骨折线在桡骨茎突部位

三、辨证论治

舟骨骨折很少移位，一般不需整复。若有移位时，可在用手牵引下使患腕尺偏，以拇指向内按压骨块，即可复位。鼻烟窝部位处放棉花球作固定垫，然后用塑形夹板或纸壳夹板固定腕关节伸直而略向尺侧偏、拇指于对掌位，固定范围包括前臂下 1/3、腕、拇掌及拇指指间关节，新鲜及陈旧性骨折均可采用，亦可用短臂石膏管形固定腕关节于背伸 25°～30°、尺偏 10°、拇指对掌和前臂中立位。结节部骨折一般约 6 周均可愈合，其余部位骨折愈合时间可为 3～6 个月，甚至更长时间，故应定期作 X 线检查。如骨折仍未愈合则须继续固定，加强功能锻炼，直至正斜位 X 线片证实骨折线消失、骨折已临床愈合，才能解除外固定。对迟缓愈合的腕舟骨骨折，中后期应加接骨续筋、补益肝肾的中药内服和熏洗。

四、其他疗法

骨折长时间不愈合且有明显症状，以及发生缺血性坏死者，可根据患者的年龄、工作性质、临床症状及腕舟骨的病理变化，而采用不同的手术方法。对于年轻患者，骨折端有轻度硬化，舟骨腰部骨折，时间已超过 3 个月，仍无愈合征象，但未并发创伤性关节炎者可考虑行自体骨植骨术；腕舟骨腰部骨折，近侧骨折端发生缺血性坏死，已有创伤性关节炎形成，腕桡偏时，因桡骨茎突阻挡而发生剧烈疼痛者，可行单纯桡骨茎突切除；腕舟骨近端骨折块发生缺血性坏死，腕关节疼痛，但无创伤性关节炎发生时，可行近端骨折切除术；腕舟骨骨折不愈合，关节活动受限，腕关节疼痛，且有严重创伤性关节炎者，可行腕关节融合术。

五、预防护理

对于腕舟骨骨折患者，可靠地固定是保证疗效的关键。应定期作 X 线片检查，根据骨折愈合情况而决定解除固定的时间，以免过早解除固定，影响治疗效果。根据医嘱要求，督促患者进行功能锻炼。

掌 骨 骨 折

掌骨骨折是比较常见的手部骨折，一般多见于成年人，且男性多于女性，儿童少见。

一、病因病机

第 1 掌骨短而粗，活动度较大，骨折多发生在基底部。第 2、3 掌骨细长，且较突出，握拳击物时，暴力常落在第 2、3 掌骨上，故易骨折，也称为拳击骨折。第 4、5 掌骨短细，其中以第 5 掌骨易受直接暴力而骨折，而当其受间接暴力时可致掌骨颈骨折。

二、诊断与鉴别诊断

（一）诊断

1. 临床表现

（1）症状：掌骨全长均可在皮下摸到，骨折时局部肿痛，有功能障碍。

（2）体格检查：骨折处有明显压痛，纵压或叩击掌骨头则疼痛加剧，如有重叠移位，则该掌骨短缩，可见掌骨头凹陷。

2. 辅助检查

因侧位片第 2～4 掌骨互相重叠，容易漏诊，宜摄手掌的正位与斜位 X 线片。

掌骨骨折可分下列几种：

Ⅰ型（第 1 掌骨基底部骨折）：多由间接暴力引起，骨折远端受拇长屈肌、拇短屈肌与拇指内收肌的牵拉，近端受拇长展肌的牵拉，骨折总是向桡背侧突起成角。

Ⅱ型（第 1 掌骨基底部骨折脱位）：亦由间接暴力引起，骨折线呈斜形经过第 1 掌腕关节面，第 1 掌骨基底部内侧的三角形骨块，因有掌侧韧带相连，仍留在原位，而骨折远端从大多角骨关节面上脱位至背侧及桡侧（图 4-40）。

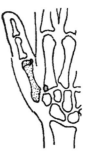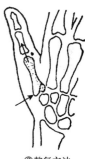

①移位方向　　②整复方法

图 4-40　第 1 掌骨基底部骨折脱位

Ⅲ型（掌骨颈骨折）：由间接暴力或直接暴力所致，但以握拳时掌骨头受到冲击的传达暴力所致者为多见。第 5 掌骨因其易暴露和受打击，故最多见，第 2、第 3 掌骨次之。骨折后断端受骨间肌与蚓状肌的牵拉，而向背侧突起成角，掌骨头向掌侧屈转；又因手背伸肌腱牵拉，以致近节指骨向背侧脱位，掌指关节过伸，手指越伸直，畸形越明显（图 4-41）。

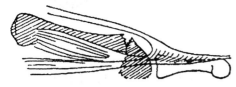

图 4-41　掌骨颈骨折畸形

Ⅳ型（掌骨干骨折）：可为单根骨折或多根骨折。由直接暴力所致者，多为横断或粉碎骨折。扭转及传达暴力引起者，多为斜形或螺旋形骨折。骨折后因骨间肌及屈指肌的牵拉，使骨折向背侧成角及侧方移位，单根的掌骨骨折移位较轻，而多根骨折则移位较明显，且对骨间肌的损伤也比较严重。

（二）鉴别诊断

本病以局部疼痛、肿胀、活动受限为主要特点，需与掌指关节脱位、手掌挤压伤、掌骨骨髓炎相鉴别（表 4-16）。

表 4-16　掌骨骨折鉴别诊断

疾病名称	相同点	鉴别要点
掌指关节脱位	局部肿痛，活动功能障碍，有纵轴叩痛，畸形弹性固定在过伸位，可扪及脱位的掌骨头	X 线片可见掌、指关节脱位，无三角形骨块及骨折线
手掌挤压伤	有肿胀、疼痛，手指屈伸时疼痛加重	压痛比较广泛，肿胀的范围大，拍 X 线片可见骨质结构正常

续表

疾病名称	相同点	鉴别要点
掌骨骨髓炎	慢性骨髓炎急性发作，有肿胀、疼痛，局部为红、肿、热、痛。	拍 X 片可见有炎症改变。急性病早期 X 线片无改变，但疼痛、肿胀呈持续增加，只有当切开引流后才能痛减肿消。慢性骨髓炎的 X 线片有骨皮质变薄，髓腔结构紊乱。查血常规血象较高

三、辨证论治

手的功能复杂，灵巧精细，骨折必须正确对线和对位，畸形愈合有碍于手部功能恢复。

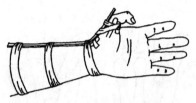

图 4-42　第 1 掌骨基底骨折固定法

（一）第 1 掌骨基底部骨折

在常规麻醉下，先将拇指向远侧与桡侧牵引，以后将第 1 掌骨头向桡侧与背侧推扳，同时以拇指用力向掌侧与尺侧按顶骨折处以矫正向桡侧与背侧突起成角。手法整复后应用外展夹板固定（图 4-42），4 周后解除外固定，进行功能锻炼。

（二）第 1 掌骨基底部骨折脱位

第 1 掌骨骨折合并拇指腕掌关节脱位，又称为 Bennett 骨折 - 脱位。骨折线偏于基底掌侧，与掌骨干近乎平行，直通腕掌关节，使基底一分为二：掌侧骨折块小，有掌侧韧带相连，留在原位；背侧骨折块较大，即第 1 掌骨，受拇长展肌腱牵拉向桡背侧移位。拇收肌作用于第 1 掌骨远端，使之向内侧移位，并经掌骨向近侧传导，于基底部产生杠杆作用，使之进一步向桡背侧移位。整复手法和固定方法同掌骨基底部骨折。但因这种骨折脱位很不稳定，容易引起短缩与移位。若复位后不能稳定时，可采用细钢针经皮肤作闭合穿针内固定。亦可采用局部加压短臂石膏管形外固定的同时加用拇指牵引，在石膏上包一粗铁丝，于拇指的两侧粘一条 2cm×10cm 胶布作皮肤牵引，或作拇指末节指骨骨牵引 3 ～ 4 周（图 4-43）。陈旧性骨折脱位宜行切开复位内固定，固定拇指于握拳位。

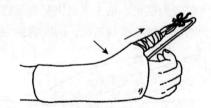

图 4-43　第 1 掌骨基底骨折脱位固定法

（三）掌骨颈骨折

由于骨折端向背侧成角，常有错误地将掌指关节固定于过伸位者。因在过伸位时，侧副韧带松弛，掌骨头仍向掌侧屈转不能整复。只有在屈曲 90° 位时，侧副韧带紧张，用食指压顶近节指骨头，使指骨基底部位于掌骨头之掌侧，将骨断片向背侧顶，同时用拇指将掌骨干向掌侧压才能准确整复（图 4-44）。

（四）掌骨干骨折

横断骨折、短斜骨折整复后比较稳定者，宜采用手法整复、夹板固定。在牵引下先矫正向背侧突起成角，之后用食指与拇指在骨折的两旁自掌侧与背侧行分骨挤压，并放置两个分骨垫以胶布固定，如骨折片向掌侧成角则在掌侧放一小毡垫用胶布固定，最后在掌侧与背侧各放一块夹板，厚 2 ～ 3mm，用胶布固定，外加绷带包扎（图 4-45）。斜形、粉碎、短缩较多的不稳定骨折，宜加用指骨末节骨牵引。

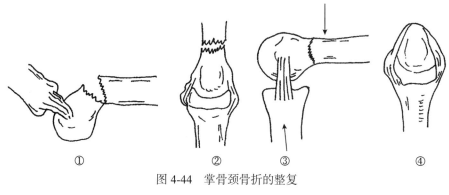

图 4-44　掌骨颈骨折的整复

①②不正确的整复；③④正确的整复

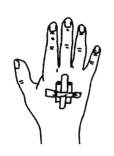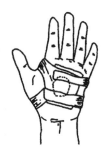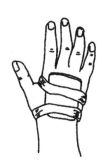

图 4-45　第 3 掌骨干骨折固定外观

四、其他疗法

保守治疗无效可选择钢针、螺钉、微型钢板及锚钉等切开复位内固定治疗。

五、预防护理

复位固定后，应密切观察患部血运情况，及时调整夹板松紧度，压垫不宜过厚过硬，以免引起压迫溃疡。手指要保持适当的位置，以防造成重新移位、骨折畸形愈合及关节僵硬。此类骨折如果复位良好，固定正确，护理得当，一般都可痊愈，预后较好。但如果整复不当或固定不良，可造成掌指关节创伤性关节炎。

指骨骨折

指骨骨折为手部最常见的骨折，骨折段受附着肌腱牵拉而造成较为典型的畸形。治疗时不可轻视，处理不当可发生畸形愈合，还可因关节囊挛缩，骨折端与邻近肌腱相粘连而导致关节功能障碍，对手的功能产生不良影响。

指骨共 11 块，为短管状骨，每节指骨的近端称为基部，远端称为头部，基部和头部除末节外，都有关节软骨覆盖，成为关节面。指总伸肌腱附着末节指骨基底的背侧，指深屈肌腱附着末节指骨基底的掌侧，近节指骨基底有骨间附着，背侧有蚓状肌附着，这些肌肉的牵拉是造成骨折移位的原因之一。

一、病 因 病 机

指骨骨折多由直接暴力所致,易引起开放性骨折。有横断、斜形、螺旋、粉碎或波及关节的骨折。骨折可发生于近节、中节或末节,以近节骨干骨折多见。

二、诊断与鉴别要点

（一）诊断

1.临床表现

（1）症状：患者均有明显的外伤史,伤后手指疼痛、肿胀,活动明显受限。

（2）体征：骨折时有明显肿胀、压痛和骨擦音,活动功能受限,明显移位时,可见外观畸形。

2.辅助检查 X线检查可见骨折处有明显的骨皮质不连续。根据骨折位置可将指骨骨折分为：

（1）近节指骨骨折：骨折断端因骨间肌与蚓状肌牵拉而向掌侧突起成角（图4-46）。

（2）指骨颈骨折：骨折亦向掌侧突起成角,由于伸肌腱中央部的牵拉,远端可向背侧旋转达90°,使远端的背侧与近端的断面相对而阻止骨片的整复（图4-47）。

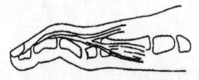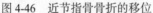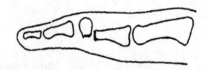

图 4-46　近节指骨骨折的移位　　　　图 4-47　指骨颈骨折的移位

（3）末节指骨基底背侧骨折：末节指骨基底背侧为指伸肌腱扩张的止点,多由于手指伸直时,指端受暴力弯曲引起撕脱性骨折,骨折块大小不等,多为三角形,为关节内骨折。如在接球时,指端被球撞击所致。骨折后末节手指屈曲呈典型的锤状畸形,不能主动伸直,又称锤状指。

（二）鉴别诊断

本病以局部疼痛、肿胀、活动受限为主要特点,需与指间关节脱位、伸肌腱断裂相鉴别（表4-17）。

表 4-17　指骨骨折鉴别诊断

疾病名称	相同点	鉴别要点
指间关节脱位	近关节部肿痛,活动障碍	指间关节弹性固定在伸直位,X线可确诊,常伴有撕脱骨折
伸肌腱断裂	指背伸疼痛,伸指功能障碍,被动活动正常	X线显示无骨折征

三、辨 证 论 治

（一）药物治疗

早期宜活血祛瘀、消肿止痛,内服肢伤一方或七厘散。中期宜接骨续损,内服肢伤二方或接骨丹、八厘散。后期如无兼证,可免服药物。解除固定后,可用上肢洗方或八仙逍遥汤煎水熏洗患手。

(二)手法整复及固定

指骨骨折必须尽量做到解剖复位,不能有成角、旋转、重叠畸形,以免愈合后造成手指的功能障碍。对于闭合性骨折,可用手法复位、夹板固定。对于开放性骨折,应彻底清创,力求伤口一期愈合,复位后手指尽量固定在功能位。

(1)指骨干骨折:在神经阻滞麻醉下拔伸牵引,用拇指与食指自尺桡侧挤压矫正侧方移位,然后将远端逐渐掌屈,同时以另一手拇指将近端自掌侧向背侧顶住以矫正向掌侧突起成角。复位后根据成角情况放置小固定垫,用夹板局部固定患指,再令患指握一裹有 3 ~ 4 层纱布的小圆柱状固定物(小木棒或玻璃瓶),使手指屈向舟状骨结节,以胶布固定,外加绷带包扎(图 4-48)。3 周后去除固定,用舒筋活血药熏洗,进行功能锻炼。

(2)指骨颈骨折:整复时应加大畸形,用反折手法:将骨折远端呈 90° 向背侧牵引,然后迅速屈曲手指,屈曲时应将近端的掌侧屈向背侧。固定方法与指骨干骨折相同(图 4-49)。

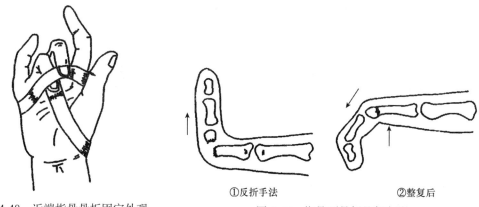

图 4-48　近端指骨骨折固定外观

①反折手法　　②整复后

图 4-49　指骨颈骨折整复方法

(3)末节指骨基底背侧撕脱骨折:无明显移位或骨折块不超过基底关节面 1/3 的骨折,可行闭合复位外固定治疗。整复和固定较容易,只要将近侧指间关节屈曲、远侧指间关节过伸,便可使指骨基底向被撕脱的骨片靠近,然后用塑料夹板或石膏固定(图 4-50)。如系末节指骨粉碎骨折或指端骨折,其折块较小;如合并开放性骨折,在清创缝合时,应将碎片切除,以免将来指端引起疼痛。

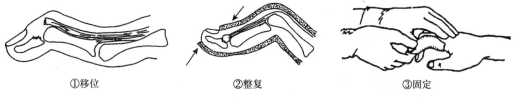

①移位　　　　②整复　　　　③固定

图 4-50　末节指骨基底背侧撕脱骨折

四、其他疗法

对开放性骨折和闭合性骨折复位后位置不佳者,应行切开复位内固定。其固定的方法很多,依具体情况而定,常用的方法仍为克氏针固定,但应以牢固可靠为原则。而指骨基底部撕脱骨折多采用张力带固定治疗。指骨骨折也可采用螺钉固定。

五、预防护理

末节指骨骨折，在愈合过程中，不可能有大量的外骨痂出现，在观察 X 线片时，只要骨折线较为模糊，临床症状已无疼痛，即说明骨折已愈合，因看不到明显骨痂不应即认为骨折尚未愈合，而长期进行固定。开放性骨折应彻底清创，争取一期愈合。除位于指浅屈肌腱止点近侧的中节指骨骨折外，其余应固定在功能位，以免引起关节囊和侧副韧带挛缩，而造成关节僵硬。固定后，要抬高患肢，以利于消肿除瘀，在不影响指移位的情况下，活动其余手指，防止其发生功能障碍。

（杨少锋）

第三节　下肢骨折

下肢的主要功能是负重和行走，因此要有一个良好的稳定结构。治疗下肢骨折不仅需要良好的对位对线，更需要恢复肢体的长度，关节内骨折则需要关节面的平整。超范围的成角畸形将改变肢体的承重力线，明显的短缩移位（2cm 以上）会出现跛行，凹凸不平的关节面则不可避免发生创伤性关节炎。由于下肢的肌肉丰富，骨折整复后单纯夹板固定多难以维持骨折的位置，尤其是股骨干骨折和不稳定的胫腓骨骨折，应该结合其他固定。为了保证骨折的正确愈合应该适当延长固定或负重时间。

股骨颈骨折

股骨颈骨折是指股骨头下至股骨颈基底部之间的骨折。

股骨颈位于股骨头和转子间线之间，平均纵径约 3.08cm，横径约 2.37cm。股骨颈和股骨干之间夹角称为内倾角或颈干角，正常为 110°～140°，儿童平均 151°。颈干角大于正常值为髋外翻，小于正常值为髋内翻。股骨颈中轴线与股骨两髁中点的连线所形成的夹角称为前倾角或扭转角，正常值为 12°～15°（图 4-51）。治疗股骨颈和股骨转子间骨折时必须保持良好的颈干角和前倾角，否则会遗留关节畸形，影响关节功能。股骨颈的前面部分在关节囊内，而后面只有股骨颈内侧 2/3 在关节囊内。

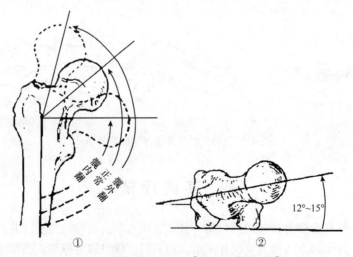

图 4-51　股骨颈颈干角（①）和前倾角（②）

股骨头、颈部的血液供应主要来自三个途径，①关节囊的小动脉：来源于旋股内动脉、旋股外动脉、臀下动脉和闭孔动脉的吻合部，分上下两组进入股骨颈。上组为上干骺端动脉，在滑膜和骨膜间行走，进入股骨颈基底部的上外侧；其分支为外骺动脉，供应股骨头的外上部分。下组为下干骺端动脉，进入股骨颈基底部的内下侧。②股骨干滋养动脉：此路血运仅达股骨颈基底部，小部分与关节囊的小动脉有吻合支。③圆韧带的小动脉：由闭孔动脉发出，称为内骺动脉，仅供应股骨头内下部分血运，与前述外骺动脉之间有吻合支。股骨头的血液供应主要依靠来自关节囊和圆韧带的血管，如果遭到破坏，将容易导致股骨颈骨折不愈合或股骨头缺血性坏死（图4-52）。

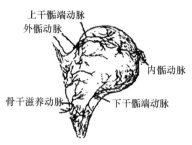

图 4-52 股骨头、颈部的血液供应

一、病因病机

股骨颈骨折是老年人的常见损伤，女性多于男性，多为传递或扭转外力引起。由于股骨颈部位于松质骨和密质骨的交界处，骨质较细小但负重量较大，更因老年人筋骨衰弱，多有不同程度骨质疏松，即使轻微的外力，例如髋部旋转内收时滑倒臀部着地，便可导致骨折。除非交通事故或高处坠落等强大暴力，一般青壮年或儿童很少发生股骨颈骨折。

股骨颈骨折的自然愈合时间平均 5～6 个月，其愈合速度不但与骨折部位、类型和移位程度有关，而且与复位、固定和护理质量也有密切关系。骨折不愈合、股骨头缺血坏死是股骨颈骨折最常见、最严重，更是尚未解决的并发症。一般认为，股骨颈骨折的不愈合率为 10%～30%，股骨头缺血坏死率为 20%～40%，但不愈合与坏死之间并无明确的关联性。股骨头坏死最早出现时间可在伤后 3 个月内，但也可迟至伤后 4 年或更长时间。坏死初期多发生在股骨头外上方，后期可逐渐累及整个股骨头，最终导致股骨头塌陷和创伤性关节炎而引起不可逆性的疼痛和功能障碍。

根据骨折的形态、移位、部位等不同，临床上股骨颈骨折有多种分类方法。

（1）按照骨折发生的解剖部位，骨折可分为头部、颈部和基底部三种类型。因为前两者骨折线位于关节囊内，又称囊内骨折；后者位于关节囊外，又称囊外骨折。囊内骨折的骨折不愈合和股骨头缺血坏死的发生率明显增高。

（2）按照正位 X 线片上骨折线与股骨干纵轴垂直线（水平线）所形成的倾斜角 [林顿（Linton）角] 大小，股骨颈骨折可分为 Ⅰ、Ⅱ、Ⅲ型（Pauwels 分型）。

Ⅰ型骨折：林顿角小于 30°。骨折较为稳定，血运破坏较少，骨折愈合率较高。

Ⅱ型骨折：林顿角 30°～50°。骨折不稳定，较易发生骨折不愈合或股骨头缺血坏死。

Ⅲ型骨折：林顿角大于 70°。骨折极不稳定，血供破坏较大，骨折不愈合和股骨头缺血坏死的发生率明显增高。

（3）按照骨折移位的程度，股骨颈骨折可以分为 Ⅰ、Ⅱ、Ⅲ、Ⅳ型（Garden 分型）。

Ⅰ型：部分骨折。骨折线没有通过整个股骨颈，股骨颈有部分骨质连接，骨折无移位。近端保持较好血运，愈合良好。

Ⅱ型：完全骨折但无移位。如系头下骨折，愈合虽有可能但股骨头坏死时有发生。

Ⅲ型：部分移位骨折。其移位多为远端向上移位而近端向下嵌插在远端的断面里，形成股骨头向内旋转移位，颈干角变小。

Ⅳ型：股骨颈骨折完全移位，两侧的骨折端完全分离，近端可以产生旋转，远端多向后上移位，关节囊和滑膜多有严重损伤，容易引起股骨头缺血坏死。

Garden 分型是目前临床应用较多的一种股骨颈骨折分类方法（图 4-53）。

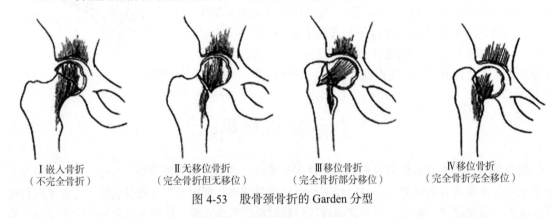

Ⅰ嵌入骨折　　　　　Ⅱ无移位骨折　　　　　Ⅲ移位骨折　　　　　Ⅳ移位骨折
（不完全骨折）　（完全骨折但无移位）　（完全骨折部分移位）　（完全骨折完全移位）

图 4-53　股骨颈骨折的 Garden 分型

二、诊断与鉴别诊断

（一）诊断

1. 临床表现　多见于老年人，伤后或无明显外伤突发一侧髋部疼痛、患肢不敢站立、行走，或肿胀和皮下瘀斑。体检腹股沟中点下方压痛；髋关节屈伸、旋转等运动障碍并引起局部疼痛加重；纵轴叩击痛和大转子局部叩击痛（+）。骨折移位时，患肢可有短缩、外旋、外展、屈髋、屈膝等畸形，囊外骨折更明显；股骨大转子上移，伯瑞安（Bryant）三角底边缩短，大转子顶点在内纳通（Nelaton）线之上。

2. 辅助检查　骨盆平片或髋部正位和侧位 X 线片多可确定骨折部位、类型和移位情况。CT及其三维重建对决定治疗方案及判断预后更有帮助，MRI 对隐匿性骨折的诊断更有意义。

根据受伤史、临床表现和影像学检查多可明确诊断。

少数无移位骨折或早期嵌插骨折甚至可无明确的外伤，或者伤后仍可站立或行走。因此，对所有主诉髋部疼痛不适的老年患者都应仔细认真查体，对临床怀疑骨折而早期 X 线片骨折线不明显的患者，应拍摄健侧照片对比或 CT、MRI 检查，也可先按无移位骨折处理，1～2 周后再摄片复查以免漏诊或误诊。

（二）鉴别诊断

股骨颈骨折应与股骨转子间骨折临床鉴别。两者发病年龄接近，受伤机制基本相同，但股骨颈骨折受伤史更隐匿，由于股骨颈大多位于关节囊内，因此外观肿胀、瘀斑以及患肢畸形等均没有股骨转子间骨折明显。

三、辨 证 论 治

缓解骨折疼痛，恢复或改善关节功能，避免或减少骨折引起的并发症是股骨颈骨折治疗的主要目的。临床应根据骨折时间、移位及其程度，以及患者的年龄和全身情况等决定具体治疗方案。新鲜无移位骨折或嵌插骨折无需复位，患肢制动或固定；移位骨折应首选内固定或关节置换；陈旧性骨折可根据情况或采用改变下肢力线的股骨近端截骨术，或关节置换术。

（一）整复方法

（1）骨牵引逐步复位法：患者患肢在外展中立位行胫骨结节或股骨髁上骨牵引，重量4～8kg，2～3天后改为轻度内旋位牵引，以纠正骨折的向前成角，并床边摄片了解骨折复位情况。如骨折尚未复位，可根据X线片调整牵引角度和牵引重量。复位一般在1周内完成。此法的优点是不加重原有损伤，无需麻醉。

（2）手法复位：患者仰卧位，助手固定骨盆，术者左手托腘窝，右手握踝部，屈髋屈膝各90°，大腿内旋位沿股骨干纵轴向上牵引纠正短缩移位，保持髋关节内旋位逐渐伸髋、伸膝、下肢外展，纠正成角畸形等移位。复位后作托掌试验，将患足跟置于术者手掌之上，如患肢外旋畸形消失，说明复位成功。手法复位可在手术内固定前进行，或与上法配合使用（图4-54）。

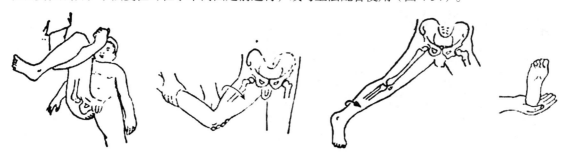

图 4-54　股骨颈骨折手法复位法

（3）骨折整复台牵引复位法：复位在手术室进行。麻醉后，将患肢置于骨折专用整复台上，会阴部用立柱挡住，两足捆绑于整复台的足托上。旋转骨折整复台的螺旋使患肢在适当的位置上，纵轴牵引下肢纠正短缩畸形，再将患肢外展、内旋，使断面扣紧。透视确认骨折复位成功。

（二）固定方法

可采用持续牵引固定或外展夹板固定，该法适用于无移位或外展嵌插型稳定骨折以及不能耐受手术者。患者卧床，患肢外展、中立位或轻度内旋位皮肤或骨牵引，牵引重量4～5kg，牵引时间3～6个月，待X线片证实骨折临床愈合后解除牵引。也可选用上端超过髂嵴，下端抵达足底的外展夹板固定患肢。为防止患肢过度外旋，牵引或夹板固定时可在患足穿带有横板的丁字鞋以维持患肢中立位。固定期间应复查X线片，如骨折移位应考虑手术治疗。

（三）练功活动

固定后即可进行股四头肌、足踝关节和全身锻炼，防止肌肉萎缩、关节僵硬和骨质疏松，减少褥疮、肺部感染等并发症。固定期间应做到不盘腿、少侧卧、迟负重。无移位骨折可在伤后约3个月经X线片证实骨折临床愈合后扶双拐不负重行走活动。

（四）药物治疗

普通股骨颈骨折可按骨折三期辨证用药治疗。对老年患者，更应注意全身疾病和并发症的处理。对无移位骨折或嵌插骨折，早期瘀肿不甚，可提早应用补益肝肾、强筋壮骨方药；对便秘、腹胀患者，应以养阴润燥为主，不可攻下太过，如麻仁丸；对长期卧床患者，在补益肝肾同时更要注意健脾养胃，促进饮食。

四、其他疗法

（一）手术内固定

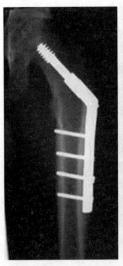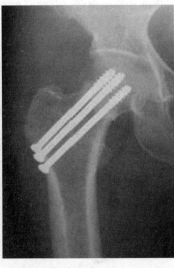

图 4-55　股骨颈骨折内固定

该法适用于全身条件稳定、骨质较好的股骨颈骨折。骨折整复台复位，正侧位透视证实骨折解剖复位，选用 2～3 枚中空加压螺钉或滑动髋螺钉经皮或开放固定（图 4-55）。考虑股骨头颈血供重建需要，骨折内固定后不建议早期过多负重行走。

（二）人工关节置换

对于内固定可能愈合不好的患者，如头下型骨折、Garden Ⅲ、Ⅳ型骨折，高龄或骨质疏松明显的骨折以及陈旧性骨折、骨折不愈合、股骨头缺血坏死患者，应选用人工全髋或半髋关节置换，以减少并发症及再手术率。

五、预防护理

正常老年人首先应注重骨质疏松治疗，手杖协助行走，以防止跌倒造成骨折。骨折卧床期间应加强护理，包括定时翻身、保持骶尾部干燥、经常按胸叩背、鼓励咳嗽排痰和饮水排尿、功能锻炼等，骨折稳定后尽早下床不负重锻炼活动，以防止或减少褥疮、坠积性肺炎、尿路感染、下肢静脉血栓、便秘等并发症。同时还应注意心、脑等内科疾病的护理和治疗。骨折内固定后，鼓励早期活动但应避免过早负重行走，定期复查，以减少股骨头坏死的发生。关节置换者可早期功能活动。

股骨转子间骨折

股骨转子间骨折，也称股骨粗隆间骨折，是发生于股骨大小转子间部位的骨折，常见于老年人。

股骨大转子呈长方形，位于股骨颈后上部，主要由松质骨构成。大转子的内面下部与股骨干及股骨颈的骨松质相连，上部形成转子间窝。小转子在股骨干之后、上、内侧，大转子平面之下，髂腰肌附着其上。大小转子间前面为转子间线，是关节囊及髋关节韧带的附着处；后面为转子间嵴，骨盆出来的小外旋肌多附着其上。股骨转子间周围有丰富的肌肉层，其血运丰富，营养较股骨头明显优越。因此股骨转子间骨折很少发生不愈合或骨坏死，但整复不良或过早负重常会造成骨折畸形愈合而影响功能，例如髋内翻畸形。

一、病因病机

股骨转子间骨折的原因和受伤机制与股骨颈骨折相似，多为间接暴力。其骨折平均年龄比股骨颈骨折更高。由于骨质疏松更为明显，粉碎骨折也更多见。传统上根据骨折的受力方向和骨折线方向及位置将其分为三型，即顺转子间骨折、反转子间骨折和转子下骨折（图4-56）。

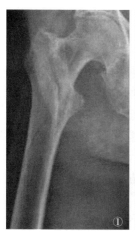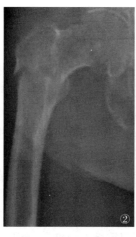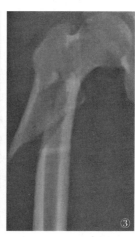

图 4-56 股骨转之间骨折分型
①顺转子间骨折；②反转子间骨折；③转子下骨折

（1）顺转子间骨折：骨折线自大转子顶点上方或稍下方开始，斜向内下方走行，达小转子的上方或稍下方，其骨折线走向与转子间线或转子间嵴基本平行，小转子或保持完整或成为游离骨片，但由于股骨上端内侧的骨支柱基本保持完整，即使小转子游离髋内翻也多不严重。骨折远端可因下肢重量及外旋肌作用而外旋移位。如暴力较大而致粉碎骨折，不但小转子游离，大转子及内侧支柱也破碎，此时远端上移，患肢外旋、短缩畸形，髋内翻明显。

（2）反转子间骨折：骨折线自大转子下方斜向内上方行走，达小转子上方。骨折线的走向与转子间线或转子间嵴大致垂直，小转子亦可成为游离骨片。骨折近端因外展肌和外旋肌作用而外展、外旋，远端因内收肌及髂腰肌牵拉而向内、向上移位。

（3）转子下骨折：骨折线经大、小转子下方，骨折近端可因髂腰肌、臀中肌、臀小肌及外旋肌牵拉而屈曲、外展、外旋，近端内移、外旋移位。骨折可为斜形或横断形，也可轻度粉碎。

顺转子间粉碎骨折、反转子间骨折以及转子下骨折均属不稳定骨折。

除此之外，临床常用的分类方法还包括 AO 分型和 Evans-Jensen 分型。

二、诊断与鉴别诊断

（一）诊断

1. 临床表现 高龄患者，明显外伤史。伤后髋部疼痛、肿胀，患肢不能站立行走。检查患肢出现不同程度短缩、内收、外旋畸形，髋部肿胀、瘀斑，腹股沟及大转子压痛（＋），纵向叩击痛（＋），明显移位者可触及大转子上移。

2. 辅助检查 骨盆平片或髋部正侧位 X 线片可确定骨折部位和基本类型及移位情况。CT 及三维重建对决定治疗方案更有帮助。

（二）鉴别诊断

股骨转子间骨折临床应与股骨颈骨折鉴别。两者发病年龄接近，受伤机制基本相同，但股骨转子间骨折受伤史或更突出。由于股骨转子间位于关节囊之外，因此外观肿胀和瘀斑更加明显；也由于没有关节囊约束，骨折后下肢外旋等畸形也可更明显。

根据受伤史、临床表现和影像学检查多可明确诊断。

三、辨证论治

股骨转子间骨折治疗的主要目的是让患者早期活动，尽快恢复伤前的功能状态，减少并发症。如果仅考虑骨折愈合，保守治疗（牵引）多可奏效，但长期卧床不仅并发症较多，而且容易发生髋内翻畸形。因此，近年来更多观点认为，如果患者伤前基础条件较好，股骨转子间骨折应早期行手术治疗，并术后早期进行肢体活动，保守治疗只适于不能耐受麻醉及手术的患者（如近期心肌梗死患者），以及伤前不能活动且伤后无明显不适者。

1. 手法整复 无移位骨折无须整复，有移位骨折的整复方法与股骨颈骨折相同。尽可能解剖复位是良好固定和愈合的基础。

2. 固定方法 无移位的稳定骨折，仅用"丁字鞋"或皮肤牵引制动。移位骨折采用外展中立位持续骨牵引或与外展夹板固定结合。牵引重量 6～8kg，牵引时间 8～10 周，X 线片证实骨折临床愈合后解除牵引。

3. 练功活动 骨折复位固定后，即应积极进行股四头肌、踝关节以及全身锻炼，防止肌肉萎缩、关节挛缩僵硬、骨质疏松及卧床并发症的出现。解除外固定后，先在床上做髋、膝关节的功能锻炼，然后作扶双拐不负重行走锻炼，负重活动必须在 X 线片证实骨折良好愈合后进行。

4. 药物治疗 与股骨颈骨折基本相同。早期应注意活血化瘀、消肿止痛；对年老体虚患者，不宜过用桃仁、红花之类，宜用三七、丹参等，使瘀祛而不伤新。后期宜补气血、壮筋骨，可用八珍汤等。局部瘀肿明显者，可外敷消肿止痛膏。

四、其他疗法

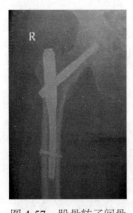

图 4-57　股骨转子间骨折 PFNA 内固定

1. 手术内固定 股骨转子间骨折的内固定方法主要有髓外固定和髓内固定两种。前者包括滑动加压髋螺钉系统（如 DHS 和 DCS）、股骨近端解剖钢板等，后者包括股骨近端防旋髓内钉（PFNA）、伽马钉（Gamma 钉）等（图 4-57），临床更建议髓内固定。手术可以经皮微创或开放。对于手术内固定患者，术中、术后摄片证实内固定位置良好后可早期下床进行功能锻炼。

2. 其他手术治疗 对于拒绝手术内固定或高风险的患者，可以选用外固定支架复位固定。对于畸形愈合的青壮年患者，可行转子下截骨术纠正髋内翻。对于高龄骨质疏松明显的不稳定骨折患者，可以考虑初始人工关节置换手术。

五、预防护理

与股骨颈骨折基本相同。例如骨质疏松治疗、预防跌倒、卧床护理、早期锻炼等。对持续牵引患者，要注意观察患肢体位，保持外展、中立位。骨折愈合前，要避免过早、过多负重运动，并定期复查，防止髋内翻。

股骨干骨折

股骨干骨折指小转子下 2～5cm 至股骨髁上 2～5cm 内的骨折。骨折可以发生在任何年龄，以 20～40 岁的青壮年和 10 岁以下的儿童常见，男多于女。

股骨是人体最长、最坚强的管状骨。骨干表面光滑，其后方有一骨性隆起，名股骨嵴或股骨粗线，是肌肉附着及营养动脉的进入处，也是手术中纠正旋转移位的良好标志。股骨嵴向下至远端时分为二岐到股骨髁，形成髁上嵴。正常时股骨干有轻度向前突出的弧线，以利于股四头肌的伸膝作用。股骨干髓腔略呈圆形，上、中 1/3 的内径基本均匀一致，其间有一狭窄区，下 1/3 渐变宽。

股骨干周围有丰厚的肌肉包围，主要包括前侧的伸肌群、后侧的屈肌群和内侧的内收肌群。由于内外侧肌群的不平衡，骨折时常因内收肌作用而发生远端向内移位或断端向外成角倾向；由于丰厚肌群的收缩牵拉，多数股骨干骨折稳定性较差，单纯外固定或简单内固定难以保持骨折复位后的位置，甚至造成内固定物的弯曲、折断。股动静脉在股骨上、中 1/3 时离骨干较远，在下 1/3 时则靠近股骨后方行走，骨折时或有损伤。

一、病因病机

股骨干骨折多由重物砸伤、挤压、车辆撞击等强大的横向直接暴力和高处坠落、跌仆等强大的杠杆或扭转等间接暴力所致，前者骨折多为横形或粉碎性，后者多为斜形或螺旋形。除青枝骨折外，均为不稳定骨折。

股骨干骨折的移位方向除与暴力大小、方向以及搬运等因素有关外，还与骨折部位的肌肉牵拉有密切关系。其移位方向有一定规律可循（图 4-58）。

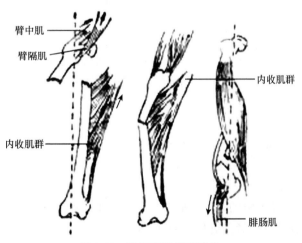

图 4-58 股骨干骨折的移位

上 1/3 骨折时，近端受髂腰肌和臀中、小肌及其他外旋肌的牵拉而产生屈曲、外展、外旋移位；远端因内收肌群的作用产生向后、上、内移位。

中 1/3 骨折时，除断端重叠外，移位无一定规律。多数骨折近端呈外展、屈曲倾向，远端因内收肌作用向内上移位，使骨折端向前外成角。

下 1/3 骨折时，远端受膝关节后侧关节囊及腓肠肌的牵拉向后倾斜移位，严重时可能刺伤腘动静脉。

强大暴力在导致股骨干骨折的同时也会造成局部软组织的严重损伤，一般认为，成人股骨干骨折时，其断端的髓腔和软组织损伤的出血可达 500～1000ml，甚至更多。加上骨折后突然的疼痛刺激，股骨干骨折早期可以发生创伤性或失血性休克。另外，由于暴力强大且复杂，股骨干骨折的同时还可以并发身体其他部位（如脏器、血管、神经）的损伤和骨折以及挤压综合征等。

二、诊断与鉴别诊断

1. 临床表现　有明显、强大的外伤史。伤后患侧大腿剧烈疼痛、肿胀，活动丧失。体检患肢短缩、成角或旋转畸形，局部明显压痛和肿胀，并有异常活动和骨擦音。

2. 辅助检查　股骨正、侧位 X 线片可显示骨折的部位、类型和移位情况。

由于股骨干骨折多为强大暴力所致，因此在骨折诊断的同时，更应行全身其他部位的检查，注意多发损伤、多发骨折、创伤性或失血性休克、血管神经损伤、脏器损伤、挤压综合征、脂肪栓塞综合征等合并症的诊断。如骨折后的剧痛及断端出血（患肢肿胀如比健侧增粗 1cm，一般估计内出血量为 500ml）易导致休克；下 1/3 骨折时向后移位的断端可能损伤腘血管和神经；严重挤压伤、粉碎性骨折或多段骨折的患者，要注意并发脂肪栓塞综合征、挤压综合征和腹腔脏器损伤的可能；高处坠落者应排除颅脑、脊柱及腹腔脏器损伤。

三、辨 证 论 治

新鲜股骨干骨折的治疗应该从院前处理开始，包括临时固定、正确搬运等。应首先纠正休克等全身情况，对脏器和血管神经损伤也应优先处理。虽然多数股骨干骨折采用非手术治疗也可以获得较好的复位和骨折愈合，但由于骨折的不稳定，单纯的手法复位和夹板、石膏外固定容易导致骨折继发移位而发生畸形愈合或不愈合，必须配合持续牵引或手术治疗。与成人相比，儿童骨折愈合更快，复位要求也稍低，但旋转和过大的成角移位必须纠正。

（一）整复方法

（1）持续牵引复位：此法适用于多数股骨干骨折，尤其是不稳定骨折。只要牵引方向和重量合适，复位过程中多数不需要特别的复位手法，对残留移位略加手法即可。例如，横断骨折的侧方移位可以双手掌行端提、挤压手法；粉碎骨折可以手掌夹挤复位；斜形骨折背向移位时可以行回旋手法调整。持续牵引的方法包括皮肤牵引和骨骼牵引两种。

（2）手法复位：复位时患者仰卧位，一助手固定骨盆，另一助手双手握小腿上段，首先沿纵轴顺势牵引纠正短缩移位，并逐渐屈髋屈膝，然后再按不同部位骨折采用不同手法。例如，上 1/3 骨折时，患肢外展略外旋，然后由助手握近端向后挤按，术者握远端由后向前端提。中 1/3 骨折时，将患肢外展，同时用手自断端外侧向内推挤，再用双手在断端前后、内外夹挤。下 1/3 骨折时，在维持牵引下屈曲膝关节，并以双手置于腘窝内作支点，将骨折远端由后向前向近端推挤。

（二）固定方法

根据不同年龄、不同部位，选用不同的固定方法。例如，新生儿产伤骨折可用竹帘或硬纸板固定 2～3 周，也可将患肢极度屈曲后固定于自己躯干上。儿童稳定骨折，可以夹板固定 3 周左右。不稳定股骨干骨折，则须在持续牵引的基础上配合夹板固定或者手术内固定。

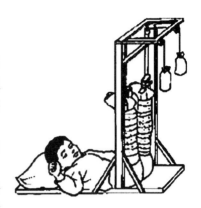

图 4-59　悬吊皮肤牵引

1. 持续牵引　根据年龄不同选用不同的牵引方法（图 4-59～图 4-61）。

（1）悬吊皮肤牵引：适用于 3 岁以内的患者。先用两条宽度不超过大腿周径一半的胶布贴于两下肢内外侧，长度超过骨折处 3～5cm 或达到大腿根部。在足底远端约 3cm 处用带孔小木板撑开胶布，牵引绳穿过木板孔并打结。双髋屈曲 90° 垂直向上，两下肢同时牵引，重量以使患儿臀部离开床面 1～2cm 为度。牵引时间约 3 周，其间根据复位情况或可加用夹板。3 周后去除牵引，改用夹板固定直至骨折愈合。牵引过程中注意会阴部清洁及防止胶布脱落，并密切观察下肢血运情况。

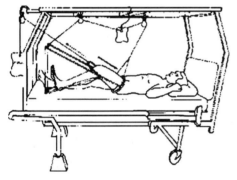

图 4-60　股骨髁上平衡牵引

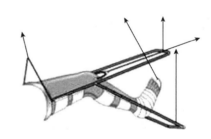

图 4-61　胫骨结节平衡牵引

（2）水平皮肤牵引：适用于 4～8 岁儿童。长条胶布粘贴于患肢内外侧，牵引重量 3～5kg，牵引时间 4～8 周。牵引期间应辅助夹板固定。上 1/3 骨折采取患肢屈髋、屈膝、外展、外旋位；中 1/3 骨折取屈髋、稍外展位；下 1/3 骨折应极度屈膝位。

（3）骨骼牵引：适用于 8～12 岁以上的儿童以及成人患者。除远端向前移位的下 1/3 骨折于屈髋外展位用胫骨结节牵引外，其他部位骨折应于外展中立位用股骨髁上或股骨髁冰钳牵引。初始牵引重量约体重的 1/9～1/7，复位后维持重量 5kg 左右。牵引方向应与股骨干纵轴一致，牵引过程中可根据复位情况调整牵引方向和重量，保持牵引效能并防止过度牵引，也可辅助手法复位。骨折复位后加用夹板固定。牵引时间 8～12 周。

2. 夹板固定　一般用四块夹板，其中外侧板和内侧板远端稍凹或呈叉状，以免直接压迫骨牵引针；前侧板近端呈斜坡形或与腹股沟折纹一致，以免影响屈髋活动；后侧板两端稍向后弯曲，以适应臀部与腘部的形状。上 1/3 骨折可配合超髋外展板固定，下 1/3 骨折时内外两侧夹板应超膝固定。夹板固定时可根据骨折移位情况加用固定垫，例如，上 1/3 骨折时平垫放于近端的前方和外侧；中 1/3 骨折时平垫放于断端的外侧和前侧；下 1/3 骨折时，平垫放在近端的前方。

（三）练功活动

非手术治疗者，练功活动应从复位后的次日开始，初期练习股四头肌收缩和踝、趾关节屈伸活动。第三周起允许直坐床上，用健足蹬床，以两手扶床练习抬臀，使身体离开床面，开始锻炼髋、膝关节活动。第五周开始两手握吊杆，健足踩在床上支撑，收腹、抬臀，臀部完全离床，躯干与大腿、小腿成一直线，以加大髋、膝关节的活动范围。第七周后如果摄片证实骨折无再移位，可扶床练习站立。解除牵引后，先床上活动一周，然后在夹板保护下逐渐扶拐下地，作不负重步行锻炼。当骨折端有连续性骨痂时，逐渐增加患肢负重；经观察证实骨折稳定后改用单拐行走，1～2周后逐渐弃拐活动。X线片证实骨折愈合良好，可解除夹板固定。

（四）药物治疗

按骨折三期辨证用药，如早期可服用新伤续断汤，肿胀疼痛明显者可用双柏散膏外敷；中期可服用接骨丹；后期服用健步虎潜丸，也可配合海桐皮汤煎水外洗。

四、其他疗法

（一）合并症处理

骨折早期应密切注意血压、血常规、呼吸、脉搏以及肢体肿胀等变化，在专科医师的协助下积极处理休克、其他组织脏器损伤、脂肪栓塞综合征、挤压综合征等并发症。

（二）手术内固定

对于开放性骨折，骨折合并重要血管、神经损伤需要手术探查者，骨折断端嵌夹软组织，合并全身多发骨折，以及牵引治疗失败的股骨干骨折应采用手术复位和内固定治疗。对于其他不稳定型股骨干骨折，为减少牵引并发症，防止骨折畸形愈合，更早更好地恢复肢体功能，也可以考虑手术治疗。手术内固定应首选交锁髓内钉固定，如中段及近中段骨折；其次选用解剖型锁定加压钢板，如上段或下段骨折。对早期骨折不稳定但无手术条件的患者可临时外固定支架固定。术后摄片证实骨折及内固定位置良好，可早期功能锻炼并逐渐负重活动。

（三）畸形愈合和不愈合处理

（1）畸形愈合：股骨干骨折非手术治疗发生短缩、成角或旋转等畸形愈合，如果骨折在3个月之内且体质良好者，可在充分麻醉下，试行闭合骨折或断端小切口锉开骨折端，重新复位外固定或直接切开复位内固定。如超过3个月，骨折多已愈合坚固，此时应选择切开复位和坚强内固定。手术治疗出现畸形愈合或内固定失效者也应重新手术。

（2）迟缓愈合和不愈合：迟缓愈合者，应加强或调整外固定并延长固定时间，并配合按摩、理疗、中药内服或外敷，避免患肢负重、运动，促进骨折愈合。骨折不愈合者，应行手术切开复位、内固定和植骨术。

五、预防护理

持续牵引时，应根据骨折移位和复位情况观察并调整牵引重量和牵引体位、方向，同时应注意牵引架或床头不可抵挡牵引重量，防止针眼感染。固定期间还应注意调整夹板松紧，保持骶尾部干燥，防止骨突处的压疮。骨折中后期要注意制动与锻炼的关系，切不可因为锻炼而影响骨折稳定，特别是非手术者。

（郭　英）

股骨髁上骨折

股骨髁上骨折发生于股骨腓肠肌起点上 2～4cm 范围内的骨折称为股骨髁上骨折。

股骨下端向两侧延伸成为股骨髁，朝下并向前，在额状面及矢状面凸出隆起。股骨髁的前后径较横径为大，外髁更明显。在股骨体下端后面，股骨粗线、外唇及髁间线之间围成一个三角形平面，即腘平面，胫神经和腘动、静脉通过腘平面。腘动脉上段与股骨下段紧贴，骨折时有损伤可能。股骨两髁关节面连线与股骨干中线在内侧相交形成股内角，正常约 100°。股骨机械轴线应落在膝关节中心，其与解剖轴有约 6° 的夹角，当膝外翻或内翻时，此角度改变。

一、病因病机

直接暴力、间接暴力均可引起股骨髁上骨折，以后者为多。此外，当膝关节僵直或骨质疏松时，更易因外力而发生股骨髁上骨折。

临床上，根据暴力的作用方式不同，可将股骨髁上骨折分为屈曲型和伸直型，其中以屈曲型多见。

（1）屈曲型：膝关节一般在屈曲位时受伤。骨折线由前下向后上，呈横断或斜形，远端因股四头肌、腘绳肌及腓肠肌牵拉短缩而向后移位和成角，严重时可压迫或刺伤股动、静脉及胫神经。有时向前移位的近端也可刺破髌上囊及皮肤而形成开放骨折。

（2）伸直型：膝关节伸直时跌倒或后方直接暴力打击引起。远端向前移位，骨折线从前上向后下。

二、诊断与鉴别诊断

（一）诊断

1. 临床表现　该型骨折与股骨干下 1/3 骨折类似，包括有明显外伤史，伤后大腿中下段肿胀、疼痛、功能障碍。检查可见患肢短缩、局部畸形、压痛、异常活动等。

对于屈曲型股骨髁上骨折，如膝后方出现较大血肿，胫后动脉或足背动脉搏动减弱或消失，应考虑腘动脉损伤可能；如出现足跖屈、内收、旋后及足趾屈曲运动消失，足底反射及跟腱反射消失，小腿后 1/3、足背外侧 1/3 及足底皮肤感觉减弱或消失时，应考虑胫神经损伤可能。

2. 辅助检查　包括膝关节的股骨下端正、侧位 X 线片可确定骨折类型及移位情况。CT、MRI 可以更准确了解骨折情况及其与周围组织的关系。

（二）鉴别诊断

本病应与股骨髁间骨折相鉴别。

三、辨证论治

如关节腔内有明显积血，应首先抽吸清除。对青枝骨折或无移位骨折，可直接予夹板或超关节石膏、支具固定。有移位骨折，以股骨髁上或胫骨结节牵引配合手法纠正移位并维持固定，中后期可配合夹板固定。对保守治疗失败以及伴有血管、神经损伤需要手术处理者，可以手术复位内固定。

（一）整复方法

除非骨折没有移位，对有移位的屈曲型骨折选用股骨髁上或股骨髁冰钳牵引，伸直型骨折采用胫骨结节牵引，患肢置于托马斯架膝关节屈曲位。由于内收肌牵拉远骨折端使骨折块内旋和内翻，在牵引时应使膝处于轻度外旋位，使骨折断端更好地对位，同时辅助挤压等手法复位残留的侧方移位。整复过程中注意保护腘窝神经血管，动作缓慢轻柔，复位困难者，可适当加大牵引重量。

（二）固定方法

（1）夹板、石膏或支具固定：适用于无移位或轻度移位不需要复位的骨折，石膏、支具固定于膝关节近伸直位，固定范围上至股骨近端，下至小腿下端。夹板固定分股骨和小腿两部分。股骨段前后夹板分别至髌骨上缘和腘窝中部，两侧以带轴活动夹板延至小腿超膝关节固定，小腿段的固定和小腿骨折相同。

（2）骨牵引结合夹板固定：牵引、手法复位后，骨折局部配合夹板固定。其中屈曲型骨折的两侧夹板的下端呈叉状，骑在冰钳或牵引针上。

牵引固定时间约 5～7 周，在骨折纤维愈合后改成石膏或支具固定，直至骨折愈合。

（三）练功活动

股骨髁上骨折属于近关节骨折，复位、固定后，在不影响骨折稳定的情况下应尽早进行股四头肌收缩、膝关节屈伸等关节、肌肉的功能锻炼，防止肌肉萎缩和关节功能障碍。早期主要在床上锻炼，解除牵引或骨折愈合后方可下床运动。

（四）药物治疗

按骨折三期辨证用药，保守患者后期在加强功能锻炼的同时可重点配合中药熏洗外用，促进关节功能恢复。

四、其他疗法

适用于手法复位失败或伴有血管、神经损伤以及对骨折复位或功能有更高要求的患者。主要采用锁定钢板螺钉固定，也可选用髓内钉固定。术后经摄片证实内固定满意后即可进行关节屈伸并逐渐下地行走活动。

五、预防护理

与股骨干骨折相同。

股骨髁间骨折

股骨髁间骨折属于关节内骨折，是膝部较严重的损伤。其发病机制及临床表现与股骨髁上骨折相似但更为严重。由于骨折波及关节面，复位要求较高，治疗不当更易引起创伤性关节炎和膝关节功能障碍。

一、病 因 病 机

股骨髁间骨折多由较严重的间接暴力引起。打击、挤压等直接暴力较少见。患者从高处坠落后，首先造成股骨髁上骨折，如暴力继续，则骨折近端嵌插于股骨两髁之间，将股骨髁劈成左右两块，形成"T"或"Y"形骨折（图4-62）。根据损伤机制和骨折移位方向不同，可分为伸直型和屈曲型，其中屈曲型骨折远端向后移位、近端向前移位；伸直型骨折远端向前移位，近端向后移位。后者更多见。

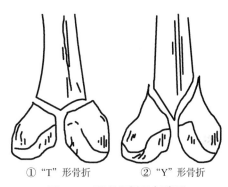

① "T"形骨折　　② "Y"形骨折

图 4-62　股骨髁间骨折类型

临床上，根据骨折移位程度，可将股骨髁间骨折分为四度。

Ⅰ度：骨折无移位或轻度移位，关节面平整。

Ⅱ度：骨折有移位但两髁无明显旋转及分离，关节面不平整。

Ⅲ度：骨折远端的两髁旋转分离，关节面不平整。

Ⅳ度：骨折粉碎，股骨髁游离骨块三块以上，关节面严重移位。

股骨髁间骨折多为闭合骨折，骨折后多伴有明显的关节腔积血。与股骨髁上骨折一样，严重移位的屈曲型骨折易伤及腘动脉或胫神经。

二、诊断与鉴别诊断

（一）诊断

1.临床表现　与股骨髁上骨折基本相同。更应注意关节腔积血和腘血管损伤的检查和诊断。

2.辅助检查　膝关节正侧位X线片可初步明确骨折类型和移位，CT检查可以获得更精确的骨折情况。

（二）鉴别诊断

与股骨髁上骨折相鉴别。

三、辨 证 论 治

股骨髁间骨折为关节内骨折，首先要求达到良好的解剖复位以保证关节面的平整，其次要求相对稳定的固定以保持关节面的完整，并进行更早期的功能锻炼，如此才能最大可能地恢复关节功能，减少创伤性关节炎的发生。

复位治疗前应抽吸关节内积血。对两髁无明显分离和旋转移位，关节面平整的Ⅰ、Ⅱ度骨折，可以手法复位加超关节石膏或夹板固定。对骨折端重叠移位，两髁分离、旋转的Ⅲ、Ⅳ度骨折，可试行手法复位、股骨髁冰钳牵引或胫骨结节牵引，辅助夹板固定并早期功能锻炼磨造关节面。对复位失败或难以复位或治疗要求较高者，应选择手术复位内固定。

1. 整复方法

（1）骨牵引复位：适用于Ⅰ、Ⅱ度骨折以及拒绝手术或不能耐受手术的Ⅲ、Ⅳ度骨折。抽吸积血后，两髁分离移位者行股骨髁冰钳牵引，无明显分离者行胫骨结节骨牵引，逐步纠正重叠、成角等主要移位。

（2）手法复位：牵引重叠、成角复位后，术者用双手扣挤手法纠正分离移位，用端提按捺手法纠正前后移位。

2. 固定方法 复位后维持骨牵引 6 ～ 8 周并辅助超关节夹板固定，解除牵引后继续夹板固定直至骨折愈合。

3. 练功活动 基本原则与股骨髁上骨折相同。

4. 药物治疗 与股骨髁上骨折相同。

四、其他疗法

手术治疗适用于骨折端重叠移位，两髁分离、旋转的Ⅲ、Ⅳ度骨折。开放复位后选用解剖型加压锁定钢板固定，有时需要同时植骨术。

五、预防护理

与股骨干骨折相同。

髌 骨 骨 折

髌骨，又名连骸骨，是人体中最大的籽骨，形似倒三角形，底边在上尖端在下，后面为软骨面。股四头肌肌腱连接髌骨上缘并跨过其前面，移行为髌韧带而止于胫骨结节。髌骨、股四头肌腱以及髌韧带共同组成伸膝装置。髌骨位于膝关节前面，具有传导并增强股四头肌肌力、维护膝关节稳定以及保护股骨髁使其免于直接遭受外力打击的作用。

髌骨骨折多见于成年人和老人，儿童极少见。

一、病 因 病 机

髌骨骨折由直接暴力或间接暴力造成，临床以后者多见。直接暴力所致者，约占髌骨骨折的1/3，骨折多呈粉碎，髌骨两侧的股四头肌筋膜以及关节囊多保持完整，对伸膝功能影响较小。间接暴力所致者，约占髌骨骨折的2/3，是膝关节半屈曲位跌倒，股四头肌突然强烈收缩，髌骨与股骨滑车顶点密切接触成为支点，髌骨受到肌肉强力牵拉和折顶而断裂，骨折线多呈横断或上下极撕脱，骨折块分离，同时股四头肌筋膜和关节囊破裂，伸膝装置破坏。两骨折块分离愈大，髌骨两侧股四头肌肌腱的扩张部分撕裂也愈严重且广泛。根据骨折移位情况可以分为无移位骨折和有移位骨折两类（图4-63）。

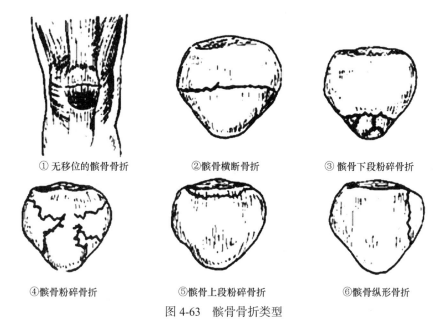

① 无移位的髌骨骨折   ② 髌骨横断骨折   ③ 髌骨下段粉碎骨折

④ 髌骨粉碎骨折   ⑤ 髌骨上段粉碎骨折   ⑥ 髌骨纵形骨折

图 4-63　髌骨骨折类型

二、诊断与鉴别诊断

（一）诊断

1. 临床表现　有直接或间接暴力的外伤史，伤后膝部肿胀、疼痛，查体见膝前肿胀、饱满，皮下瘀斑或/和皮肤擦伤痕，局部压痛，浮髌试验（＋），移位骨折断端处可触及沟状凹陷，膝关节屈伸功能障碍。

2. 辅助检查　膝关节侧位和髌骨轴位X线片可明确骨折及其移位情况。三维CT可以进一步明确的骨折类型及移位情况。

临床上怀疑有髌骨骨折而X线阴性者，还应考虑股四头肌的髌骨附着部或髌韧带的髌骨附着部损伤。这两类损伤可以无骨折片，但局部应有显著的压痛及伸膝困难。

（二）鉴别诊断

在鉴别诊断中应注意除外二分髌骨，它多位于髌骨外上缘（约占75%），位于外缘及下缘者少见。副髌骨与主髌骨之间的间隙较整齐，临床上局部无压痛。

三、辨 证 论 治

髌骨骨折属于关节内骨折，其治疗目的首先是恢复髌骨关节面的光滑完整，其次是修复或保持伸膝装置的完整，防止或减少创伤性关节炎，无移位的髌骨骨折，移位不大的裂纹骨折、星状骨折，可单纯采用抱膝圈固定膝关节于伸直位；分离移位1cm，可采用手法整复，抱膝圈固定膝关节于伸直位；移位较大手法整复困难者，应选择手术切开复位并内固定。

（一）整复方法

在局麻或椎管麻醉下，患者平卧位，复位前抽吸关节腔内积血。术者一手拇指及中指固定远端并向上推挤，另一手同时拇指及中指捏挤近端内外两角并向下推挤，使骨折近端向远端对齐。复位后保持膝关节伸直位。

（二）固定方法

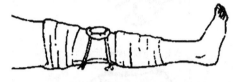
图 4-64　髌骨骨折外固定

（1）抱膝圈固定：用于无移位或轻度移位的骨折。用铅丝做一个略大于髌骨轮廓的圆圈，铅丝外缠以厚绷带，另加布带四条；配置从大腿中上部到小腿中下部长度的托板。骨折复位后将患肢置于托板上，将抱膝圈套于髌骨上，四条布带固定捆扎于后侧托板上（图 4-64）。

（2）布兜弹性多头带固定：移位较多者可用此法。准备抱骨垫、半月状布兜弹性带、髌前长形布兜弹性带以及膝后活动托板。骨折复位后患肢置于托板上，将半月形抱骨垫分别卡在髌骨上、下缘，用胶布固定。再将半月状多头带固定在远端抱骨垫上，五根弹性带分别系于膝后托板上，同法将另一个多头弹性带固定在近端的抱骨垫上和托板上，最后放置并固定髌前弹性带。所有弹性带固定必须松紧适度，上下左右用力均匀。固定结束后用绷带将膝后托板缠绕于患肢大腿及小腿。

（3）石膏固定：骨折复位后，用长腿石膏托或石膏夹板将患肢固定于膝关节伸直位。固定时间 4～6 周。

（三）练功活动

固定期间不断加强股四头肌舒缩锻炼，解除固定后，逐步进行膝关节屈伸锻炼，但骨折未达临床愈合前应避免膝关节过度屈曲，防止骨折再移位。

（四）药物治疗

按骨折三期辨证施治。骨折早期瘀肿较重，应重用活血化瘀、利水消肿药物，包括内服和外用，中期应用接骨续筋、通利关节之品，后期平补肝肾，解除固定后可配合中药熏洗。

四、其他疗法

1. 闭合穿针加压外固定　适用于移位较大的横行骨折。局部麻醉生效后，在无菌操作下，首先抽净膝关节腔积血，于骨折远、近端经皮分别横行穿入两根克氏针，手法推挤或相向牵拉靠拢两针，使骨折端紧密接触，复位成功后，以固定器或钢丝固定克氏针。术后用酒精纱布保护针孔，膝后托板固定患肢于膝关节伸直位直至骨折愈合。

2. 切开复位内固定　对移位较大或闭合复位困难的髌骨骨折应选择切开复位内固定。骨折复位后首先检查、修补股四头肌筋膜和关节囊，然后根据骨折情况选择粗丝线或钢丝环扎、克氏针张力带、记忆合金髌骨爪、新型髌骨钢板等固定。除了环扎术外，术后不需外固定。另外，上、下极移位骨折，可手术切除上、下极骨片。

3. 髌骨切除术　适用于明显移位难以复位的粉碎性骨折，以及未曾复位且愈合不良的陈旧性骨折。髌骨切除后应行韧带修补术。髌骨切除后对膝关节功能有一定影响，临床应慎用。

五、预 防 护 理

抱膝圈、弹性带等外固定者，应注意观察、调整扎带松紧度以及抱膝圈、抱骨垫的位置，防止固定失效。石膏固定者，应注意患肢末梢血运、神经血管和皮肤压迫。所有外固定者，骨折临床愈合前应避免膝关节过度屈曲运动。闭合穿针以及手术内固定者，应注意针孔和切口感染。

胫骨平台骨折

胫骨上端的扩大部分为内髁和外髁，其平坦的关节面称胫骨平台，故胫骨髁骨折又称胫骨平台骨折，其多发生于外髁，青壮年多见。胫骨上端向两侧膨大，形成胫骨内侧和外侧平台。两平台近端关节面与股骨下端的内、外侧髁关节面相接触构成膝关节。胫骨内外平台关节面呈鞍形。胫骨上端周围的皮质骨较薄弱，具有纵向骨小梁和横向骨小梁。胫骨平台关节软骨下皮质骨亦常较股骨髁为薄弱。因此，当暴力使胫骨平台和股骨髁相互撞击时，常引起胫骨平台骨折。支撑内侧关节面的内髁骨质比外侧部分更强，故外髁的骨折更为常见。

一、病 因 病 机

胫骨平台骨折多由间接暴力所致。当小腿的内侧或膝的外侧受到暴力撞击时，膝关节强力外翻，常造成胫骨外侧平台的骨折，甚至合并内侧副韧带和半月板损伤。暴力作用时，若膝关节处于伸直位，由于股骨外髁前部仅与外侧平台中部接触，故股骨外髁的前部即像楔子一样向外侧平台的中部嵌入，造成胫骨外侧平台中部塌陷骨折（图 4-65 ①）。

若小腿的外侧或膝内侧受到暴力撞击时，膝关节强力内翻，可引起胫骨内侧平台骨折或合并外侧副韧带损伤。由于胫骨内侧平台骨小梁较外侧平台致密而有较强的支撑力，且正常膝关节存在一定的外翻度，膝部内侧又受另一腿保护，故内侧平台骨折较外侧平台骨折少见。胫骨内侧平台骨折多为整块劈裂骨折，或整块塌陷骨折。劈裂骨折块常向内、向下移位，塌陷骨折块常向内、向下嵌入平台下的松质骨内（图 4-65 ②）。

若患者自高处跌下，膝关节伸直位着地，股骨内外两髁向下撞击胫骨内外侧平台，引起胫骨内外侧平台骨折，骨折线为"T"或"Y"形（图 4-65 ③）。

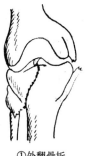 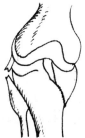 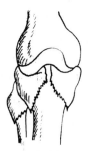

①外翻骨折　　②内翻骨折　　③垂直冲击骨折

图 4-65 胫骨髁骨折类型

二、诊断与鉴别诊断

（一）诊断

1. 临床表现 伤后膝部明显瘀肿、疼痛和功能障碍，可有膝内、外翻畸形。关节内积血重者，按之有波动感，浮髌试验阳性。严重移位骨折常有膝关节外翻或内翻畸形。若侧副韧带断裂，局部有压痛，并有侧向应力试验阳性；若交叉韧带撕裂，可有抽屉试验阳性。部分患者可合并腓总神经和血管损伤。

2. 辅助检查 膝关节正侧位X线片可显示移位情况，三维CT可更好地显示骨折移位情况，怀疑有侧副韧带或交叉韧带损伤者，可进一步核磁共振检查。

（二）鉴别诊断

胫骨平台骨折应注意与胫骨髁间隆突骨折相鉴别。膝关节正侧位X线摄片有助于鉴别诊断。

三、辨 证 论 治

胫骨平台骨折为关节内骨折，骨折线通过关节面，既不容易整复，又不容易固定。治疗目的是恢复关节面平整。倘若负重过早，骨折块可再移位，严重影响关节功能，故治疗时应达到正确复位，行坚强的内固定或外固定，待骨性愈合后才能考虑负重；同时，又要恢复膝关节屈伸功能。所以，在固定期间进行适当的锻炼，磨造一个较光滑的关节面，促进关节功能的恢复。

（一）药物治疗

按骨折三期辨证施治，后期可用中药熏洗配合膝关节功能锻炼，以利关节功能恢复。

（二）手法治疗

一般在腰部麻醉或局部血肿内麻醉下进行，患者仰卧，在无菌操作下抽吸干净关节内积血，将患膝屈曲20°～30°位。对移位不多，关节面无塌陷或塌陷不严重的单髁骨折，以外髁为例，助手一手按于股骨下段向外侧推，同时另一助手握小腿下段牵拉并向内扳拉，使膝呈内翻位，并扩大膝关节外侧间隙，有利于骨折复位。当膝关节外翻被矫正时，膝关节囊即紧张，可以将骨折块拉回原处。在助手牵拉的同时，术者用拇指推压骨片向上、向内，以进一步纠正残余移位。对骨折移位较多的单髁骨折，一助手握大腿下段，另一助手握小腿下段进行对抗牵引，在保持牵引下，远端助手略内收小腿使膝内翻，在外侧关节囊（若未破裂）被拉紧的同时，将骨折块拉向近、内侧。术者站于患侧，用两手拇指按压骨折片向上、向内复位。对于双髁骨折，手法复位时，两助手分别握大腿下段及小腿下段对抗牵引，在牵引下，术者以两手掌合抱，用大鱼际部置于胫骨内、外髁上端之两侧对向挤压，迫使骨折块复位（图4-66），复位后应加用持续牵引。

若关节面塌陷者，可在X线透视下，严密消毒，麻醉下将克氏针刺入塌陷关节面下进行撬拨，使之复位，撬拨时注意腓总神经损伤。

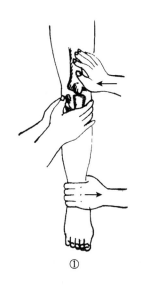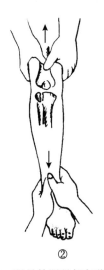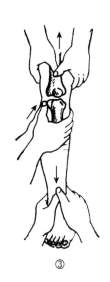

① ② ③

图 4-66 胫骨外髁骨折复位法

（三）固定方法

对于无移位骨折，先在无菌操作下，抽吸干净关节内积血或积液，然后用超关节夹板固定 4～6 周。有移位骨折在整复后，经 X 线片证实复位良好，用超膝关节夹板固定。先在外髁的前下方放好固定垫，注意勿压迫腓总神经；双髁骨折则在内、外髁前下方各置一固定垫，放好固定垫后，可用夹板作固定。若骨折块移位较多的单髁骨折或双髁骨折，整复后骨折块仍有移位趋势，可加胫骨下端或跟骨牵引；亦可选加小腿皮肤牵引，以增强骨折复位固定的稳定性，减少继续移位。牵引时间一般为 4 周左右，重量 3～5kg；夹板固定一般为 6～8 周。

四、其 他 疗 法

1. 手术治疗 由于关节面塌陷、倾斜及粉碎性骨折易发生创伤性关节炎，不适合保守治疗者，应提倡早期手术治疗。单侧平台骨折或双侧平台骨折，采取松质骨螺钉和单侧或双侧支撑钢板固定。若合并有膝关节韧带损伤或半月板损伤，可早期行修补术或后期行韧带重建术。

2. 练功活动 骨折复位固定后，应进行股四头肌功能锻炼及踝、趾关节屈伸活动；解除固定后，在床上练习膝关节屈伸活动或拄拐不负重行走锻炼；经 8 周左右，骨折临床愈合后，可下地逐渐进行负重行走锻炼；避免过早下地负重造成胫骨平台再次塌陷。

五、预 防 护 理

胫骨平台骨折不稳定，容易发生再移位，注意及时调整夹板与定期复查；关节面平整未恢复者，易诱发创伤性关节炎，膝关节容易遗留功能性障碍，骨折复位应力争恢复关节面平整，减少创伤性关节炎的发生；骨折复位固定后，提倡早期功能锻炼，晚期负重行走。

（侯德才）

胫腓骨干骨折

胫腓骨干骨折为长管状骨折中最常见的骨折，各种年龄均可发病，以 10 岁以下儿童及青壮年多见。胫骨干骨折以儿童为多，胫腓骨干双骨折以成人多见。

胫骨干上 1/3 横断面呈三角形，下 1/3 呈四方形，中下 1/3 交界处最细，易发生骨折。胫骨内侧面无肌肉附着，开放性骨折时易形成骨外露。胫骨滋养血管位于胫骨上 1/3 后外侧，因此下 1/3 骨折易发生愈合障碍。胫骨两端的膝、踝关节面互相平行，骨折后残余成角可诱发创伤性膝、踝关节炎。腓骨近端有腓总神经走行，腓骨近端骨折移位或外固定物压迫时，可造成腓总神经损伤。

一、病因病机

直接暴力或间接暴力均可造成胫腓骨干骨折。影响骨折移位的因素，主要是暴力的方向、肌肉的收缩、小腿和足部的重力，骨折端可以出现重叠、成角或旋转畸形。股四头肌和腘绳肌分别附着在胫骨上端的前侧和内侧，此两肌能使骨折近端向前、向内移位。小腿的肌肉主要在胫骨的后面和外面，由于肢体内动力的不平衡，故患处小腿肿胀消退后，易引起断端移位。

（一）直接暴力

直接暴力如小腿遭受重物打击、碰撞、车轮碾压等，多来自前侧或前外侧，而骨折多是横断、短斜面，也可造成粉碎骨折。胫腓骨两骨折线都在同一水平，软组织损伤较重，并多为开放性骨折（图 4-67 ①）。

（二）间接暴力

从高处跌下或滑倒，暴力传达到胫腓骨形成应力集中，进而引起骨折。受伤时，躯干若无扭转，则为单纯的传达暴力，骨折多为横形或粉碎形；若躯干有扭转，则形成扭转暴力，骨折多为螺旋形或斜形，且腓骨的骨折线较胫骨高（图 4-67 ②）。

胫骨的前缘与前内侧面表浅，仅有皮肤遮盖，骨折时容易刺破皮肤，形成开放性骨折。腘动脉在进入比目鱼肌的腱弓后，分为胫前、后动脉，此二种动脉都贴近胫骨下行，胫骨上端骨折时，有可能损伤

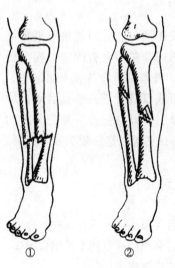

图 4-67　胫腓骨干骨折

血管。此外，胫骨骨折可造成小腿筋膜间隔区内压力太高，压迫血管，可引起缺血性肌挛缩。胫骨的营养血管由胫骨上 1/3 的后方进入，在致密骨内下行一定距离，而后进入骨髓腔，胫骨下 1/3 又缺乏肌肉附着，故胫骨干中、下段发生骨折后，往往因局部血液供应不良，而发生迟缓愈合或不愈合。

二、诊断与鉴别诊断

（一）诊断

1. 临床表现　有明显外伤史。伤后患肢疼痛、肿胀和功能障碍，并有足跟部纵轴叩击痛，可有骨擦音和异常活动。有移位骨折者，可有肢体缩短、成角及足外旋畸形。小儿青枝骨折或裂纹骨折，临床症状可能很轻，但往往表现为患儿拒绝站立或行走，局部有轻微肿胀及压痛。

若合并出现筋膜间隔区综合征时，在小腿前、外、后侧间隔区单独或同时出现极度肿胀，扪之硬实，肌肉紧张无力，有压痛和被动牵拉痛，胫后或腓总神经分布区域的皮肤感觉丧失。严重挤压伤、开放性骨折，应注意早期可能出现创伤性休克。胫骨上 1/3 骨折者，检查时应注意腘动脉是否损伤。腓骨上端骨折时应注意腓总神经是否损伤。

2. 辅助检查 小腿正侧位 X 线片可以明确骨折类型、部位及移位方向。因胫骨和腓骨骨折处可以不在同一平面（尤其是间接暴力引起的骨折），故 X 线片应包括胫腓骨全长。

（二）鉴别诊断

由外旋扭转暴力引起的胫腓骨干骨折，腓骨骨折线较高，可位于腓骨颈处，应与单纯胫骨干骨折相鉴别。

三、辨 证 论 治

胫腓骨骨折的治疗原则主要是恢复小腿的长度和负重功能。因此，应重点处理胫骨骨折。

（一）药物治疗

初期宜活血化瘀、消肿止痛为主，可选用活血止痛汤、和营止痛汤；中期宜接骨续筋为主，可选用新伤续断汤、续骨活血汤等；后期宜壮筋骨、养气血、补肝肾为主，可选用壮筋养血汤、健步虎潜丸和续断紫金丹等。开放性骨折的早期在活血祛瘀方药中可加入凉血清热、祛风解毒之品，如银花、连翘、蒲公英、地丁、防风。胫骨中、下 1/3 骨折局部血供较差，容易发生骨折迟缓愈合或不愈合，故后期内治法应着重补气血、养肝肾、壮筋骨。

（二）手法治疗

患者取平卧位，膝关节屈曲 20°～30°，一助手用肘关节套住患肢腘窝部，另一助手握住足部，沿胫骨长轴作拔伸牵引 3～5 分钟，矫正重叠及成角畸形。若近端向前内移位，则术者两手环抱小腿远端并向前提，一助手将近端向后按压，使之对位。如仍有左右侧移位，术者两手对向推挤，使近端向外、远端向内，一般即可复位。螺旋形、斜形骨折时，远端易向外侧移位，术者可用拇指置于胫腓骨间隙，将远端向内侧推挤；其余四指置于近段的内侧，向外用力提拉，并嘱助手将远端稍稍内旋，可使完全对位（图 4-68）。然后在维持牵引下，术者两手握住骨折处，嘱助手徐徐摇摆骨折远端，使骨折端紧密相插，最后以拇指和食指沿胫骨前嵴及内侧面来回触摸骨折处，检查对线对位情况。

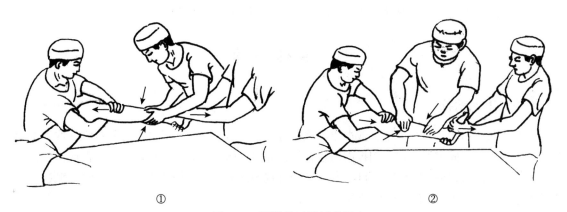

①   ②

图 4-68 胫腓骨干骨折整复法

（三）固定方法

无移位骨折只需用夹板固定，直到骨折愈合；有移位的稳定性骨折（如横断骨折），手法整复后，再行夹板固定；不稳定性骨折（如粉碎骨折、斜形骨折），可用手法整复、夹板固定，同时配合跟骨牵引，或选用固定器固定。

小夹板共 5 块，外、后、内各一块，前侧块两块。压力垫据骨折断端复位前移位的方向及其倾向性而适当放置。当上 1/3 部骨折时，膝关节置于屈曲 40° ～ 80° 位，夹板下达内、外踝上 4cm，内、外侧夹板上端超过膝关节 10cm，胫骨前嵴两侧放置两块前侧板，外前侧板正压在分骨垫上。两块前侧板上端平胫骨内、外两髁，后侧板的上端超过腘窝部，在股骨下端作超膝关节固定（图 4-69 ①）。当中 1/3 部骨折时，外侧板下平外踝，上达胫骨外髁上缘；内侧板下平内踝，上达胫骨内髁上缘；后侧板下抵跟骨结节上缘，上达腘窝下 2cm，以不妨碍膝关节屈曲 90° 为宜；两前侧板下达踝上，上平胫骨结节（图 4-69 ②）。当下 1/3 部骨折时，内、外侧板上达胫骨内、外髁平面，下平齐足底；后侧板上达腘窝下 2cm，下抵跟骨结节上缘；两前侧板与中 1/3 骨折固定方法相同（图 4-69 ③）。将夹板按部位放好后，横扎 3 ～ 4 道扎带。下 1/3 骨折的内外侧板在足跟下方作超踝关节捆扎固定；上 1/3 骨折内、外侧板在股骨下端作超膝关节捆扎固定，腓骨小头处应以棉垫保护，避免夹板压迫腓总神经。

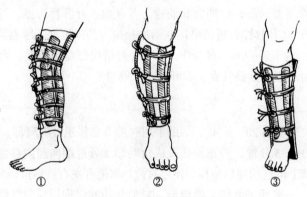

图 4-69　胫腓骨干骨折夹板固定

运用夹板固定时，要注意夹板松紧度，既要防止消肿后外固定松动而导致骨折重新移位，也要防止夹板固定过紧，妨碍患肢血运或造成压疮，故应抬高患肢，下肢处于中立位，膝关节屈曲 20° ～ 30°。每天注意调整布带的松紧度，检查夹板、压力垫有无移位，加垫处或骨突部位有无受压而产生持续性疼痛。若骨折对位良好，则 4 ～ 6 周后拍 X 线片复查。

四、其他疗法

（一）手术治疗

若胫腓骨骨折手法复位失败，或严重不稳定骨折，或多段骨折以及开放性骨折宜采取手术治疗。手术治疗有外固定器固定、钢板内固定、带锁髓内钉内固定。若开放性骨折应彻底清创，尽快闭合伤口，将开放性骨折变为闭合性骨折。若合并筋膜间隔区综合征者应切开深筋膜，彻底减压。骨折不愈合者，应切开复位并行植骨术。

（二）跟骨牵引

依据患者病情，行跟骨牵引。穿钢针时，跟骨外侧要比内侧高 1cm（相当于 15° 斜角），牵引时可使足跟轻度内翻，既恢复了小腿生理弧度，又使骨折对位更稳定；牵引重量一般为 3 ～ 5kg。牵引后在 48 小时内拍 X 线片检查骨折对位情况，如果患肢严重肿胀或出现大量水疱，则不宜采用夹板固定，以免造成压疮，感染，暂时单用跟骨牵引，待消肿后再用夹板固定。

（三）练功活动

整复固定后，即可作踝、足部关节屈伸活动及股四头肌舒缩活动。采用跟骨牵引者，可用健腿和两手支持体重抬起臀部。稳定性骨折从第二周开始进行抬腿及膝关节活动，从第四周开始扶双拐作不负重步行锻炼。不稳定骨折则解除牵引后仍需在床上锻炼 5 ～ 7 天后，才可扶双拐作不负重步行锻炼。此时患肢虽不负重，但足底要放平，不要用足尖着地，避免远端受力引起骨折端旋转或成角移位，锻炼后骨折部若无疼痛，自觉有力，即改用单拐逐渐负重锻炼，在 3 ～ 5 周内为了维持小腿的生理弧度和避免骨折段的向前成角，在床上休息时，可用两枕法。若解除跟骨牵引后，胫骨有轻度向内成角者，可让患者屈膝 90° 髋关节屈曲外旋，将患肢的足部放于健肢的小腿上，呈盘腿姿势，利用肢体本身的重力来恢复胫骨的生理弧度（图 4-70）。8 ～ 10 周根据 X 线片及临床检查达到临床愈合标准，即可去除外固定。

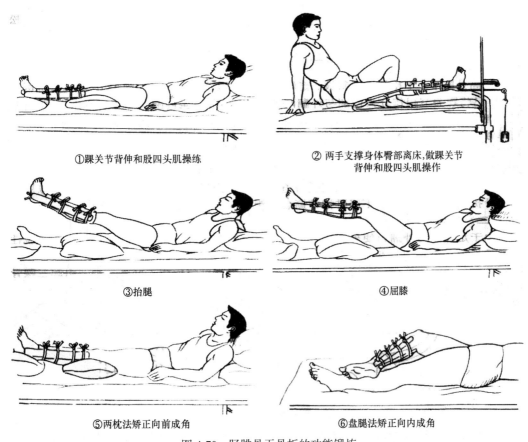

① 踝关节背伸和股四头肌操练　　② 两手支撑身体臀部离床，做踝关节背伸和股四头肌操作

③ 抬腿　　④ 屈膝

⑤ 两枕法矫正向前成角　　⑥ 盘腿法矫正向内成角

图 4-70　胫腓骨干骨折的功能锻炼

五、预防护理

骨折治疗期间，尽早进行患侧膝、踝关节功能锻炼。胫腓骨开放性骨折伴骨缺损者，将影响骨折愈合；腓骨近端骨折，容易继发腓总神经损伤；胫腓骨中 1/3 骨折，骨牵引不宜过早去除，否则骨折断端容易发生向前、外侧的成角移位；胫腓骨下 1/3 骨折，容易发生骨折延缓愈合或不愈合。

踝部骨折

踝部骨折是最常见的关节内骨折。它包括单踝骨折、双踝骨折、三踝骨折等。多为闭合性骨折，开放骨折亦可见。踝关节由胫、腓骨的下端与距骨构成。内、外、后三踝构成踝穴，而距骨居于其中，形成屈戌关节。外踝比较窄而长，位于内踝的稍后方。内踝的三角韧带较外踝的腓距、腓跟韧带坚强，故阻止外翻的力量大，阻止内翻的力量小。当下胫腓韧带紧张时，关节面之间紧贴，关节稳定，不容易扭伤，但暴力过大仍可造成骨折。

一、病因病机

踝部损伤时可引起踝部韧带损伤、骨折、脱位，可单独或同时发生，根据受伤的姿势可有内翻、外翻、外旋、纵向挤压、侧方挤压等多种暴力，其中以内翻暴力最多见，外翻暴力次之。踝关节呈内翻姿势损伤者为内翻损伤，呈外翻姿势损伤者为外翻损伤。

（一）内翻暴力

从高处跌下，足外缘触地，或小腿下段内侧受暴力撞击，或足底内侧踩于硬物上，使足骤然内翻，都可形成踝部内翻暴力。踝部过度内翻时，使内踝侧受挤迫，内踝多为斜形骨折，外踝受牵拉多为撕脱性横断骨折或腓侧副韧带、下胫腓韧带撕裂，距骨向内脱位（图 4-71）。残余暴力继续作用，使距骨撞击内踝或内、后踝，引起内踝或内、后踝骨折。

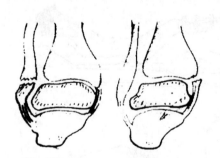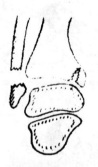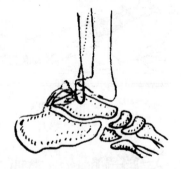

图 4-71　踝部内翻骨折

（二）外翻暴力

从高处跌下，足内缘着地，或足底外侧踩于硬物上，或小腿远段外侧受暴力撞击，使足骤然外翻，均可形成踝部外翻暴力。踝部外翻时，使外踝侧受挤迫，外踝多为斜形骨折，内踝受牵拉多为撕脱性横断骨折或三角韧带、下胫腓韧带撕裂，距骨向外脱位（图 4-72）。

残余暴力继续作用，距骨体推挤外踝，可引起外踝横形或斜形骨折，甚者还可引起后踝骨折。

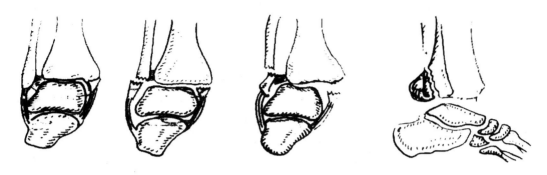

图 4-72 踝部外翻骨折

在上述暴力作用时，若踝关节处于跖屈位，距骨可向后撞击后踝，引起三踝骨折并向后脱位；若此时踝关节处于背伸位，可引起胫骨前唇骨折。根据骨折脱位的程度，损伤又可分为三度：单踝骨折为一度；双踝骨折、脱位为二度；三踝骨折、距骨脱位为三度。

二、诊断与鉴别诊断

（一）诊断

1. 临床表现 有踝部外伤史，伤后局部疼痛、肿胀，或伴有皮肤瘀青。单踝骨折时，踝关节功能障碍可较轻，但不能行走。双踝或三踝骨折时，踝关节功能严重障碍，且伴有畸形。外翻骨折多呈外翻畸形，内翻骨折多呈内翻畸形，距骨脱位时，则畸形更加明显。骨折处可触及局限性压痛，内、外踝骨折移位时可闻及骨擦音。

2. 辅助检查 踝部正侧位X线片，可以明确骨折类型和移位情况。摄片时应包括小腿中1/3段，防止腓骨下段骨折漏诊。

（二）鉴别诊断

双踝及三踝骨折，症状体征明显，诊断不难。单踝骨折应注意与踝关节扭伤鉴别。

三、辨证论治

（一）药物治疗

按骨折三期辨证用药原则，踝部骨折，瘀肿甚者，早期可内服桃红四物汤加川牛膝、木瓜、独活；中期以后应注意舒筋活络、通利关节；后期若局部肿胀难消者，宜行气活血、健脾利湿；关节融合术后则须补肾壮骨，以促进骨折愈合。

（二）手法治疗

患者平卧屈膝，助手抱住其大腿，术者握其足跟和足背作顺势拔伸，外翻损伤使踝部内翻，内翻损伤使踝部外翻。如有下胫腓关节分离，可以内外踝部加以挤压；如后踝骨折并距骨后脱位，可用一手握胫骨下段向后推，另一手握前足向前提，并徐徐将踝关节背伸。利用紧张的关节囊将后踝拉下，或利用长袜袜套，套住整个下肢，下端超过足尖20cm，用绳结扎，作悬吊滑动牵引，利用肢体重量，使后踝逐渐复位（图4-73）。

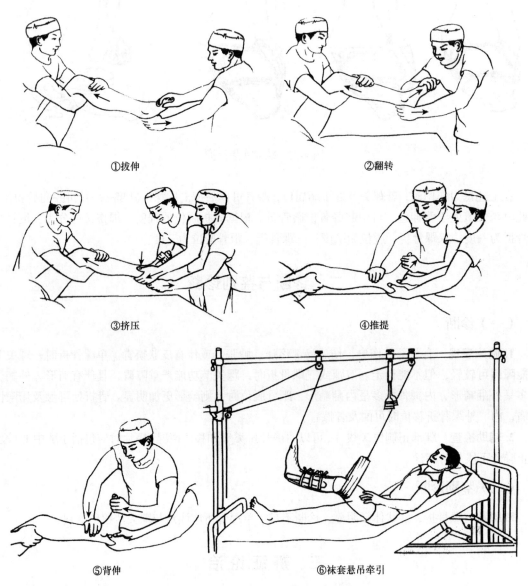

①拔伸　　　　　　　　　　　　　　②翻转

③挤压　　　　　　　　　　　　　　④推提

⑤背伸　　　　　　　　　　　　　　⑥袜套悬吊牵引

图4-73　内外翻骨折合并距骨脱位固定法

（三）固定方法

先在内、外两踝的上方各放一塔形垫，下方各放一梯形垫，或放置一个空心垫，防止夹板直接压在两踝骨突处。用五块夹板进行固定，其中内、外、后侧板上自小腿上1/3，下平足跟，前内侧及前外侧板较窄，其长度上起胫骨结节，下至踝关节上方。夹板必须塑形，使内翻骨折固定在外翻位，外翻骨折固定在内翻位。最后可加用踝关节活动夹板（铝制或木制），将踝关节固定于

90°位置4～6周（图4-74）。兼有胫骨后唇骨折者，还应固定踝关节于稍背伸位；胫骨前唇骨折者，则固定在跖屈位，并抬高患肢，以利消肿。

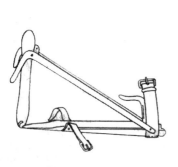 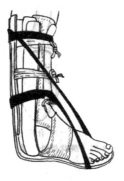 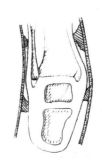

①踝关节活动夹板　　②内翻损外伤翻固定　　③外翻固定后侧面观

图4-74　踝部骨折的固定

四、其 他 疗 法

1. 手术治疗　手法复位失败、开放性骨折或伴有韧带断裂宜采取手术治疗。内踝移位骨折，常用拉力螺钉内固定；外踝移位骨折多采取钢板内固定。若后踝骨折，骨折面占关节面1/3以上，应手术治疗。

2. 练功活动　整复固定后，鼓励患者主动背伸踝部和足趾。双踝骨折从第2周起，可在保持夹板固定的情况下加大踝关节的主动活动范围，并辅以被动活动。被动活动时，术者一手握紧内、外侧夹板，另一手握前足，只作背伸和跖屈，但不作旋转和翻转活动，3周后可将外固定打开，对踝关节周围的软组织（尤其是肌腱经过处）进行按摩，理顺筋络，点按商丘、解溪、丘墟、昆仑、太溪等穴，并配合中药熏洗。若采用袜套悬吊牵引法，亦应多作踝关节的主动伸屈活动。

五、预 防 护 理

骨折复位固定后，应注意观察患肢血液循环情况，卧床休息时抬高患肢，以利肿胀消退，要经常检查夹板固定的松紧度，防止骨折再移位。定期进行X线复查，观察骨折有无再移位，以便及时处理。踝部骨折，容易遗留踝关节功能障碍。关节面破坏严重者，踝关节容易发生创伤性关节炎。

距 骨 骨 折

足骨共26块，其中包括跗骨7块、跖骨5块和趾骨14块，由韧带与肌肉相连，构成三个足弓：即内侧纵弓、外侧纵弓与跖骨间的横弓。足弓有负重、推进行走与吸收震荡的功能。距骨是足弓的顶，上接胫骨下端，下连跟骨与舟状骨。

一、病 因 病 机

踝关节受背伸外翻暴力，使胫骨下端的前缘像凿子一样插入距骨颈体之间，将距骨劈成前后两段，而引起距骨颈及体部骨折，其中尤以颈部骨折为多见。如暴力继续作用，则合并跟距关节脱位，跟骨、距骨头连同足向前上方移位。因跟腱与周围肌腱的弹性，足向后回缩，跟骨的载距突常钩住距骨体下面之内侧结节，而使整个骨折的距骨体向外旋转，骨折面朝向外上方，甚至合并内踝骨折（图4-75）。踝关节跖屈内翻暴力可引起距骨前脱位，单纯跖屈暴力可因胫骨后踝与距骨体后唇猛烈顶压而引起距骨后唇骨折，临床较为少见。

距骨表面3/5为软骨面，故发生骨折时，骨折线多经过关节面，发生创伤性关节炎的机会较多。距骨的主要血液供应自距骨颈部进入，距骨颈骨折时，来自足背动脉的血液供应常受损害，以致距骨体很容易发生缺血性坏死。

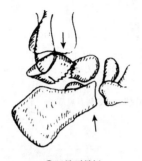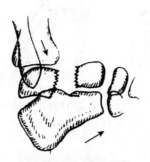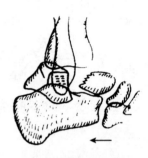

①距骨颈骨折　　　　　　②合并距下关节脱位　　　　　③合并距骨体后脱位

图 4-75　踝部背伸暴力引起的距骨颈骨折脱位

二、诊断与鉴别诊断

（一）诊断

1. 临床表现　有明显的踝部外伤史，伤后局部肿胀、疼痛，不能站立行走，骨折明显移位则出现畸形。

2. 辅助检查　踝部正侧位 X 线片可以明确骨折类型和移位情况。必要时行踝部三维 CT 以明确诊断。

（二）鉴别诊断

本病应与踝关节扭伤相鉴别。另外还需对距骨骨折的部位进行鉴别诊断。

三、辨 证 论 治

（一）药物治疗

距骨骨折容易引起骨的缺血性坏死，故中后期应重用补气血、养肝肾、壮筋骨的药物，以促进骨折愈合。

（二）手法治疗

单纯距骨颈骨折时，患肢膝关节屈至 90°，助手把住小腿。术者一手握住前足，轻度外翻后，向下向后推压，另一手握住胫骨下端后侧向前端提，使距骨头与距骨体两骨折块对合；合并距骨体后脱位时，应先增加畸形，即将踝关节极度背伸、稍向外翻，以解除载距突与距骨体的交锁，并将距骨体向前上方推压，使其复入踝穴，然后用拇指向前顶住距骨体，稍跖屈踝关节，使两骨折块对合；距骨后唇骨折伴有距骨前脱位时，先将踝关节极度跖屈内翻，用拇指压住距骨体的外上方，用力向内后方将其推入踝穴。距骨脱位复位后，往往其后唇骨折片亦随之复位。

（三）固定方法

距骨颈骨折整复后，应将踝关节固定在跖屈稍外翻位 8 周，距骨后唇骨折伴有距骨前脱位者，应固定在功能位 4～6 周；切开整复内固定或关节融合术者，应用管型石膏固定踝关节在功能位 3 个月。

四、其他疗法

1. 手术治疗 新鲜骨折手法整复失败，可切开整复。距骨体缺血性坏死、距骨粉碎性骨折、距骨体陈旧性脱位或并发踝关节严重创伤性关节炎者，应行胫距、跟距关节融合术。

2. 练功活动 固定期间应作足趾、膝关节屈伸锻炼，因一般骨折需 3～4 个月才能愈合，故在固定期间不宜早期负重。解除固定后应施行局部按摩，配合中药熏涂，并进行踝关节屈伸、内翻、外翻活动锻炼，开始扶拐作逐渐负重步行锻炼。施行关节融合术者，则扶拐锻炼时间要适当延长。

五、预防护理

注意对距骨骨折部位的鉴别，同时距骨骨折后容易发生延迟愈合及缺血性骨坏死。

跟骨骨折

正常足底是三点负重，在跟骨、第一跖骨头和第五跖骨头三点组成的负重面上。跟骨和距骨组成纵弓的后臂，负担60%的重量。跟距关节可使足内收、内翻或外展、外翻，以适应在凹凸不平的道路上行走。跟骨结节为跟腱附着处，腓肠肌、比目鱼肌收缩，可作强有力的跖屈动作。跟骨结节上缘与跟距关节面成30°～45°的结节关节角，为跟距关系的一个重要标志（图4-76），跟骨前面与骰骨构成跟骰关节。跟骨载距突承受距骨颈，也是跟舟韧带的附着处，跟舟韧带很坚强，支持距骨头，并承担体重。

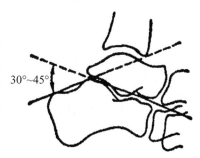

图 4-76 跟距关节面所形成结节关节角

一、病因病机

跟骨骨折多由传达暴力造成。从高处坠下或跳下时，足跟先着地，身体重力从距骨下传至跟骨，地面的反作用力从跟骨负重点上传至跟骨体，使跟骨被压缩或劈开；亦有少数因跟腱牵拉而致撕脱骨折。跟骨骨折后常有足纵弓塌陷，结节关节角减小、甚至变成负角，从而减弱了跖屈的力量和足纵弓的弹簧作用。

根据骨折线的走向可分为不波及跟距关节面骨折和波及跟距关节面骨折两类（图 4-77）。前者预后较好，后者预后较差。

 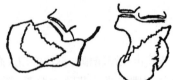

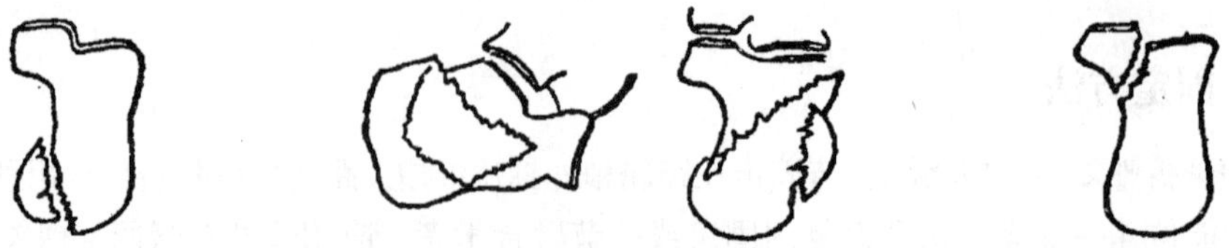

a. 跟骨结节纵形骨折　　　　b. 跟骨结节横断骨折　　　　c. 载距突骨折

①不波及跟距关节面骨折

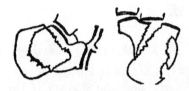 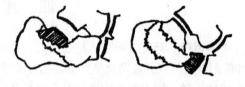

a. 跟骨外侧跟距关节面塌陷骨折　　　　　　b. 跟骨全部关节塌陷骨折

②波及跟距关节面骨折

图 4-77　跟骨骨折

（一）不波及跟距关节面的骨折

（1）跟骨结节纵形骨折：从高处坠下，跟骨在足外翻位时，结节底部触地引起。骨骺未闭合前，结节部触地，则形成跟骨结节骨骺分离。

（2）跟骨结节横形骨折：又名"鸟嘴"型骨折，是跟骨撕脱骨折的一种，撕脱骨块小，可不影响或较少影响跟腱功能；骨折块较大且向上倾斜移位时，则严重影响跟腱功能。

（3）载距突骨折：由于足处于内翻位，载距突受距骨内侧下方的冲击而致，一般少见。

（4）跟骨前端骨折：由前足强力扭转所致，极少见。

（5）接近跟距关节的骨折：为跟骨体骨折，骨折线斜行，从正面观骨折线由内后斜向外前，但不通过跟距外侧的关节面，可有跟骨体增宽及跟骨结节角减少。

（二）波及跟距关节面的骨折

（1）跟骨外侧跟距关节面塌陷骨折：与接近跟距关节的骨折相似，只是骨折线通过跟距关节外侧，亦因重力使跟骨外侧跟距关节面塌陷。因关节面塌陷严重而造成关节面粉碎，跟骨结节上移和跟骨体增宽。

（2）跟骨全部跟距关节面塌陷骨折：此型最常见，跟骨体部因挤压完全粉碎塌陷，跟骨体增宽，跟距关节面中心塌陷，跟骨结节上移，体部外翻，跟骨前端亦可能骨折，骨折线可波及跟骰关节。

二、诊断与鉴别诊断

（一）诊断

1. 临床表现　有明显外伤史，伤后跟部肿胀、瘀斑、疼痛、足跟部压痛明显，足跟部横径增宽，严重者足弓变平。

2. 辅助检查 跟骨X线侧位、轴位照片可明确骨折类型、程度和移位方向。轴位照片还能显示距骨下关节和载距突。

（二）鉴别诊断

从高处坠下时，若冲力强大，足跟部先着地，继而臀部着地，脊柱前屈，可引起脊椎压缩性骨折或脱位，甚至冲力沿脊柱上传，引起颅底骨折和颅脑损伤，所以诊断跟骨骨折时，应常规询问和检查脊柱和颅脑的情况。

三、辨 证 论 治

（一）药物治疗

按骨折三期辨证用药，瘀肿重者，可内服桃红四物汤加川牛膝、木瓜、独活；中期接骨续筋，后期应注意舒筋活络、通利关节；若局部肿胀难消者，宜行气活血、健脾利湿。

（二）手法治疗

1. 不波及跟距关节面的骨折 跟骨结节纵形骨折的骨折块一般移位不大，早期采用祛瘀活血药物外敷，局部制动，扶拐不负重步行锻炼3～4周即可。跟骨结节横形骨折是一种跟腱撕脱骨折。若撕脱骨块移位不大，可外固定患肢于跖屈位4周即可。骨折线不通过关节面的跟骨体骨折，从侧位看，若跟骨体后部同跟骨结节向后向上移位，减弱了腓肠肌的紧张力，影响足的纵弓，从而妨碍了站立和步行，应充分矫正。可在适当麻醉下，屈膝90°，一助手固定其小腿，术者两手指相叉于足底，手掌紧扣跟骨两侧，矫正骨折的侧方和跟骨体的增宽，同时尽量向下牵引以恢复正常的结节关节角（图4-78）。若复位仍有困难，可在跟骨上做骨牵引，复位后用长腿石膏靴固定。

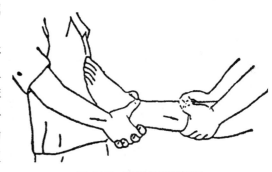

图4-78 跟骨骨折整复法

2. 波及跟距关节面的骨折 跟骨外侧跟距关节面塌陷骨折或全部跟距关节面塌陷骨折，治疗较为困难。年老而骨折移位不明显者，不必复位，仅作适当固定，6～8周后逐渐下地负重。年轻而骨折移位较明显者，可在适当麻醉下予以手法复位，尽可能地矫正跟骨体的增宽和恢复结节关节角，2周后作不负重步行锻炼，在夹板固定下进行足部活动，关节面可自行恢复部分关节功能。

（三）固定方法

临床多采用石膏托或小腿管型石膏固定。

四、其 他 疗 法

1. 手术治疗 手术治疗的具体方法有：撬拨复位加骨圆针固定、外固定架、关节融合术、切开复位内固定、微创技术和距下关节镜。陈旧骨折如形成创伤性关节炎可行关节融合术。

2. 练功活动　固定期间，可以做肌肉的等长收缩训练，视骨折愈合情况行半负重及负重训练，同时注意加强足踝部功能锻炼，如足趾等伸屈、旋转等活动。

五、预防护理

跟骨骨折的并发症较多，最常见的有感染、足跟痛、跟骨骨刺、骨折畸形愈合、关节炎等。因此骨折后要注意下肢抬高，密切观察血运。

跖　骨　骨　折

第一与第五跖骨头是构成内、外侧纵弓前方的支重点，与后方的足跟形成整个足部主要的三个负重点。跖骨之间又构成足的横弓，跖骨中以第一跖骨最粗、亦最坚强，负重亦最重要，且较少骨折，由于其互相间的联系和接近，除疲劳骨折和第五跖骨基底部骨折外，单独骨折的机会较少。跖骨骨折后必须恢复其纵弓与横弓的关系。

一、病因病机

跖骨骨折多由直接暴力，如压砸或重物打击而引起，以第二、三、四跖骨较多见，可几根跖骨同时骨折，间接暴力如扭伤等，亦可引起跖骨骨折。长途跋涉或行军则可引起疲劳骨折。骨折的部位可发生于基底部、骨干及颈部。

按骨折线可分为横断、斜行及粉碎骨折。因跖骨相互支持，骨折移位多不明显。按骨折的原因和解剖部位，可分为下列三种类型（图 4-79）。

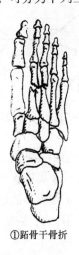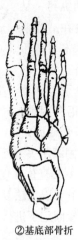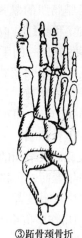

①跖骨干骨折　　　　　②基底部骨折　　　　　③跖骨颈骨折

图 4-79　跖骨骨折类型

1. 跖骨干骨折　多由重物压伤足背所致，常为开放性、多发性，有时还并发跖跗关节脱位。且足部皮肤血供较差，容易引起伤口边缘坏死或感染。

2. 第五跖骨基底部撕脱骨折　因足内翻扭伤时附着于其上的腓骨短肌或第三腓骨肌的猛烈收缩所致，一般骨折片的移位不严重。

3. 跖骨颈疲劳骨折　好发于长途行军的战士，故又名行军骨折，多发于第二、三跖骨颈部，其中尤以第二跖骨颈发病率较高。由于肌肉过度疲劳，足弓下陷，第二、三跖骨头负重增加，外力的积累超过骨皮质及骨小梁的负担能力，即逐渐发生骨折，但骨折处一般不完全断离，同时骨膜产生新骨。

二、诊断与鉴别诊断

（一）诊断

1. 临床表现 伤后局部疼痛、压痛、肿胀，活动功能障碍，有纵向叩击痛。跖骨骨折应常规摄足正、斜位X线片。第五跖骨基底部骨折应与跖骨基底骨骺未闭合、腓骨长肌腱的籽骨相鉴别，后两者压痛肿胀不明显，骨片光滑规则，且为双侧性。跖骨颈疲劳骨折最初为前足痛，劳累后加剧，休息后减轻，2～3周后在局部可触摸到有骨隆凸。由于没有明显的暴力外伤病史，常被延误。

2. 辅助检查 常拍足部的正斜位X线片以明确诊断。

（二）鉴别诊断

跖骨骨折X线检查早期可能为阴性，2～3周后可见跖骨颈部有球形骨痂，骨折线多不清楚，不要误认为肿瘤。

三、辨 证 论 治

1. 药物治疗 按骨折三期分治进行，早期活血化瘀，中期接骨续筋，后期补益肝肾，舒筋活络治疗。

2. 手法治疗 有移位的跖骨干骨折、骨折脱位或多发性骨折，可采用手法整复。在适当麻醉下，先牵引骨折部位对应的足趾，以矫正其重叠及成角畸形，以另一手的拇指从足底部推压断端，使其复位。如仍有残留的侧方移位，仍在牵引下，从跖骨之间用拇食两指夹挤分骨迫使其复位（图4-80）。最后用分骨垫放置背侧跖骨间隙之间，上方再以压力垫加压包扎于足托板上。跖骨骨折上下重叠移位或向足底突起成角畸形必须矫正，否则会妨碍足的行走功能，而侧方移位对功能妨碍较少。

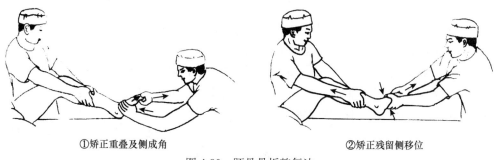

①矫正重叠及侧成角　　　②矫正残留侧移位

图4-80 跖骨骨折整复法

3. 固定方法 可采用外用夹板和胶布固定，临床上较常采用石膏托和小腿管型石膏固定。

四、其他疗法

（一）手术治疗

开放性骨折或闭合性骨折在手法复位失败后，可采用切开复位内固定，术后用石膏托固定4～6周。

（二）练功活动

外固定期间行下肢肌肉等长收缩训练，解除固定后行足趾屈伸及足踝屈伸、旋转功能锻炼。

五、预防护理

外固定时注意观察石膏松紧度及末梢血运，定期复查X线片，视骨折愈合情况解除外固定，并行下肢半负重及负重训练。

趾骨骨折

趾骨骨折占足部骨折的第二位，多因砸伤或踢撞硬物造成，易合并皮肤和趾甲损伤，伤后亦容易引起感染，故应保持清洁。趾甲下血肿严重者，可放血或拔甲。

对于趾骨严重的开放性损伤时，不可一味追求保留足趾，有时即使勉强保留足趾，也会因遗有明显畸形及影响负重，晚期仍需要再截除。

对于末节趾骨撕脱骨折，多由于过伸损伤且伴有和近节趾骨关节面相碰撞的原因，也可是内收或外展应力伴有过伸损伤的结果。闭合复位后夹板固定3周即可。

（李振华）

第四节　躯干骨折

胸骨骨折

胸骨位于胸前壁的正中，是一块上宽下窄、前凸后凹的坚韧扁骨，分为胸骨柄、胸骨体和剑突三个部分。胸骨柄上宽下窄，中部微凹为颈静脉切迹，其两侧有与锁骨连接的锁切迹，与锁骨相关联，柄侧缘接第1肋软骨。胸骨体扁而长，呈长方形，两侧有第2～7肋软骨相连接的切迹。剑突为胸骨体下端突出部分，扁而薄，呈三角形，底部与胸骨体相连接，位居左右肋弓之间，下端游离，形状多变，有人终生保持软骨形式。

一、病因病机

多由直接暴力猛烈撞击或作用于胸前的挤压力量所造成，如汽车方向盘撞压、房屋倒塌压伤、钝器打击伤，身体运动中前胸被硬物撞击等，脊柱过度屈曲亦可造成胸骨骨折。常见的并发症包括肋骨骨折、心肌挫伤、心包积血、脊柱骨折、胸骨后血肿、血胸、气胸及大血管创伤等。其中损伤的部位好发于胸骨柄与胸骨体交界处或胸骨体，大多为横断骨折，刀刺伤致胸骨不全骨折较少见。可合并心脏大血管，胸壁血管及气管胸膜损伤而引起胸腔积血，气胸和胸廓反常呼吸等严重并发症，伤情复杂，易导致严重后果，对于胸骨骨折合并有胸腹脏器损伤者，由于所遭受外力较强大，通常有多处肋骨骨折，形成连枷胸的几率较高，胸廓的稳定性差，易出现反常呼吸，短时间内引起呼吸、循环衰竭；同时合并有胸腹脏器损伤，更造成病情的复杂，凶险，甚至造成患者的死亡。

二、诊断与鉴别诊断

（一）诊断

1. 临床表现 胸骨骨折病可出现胸部剧痛、气促、发绀、血肿、压痛、骨摩擦感、咳嗽、呼吸和变动体位时疼痛加重，呼吸浅快、咳嗽无力和呼吸道分泌物增多。骨折部位可见畸形，压痛明显，多有下断端向前，上断端向后的骨折移位。若同时并发胸骨骨折旁多根肋软骨骨折，可能发生胸骨浮动导致连枷胸，易合并钝性心脏损伤、气管、支气管和胸内大血管及其分支损伤而出现相应症状。

2. 辅助检查 X 线正侧位平片可见骨折断裂线，但敏感度有限。其早期漏诊的主要原因是：纵隔与胸骨影重叠，胸部正位 X 线片不易显示；胸部及全身的其他严重外伤如多发肋骨骨折、血气胸、肺挫伤和颅脑损伤特别是昏迷等病情掩盖了胸骨骨折，尤其是对无移位的胸骨骨折更易漏诊，对疑有胸骨骨折的患者，需要依靠胸骨的侧位或斜位 X 线片来进行诊断，一般都可以确诊，如果有移位性骨折、重度疼痛、或多种合并症出现，则应进一步完善 CT 重建。如果怀疑有合并损伤，则需要进行 B 超扫描。

（二）鉴别诊断

本病需与单纯胸壁挫伤相鉴别，两者均可见胸部疼痛、压痛，并伴随咳嗽，呼吸和变动体位时疼痛加重，但后者无骨摩擦感，X 线检查可帮助鉴别。

三、辨 证 论 治

初期宜活血化瘀，消肿止痛，可内服复元活血汤，中期患者治以续筋接骨、和营止痛，可内服和营止痛汤。后期宜补肝肾、壮筋骨，可内服补肾壮筋汤。

四、其 他 疗 法

无移位的胸骨骨折时，以卧床休息、局部固定、镇痛为主，防止并发症发生。可卧床休息3～4周，平卧位时应免枕或于两肩胛间垫一薄枕，保持挺胸位。有移位骨折可按以下方法进行处理。

1. 整复方法 有移位的胸骨骨折时，应在全身情况稳定后尽早复位。多在局麻下手法复位，采用提按手法，使局部骨折复位，操作时注意手法轻柔，避免暴力产生合并伤，复位后必须卧床休息2～3周。也可采取过伸复位法将患者仰卧硬板床上，背部垫高，使头、颈、胸部过伸，可使胸骨骨折片复位，并保持过伸卧位两周。

2. 固定方法 局部固定则使用沙袋压迫或胸骨小夹板胸带固定。

3. 手术方法 对手法复位困难、存在胸骨浮动的患者多需全麻下手术切开复位，不锈钢丝缝合或钉板固定，术后主张早期下床活动。如有连枷胸则同时固定肋骨断端以消除反常呼吸。

4. 合并伤的处理 对于有合并伤的患者，可有如下的治疗方法：

（1）单纯胸骨骨折死亡率不足1%，但胸骨骨折合并后方重要器官损伤的发生率较高，从而导致患者出现生命危险，所以必须重视合并伤的诊断和处理。任何胸骨骨折一旦诊断明确，原则上都应住院观察和治疗，连续心电监测，对受伤时间短（＜20h）、生命体征不稳定者，应考虑胸、腹腔内有出血或心脏压塞，结合心包穿刺、胸腔或腹腔穿刺可迅速明确诊断。反之可结合心电图、床旁超声心动图或心肌酶谱等检查了解有无心肌钝挫伤等。胸骨骨折的处理应分清轻重缓急，首先处理危及生命的损伤，如失血性休克、心脏压塞、张力性气胸、活动性血胸及颅脑损伤等。

（2）无明显移位的单纯胸骨骨折遭受的外力多较轻，合并脏器损伤的机会少，一般不需手术，但应密切观察病情变化，如出现心肌酶异常升高及延迟出现的心电图异常，如ST段改变、各种心律失常，应考虑存在心脏损伤，并及时给予心肌营养药和吸氧等方式治疗。

（3）对有明显移位的胸骨骨折患者，应积极采取手术治疗，采用手术固定较非手术方法更可靠，且有利于患者恢复。胸骨骨折有移位者胸内器官损伤的发生率高，如心脏钝挫伤、裂伤、心包破裂、支气管损伤等，若延误治疗将带来严重的后果，而积极手术能尽快发现并处理合并伤。

五、预防护理

本病无有效的预防措施，主要是要注意日常生活安全，对合并胸内器官损伤的患者，应积极进行抢救，并送医院。护理最首要的是保持其生命体征的平稳：密切观察神志、生命体征的变化；保持呼吸道通畅，需要时给予吸氧；输血输液，补充有效血容量；观察胸腹部有无异常体征。准确记录出入量；宜吃富含钙磷矿物质元素及膳食纤维类的食物；忌吃辛辣刺激、富含油脂、不容易消化的食物。

肋 骨 骨 折

肋骨为细长弓状扁骨，富有弹性。每根肋骨可分为体部及前后两端。肋骨前端粗糙，连接肋软骨；后端膨大，与胸椎椎体肋凹相关节。肋骨体内面近下缘处有肋沟，肋间血管和神经沿此沟行走。肋骨共12对，分左右对称排列，与胸椎及胸骨共同构成胸廓，保护其内的循环及呼吸系统。上7对肋骨借助软骨直接附着于胸骨，称为真肋。第8～10肋骨借第7肋软骨与胸骨相连，称为假肋。第11、12肋骨前端游离，称为浮肋（图4-81）。每一条肋骨的近下缘都有肋沟，其中有神经血管束走形，包括肋间动、静脉以及肋间神经。肋骨骨折常见于中老年人。儿童肋骨弹性大，不易骨折。成年后，肋骨弹性逐渐降低，骨折的发生率增加。老年人常常患有骨质疏松症，轻微暴力就可导致肋骨骨折。由于相对活动度较少且缺乏肩胛骨、锁骨及上肢的保护，第3～7肋为肋骨骨折的高发部位。

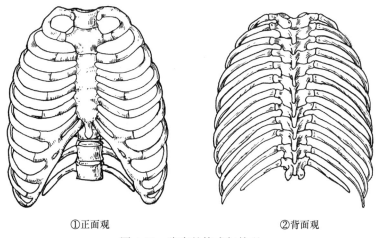

①正面观　　　　　　　　　　②背面观

图 4-81　胸廓的构成与外观

一、病因病机

　　直接暴力如棍棒打击或车辆等撞击、挤压等，可使肋骨于受力处向内弯曲折断，尖锐的骨折断端可刺破胸膜、肺、血管而导致气胸和血胸。间接暴力如重物挤压及车轮碾压等形成前后挤压的暴力可使肋骨腋段向外过度弯曲、凸起而折断。骨折断端偶可刺破皮肤，造成开放性骨折。代谢性骨病、转移性骨肿瘤、多发性骨髓瘤患者，在轻微暴力作用下，甚至咳嗽、打喷嚏等轻微的肌肉牵拉力量就可导致肋骨骨折。反复的轻度创伤也可导致肋骨应力性骨折。应力性骨折可见于慢性咳嗽患者，也可见于运动员。骨折可发生于一根或多根肋骨。其中一根肋骨一处骨折称为单处骨折，一根肋骨两处骨折称为双处骨折，多根肋骨两处以上骨折称为多根多处骨折。单处骨折，对呼吸运动影响较小，但多根多处肋骨骨折可使局部胸壁失去完整肋骨支撑而软化，称为浮动胸壁（图 4-82），表现为反常呼吸，吸气时未骨折肋骨上举，正常部分胸廓扩大，胸膜腔内压降低，胸壁软化区因负压吸引内陷；呼气时未骨折肋骨下降，胸廓缩小，胸壁软化区因胸膜腔内压升高而外突（图 4-83）。这降低了肺的通气功能。呼吸时两侧胸膜腔压力的不均衡导致纵隔扑动，严重影响肺通气和循环功能，甚至于可发生呼吸和循环衰竭。

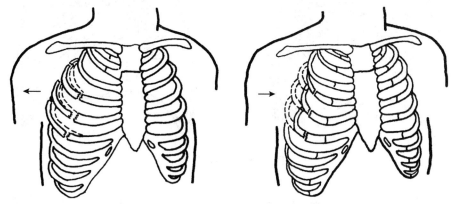

图 4-82　多根肋骨多处骨折形成的浮动胸壁

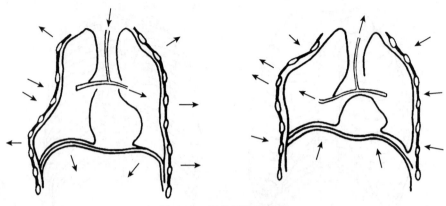

图 4-83　反常呼吸示意图

　　胸部外伤时，空气可由胸壁伤口、肺或支气管的破裂口进入胸膜腔，称为气胸。气胸可分为闭合性、开放性和张力性三种。空气由肺的破裂口进入胸膜腔，随着积气和肺萎陷程度的增加，肺表面破裂口缩小，直至吸气时也不开放，空气不再进入胸膜腔，称为闭合性气胸。闭合性气胸对于肺通气和换气功能影响不大。气胸形成后，外界空气仍经破裂口随呼吸自由进出胸膜腔称为开放性气胸（图 4-84）。开放性气胸会导致纵隔扑动。吸气时，伤侧胸膜腔负压消失，而健侧处于负压状态，两侧胸膜腔压力不等而使纵隔向健侧移位，导致健侧肺扩张因而受限；呼气时，纵隔向伤侧移位。纵隔扑动影响静脉血流回心脏，引起循环功能严重障碍；含氧低气体在两肺内重复交换，造成严重缺氧。若破裂口处形成吸气时开放，呼气时闭合的活瓣，空气随吸气进入并积累于胸膜腔中，导致胸膜腔内压力不断升高，高于大气压，称为张力性气胸（图 4-85）。随着压力不断升高，伤侧肺渐萎陷，将纵隔推向健侧，挤压健侧肺，产生呼吸和循环的严重障碍。张力性气胸会导致呼吸循环衰竭。

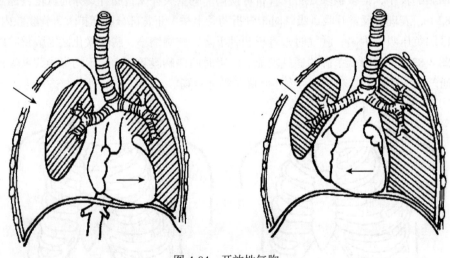

图 4-84　开放性气胸

　　胸部损伤可造成胸膜腔内积血，称为血胸（图 4-86）。可与气胸并见。积血主要来源于肺、胸壁血管及心脏或胸内大血管的损伤。血胸形成后，出血停止，称为非进行性血胸；如破裂的血管继续出血，症状逐渐加重，则称为进行性血胸。大量血液迅速积聚胸膜腔内，超过肺、心包和膈肌运动所起的去纤维蛋白作用时，胸腔内积血凝固可导致凝固性血胸，继而形成机化性血胸，限制肺与胸廓运动，影响呼吸运动。血胸发生后，不但因血容量降低影响循环功能，还可压迫肺，减少呼吸面积。胸膜腔内积血推挤纵隔，使健侧肺也受压，并影响静脉血回流。血液是细菌良好的培养基，经肺破裂口或伤口侵入的细菌会在积血中繁殖而继发感染。

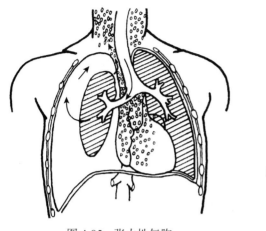

图 4-85 张力性气胸

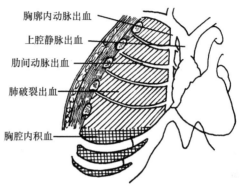

胸廓内动脉出血
上腔静脉出血
肋间动脉出血
肺破裂出血

胸腔内积血

图 4-86 血胸及其形成原因

二、诊断与鉴别诊断

（一）诊断

1. 临床表现 肋骨骨折患者多有胸部挤压或撞击等外伤史，骨折处疼痛，在深呼吸、咳嗽和变换体位时疼痛加剧。疼痛常常导致患者呼吸变浅，咳痰无力，易于发生肺不张和肺内感染。查体时骨折处压痛明显，有时有畸形和瘀斑，偶尔可闻及骨擦音或有骨擦感。检查者两手分别置于胸骨和胸椎上，前后挤压胸廓，或双手置于胸廓两侧，左右挤压胸廓，如果诱发骨折处疼痛加剧，称为胸廓挤压试验阳性。出现反常呼吸时，患者呼吸困难、发绀，甚至休克。

并发闭合性气胸时，轻者可无症状，重者可出现胸闷、呼吸短促等呼吸困难症状。查体见患侧胸廓饱满，呼吸活动度降低，叩诊呈鼓音，呼吸音降低。并发开放性气胸时，患者出现明显的呼吸困难、口唇发绀、颈静脉怒张。伤侧胸壁可闻及空气进出胸膜腔的声音。气管移向健侧，患侧胸部叩诊呈鼓音，呼吸音消失。张力性气胸患者表现为严重呼吸困难、意识障碍、发绀。气管明显向健侧移位，皮下气肿多见，患侧胸廓饱满，叩诊呈鼓音，呼吸音消失。并发血胸患者会出现不同程度低血容量休克的表现，并可出现肺受压萎陷所致的呼吸困难表现。查体见肋间隙饱满，气管移向健侧，患侧叩诊呈实音，听诊呼吸音减弱或消失。

2. 辅助检查 胸部正、斜位 X 线片可显示肋骨骨折的数量、部位和移位情况，可以识别部分肋骨骨折，但不能显示肋软骨骨折。由于肋骨特殊的解剖形态及其迂曲的走行，X 线片上显示互相重叠明显，影响骨折的诊断。因此，在 X 线摄片未发现骨折线存在，而患者存在明确的胸部外伤史、典型的怀疑骨折部位压痛及胸廓挤压试验阳性的体征时，不可轻易排除骨折。三维 CT 重建可更明确地显示骨折的存在。但胸片能够显示气胸、血胸及其他胸腔内损伤的征象，这也是需要胸片检查的主要原因。

X 线片或 CT 还可了解胸膜腔内积气、积血、肺萎陷程度及纵隔移位的情况。对于没有明确外伤史而发现肋骨骨折的患者，要考虑病理性骨折的可能，需要进行相关检查排查原始骨骼疾病。

（二）鉴别诊断

肋骨骨折主要与胸壁迸挫伤相鉴别。胸廓挤压试验与影像学检查（X线、CT）是重要的鉴别手段。

三、辨证论治

初期治宜活血化瘀、理气止痛。伤气为主者，宜理气止痛，佐以活血化瘀，可选用柴胡疏肝散、金铃子散，气逆咳喘者可加瓜蒌皮、杏仁、枳壳；伤血为主者，宜活血化瘀，佐以理气止痛，可选用复元活血汤、血府逐瘀汤、和营止痛汤加减；气血两伤者，宜活血化瘀、理气止痛并重，可用顺气活血汤等加减，加用黄芩、桔梗、杏仁等宣肺排痰。中期宜补气养血，接骨续筋，可选用接骨紫金丹、接骨丹等。后期胸胁隐隐作痛或陈伤者，应化瘀和伤，行气止痛，可选用三棱和伤汤加减；气血虚弱者，用八珍汤合柴胡疏肝散。

四、其他疗法

单处肋骨骨折，因有其他肋骨支持和肋间肌固定作用，无明显移位或轻度移位，故一般无需手法整复。对有明显错位的肋骨骨折，需要进行整复固定。合并气血胸患者必要时可行胸腔闭式引流术，合并内脏损伤甚至休克的患者，应采取积极措施挽救患者生命。

（一）整复方法

让患者端坐，助手站在患者身后，用单膝顶住患者背部，双手抓其双肩，缓缓用力向后牵拉，使患者呈挺胸姿态。术者立于患者前方，一手固定健侧，另一手按住患处，用推按的手法徐徐将高突的骨折断端压平。如果是后肋骨折，术者可在患者背后将断端抚平。

肋骨牵引法适用于因多根多处骨折造成浮动胸壁的患者。在伤侧胸壁放置牵引支架，局麻下用无菌铺巾钳抓持浮动胸壁中央一段游离段肋骨，并固定于牵引架上，或系上牵引绳进行滑动牵引，牵引重量为 2 ~ 3kg。

（二）固定方法

（1）胶布固定法：患者正坐，双上肢上举，深呼气，在呼气末屏气，使胸围缩至最小。用宽 7 ~ 10cm 长胶布，从健侧肩胛中线绕过患侧直至健侧锁骨中线，下一条覆盖前一条的上缘，相互重叠 1/2，呈"叠瓦状"自后向前、自下向上进行固定，固定范围包括骨折上下邻近肋骨（图4-87）。对胶布过敏患者禁用。

（2）胸带固定法：适用于胶布过敏的患者和老年人、原患有呼吸系统疾患影响呼吸功能者。嘱患者深呼气，然后用弹力胸带或多头带固定骨折肋骨周围的胸廓（图4-88），固定时间为 3 ~ 4周。

（3）肋间神经阻滞术：肋骨骨折疼痛剧烈，影响呼吸。非甾体类抗炎镇痛药镇痛效果如果不够理想，

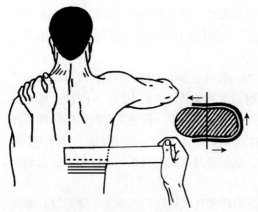

图 4-87　肋骨骨折胶布固定法

可使用利多卡因或丁哌卡因进行肋间神经阻滞（图4-89）。其方法于患侧背部距棘突4～6cm处或骨折近端进针。进针刺中肋骨后，沿肋骨下移，当针尖至肋骨下缘时，于该处注射1%利多卡因2～3ml或丁哌卡因。中枢性镇痛剂，因有抑制呼吸中枢，抑制咳嗽的不良反应，不主张使用。

（三）药物治疗

由于疼痛，患者呼吸浅快，通气不足，影响其咳嗽排痰，甚至支气管内分泌物潴留，从而导致肺不张及肺部感染，因而稀化痰液，防治呼吸系统感染尤为必要。痰液黏稠，难以咳出者，可行庆大霉素加α-糜蛋白酶雾化吸入，也可应用盐酸氨溴索雾化吸入或静脉注射降低痰液黏度，使痰液易于咳出。合并肺内感染患者，应进行痰细菌培养加药敏试验，全身应用敏感抗生素控制感染。

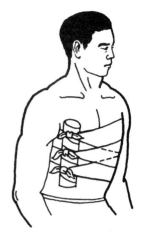

图4-88　肋骨骨折多头带固定法

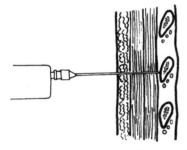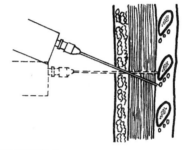

图4-89　肋间神经阻滞术

（四）手术治疗

主要适用于多根多处肋骨骨折引起的浮动胸壁患者。根据不同情况可选用不锈钢丝或记忆合金接骨板固定。如胸膜已经破裂，还需做胸膜腔引流术。对于合并气管、纵隔、心脏、肝、脾损伤患者需早期进行探查。

（五）气血胸治疗概要

（1）闭合性气胸：少量气胸（肺萎陷≤30%）胸膜腔内积气可在1～2周内自行吸收，无需处理；大量气胸（肺萎陷＞30%），需行胸膜腔穿刺，抽出积气和行闭式胸膜腔引流。

（2）开放性气胸：急救处理要点是封闭伤口，将开放性气胸立即转变为闭合性气胸，赢得挽救生命的时间，迅速转运到医院。急救时可用无菌厚纱布或凡士林纱布填塞伤口，加压包扎，暂时阻止胸腔与外界空气相通。再进行抗休克、清创缝合和做闭式胸膜腔引流。

（3）张力性气胸：可迅速致死，急救时应用粗针头在第2～3肋间穿刺胸膜腔减压，并用一带孔的橡胶指套扎于针头尾端，作为活瓣或单向通气装置，进一步可安装闭式胸膜腔引流。

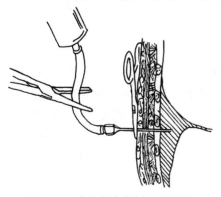

图4-90　血胸的穿刺抽吸示意图

（4）血胸：非进行性血胸可行胸膜腔穿刺术或闭式胸膜腔引流（图4-90）。胸膜腔穿刺术每次抽吸量应不

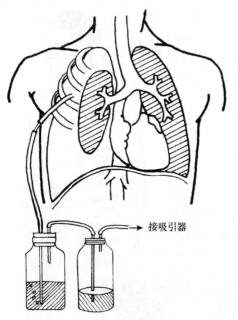

→ 接吸引器

图 4-91　胸膜腔引流示意图

超过 1500ml。进行性血胸应行手术探查。气、血胸均要应用敏感抗生素预防感染。

胸膜腔引流术的方法：气胸引流一般在前胸壁锁骨中线第 2 肋间隙，血胸则在腋中线与腋后线第 6 或第 7 肋间隙。取半卧位，消毒后局部胸壁全层做局部浸润麻醉，切开皮肤，钝性分离肌层，经肋骨上缘置入胸膜腔引流管。外接闭式引流瓶。保障胸膜腔内气、液体能通畅引流出胸膜腔，而外界空气、液体不会吸入胸膜腔（图 4-91）。

五、预防护理

整复固定后，鼓励患者尽早离床活动，主动深呼吸及咳嗽排痰，减少呼吸系统感染的发生。老年人要积极治疗骨质疏松症等原发疾病，日常生活中，注意加强保护和锻炼，降低骨折的发生率和减轻损伤的程度。忌食烟酒及辛辣之品，从而避免对肺部的刺激而诱发咳嗽，诱发疼痛，甚至骨折再移位。

脊柱骨折与脱位

脊柱是人体的支柱，由椎骨及椎间盘构成，其周围附着许多坚强的韧带、肌肉，具有负荷重力、缓冲震荡、支撑身体、保护脊髓及体腔脏器的作用。其中椎骨可分为颈椎（7 节）、胸椎（12 节）、腰椎（5 节）骶椎（5 节，融合为一个整体）、尾椎（4～5 块），共 33～34 块。从侧面看，脊柱具有四个生理弧度，即颈段前凸、胸段后凸、腰段前凸、骶尾段后凸，生理弧度的存在及椎间盘的弹性可有效缓冲外力对脊柱的冲击与震荡。

第 1 颈椎又称寰椎，呈环状，无椎体和棘突。由前弓、后弓与侧块组成。前弓与后弓与侧块相连处尤为脆弱，为骨折的好发部位。第 2 颈椎亦称枢椎，椎体小而棘突大，椎体上有一骨突称齿状突，它向寰椎的前弓后方突起，限制寰椎向后方的位移。齿状突和寰椎前弓后面的关节凹与寰椎横韧带组成寰齿关节，寰椎横韧带起限制齿状突向后或向椎管内移位的作用。寰枕关节由枕骨髁和寰椎侧块的上关节凹组成，属于联合椭圆关节，可绕额状轴做前俯、后仰，绕矢状轴做左、右侧屈等运动。寰枢关节由寰椎侧块的下关节面和枢椎两侧的上关节面、寰枢关节属联合关节，以齿突为轴，寰椎连同颅做旋转运动。

第 3～6 颈椎为普通颈椎，其椎体呈横椭圆形，横径大于矢径。颈椎椎体上面两侧呈唇样突起，形成钩状突起，与上位椎体的下面嵌合，构成钩椎关节（Luschka 关节），增加颈椎稳定性。颈椎椎弓的两侧伸出横突，颈椎的横突短而宽，根部有横突孔，1～6 颈椎横突孔有椎动脉穿行；横突末端的上面有一深沟，为脊神经通过处。颈椎关节突的特点是短粗而呈柱状，关节面呈卵圆形，呈前高后低约 45° 的倾斜位，故颈椎遭受屈曲暴力作用，易发生半脱位或脱位。第 7 颈椎又称隆椎，其棘突特长而不分叉，近似水平位，横突变异较大，多数无椎动脉通过。

胸、腰椎均是由位于前方的短圆柱形椎体和后方板状的椎弓构成。椎体由表面较薄的皮质骨包被内部松质骨构成，在垂直暴力作用下易于被压缩变扁。椎体是椎骨承重的主要部分，承担80%的载荷。因此，治疗椎骨骨折时，恢复椎体的高度和强度是治疗的主要目标。胸椎的运动幅度较小，限制胸椎运动的因素包括呈叠瓦状的棘突、冠状位的关节突关节面、较薄的椎间盘及后方与肋骨的连接等。腰椎椎间盘最厚，屈伸运动灵活，但关节突关节面几乎呈矢状排列，限制了旋转运动。椎弓根是椎体与椎弓之间狭窄连接处，几乎完全由皮质骨构成，是椎骨最为坚固的部分，自脊柱后部向椎体传递的力均经过此处，有"力核"之称，也是利用椎弓根螺钉固定脊柱骨折的必经之处。

各椎骨之间借椎间盘、韧带和关节突关节连接。分为椎体间连接和椎弓间连接。椎体间借椎间盘和前、后纵韧带相连。椎间盘具有"弹性垫"作用，可缓冲外力对脊柱的震动，也可增加脊柱的运动幅度。椎体前方有宽而坚韧的前纵韧带，其纵行的纤维牢固地附着于椎体和椎间盘的前方，具有防止脊柱过度后伸和椎间盘突出的作用。椎体后方椎管前方有窄而坚韧的后纵韧带，与椎间盘和椎体上、下缘紧密连接，有限制脊柱过度前屈的作用。前、后纵韧带在椎体骨折时可以限制骨折块移位，并可利用其进行间接骨折复位。相邻椎板间的黄韧带、棘突间的棘间韧带、棘突尖间棘上韧带、横突间韧带和关节突关节连接构成椎弓间连接，共同构成脊柱运动与稳定的结构基础。

脊柱的稳定性决定于静力性因素和动力性因素，椎骨及其连接构成了静力性因素，而与脊柱运动有关的腰背肌等肌肉就成为动力性因素。在脊柱骨折脱位等静力性因素受到破坏的情况下，加强腰背肌锻炼，对稳定脊柱具有重要的意义。

椎体后壁与椎弓共同围成椎孔，各椎孔贯通，构成椎管，其内容纳脊髓。脊髓上端与延髓相连，下端在成人平第1腰椎体下缘，脊髓具有明显的节段性，脊髓与分布到躯干和四肢的31对脊神经相连。在颈3～7脊髓段之间形成颈膨大，上肢的运动和感觉中枢集中于此。腰膨大位于胸12～骶2脊髓段，支配下肢的感觉、运动及膀胱排尿功能。脊髓末端为变细的圆锥部分。在脊髓末端与脊髓相连的腰、骶、尾部的脊神经前、后根在椎管内构成马尾。自胚胎4个月起，脊柱的生长速度快于脊髓，因此，成人脊髓和脊柱的长度不等，脊柱与脊髓的节段并不完全对应。熟悉脊髓节段与椎骨的对应关系，对判断脊柱骨折脱位时脊髓损伤节段意义重大。在成人一般的推算方法为：上颈髓节段（C1～C4）大致与同序数椎骨相对应，下颈髓节段（C5～C8）和上胸髓节段（T1～T4）与同序数椎骨上方第1节椎体平对，中胸部的脊髓节段（T5～T8）约与同序数椎骨上方第2椎体平对，下胸部的脊髓节段（T9～T12）约与同序数椎骨上方第3椎体平对，腰髓节段约平对第10～12胸椎，骶、尾髓节段约平对第1腰椎。相邻椎弓根切迹围成椎间孔，有脊神经及伴行血管通过。

一、病因病机

丹尼期（Denis）提出的三柱理论将脊椎分成前、中、后三柱（图4-92）。前柱包括椎体的前2/3，椎间盘的前部和前纵韧带。中柱包括椎体的后1/3、椎间盘的后部和后纵韧带。后柱包括椎弓（椎弓根、关节突、椎板、棘突）和后部韧带复合物（棘上韧带、棘间韧带、关节囊和黄韧带）。凡中柱损伤均属于不稳定。三柱理论对椎骨损伤程度进行了深入分析，重视韧带和椎间盘的损伤，有利于认识脊柱损伤后稳定性改变，并为确定脊柱损伤治疗方案提供依据。

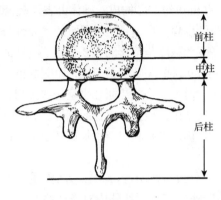
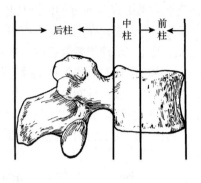

① 截面观 ② 侧面观

图 4-92 丹尼斯（Denis）的三柱理论示意图

根据损伤机制将胸腰椎骨折分为以下七型。

（一）屈曲压缩型损伤

临床上最为常见。躯干前屈位从高处坠落，臀部着地，或头枕部着地颈椎前屈，或弯腰姿势时重物坠落砸在肩背部，暴力传导到椎体，造成椎体前柱压缩变扁，呈楔形改变（图 4-93）。严重者后柱遭受较大张力而分离，棘突撕脱性骨折或棘间韧带、棘上韧带断裂，甚至中柱也遭受压缩而骨折。以下颈椎与胸腰结合（T12 ～ L2）段比较多见。

（二）垂直压缩型损伤

图 4-93 典型椎
体楔形骨折

躯干直立位，高处坠落的重物直接撞击头顶，或躯干直立位时高处坠落，双足或臀部着地，脊柱的前、中、后三柱均遭受压缩暴力损伤，椎体骨折块向四周爆裂，椎体前、后高度均降低，椎体后壁骨折块突入椎管，常致硬膜囊前方受压或可损伤脊髓（图 4-94）。发生于寰椎的该类损伤又称为 Jefferson 骨折。

（三）牵张分离型损伤

高速行驶的汽车在车祸导致的急速减速过程中，乘员因腰部被安全带固定，躯干上部由于惯性而急剧前移，以腰带为旋转中心，后、中柱受到牵张力而张开。造成棘上韧带、棘间韧带与黄韧带断裂，关节突关节分离，椎间盘后部破裂，或骨折线水平经过伤椎棘突、椎板、椎弓根与椎体，骨折线后方裂开，则称为 Chance 骨折（图 4-95）。或外来暴力导致头部前倾，以前柱为旋转轴，颈椎后方小关节关节囊、棘间韧带撕裂，而导致上位颈椎的下关节突移位至下位颈椎的上关节突之前，称之为"关节突跳跃征"。

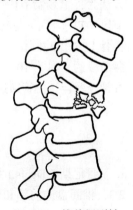

图 4-94 椎体爆裂性
骨折

本型损伤不稳定，脊髓损伤发生率较高。

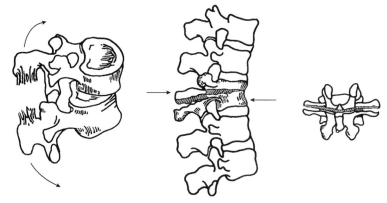

图 4-95 Chance 骨折

（四）屈曲旋转型损伤

屈曲旋转暴力使前柱遭受旋转和压缩暴力损伤，而相对的后、中柱遭受张力和旋转暴力损伤（图 4-96）。以旋转轴对侧关节突骨折移位为其特征性表现，发生在胸腰段的该类损伤易并发横突骨折和肋骨骨折也比较多见，该类损伤属不稳定，易并发脊髓受压。

（五）过伸型损伤

患者自高处仰面跌落，腰背部撞击硬物，使脊柱骤然过伸，造成前纵韧带断裂，椎体前缘撕脱性骨折，棘突相互挤压撞击而骨折，椎弓根、关节突和椎板骨折，大多合并脊髓损伤。由于过伸暴力导致的枢椎椎弓骨折又称为 Hangman 骨折（图 4-97）。

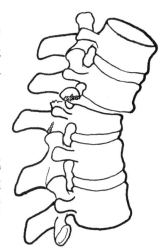

图 4-96 屈曲旋转型损伤

（六）侧屈型损伤

高处坠落时一侧臀部着地，或重物砸压迫使脊柱强力侧屈，造成屈曲侧椎体侧方压缩变扁，对侧则承受张力，易合并横突骨折或横突间韧带撕裂，引起神经根或脊髓、马尾神经损伤（图 4-98）。

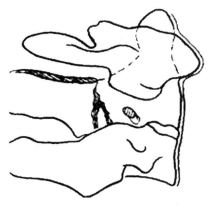

图 4-97 Hangman 骨折

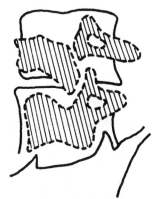

图 4-98 侧屈型损伤

（七）撕脱型损伤

由于肌肉急骤收缩，而将其附着点的骨质撕脱而导致的损伤，常见于棘突或横突，该型损伤对脊柱稳定性影响较小。

二、诊断与鉴别诊断

（一）诊断

1. 临床表现　患者多有外伤史，如从高处坠落、重物落砸、车祸撞击、坍塌事故等。应详细了解受伤时间、暴力的性质、大小、方向、作用过程和部位，受伤时的姿势及搬运情况有助于分析伤情。老年骨质疏松患者可无明确外伤史，因其骨质松脆，往往在轻微外力作用下即可发生骨折，如蹲下提重物、乘车颠簸等。患者伤后脊柱相应部位疼痛，肿胀可不明显，活动障碍。体格检查时，沿脊柱中线自上而下逐个按压棘突，寻找压痛点，发现棘突后凸，椎旁肌痉挛，表明椎体压缩或骨折脱位；棘突周围软组织肿胀、皮下瘀血，说明有韧带、肌肉断裂；棘突间距增大，说明椎骨脱位或棘上韧带、棘间韧带断裂；棘突排列不在一条直线上，表明脊柱有旋转或侧方移位；当椎体只有轻微压缩骨折时，疼痛及功能障碍较轻；胸腰椎骨折时，可因腹膜后血肿刺激交感神经丛而发生腹胀、腹痛、便秘。如果伴随有脊髓损伤则表现为损伤平面以下肢体麻木，活动无力，感觉减退或消失，二便功能异常。

2. 辅助检查　X 线检查可明确损伤的部位、类型、程度及移位形式。常规拍正、侧及左右斜位片，寰枢椎损伤需拍摄张口位，必要时尚需拍动力位片，以发现潜在的隐匿损伤。CT 扫描可清楚地观察骨折移位方向、椎管形态和脊髓、马尾有无受压的征象，确定椎管内有无骨碎片，有利于估计脊髓损伤的平面及程度。对于椎管周围的附件损伤及 X 线难以显示的寰枢椎及胸椎损伤，CT 更具优势。MRI 可从冠状面、矢状面及横断面上三维观察椎管内外病理解剖征象。损伤早期，可明确分辨出脊髓水肿或血肿范围、脊髓内出血、脊髓受压等；损伤晚期，经 MRI 可观察到有无脊髓萎缩、脊髓空洞形成。肌电图及体感诱发电位能确定脊髓损伤的严重程度，帮助预测功能恢复情况。

（二）鉴别诊断

颈椎部位的先天性畸形较多，例如齿状突缺如、寰枕融合、多个颈椎融合等，在诊断颈部损伤时应仔细进行鉴别。

三、辨 证 论 治

早期局部肿胀，疼痛剧烈，胃纳不佳，苔薄白，舌体有瘀斑，脉弦紧，证属气滞血瘀，治宜行气活血，消肿止痛，多用复元活血汤。兼有少腹胀满，小便不利者，证属瘀血阻滞，膀胱气化失调，治宜活血化瘀，行气利水，用膈下逐瘀汤合五苓散。若局部持续疼痛，腹满胀痛，大便秘结，苔黄厚腻，脉弦有力，证属血瘀气滞，腑气不通，治宜攻下逐瘀，方用桃核承气汤或大成汤加减。中期肿痛虽消而未尽，仍活动受限，舌暗红，苔薄白，脉弦缓，证属瘀血未尽，筋骨未复，治宜活血和营，接骨续筋，可用新伤续断汤加减，同时外敷接骨膏。后期腰酸腿软，四肢无力，活动后局部隐隐作痛，舌淡苔白，脉虚细，证属肝肾不足，气血两虚，治宜补益肝肾，调养气血，方用六味地黄汤加减，外贴万应膏。

四、其他疗法

脊柱骨折脱位急救处理的正确与否，对患者的预后意义重大。现场救护与搬运急救和搬运不当可加重不稳定型骨折的错位，使脊髓损伤平面上升或由不全损伤变为完全性脊髓损伤，造成不可挽回的严重后果。只要怀疑有脊柱损伤的患者，就不得随意搬动，经现场按颅脑及重要脏器损伤、休克等情况予以稳定生命体征、镇痛剂和抗休克等处理后，方可转运。在搬运过程中，要使脊柱保持平直，避免屈曲和扭转。可采用二人或多人同在患者一侧，动作一致地平托头、颈、躯干的平卧式搬运法，或用滚动的方法，将患者移到有厚垫的木板担架或硬床板上，若有颈椎损伤，应有专人扶住头部或双侧用沙袋固定头部，以防颈椎转动（图 4-99）。如用帆布担架抬运屈曲型骨折患者时，在保证不影响呼吸的前提下，可采用俯卧位。切忌用被单提拉四角，或一人抬肩、一人抬腿的搬运法，因其可使骨折的脊柱移位，加重脊髓的损伤（图 4-100）。

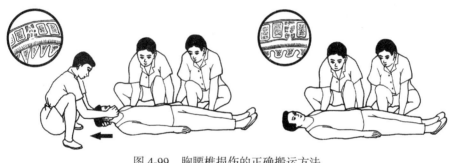

图 4-99 胸腰椎损伤的正确搬运方法

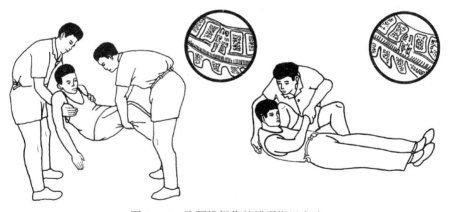

图 4-100 胸腰椎损伤的错误搬运方法

（一）整复方法

根据脊柱损伤的不同类型和程度，选择恰当的复位方法。总的原则是逆损伤的暴力方向进行复位，并充分利用韧带复位机制。颈椎损伤伴小关节交锁首选颅骨牵引进行复位，胸腰椎屈曲压缩型骨折可使用过伸复位。古代医书记载了多种复位方法，但目前以垫枕复位法和功能锻炼复位法最为常用，两法配合使用效果更好。

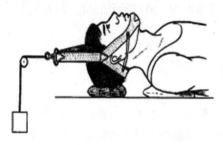

图 4-101　枕颌带牵引复位法

1. 持续牵引复位法　轻度移位、压缩而无关节突交锁或颈脊髓损伤的患者可采用枕颌带牵引（图 4-101），头颈略后伸，牵引重量 2 ～ 3kg，持续牵引 3 ～ 4 周。对于伴有小关节交锁的颈椎骨折脱位患者可采用颅骨牵引，初始牵引时应采用轻度屈曲位（15°～ 20°），不宜直接采用过伸位牵引，因在交锁状态下，颈椎越伸展，嵌顿越紧张，有加重脊髓损伤的风险。由寰椎开始，牵引起始重量为 4kg，每向下一个节段增加 1kg，颈 7 损伤时重量可达到 15kg，若不能复位，则应采用手术复位法。经床旁摄片达到复位后，应及时减轻牵引重量至 2 ～ 3kg。牵引过程中出现危及脊髓神经的体征时应考虑采用手术复位法。

2. 垫枕复位法　适用于伤后 1 周以内的胸腰段压缩骨折。患者仰卧于硬板床上，伤椎棘突处垫一高 5cm 的软垫，软垫逐渐增高至 10cm，使脊柱处于过伸位，不仅使椎体高度得以恢复，而且关节突关节的关系也得到恢复或改善。在压缩骨折发生时，椎体前方宽而坚韧的前纵韧带往往保持完整，但发生褶皱。可加大胸腰椎背伸，恢复前纵韧带的紧张状态，随之椎间盘前部纤维环的张力亦恢复，牢固附着于其纤维上的椎体前部骨质，随即逐步复位，恢复其压缩前的高度和外形。此外，过伸按压法、二桌复位法等亦属于同样的机理。

（二）固定方法

颈椎损伤在去除牵引后改用头颈胸支具维持 8 ～ 12 周，屈曲型损伤需采用伸展位固定，过伸性损伤需采用屈曲位固定，此外头颈胸石膏、颈围领亦可采用。胸腰椎骨折脱位整复后，应予以恰当的固定。总原则是稳定性骨折可采用卧床休息、石膏或支具固定的方式进行治疗，但应尽早鼓励患者下床活动。

（三）功能锻炼

适用于胸腰段椎体压缩小于 1/2 者。患者仰卧于硬板床上，一般伤后 1 周内采用仰卧位用枕部、双肘及双足作为支撑点，使背、腰、臀及下肢呈弓形撑起（五点支撑法）进行练功，伤后 2 ～ 3 周内逐步过渡到仅用枕部及双足达到全身弓形撑起（三点支撑法），再逐步过渡到仰卧位双手双足撑起（四点支撑法）增强腰背肌肌力，此时练功难度较大，应注意安全，防止意外受伤。也可于俯卧位采用飞燕点水法进行练功（图 4-102）。练功应尽早进行，如受伤超过 1 周，由于血肿机化，前纵韧带挛缩，复位效果不良，应鼓励患者主动练功。

（四）手术方法

手术治疗的目的是恢复脊柱正常的解剖序列，重建脊柱的稳定性，恢复椎管容积，解除脊髓压迫，为早期康复创造条件；同时亦可减少创伤及长期卧床并发症。手术方式大致可分为前路手术和后路手术，手术方案的确定，应根据损伤的机制、骨折类型、技术水平及设备条件等因素来综合考虑。后路手术具有手术简单、对患者损伤小等优点，短节段的椎弓根固定技术具有三柱固定、固定节段短、间接复位、减压、可后方植骨融合等优点。前路手术主要适用于椎体破坏严重需要植骨或晚期脊髓受压需要进行减压手术者。常采用的手术方式有前路减压支撑植骨内固定术、后路椎弓根钉内固定术、椎管扩大成形术等。椎体成形术和椎体后凸成形术是治疗胸腰椎严重骨质疏松性压缩性骨折的有效方法。

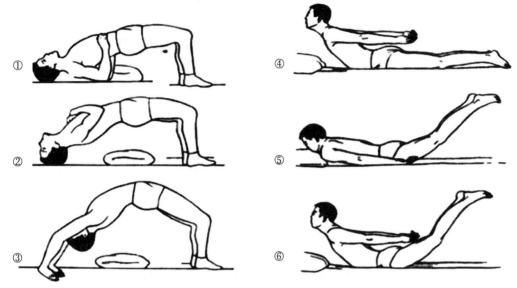

图 4-102 胸腰椎压缩性骨折的练功方法

五、预防护理

不伴有脊髓损伤的胸腰椎骨折，一般预后多良好；合并脊髓损伤的患者多不同程度留有残疾，康复训练可以提高治疗效果。对于卧床患者，为防止褥疮、坠积性肺炎，应每隔 1 ～ 2 小时帮助患者进行轴性翻身，同时进行骨突部位的按摩。可采用弹力袜、气压泵预防深静脉血栓形成。即使严重损伤的患者，也应该尽早鼓励患者锻炼四肢及腰背部肌肉，尝试下床活动，伤情允许的情况下，尽早开始功能锻炼。对于胸腰椎骨折脱位的患者，练功活动不仅可达到复位与治疗的目的，而且能促进血肿吸收，减轻局部水肿，预防肌肉萎缩，增强腰背肌肌力，保持脊柱稳定性，预防骨质疏松，避免或减少后遗慢性腰痛。生产、生活中注意保护，规避风险。

外伤性截瘫

外伤性截瘫是脊柱骨折脱位的严重并发症，因脊髓或马尾神经损伤所致。最常见的暴力形式为垂直压缩损伤和屈曲损伤，约占 90%。本病预后差，可造成终身残疾甚至危及生命。

一、病因病机

外伤性截瘫多因脊椎骨折脱位造成。如椎体或椎弓的骨折片刺伤、压迫脊髓，或移位的上下脊椎形成剪式应力，进而挤压脊髓，造成脊髓部分或完全断裂。其次，外伤导致脊髓前动脉或根动脉损伤，致脊髓缺血坏死；或脊髓静脉回流受阻，造成脊髓内压增高而水肿，均可造成脊髓损伤。此外，如患者伤前即有椎间盘突出或椎管狭窄等退行性变，复受轻微外伤亦可造成外伤性截瘫。火器损伤亦可造成外伤性截瘫，但较少见。

临床上把脊髓损伤分为三种类型。

1. 脊髓震荡　又称为脊髓休克征或生理性脊髓横断，是脊髓的一种可逆性功能性紊乱，其原因与脊髓内神经细胞受到强烈刺激而发生超限抑制有关。伤后早期表现为完全或不完全截瘫，随着致伤外力消失，神经功能逐渐恢复，脊髓震荡24～48小时内症状体征消失，且不留任何神经系统后遗症。

2. 脊髓挫伤　此型最为常见，早期可以造成灰质、白质、脊膜和血循环等不同程度的结构改变，挫伤区域脊髓血管瘪缩，各层脊膜出血。镜下可见部分神经纤维髓鞘消失、神经节细胞显示染色溶解，Nissl物质消失和胞核移向外周。随着修复的进行，早期可见淋巴细胞浸润、吞噬细胞增多、神经胶质的增殖、成纤维细胞增生，在受伤的部位形成纤维和胶质瘢痕，肉眼可见脊髓萎缩，后期可出现囊性变。由于该型损伤未涉及全脊髓平面，其损伤平面以下的运动、感觉、括约肌功能与反射有不同程度的保留为临床最常见的实质性损伤。

3. 脊髓横断　全脊髓平面的神经纤维束撕裂、髓质内神经细胞破坏。随着椎体骨折脱位的发生，移位的骨折块、椎间盘及其他附属结构直接侵入椎管内损伤脊髓，造成脊髓中央性进行性出血坏死、血管痉挛、轴浆外溢、溶酶体释放，表现为脊髓自溶。伤后6周，脊髓断端1～2cm内均被胶质及纤维瘢痕替代。由于与高级中枢的联系完全中断，失去了中枢对神经元的控制作用，横断面以下表现为脊髓休克，临床上常见脊髓休克数小时或数天后即开始消失，肛门反射、球海绵体反射和跖反射逐步恢复，但损伤平面以下浅、深感觉完全丧失，任何一个肌肉的运动收缩均不存在，其他浅、深反射消失，二便失去控制，并逐渐由弛缓性瘫痪变为痉挛性瘫痪。

二、诊断与鉴别诊断

（一）诊断

1. 临床表现　外伤性截瘫患者的病史采集非常重要，需仔细询问外伤的性质，作用力的大小、伤后肢体功能障碍发生的时间，功能障碍的程度有无变化，治疗经过及治疗效果，既往史等。临床表现为伤后立即出现肢体感觉与运动功能障碍，浅、深反射消失，二便功能异常。

（1）感觉障碍：损伤平面以下的痛觉、温度觉、震动觉、触觉、两点分辨觉及本体觉消失。查体按感觉缺失区-减退区-正常区-过敏区顺序进行，参照脊神经皮节分布的28个皮区关键点，可判断脊髓损伤平面（表4-18，图4-103）。

表4-18　脊髓感觉水平皮肤标志

神经节段	皮肤标志	神经节段	皮肤标志
颈2	枕骨粗隆	胸10	第10肋间
颈3	锁骨上窝	胸11	第11肋间
颈4	肩锁关节的顶部	胸12	腹股沟韧带中部
颈5	肘前窝外侧面	腰1	胸12与腰2间上1/2处
颈6	拇指	腰2	大腿前中部
颈7	中指	胸1	肘前窝内侧面
颈8	小指	胸2	腋窝
胸8	第8肋间	胸3	第3肋间
胸9	第9肋间	胸4	第4肋间（乳线）

续表

神经节段	皮肤标志	神经节段	皮肤标志
胸 5	第 5 肋间	腰 5	足背第 3 跖趾关节
胸 6	第 6 肋间（剑突水平）	骶 1	足跟外侧
胸 7	第 7 肋间	骶 2	腘窝中点
腰 3	股骨内髁	骶 3	坐骨结节
腰 4	内踝	骶 4～5	肛门周围

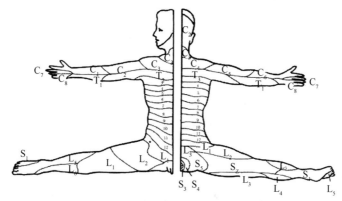

图 4-103 脊髓感觉水平皮肤标志示意图

C 颈椎；T 胸椎；L 腰椎；S 骶椎

（2）运动障碍：休克期过后脊髓若为横断伤，则表现为痉挛性瘫痪，出现肌张力增高、腱反射亢进、髌阵挛、踝阵挛及病理反射等上运动神经元性瘫痪体征。脊髓损伤后运动水平的确定，以保持运动功能（肌力 3 级以上）的最低脊神经肌肉节段的肌节标志为准。推荐检查 10 对肌节中的关键肌（表 4-19）。

表 4-19 脊髓运动水平肌肉标志

神经节段	运动水平肌节标志	神经节段	运动水平肌节标志
颈 3～4	膈肌、三角肌	腰 2	屈髋肌（髂腰肌）
颈 5	屈肘肌（肱二头肌、肱肌）	腰 3	伸膝肌（股四头肌）
颈 6	伸腕肌（桡侧腕伸肌）	腰 4	踝背伸肌（胫骨前肌）
颈 7	伸肘肌（肱三头肌）	腰 5	背伸肌（趾长伸肌）
颈 8	手固有肌（中指屈指肌）	骶 1	小腿三角肌、肛门括约肌
胸 1	小指外展肌		

（3）括约肌功能障碍：脊髓休克期表现为尿潴留，系膀胱逼尿肌麻痹形成无张力性膀胱所致。休克期过后，若脊髓损伤在骶髓平面以上，可形成自动反射膀胱，残余尿少于 100ml，但不能随意排尿。若脊髓损伤平面在圆锥部骶髓或骶神经根损伤，则出现尿失禁，需增加腹压（用力挤压腹部）或借助导尿排空膀胱。大便可出现便秘和失禁。

（4）反射异常：脊髓损伤后，各种生理反射均可出现异常改变，减弱、消失或亢进。判定反射是否正常需两侧对比，叩击部位需准确，力量应适中均匀等。脊髓受到损害时出现的各种异常反射称为病理反射，其常与相应肢体的腱反射亢进同时出现，是上运动神经元损害的确切证据。

在四肢瘫痪时，如果出现上运动神经元损害，则霍夫曼（Hoffmann）征阳性；在下肢瘫痪时，巴宾斯基（Babinski）征阳性提示上运动神经元损害。

（5）其他表现：高位脊髓损伤者，可出现发热反应，多因全身的散热反应失调所致，亦与中枢反射、代谢产物的刺激及炎性反应等有关。此外，损伤严重者，尚可出现全身创伤性反应。

必须强调的是：检查时不要随意将患者翻动，以防加重损伤。

2. 辅助检查　包括影像学检查和电生理检查等项目：X 线检查应常规拍脊柱正侧位片，必要时拍斜位片，颈椎损伤尚需拍张口位，可判断脊柱骨折脱位的部位、类型、损伤程度。CT 检查可显示 X 线片不能显示的骨折、椎管形态，判定移位骨块侵入椎管程度及脊髓或神经根有无受压。三维 CT 重建技术可以从各个角度去观察脊柱损伤，并可测量所需要的数据，对制定手术方案及选择术式有很大的帮助。MRI 可显示脊髓损伤早期的水肿、出血，并可显示脊髓损伤的各种病理变化，如脊髓软化、囊肿、创伤性脊髓空洞症及创伤后脊髓粘连、脊髓萎缩或囊性变、硬膜外血肿等等，对判定脊髓损伤状况极有价值。体感诱发电位（SEP）、运动诱发电位（MEP）结合能全面反应脊髓的功能，对判断预后有较大帮助。肌电图（EMG）和神经图联合检查可用于评估多发性创伤性脊髓损伤患者伴随的周围神经损害，也能诊断伴随脊髓损伤的前角细胞和脊髓前神经根的损害。

（二）鉴别诊断

外伤性截瘫需与癔症性瘫痪进行鉴别，患者外伤后，大脑功能失调，虽无器质性病变，但能表现出运动及感觉方面的症状。癔症性瘫痪可表现为全瘫或不全瘫、单瘫、偏瘫或四肢瘫。多见肌张力增高、反射亢进，但无病理反射，可呈拖拉或震颤步态。感觉症状有部分感觉过敏、感觉异常或感觉消失。感觉障碍的范围较广泛，常与神经分布区域不符合。很少有大小便功能障碍，一般经暗示、电刺激或针刺疗法好转。

三、辨 证 论 治

外伤性截瘫的早期，多为瘀血阻滞，经络不通，宜活血祛瘀、疏通督脉，兼以壮筋续骨，方选活血祛瘀汤加地龙、丹参、穿山甲、王不留行等，或用补阳还五汤加减。中期因督伤络阻，多属脾肾阳虚，宜补肾壮阳、温经通络，方用补肾壮阳汤加补骨脂、穿山甲等。后期血虚风动，呈痉挛性瘫痪，宜养血柔肝、镇痉息风，方用四物汤加蜈蚣、全蝎、地鳖虫、钩藤、伸筋草等。气血两虚者，应予以补益之品，方用补中益气汤加减；若肝肾亏损，宜壮阳补肾、强筋壮骨，方用补肾活血汤。

四、其 他 疗 法

外伤性截瘫的治疗原则是：①早期治疗。尽可能地保护受伤部位的白质不被波及，保护临近的脊髓组织免于继发性损伤，以提高恢复机会。②整复脊柱骨折脱位。解除突入椎管内的骨片和椎间盘组织对脊髓的压迫并且稳定脊柱，避免再次损伤脊髓。③积极运用药物及其他手段来抑制继发性损伤和促进神经再生。④积极预防及治疗并发症，如早期呼吸道感染与晚期泌尿系统或褥疮感染。⑤功能重建与康复，可植入运动神经假体、康复训练，重建或改善患者手和下肢的功能。

1. 正确地急救与搬运　脊柱、脊髓损伤有时合并严重的颅脑损伤、胸部或腹部脏器损伤、四肢血管伤，危及伤员生命安全时应首先抢救。凡疑有脊柱骨折者，应使患者脊柱保持正常生理曲线，切忌使脊柱做过伸、过屈的搬运动作，应使脊柱在无旋转外力的情况下，三人用手同时平抬平放至木板上，人力不够时可用滚动法。对颈椎损伤的患者，要有专人扶托下颌和枕骨，沿纵轴略加牵引力，使颈部保持中立位，患者置木板上后用沙袋或折好的衣物放在头颈的两侧，防止头部转动，并保持呼吸道通畅，正确的急救防瘫宣传教育有助于提高公民的急救意识，运用恰当的急救方法降低瘫痪发生。

2. 手术治疗　脊柱骨折脱位所导致的脊髓挫裂与受压是外伤性截瘫的始发因素，其创伤病理变化非常迅速，因而，在患者全身情况允许的条件下，脊柱减压复位固定的手术干预越早越好，这样既有利于挽救残存的神经，又有利于为恢复及康复创造条件。手术应以受压部位为中心，可经前方或后方入路减压整复骨折脱位，然后用可靠的内固定物结合骨移植，确保脊柱的复位与稳定。减压的范围要根据患者的临床症状、体格检查以及影像学结果而定，若脊髓肿胀明显可考虑行脊髓切开。

3. 高压氧治疗　早期高压氧治疗可提高损伤组织区域的含氧量，防止脊髓肿胀，改善局部细胞的缺氧，促进损伤部位新生成的纤维细胞的胶原的合成，抑制溶酶体释放。脊髓损伤后 6～12 小时内应用高压氧治疗，可收到一定的疗效，一般每次高压氧治疗用两个大气压，时间 1 小时，2～3 次/天甚至更多，两次间隔 6 个小时，共进行 1～3 天。

4. 药物疗法　外伤性截瘫早期的药物治疗可采用：①类固醇药物治疗：此类药物治疗脊髓损伤具有抑制炎症反应、减轻水肿、抑制血管活性及前列腺素活性、增加脊髓血流量、抑制氧自由基及脂质过氧化反应、稳定细胞膜及溶酶体膜、提高神经的兴奋性与传导性、稳定细胞膜的离子通道及抑制损伤后组织内儿茶酚胺的代谢与积聚的作用。目前认为有效方法是大剂量甲基强的松龙的应用，一般于伤后 8 小时内应用，治疗时间越早越能减轻脊髓水肿，稳定细胞膜的完整，但伤后 24 小时内应用同样有效。方法是：第 1 小时首次冲击量为 30mg/kg，于 15 分钟内静脉输入，继之每小时 5.4mg/kg，静脉滴注，连续 23 小时。②脱水疗法：应用 20% 甘露醇 250ml，2 次/日，以减轻脊髓水肿。呋塞米 20mg，静脉推注或肌内注射，1～2 次/天。③神经节苷脂具有保护细胞膜酶的活性、降低兴奋性氨基酸的神经毒性、抑制一氧化氮合酶和调节神经生长因子的作用，为其发挥作用提供良好的环境。急性期与甲泼尼龙联用有协同效应，后期应用神经节苷脂仍有助于脊髓功能恢复。急性脊髓损伤每日 100mg，持续 18～32 天；慢性脊髓损伤每日 100mg，持续 8 周。④神经生长因子可降低再生组织的钙蓄积及水肿程度，因而有助于脊髓损伤后的功能康复。脊髓损伤局部使用效果最好，手术中局部注射，剂量为 1000pg。也可肌内注射 1000pg，1 次/天，连续 30 天。⑤支持疗法：包括维持水电解质平衡，热量、营养和维生素的补充等。⑥其他药物：如维生素 E、A、C 及辅酶 Q 等，钙通道阻滞剂，利多卡因等的应用，对防止脊髓损伤后的继发损害有一定好处。

五、预防护理

（一）褥疮

外伤性瘫痪患者因需长期卧床，二便失禁，局部卫生条件差，皮肤感觉缺失，骨突部皮肤长期受压，局部血液循环不良，形成褥疮，易继发感染和炎性渗出，并可向深部发展达骨骼并发骨髓炎，褥疮不易愈合，甚至可因败血症而死亡。预防褥疮的方法是：①卧气垫床，对骨突部，如骶骨、大粗隆、足跟、髂嵴等处，用海绵垫或气垫圈保护。②每两小时翻身一次，24小时不间断。坐轮椅半小时支撑1～2分钟。局部用25%～50%乙醇溶液揉擦，涂抹滑石粉干燥皮肤，并配合适当手法按摩，每日1次。③避免尿粪污染，定期清洁，保持皮肤干燥。④改善身体营养状况，戒烟。⑤若已发生褥疮可行理疗、红外线照射，局部换药。若创面组织有坏死则应剔除坏死组织，局部应用化腐生肌类中药，全身应用抗生素。待炎症控制，肉芽组织鲜活时以皮瓣或肌皮瓣闭合伤口。局部红肿、炎症浸润时，可选用双柏膏、四黄膏外敷；疮面化脓坏死时，可选用拔毒生肌散、九一丹或生肌玉红膏；疮口脓少，肉芽生长时，可选用生肌膏或橡皮膏。内治宜清热解毒、托里排脓生肌。褥疮较大时应输液和少量多次输血并注意加强膳食营养。

（二）泌尿系统感染

患者常因尿潴留需长期留置导尿管，极易并发泌尿道感染和结石。应注意防治：①行导尿术时注意严格无菌技术，每周更换一次导尿管。②用生理盐水、3%硼酸液或0.05%～0.1%呋喃西林液冲洗膀胱，每日1～2次。③导尿期间，每4小时开放1次导尿管，以训练形成自主膀胱，避免膀胱长期空虚而挛缩，导致膀胱容量减小。④目前更为提倡间歇性导尿，每4～8小时导尿一次，不留置尿管。导尿时选择较细的导尿管，插入时须有足量的液体石蜡润滑管道。⑤神经源性膀胱经过数月的恢复后，其功能逐渐达到稳定和平衡，此时必须训练患者掌握自行排尿的方法。上运动神经元损伤为反射性膀胱，应训练患者找到诱发膀胱反射收缩的扳机点，从而引起膀肌痉挛和膀胱的反射性排尿。圆锥与骶神经损伤则为无张力性膀胱，可凭借锻炼腹肌和挤压膀胱而排尿。另外可控制饮水，每日饮水量不超过2000ml以减少尿量。⑥若患者膀胱功能经过长时间训练与康复仍不能得到改善，可考虑膀胱颈部电切术、尿道外括约肌切开术及经尿道前列腺切除术以减低尿道阻力。⑦出现感染症状时，应用抗生素治疗尿道感染。中药内治除按整体观念辨证施治外，应加用利水通淋药物，可选用导赤散、八正散等方剂加减。

（三）关节僵硬和畸形防治

关节僵硬和畸形的防治办法是被动活动关节和按摩肢体，把肢体关节置于功能位，用护架支起被褥，防止压迫足趾形成足下垂。

（四）呼吸道感染

颈髓损伤患者最常见的并发症。高位截瘫患者因肋间肌、膈肌麻痹，肺活量小，呼吸道分泌物不易排出，易发生肺部感染。防治办法是鼓励翻身、咳嗽，按腹协助咳痰，必要时用吸引器吸出。每日雾化吸入2～3次。

（五）消化系统动力紊乱

外伤性截瘫患者当损伤位于骶髓以上节段时，由于影响排便反射的上行和下行纤维传导，患者可无便意而出现便秘和腹胀。由于排便中枢未破坏，当刺激会阴皮肤及黏膜时，可引发自动排便，应逐渐训练患者掌握。按中医辨证施治或服用麻子仁丸、番泻叶水，亦可采用腹部按摩，肛内应用开塞露、液体石蜡和肥皂水灌肠（1次/3天）等物理疗法。如粪块积聚，灌肠仍不能排便时，可在手套外涂润滑油后用手指挖出。

当损伤累及骶髓时，排便中枢受影响，肛门反射消失，直肠感觉减退，肛门内、外括约肌松弛，出现大便失禁。应调整患者饮食结构，补充膳食纤维，促进大便成形。

（六）高热与低温

见于颈髓损伤患者，多由自主神经功能紊乱，对周围环境温度变化丧失调节和适应能力，瘫痪平面以下无汗不能排热等因素所致，夏季尤为明显，体温常高达40℃以上，如果合并感染，持续高热，患者在短期内急剧消耗，甚至出现死亡。在冬季，由于皮下血管不能收缩，大量体热散失后可能出现低温，从而导致低血压、心动过缓和心律失常，出现休克。防治方法是注意室温和衣着被褥，维持合适的外界温度。若出现高热，应以物理降温为主，如冰敷、酒精擦浴、冰水灌肠，还可采用冬眠合剂。若出现低温，应缓慢复温，使用血管活性药物增加有效循环容量，可给予能量合剂及加温输液等。

（七）深静脉血栓

外伤性截瘫患者由于长期卧床，缺少运动，静脉回流缓慢，容易形成深静脉血栓。可鼓励患者积极活动肢体，使用气囊、弹力袜改善下肢静脉回流，使用低分子肝素肌内注射进行预防。若已确诊为深静脉血栓，则应减少肢体活动，停止使用气囊、弹力袜以防栓子脱落。早期可采用尿激酶进行溶栓，有条件的医院可采用静脉滤网进行阻截。

（八）功能锻炼与康复训练

练功活动可促进全身气血流通，加强新陈代谢，提高机体抵抗力；防治坠积性肺炎、褥疮、尿路感染等并发症；增强肌力，为恢复肢体功能与下地活动作准备，是调动患者的主观能动性以战胜截瘫的一项重要措施。损伤早期，在注意稳定骨折部位的同时尽早进行肢体活动。全身条件允许者，受伤1周后即应开始上肢的锻炼。3个月后可练习抓扶床架坐起，或坐轮椅活动，继而练习站立位所需要的平衡动作。应在双杠扶手中学习站立，并采用支具保护膝部，防止跌倒。站稳后练习在双杠中做前进和后退的步行动作，逐渐练习用双拐站立和步行。可配合按摩、针灸、理疗。对于瘫痪肢体的早期按摩和被动活动，可预防肌肉挛缩与关节强直。针灸与理疗能提高瘫痪肌肉的肌力，辅助肢体功能重建。康复治疗是综合应用医学、社会、教育、心理等措施对残疾者进行训练，以减轻致残因素造成的后果，尽量提高其活动功能和改善生活自理能力。因此，早期正确地指导和帮助截瘫患者进行功能训练，进行心理康复，调动患者主观能动性，增强克服困难的意志，使之尽快地适应出院后的生活及工作是截瘫患者康复主要的内容。包括：①终身健康自我管理，如尿路管理、防治并发症管理等；②功能训练应包括生活自理的训练，如练习开关门、上下楼梯、上下轮椅等动作，以便逐步过渡到户外活动；③职业训练，根据截瘫平面和功能恢复情况做好职业训练，如编织、无线电修理等，使患者掌握一门专业技术，以增强战胜疾患的信心，使之能自食其力，对社会作出贡献等。

（李永津）

骨 盆 骨 折

骨盆是由左右髋骨和骶、尾骨借其间的骶髂关节、耻骨联合、骶尾联合以及骶结节韧带、骶棘韧带紧密连接而成的环状骨性结构。髋骨由髂骨、耻骨和坐骨融合而成。两侧髂骨在后方有一耳状面，与骶骨构成骶髂关节，双侧耻骨上、下支的内侧借纤维软骨板构成耻骨联合。髋骨外侧中央的髋臼与股骨头构成髋关节，并与双下肢相连。骨盆是躯干与下肢骨之间的桥梁，起着传导重力和支持体重的作用。

双侧髋骨、骶骨借骶髂关节及前方的耻骨联合联成一体，构成一个环状结构，称为骨盆环。人体直立时，体重从骶骨经两侧的骶髂关节传导至髂骨，再向下传递至髋臼，形成股骶弓承重。坐位时，重力由骶髂关节经髂骨后部、坐骨支传导到两侧坐骨结节，形成坐骶弓负重。股骶弓与坐骶弓是主要的承重部分，又称为承重弓。前方两侧耻骨上下支、耻骨联合构成的弓形结构联结两侧承重弓，称为约束弓，临床上称为前环，可防止承重弓向中线移位或分离。约束弓相对薄弱，骨盆骨折时，常常是约束弓先发生损伤。

骨盆环的稳定性主要依赖于后方负重的骶髂关节复合体的完整性，骶髂关节复合体由骶髂关节、骶髂骨间韧带、骶髂前后韧带等多条韧带构成（图 4-104）。骶髂关节是由骶骨和髂骨的耳状关节面构成，关节面不平整，呈相互嵌合，关节囊较薄弱，但有骶髂前后韧带和骶髂骨间韧带加强和连接，具有相当大的稳固性。骶结节韧带与骶棘韧带可限制骨盆内旋、垂直位移和骶骨向前旋转的作用，有助于骶髂关节的稳定性。

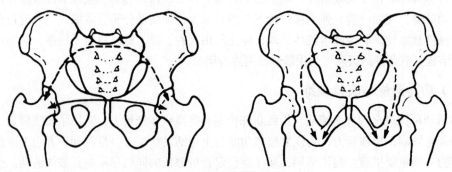

图 4-104　骨盆环及骶髂关节复合体

骨盆对于盆腔内的直肠、膀胱、输尿管、尿道、女性的子宫和阴道以及神经、血管等有重要的保护作用。骨折时，这些结构容易受到损伤。由于盆腔内血管丰富，骨盆本身亦为血运丰富的松质骨，因此，骨盆骨折时，常常出血很严重，极易发生休克。直肠等盆腔内脏器的破裂可导致严重的感染而危及生命。

一、病 因 病 机

骨盆骨折大多由高能量外力造成，交通伤、重物砸伤、高处坠伤是骨盆骨折的常见原因。少数情况下亦可因肌肉急骤收缩产生的牵拉力引起。

暴力作用的方向决定了骨折的类型。侧方压缩暴力将骨盆挤向中线，多首先造成骨盆前部（耻骨支或耻骨联合处）骨折，如暴力较强大，可引起骶髂关节或附近产生合页样移动，骨盆内旋。前后方向暴力挤压骨盆，可使骨盆以骶髂关节为轴向两侧分离其特点是耻骨联合分离或耻骨支骨折，骶髂关节前部破裂，后方韧带结构保持完整，骨盆外旋，又称为"开书样损伤"。纵向剪式暴力作用于半侧骨盆，受伤侧耻骨联合分离或耻骨骨折，骶髂关节破裂，半侧骨盆向头侧移位。暴力作用于骶尾部可致骶骨横断骨折、尾骨骨折或合并脱位，远端向前移位。肌肉猛烈收缩引起撕脱骨折，骨折多发生在髂前上棘、髂前下棘、坐骨结节等部位，以青少年多见（图 4-105）。

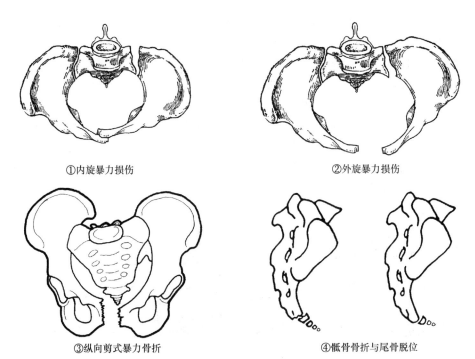

①内旋暴力损伤　　②外旋暴力损伤

③纵向剪式暴力骨折　　④骶骨骨折与尾骨脱位

图 4-105　骨盆骨折的几种类型

临床上较常用的骨盆骨折分型法是 Tile 分型（表 4-20）。

表 4-20　骨盆骨折 Tile 分型

分型	说明
A 型	稳定，裂隙与撕脱骨折
B 型	旋转不稳定，垂直稳定
	B1 前后挤压
	B2 侧方挤压、同侧骨折
	耻骨联合交锁
	B3 桶柄损伤 一侧前环，对侧后环
C 型	旋转及垂直不稳定
	C1 单侧骶骨骨折、骶髂关节脱位或经骶髂关节的骨折脱位
	C2 双侧骶骨骨折或骶髂关节脱位或经骶髂关节的骨折脱位
	C3 伴髋臼骨折

二、诊断与鉴别诊断

（一）诊断

1. 临床表现　骨盆骨折常导致盆腔内脏器和血管、神经损伤，引起失血性休克或急腹症，其后果比骨折本身更严重，故应重视其诊断与鉴别诊断。诊断时必须注意下列问题：①观察患者生命体征，特别是血压变化情况，以判断是否有失血性休克。②了解伤后大、小便情况，有无腹膜刺激症状，以了解盆腔脏器是否破裂。③检查下肢运动、感觉、反射，确定是否合并神经损伤，一旦确诊，应及时采取措施处理。

　　患者外伤史多较严重，如从高处摔下、被重物挤压、车辆撞击等。撕脱性骨折常为剧烈运动损伤。伤后症状与体征多较严重，如稳定性骨折中，耻骨支骨折疼痛肿胀在阴部、腹股沟，可伴内收肌疼痛；骶骨横断骨折、髂骨翼骨折为局部肿痛；撕脱性骨折除局部疼痛外，尚有髋关节屈伸牵拉痛。骨折局部常有瘀斑。在不稳定性骨折中，除疼痛、肿胀外，功能障碍明显，由于骨盆失去了稳定性，常有翻身困难，不能坐起、站立，患侧下肢在床上移动困难等。

　　查体时，可做骨盆挤压及分离试验（图 4-106）。但严重骨盆骨折急性期，疼痛剧烈者则不宜应用。"4"字试验可用于疑有骶髂关节半脱位及髋臼骨折者。半侧骨盆向上移位者，该侧下肢可出现短缩，表现为脐与两侧髂前上棘距离不等长，较短的一侧为骶髂关节上移。主动行直腿抬高试验可诱发骨盆部位疼痛。

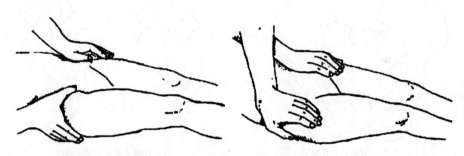

图 4-106　骨盆挤压及分离试验

　　肛门指诊检查可应用于骶骨骨折及尾骨脱位的诊断，可触及异常活动或骨擦音，并可根据指套有无血迹来判定直肠有无损伤。阴道检查可发现阴道损伤的部位与程度。

　　2.辅助检查　骨盆正位X线片可明确骨折类型和部位，根据第五腰椎横突、坐骨棘、坐骨结节、骶骨外缘等韧带附着点骨折可判断是附着于该处的韧带牵拉所致，但骨盆正位片难以发现隐匿的后环损伤。因而，投照球管向头侧倾斜 30°～40° 的骨盆入口位和向尾侧倾斜 30°～45° 出口位可了解骨盆移位程度、骶髂关节分离及骶骨骨折等情况。骶尾骨侧位片可用于了解骶骨骨折及尾骨脱位及移位方向、程度。若怀疑有髋臼骨折，尚需拍摄髂骨斜位及闭孔斜位 X 线片。腹部平片可了解有无气腹和肠胀气。CT 能在多个平面上显示骨盆和关节的外形及内部结构，能发现 X 线片上所难以发现的骶骨骨折、骨折碎片、骨折与关节的轻度移位以及骨盆内软组织损伤情况。三维 CT 重建技术能使骨盆完整、直观、立体地展现出来，对于判断骶髂关节损伤的部位、类型和程度，骶骨骨折及骨盆旋转畸形，髋臼骨折有其独到的优势，对决定治疗方案有指导意义。MRI 可发现盆底的肌腱、韧带等软组织损伤及隐匿的骨盆应力骨折。

（二）并发症

　　1.失血性休克　骨盆各组成骨为松质骨，盆壁肌肉多，其邻近又有丰富的动脉及静脉丛。血供丰富，骨折后可引起广泛出血，甚至沿腹膜后疏松结缔组织蔓延到肾区或膈下。髂内、外动脉或静脉或其分支被撕破或断裂，将引起盆腔内大出血，严重者可达 2000～4000ml，是导致休克，甚至死亡的常见原因。主要表现为面色苍白、冷汗、躁动或意识淡漠，肢体发凉，口渴，少尿甚至无尿，脉搏细数，血压下降等失血性休克症状。

　　2.尿道膀胱损伤

　　（1）后尿道破裂：后尿道（前列腺部尿道和膜部尿道）在骨盆骨折时容易合并损伤，机制是骨盆受横向挤压暴力，骨盆横径变小，前后径增长，引起三角韧带等软组织受前后方向的严重牵拉而致后尿道撕裂；或因骨折端明显移位牵拉而撕裂；少数亦可因骨折端直接戳刺所致。临床主要有排尿困难及尿潴留，排血尿，尿道口有血迹。患者主诉会阴部及下腹部胀痛。如导尿管无法插入尿道或肛门指诊发现前列腺移位者，需考虑尿道完全断裂。做尿道逆行造影时，造影剂往往外溢。前尿道损伤临床少见，可由骑跨伤引起，常借助尿道造影以明确诊断。

（2）膀胱损伤：当膀胱充盈时，受暴力直接打击而破裂；或骨折端移位直接刺破膀胱，或因耻骨膀胱韧带牵拉撕裂膀胱。伤后患者主诉膀胱区及下腹部疼痛，有尿意但不能自主排出或仅排出少量血尿。诊查时可发现下腹部肿胀、肌紧张、肠蠕动减弱、压痛明显。导尿管可顺利插入，但只能导出少量血尿，试验注入200ml左右的生理盐水不能回抽出或明显少于注入量。膀胱逆行造影可确诊，见造影剂从膀胱流出，进入周围组织。若同时发生腹膜破裂，则可有大量尿液流入腹腔，但早期无明显腹膜刺激表现，稍后才出现明显的腹膜刺激征，这种"迟发"现象有别于腹腔其他脏器破裂早期出现的严重腹膜刺激征。膀胱破裂可按其破裂部位和腹膜的关系分为腹膜内破裂和腹膜外破裂两种类型，其鉴别要点见表4-21。

表 4-21　腹膜内外膀胱破裂的鉴别诊断

鉴别要点	腹膜外破裂	腹膜内破裂
破裂部位	无腹膜覆盖的膀胱前壁或接近膀胱颈部，破裂口不与腹腔相通	膀胱壁与覆盖其上的腹膜一并破裂，破裂口多在顶部和后壁，破裂口与腹腔相通
尿液外溢	渗于耻骨后间隙和膀胱周围，并可向上下蔓延	流入腹腔内
腹膜刺激征	范围局限	范围广泛
腹部移动性浊音	阴性	阳性
腹腔穿刺	阴性	可抽出血尿
膀胱造影	造影剂局限于膀胱周围	造影剂进入腹腔

3. 直肠损伤　直肠上1/3在腹膜内，中1/3前面有腹膜覆盖，下1/3全在腹膜外。骶骨骨折端向骨盆腔内移位直接刺伤较为多见，少数亦可因骶骨、坐骨骨折移位使之撕裂。直肠破裂在腹膜反折以下时，可引起直肠周围感染，常为厌氧菌感染；如破裂在反折部以上，可引起弥漫性腹膜炎，主要症状为下腹痛及里急后重感；肛门指诊指套上有血迹，可触及骨折端（图4-107）。

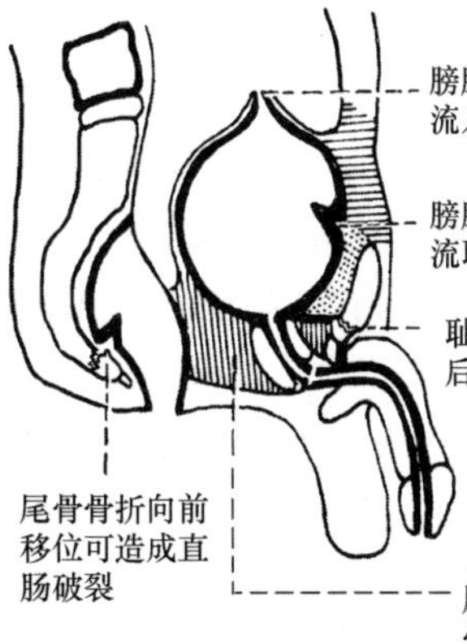

4. 女性生殖道损伤　当骨盆受暴力作用严重粉碎或变形时，女性患者易发生子宫、阴道及周围脏器联合损伤。表现为下腹部、会阴部疼痛，非经期阴道流血。

图4-107　骨盆骨折造成盆腔内脏器损伤示意图

体格检查可发现下腹部、会阴部的皮下瘀血、血肿，阴道指诊触痛明显、可触及骨折端及阴道破裂口。B超检查可以确诊。

5. 神经损伤　多为骨折时神经受牵拉伤或挫伤引起，或因移位骨片、纤维化血肿、骨痂等压迫造成，少数则是骨折碎片戳刺所致，可发生于坐骨神经、闭孔神经、股神经及骶神经根等。骶丛损伤有时可伴有括约肌功能障碍，下肢某些部位感觉减退或消失，肌肉萎缩无力或瘫痪。大多为神经不完全性损伤，多数可逐渐恢复。

三、辨证论治

骨盆骨折早期容易出现血脱，应当予以大量补液、输血，有形之血不能速生，无形之气所当急固，以独参汤加炮姜、附子补气固脱，回阳救逆。

按损伤三期辩证，骨盆骨折早期宜活血化瘀，消肿止痛，可用复元活血汤、桃红四物汤，外敷双柏散、消瘀膏。中期宜续筋接骨，和营止痛，可用和营止痛汤、接骨紫金丹。后期宜补益肝肾，强筋健骨，舒筋通络，可用健步虎潜丸、舒筋汤。

若伤后腑气不通而见便秘、恶心、呕吐甚至腹痛，治宜攻下逐瘀，以大成汤加减。若伤后小便不利，刺痛，小腹胀满，口渴发热等，证属下焦湿热，治宜养阴清热利湿，以八正散加减。若伤后瘀血作痛，局部肿胀，青紫发黑，甚则发热口渴汗出者，乃经络壅滞，阴血受伤，治宜去瘀血，通壅滞，以桃红四物汤加乳香、没药。伤后少腹引阴茎作痛者，证属瘀血不行，肝郁化火者，可用小柴胡汤合大黄、栀子、黄连。伤后因长期卧床出现便秘者，或因血虚火炽，或因阴虚火旺，或因脾虚，当分证型进行调治。

四、其他疗法

骨盆骨折往往以失血性休克及盆腔内脏器损伤为首要表现。有时甚至合并脑、胸、腹等部位重要脏器的损伤，死亡率较高。故院前及入院后首先治疗威胁生命的颅脑、胸、腹损伤，其次是设法保留受伤的肢体，然后及时有效的治疗包括骨盆骨折在内的骨关节损伤。对骨盆骨折或已有休克征兆的患者，应尽量减少搬动。急救时要将患者平置于木板上并固定骨盆，连同木板搬运，以防在搬运中扰动不稳定的骨盆，增加创伤出血而加重休克。同时积极处理休克等创伤并发症。

（一）整复方法

手法复位有可能加重骨折断端的出血，在临床上应谨慎使用。当患者体质较好、失血较少、生命体征稳定时，可考虑在充分麻醉前提下，应用轻柔的手法进行整复。

对于无明显移位的髂骨翼骨折，一侧耻骨单支骨折，不需复位。髂骨上、下棘撕脱骨折有移位者，可试行手法复位：患者仰卧，患侧膝下垫高，使髋、膝关节半屈曲，以放松牵拉骨块的肌肉；术者用推挤按压手法将骨折块推回原位。整复坐骨结节骨折时，令患者侧卧，伸髋屈膝位，放松腘绳肌，术者用两手拇指按压迫使骨折块复位。复位后保持患肢伸髋屈膝位休息，防止再移位。骶、尾骨骨折脱位，复位时患者侧卧屈髋屈膝位；术者先用液体石蜡润滑戴手套的食指，然后伸入肛门内，扣住前移或脱位的骶、尾骨下端向后勾托，同时拇指压住骶骨近端后侧，对向提按使其复位，其复位不困难，但易再移位（图4-108）。

对髂骨翼内旋损伤的患者，取仰卧屈髋，并外展外旋髋关节，同时向外向后推按患侧髂嵴，分离骨盆，解除断端的嵌插及耻骨联合的重叠移位（图4-109）。髂骨翼外旋移位者，患者改为健侧卧位，术者挤压患侧髂骨翼，使骨折端互相对合（图4-110）。对于垂直方向上的移位，可用宽布带绕过衬好厚棉垫的会阴部，布带的后段

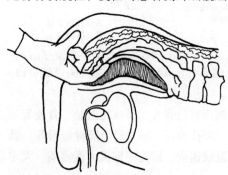

图4-108　骶尾骨骨折脱位复位方法示意

兜住健侧坐骨结节，经健侧肩后外方，前段经患侧肩前外方，于肩上部布带与手术台间撑一厚木块以防布带钳夹躯干，布带的两端均固定于墙钩上做对抗牵引之用。两助手分别把持两下肢并向远端轻轻牵引，然后将患侧下肢略外展。然后将患侧髂骨嵴向远侧推挤，矫正一侧骨盆向上移位（图4-111）。

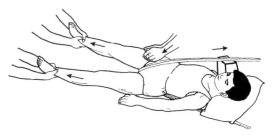

图4-109　手法纠正骨盆骨折的内旋移位

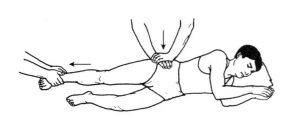

图4-110　手法纠正骨盆骨折的外旋移位

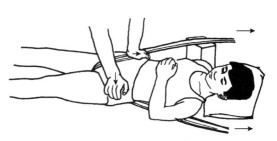

图4-111　手法纠正半侧骨盆向上移位

（二）固定方法

髂前上下棘骨折复位后，可在屈髋屈膝位，于骨折处置一平垫，然后用多头带或绷带包扎固定3～4周。耻骨单支骨折、骶尾骨骨折仅需卧床休息4～5周，不需特殊固定，必要时骶尾骨骨折可加用气圈保护。骨盆环单弓断裂无移位骨折，可用多头带或弹力绷带包扎固定4周。

对髂骨翼外旋移位的"开书样"损伤患者，复位后可用多头带包扎固定4～6周或用帆布兜将骨盆悬吊于牵引床的纵杆上。而髂骨翼内旋移位者，则不宜使用帆布兜悬吊骨盆，可在患者骶部和髂部垫一厚棉垫，利用体重维持骨折对位。对一侧骨盆向上移位者，可行患侧股骨髁上牵引以纠正上、下移位。牵引重量为体重的1/7～1/5，牵引时间必须维持至骨折临床愈合，约需8～12周，以防软组织或骨折断端愈合不良而再次移位。牵引重量不足和牵引时间过短是治疗中常易发生的错误。

（三）手术治疗

手术治疗可分为外固定器经皮固定及切开复位固定，目的是使不稳定性骨折获得稳定。对于Tile分型为B、C型的患者，特别是并发循环不稳定者，为固定骨盆、控制出血、减轻疼痛及便于搬运患者，可在局麻下行外固定器经皮固定。对于前环经固定后，后环复位效果不满意，或经非手术治疗后骨折移位＞1cm，耻骨联合分离＞3cm，合并髋臼骨折或多发伤及经过选择的开放骨折患者应行手术治疗。根据骨折的具体类型选用相应入路，采用重建钢板螺钉、拉力螺钉、骶骨棒等内固定物固定骨折。

（四）并发症的处理

骨盆骨折引起的严重并发症为造成早期死亡的主要原因，应及时治疗。

1. 失血性休克　处理原则包括保持呼吸道通畅，有效止血和补充血容量，纠正酸中毒、维持酸碱平衡及水电解质平衡、监测凝血指标等措施。需要注意的是每输注5L液体和红细胞成分血需给予一定的量新鲜冻干血浆和血小板，以维持凝血和抗凝系统的平衡。对液体复苏效果不佳的患者必要时经腹膜外结扎一侧或两侧髂内动脉。注意不要误将髂总动脉或髂外动脉结扎，以免引起下肢坏死。有条件的医院可采用动脉造影栓塞术止血。

2. 膀胱或尿道损伤 对尿道不全断裂，宜先放置导尿管，防止尿液外渗，引起感染。若尿道完全断裂，导尿管插入有困难时，可进行耻骨上膀胱造瘘及尿道会师术。术后 2～3 周，尿道断裂处修复后可拔除导尿管。由于断裂处瘢痕形成，容易引起尿道狭窄，以后需定期进行尿道扩张术。也可采用尿道镜进至损伤部位，从后尿道断端经后尿道进入膀胱，留尿道镜之半环鞘于原位，退出尿道镜，经半环鞘插入 Foley 尿管，充盈尿管球囊，尿管留置 3～5 周。

膀胱如为腹膜外破裂，作下腹部正中切口，腹膜外显露并切开膀胱，清除外渗尿液，修补膀胱穿孔作耻骨上膀胱造瘘。如为腹膜内破裂，应行剖腹探查，同时处理其他脏器损伤，吸尽腹腔内液体，分层修补腹膜与膀胱壁，并作腹膜外耻骨上膀胱造瘘。应充分引流膀胱周围尿液，使用足量抗生素预防并控制感染。

3. 直肠损伤 对直肠损伤应早期进行直肠损伤修补加乙状结肠造口术，使粪便暂时改道以利缝合处愈合，尽可能闭合直肠裂口，放置引流保持胃肠减压通畅，至肠功能恢复方可停用，并及时联合足量应用广谱抗生素和抗厌氧菌药物甲硝唑。全身应用抗生素。引流要通畅，放置时间要得当，直肠膀胱陷凹引流 2～4 天可拔除；修补或吻合附近引流管至能证实已愈合不会渗漏时再拔出，造瘘口处应妥善保护，及时清理流出粪便或分泌物，并保护好周围皮肤。结肠造口不宜过早关闭，以 6 周至 3 个月最佳。

4. 女性生殖道损伤 单纯阴道部分撕裂可采用填塞止血或宫腔镜下修补，子宫损伤程度较轻可在腹腔镜下修补，若无法修补则考虑行子宫切除以挽救患者生命。

五、预防护理

骨盆周围附着有坚强的筋肉，骨折复位后一般不易再移位，且骨盆为松质骨，血供丰富，断端容易愈合。A 型、B 型骨折经非手术治疗大多可获得满意疗效；C 型骨折需有良好的复位和固定，特别是后弓损伤者，因复位不好，可遗留功能障碍，如骨折扭曲变形引起髋痛跛行，骨盆倾斜致下肢短缩及腰椎侧弯，骨盆变形严重者还可影响劳动，在育龄妇女可能影响分娩。因此，对骨盆骨折本身的治疗应强调良好而及时地复位，以使功能完全恢复。

无移位骨折及未伤及骨盆环后弓的稳定性骨折，可在伤后 1 周开始下肢肌肉收缩及踝关节活动练习，伤后 2 周开始练习髋、膝关节的伸屈活动，3 周后扶拐离床活动。不稳定性骨折和骨盆双弓断裂移位骨折，应推迟功能锻炼的时间，早期禁坐，以防骨折再移位。行骨牵引治疗的患者，可在牵引期间进行下肢肌肉收缩及踝关节活动，解除固定后，逐步进行各关节的功能活动。8～10 周骨折临床愈合后，扶拐行走，几周后逐渐锻炼负重步行。

骨 骺 损 伤

骨骺损伤是涉及骨骼纵向生长机制损伤的总称，包括骨骺、骺板、骺生长板周围环（Ranvier 区）、与生长相关的关节软骨及干骺端损伤。骨骼纵向生长机制发生损伤将严重影响骨骼发育，导致肢体短缩或关节畸形。各类骨骺损伤的特点、治疗方法及预后不尽相同，使得骨骺损伤既不同于一般成人骨折，也不同于儿童骨干骨折。

一、病因病机

骨骺大致可分为压力性骨骺与牵拉性骨骺两大类。四肢长骨的骨端是关节内骨骺，承受从关节传来的压力，使骨纵向生长。牵拉性骨骺位于肌肉的起止点，承担肌肉的牵拉力，不构成关节，也不影响骨的纵向生长，如股骨大转子、肱骨内上髁。出生后，人体四肢骨骼的纵向生长主要依赖二次骨化中心（又称化骨核）的软骨内化骨。随着二次骨化中心的出现，骺软骨细胞重新排列，以二次骨化中心为中心，向四周形成放射状细胞柱，开始了自中心向四周连续不断的成骨活动。紧贴着干骺端的软骨层的成骨方向则相反，从而使长骨纵向生长。当二次骨化中心朝向干骺端的软骨层逐渐变成平直致密的骨板时，骨骺与干骺端只存在单一方向的软骨增殖与成骨活动，真正的骺板形成。

（一）骺板的组织学结构

光镜下观察骺板的纵切面，从骨骺到干骺端可分为四层：①静止细胞层，又称为生发细胞层。紧贴骨骺，细胞小而密集，分布不均匀，生长不活跃，是幼稚软骨细胞储备区域，此层受损，骺板生长功能丧失。②增殖细胞层。软骨细胞增生活跃，数目增多，体积增大，呈柱状排列。因含有丰富基质和胶原纤维，此层强度最好。此层与静止细胞层是软骨细胞生长增殖所在，合称软骨生长区。③肥大细胞层。软骨细胞继续增大，胞体呈圆形，标志着软骨细胞发育成熟，此层软骨基质含量较少，强度降低。④软骨内骨化层，又称暂时钙化带。成熟的软骨细胞开始退变，基质内出现钙质沉积，自干骺端有血管穿入，血管周围可见新骨形成，强度有所增加。外伤性骨骺分离几乎恒定发生于肥大细胞层与软骨内骨化层交界处。

（二）血液供应

骨骺的血液供应主要来自骨骺动脉，穿过骨板，供应骺板的软骨生长区。受阻致生长减慢或停止。干骺端滋养动脉及 Ranvier 软骨膜血管供应成骨区，其受阻可导致软骨基质钙化障碍。对于几乎完全被关节软骨覆盖的骨骺，如股骨、桡骨近端，血管穿过软骨膜后仅能供应骨骺的外周。一旦发生骨骺在干骺端的分离损伤，骺生长板血供易受累。部分关节软骨覆盖的骨骺，骺板的血供来自骨骺。当发生骨骺分离时，骺生长板血供受影响少。

（三）损伤机制与分型

由于儿童期关节囊和韧带的强度大于骨骺的强度，因而骨骺损伤成为儿童期较多见的骨折。骨骺损伤多由间接暴力所导致，例如高处坠落，暴力传达至较脆弱的骺板，导致其发生损伤。此外，附着于骺板的肌肉强力收缩，可导致骺板撕脱骨折。骺板区的直接外力导致的开放性损伤也可损伤骺板。根据损伤的类型和程度将骨骺损伤分为以下五大类（图 4-112）。

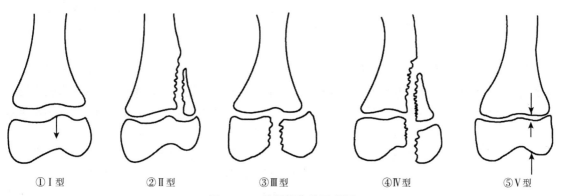

①Ⅰ型　　②Ⅱ型　　③Ⅲ型　　④Ⅳ型　　⑤Ⅴ型

图 4-112　骨骺损伤的示意图

Ⅰ型：骨骺和骺板的细胞与干骺端分离。断面呈波浪形，经过肥大细胞层和软骨内骨化层，软骨生长区没有受到损伤。多见于幼小婴儿，因为其骺板比较厚。一般说来，骨骺分离的移位较其他类型的骨骺损伤要小，因为婴儿骨膜相对肥厚，骺生长板周围环阻碍着移位。

Ⅱ型：骨骺损伤中最常见的类型。其特点是断裂的平面先沿着骺板分离，然后带上三角形部分干骺端，即骨骺分离加干骺端部分骨折，骺板分离的部分与Ⅰ型相同，在肥大细胞层和软骨内骨化层，然后转向干骺端，三角形骨片可大可小，该侧骨膜完整，而对侧骨膜已经撕裂。损伤机制由剪切力加上弯矩造成。多发生于10岁以上的儿童，因其骺板相对较薄。

Ⅲ型：属关节内骨折。骨折线从关节面经过骨骺，先后通过骺板的静止细胞层、增殖细胞层、肥大细胞层、软骨内骨化层，最后在肥大细胞层和软骨内骨化层骨骺分离，即关节内骨折加骨骺分离。这种损伤不常见，由关节内切剪力引起，通常出现在胫骨两端骨骺。

Ⅳ型：属关节内骨折。骨折线涉及关节面、骨骺、全层骺板和部分干骺端，即关节内骨折加骺板和干骺端骨折。最易造成骺早闭和成角畸形。常见于肘关节和远端胫骨。

Ⅴ型：由于强大的挤压暴力，使骺板的软骨细胞压缩而严重破坏。这种损伤少见，但是后果非常严重，由于软骨生长区细胞严重破坏以及来自骨骺营养血管广泛损伤，常导致骨生长畸形。好发于膝部及踝部骨骺，早期诊断较为困难。

二、诊断与鉴别诊断

（一）诊断

1. 临床表现　此类患者常有明确外伤史。由于儿童骺板的强度远不及韧带及关节囊，当作用到关节部位的暴力尚不足以引起韧带及关节囊损伤时，已经超过了骺板所能承受的程度而导致骺板骨折。因此，儿童关节部位的损伤首先要考虑骺板损伤。外伤程度较重的患儿可表现为关节及附近的肿胀、疼痛和功能障碍，移位明显者可表现出肢体畸形，甚至出现血管、神经受损的相应症状。但在损伤较轻的患者可仅仅表现为患肢不能承重或不能持物。有时骺板区域的压痛是唯一的体格检查阳性发现。由于软骨性骨骺、骺板在普通X线片上不显影，因而临床查体往往是诊断骨骺损伤的重要依据。

2. 辅助检查　凡小儿在骨的一端外伤以后出现肿胀、疼痛时，都要警惕骨骺损伤的可能，须拍摄X线片，至少要拍正、侧位片，必要时加摄正常侧肢作为对照。Ⅰ型损伤由于软骨骨折X线不能显示，无移位时诊断困难（新生儿骨骺尚未骨化，诊断更为困难，常于数日后出现骨膜反应才注意到），从X线片上看不见明显骨折线，由于移位小，给X线诊断带来困难，有时骺板厚度轻度增宽可能是唯一征象，如果二次骨化中心很小，诊断更加困难，这时诊断主要依靠临床表现。移位较明显者X线表现为骺板间隙较对侧增宽，骺板成角变形。Ⅱ型损伤可见骨折线穿经骺板，再向干骺延伸，干骺端骨片大小不一。Ⅲ型损伤X线难查出，须多方位投照。Ⅳ型损伤骨折线自干骺穿过骺板进入骨骺，如果二次骨化中心小，Ⅳ型损伤不容易识别，可能误为Ⅱ型损伤。如果有较小的干骺端骨片，而临床上和X线片证明没有骨骺分离，则应诊断为Ⅳ型，而不是Ⅱ型损伤。凡小儿肢体坠落性损伤或涉及到骨骺附近的损伤，而X线拍片无明显异常，但疼痛和肿胀持续一段时间，即应警惕有Ⅴ型损伤的可能，需向家长说明发生骨生长障碍可能性，定期随访，以便早期发现畸形。Ⅴ型损伤典型X线表现为骺板软骨变窄，晚期发生骺早闭，肢体短，锥状骨骺或成角畸形。

尽管骨骺的软骨部分不显影，但从显影的二次骨化中心、干骺端等作为参考，可间接印证骨折的存在，例如脱离原位的二次骨化中心、干骺端的小骨折片、骺板附近与骺板平行的薄板状或片状骨影、构成关节的骨端或邻近骨干的相互对应关系等。并需掌握骨骺发育与损伤特点，这是因为各部位骨骺功能、受力特点和骨化时间不同，因而发病年龄和损伤特点各异，有的损伤只出现于某一年龄段，有的损伤类型只发生在某一部位，了解这些规律对临床诊断很有帮助。例如肱骨远端全骺分离好发于 3～4 岁以下幼童，由于外髁骺在出生时尚未骨化，产伤性全骺分离容易误诊为肘关节脱位，超声检查可助鉴别。外髁骨骺出现后，全骺分离需与外髁骨折或外髁骨折合并肘关节脱位鉴别，掌握了全骺分离外髁骨骺无旋转和肱桡关节始终保持正常对线对位关系的特点就很容易与后两种损伤鉴别。

超声及 MRI 检查在儿童骨骺损伤中的应用可有效降低漏诊率。

（二）鉴别诊断

先天性髋关节脱位 新生儿股骨头尚未骨化，产伤性骨骺分离容易误诊为先天性髋关节脱位，关节内骨擦感是诊断的重要依据，超声或 MRI 检查便可明确诊断。

踝下副骨化中心 需与内踝或外踝骨骺撕脱骨折鉴别。副骨化中心多为两侧对称出现，骨片比较规则圆滑，骨化中心早期为圆点状，后期变为三角形，边缘较整齐。

三、治疗方法

处理原则：Ⅰ、Ⅱ型损伤主要为闭合复位，仅个别不稳定骨折或因软组织嵌入断端而致复位失败者需要手术治疗。儿童骨骼塑形能力强，不必强求解剖复位，随着生长发育大多数能自发矫正。例如成角畸形，正常生理应力地刺激骺板，在不同的骺板区域作出不同反应，为使应力垂直通过关节面，骺板呈离心性选择性生长，成角的凹侧生长快于凸侧，成角畸形从而逐渐得到矫正。最大可接受成角 30°，但旋转移位在生长过程中不能纠正。Ⅲ、Ⅳ型损伤为关节内骨折，要求恢复关节面平整和骺板对位，轻度移位也需手术治疗。Ⅴ型损伤早期诊断困难，对可疑病例应局部制动 3～4 周，患肢免负重 1～2 个月。

1. 整复方法 整复骨折越早越好，时间拖延会增加复位难度。损伤超过两周的陈旧骨折不宜强行手法复位，尤其是Ⅰ、Ⅱ型损伤，可让其畸形愈合，以后截骨加以矫正。闭合复位应在全麻下进行，使肌肉完全放松，重叠骨端得以充分牵开。复位手法要轻柔，忌用暴力挤压骺板复位，以免造成医源性骺板损伤，对难以完全克服的断端重叠移位应采用"折顶"方法复位。

2. 手术方法 切开复位时必须保护骨骺的血供，不要剥离骺板周缘的软骨膜，以免损伤Ranvier区软骨细胞及血运，禁用器械撬压骺板断面进行复位，以免加重损伤。内固定用克氏针为宜，尽量垂直骺板插入，切莫横向穿越骺板。螺丝钉只能用于固定干骺端或体积较大的二次骨化中心，不应穿过骺板，否则取钉后局部腔隙可形成骨桥，遏制局部骨增长。骨愈合后应及时取出内固定物。

3. 功能锻炼 上肢骨骺损伤在相关损伤组织愈合后即可全面开始功能锻炼，下肢骨折去除固定后先练习关节活动，负重适当延后。股骨头骨骺分离常伴有头骺缺血坏死，恢复需要一个漫长的过程，负重时间应推迟。

4. 并发症的处理 骨骺损伤常见的并发症是骺板早闭和骨桥形成。骺板早闭一般累及整个骨骺，最终引起肢体短缩畸形，骺板骨桥形成多累及部分骺板，引起邻近关节成角畸形。

骨骺早闭的治疗应根据患者的年龄，了解其潜在生长能力，熟悉畸形的部位、性质和程度，选择不同的方法。

（1）截骨术：单纯成角畸形，常用楔形截骨给予矫正。若骨骺尚未成熟，术后畸形可重新发生，需多次截骨矫正。

（2）对侧肢体短缩：患侧下肢短缩后将对侧相对长的下肢也短缩，以获得肢体长度均衡，改善跛行步态。常用方法之一是健侧相应骨骺固定术。也可将骨干短缩，即切除股骨干或胫骨干过长部分，再作内固定。这种手术，需到骨骺发育成熟之后进行。

（3）骨骺牵拉延长：这是一种很实用的手术方法，无论对骺板完全停止生长造成的短缩或短缩合并成角畸形，都可以应用，尤以胫骨骨骺延长应用最多。在实行牵拉前，应先将骺板中骨桥切除，利用骨外固定装置，逐渐牵拉，造成骨骺分离，可伸长肢体 4 ～ 6cm，甚至更长。该法常引起跟腱挛缩和术后正常骺板早期闭合等不良后果，所以将患儿年龄限制在 14 ～ 16 岁，以青春期之后为宜。本法也可纠正成角畸形，成角的凸侧牵拉慢，凹侧稍快，给予补偿。

（4）骺板内骨桥切除脂肪填塞术：适用于骨桥横截面积不足骺板面积的 40%，患儿年龄在 10 ～ 14 岁。手术前除拍普通 X 线片外，最好用 CT 或 MRI 确定骨桥确切部位和范围，也可拍 X 线断层片。术中在手术显微镜或放大镜下操作，手术灯光需射入骨洞内，达到良好视野。边缘性骨桥切除相对容易，确定骨桥部位后，然后将局部骨块切除，它包括外周骨、膜骨骺、干骺端和骨桥，此时骺板软骨能够看清再将骺板上下两侧潜行刮除些骨质，洞穴用游离脂肪填入。如果骨桥周围是正常的骺板，手术操作就比较困难。先在附近的干骺端开窗，注意 Ranvier 区保持完整，将干骺端开洞，显示干骺端一侧的骺板和骨桥，必要时插入注射针头，术中拍 X 线片定位。切除骨桥，最好用牙科钻磨，损伤小，而且不断用盐水冲洗，以免摩擦产热损害正常骨和软骨，骺板上下侧潜行切除，以保证骨桥切除彻底。游离脂肪充分填塞。

（5）其他：肢体延长还可以采用胫骨延长、股骨延长术，骺板闭合后，将胫骨骺线截断牵拉延长等方法。严重关节畸形，可采用单髁切除，同种异体骨关节移植术。

四、预防护理

应告诫患儿家属此损伤可能导致骨骼生长障碍，强调长期随访的重要性。骨骺损伤的患儿应定期随访，直到骨骺成熟为止，有时创伤后骺板生长不会立即完全停止，而是伤后 6 个月生长缓慢，然后再停止，甚至生长障碍要到青春期才能表现出来。伤后 2 年内密切观察，以后 1 ～ 2 年摄 X 线片一次。

（袁普卫）

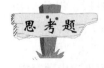

（1）为何要对肱骨干骨折进行分型？

（2）尺骨鹰嘴骨折的外科治疗策略是什么？

（3）临床上如何鉴别诊断桡骨头骨折与桡骨小头半脱位，二者分别如何治疗？

（4）对孟氏骨折患者进行 X 线摄片时应注意什么？

（5）如何理解骨折治疗的过程中"筋骨并重、动静结合"的治疗原则？

（6）如何运用中医治疗骨折"瘀去、新生、骨合"的用药指南来分期辨治骨折？

（7）试述桡骨下 1/3 骨折合并下尺桡关节脱位的病理机制以及桡骨远端移位因素？

（8）胫骨平台骨折常合并哪些损伤？

（9）为什么胫腓骨下 1/3 骨折容易引起骨折延迟愈合？

（10）跟骨关节结节角在跟骨骨折整复中的意义？

第五章 脱 位

第一节 概 论

关节脱位，古称"脱骱""脱臼"，是指构成关节的骨端关节面脱离正常的解剖位置，引起关节功能障碍者，脱位多发生在活动范围较大、活动较频繁的关节，如肩、肘、髋及颞颌关节等。

关节，是骨与骨间的连接，是连接骨骼的枢纽。关节由关节面、关节囊和关节腔组成，辅助结构有肌肉、韧带、关节盘和关节唇等。骨骼、韧带维持关节静力平衡，肌肉维持关节动力平衡，骨骼、韧带和肌肉共同维持关节的稳定。外力或病变破坏了关节的稳定结构都会造成关节失稳，进而可能导致关节脱位。

骨骼与骨骼相对面即是关节面，相对关节面相互对合，借助关节囊、韧带等构成关节，关节面或凸或凹或平，相互构成不同类型关节。从稳定性来看，杵臼关节较其他类型关节更为稳定，如髋关节，髋臼较深，周围有关节盂唇加深，可容纳大部分股骨头，骨性结构很稳定。肩关节属于球窝关节，由于其肱骨头大，关节盂浅而小，仅为肱骨头关节面的1/3，对肱骨头包容不够，故稳定性远不如髋关节。拇指腕掌关节由大多角骨与第一掌骨相对的两个鞍状关节面构成，属于鞍状关节，可作屈、伸、收、展、环转及对掌运动，活动范围大，其稳定程度从骨性结构来看是不够的，主要靠周围的关节囊和韧带来维持其稳定。

关节囊和韧带：不仅连接骨端形成关节，还在关节运动时参与稳定关节，如肘关节、指间关节、膝关节、踝关节的侧副韧带和关节囊，如果关节囊和侧副韧带被损坏发生断裂，关节的稳定性下降，就可能导致关节功能障碍或关节脱位。

肌肉：关节必须要有肌肉提供动力才能正常活动，四肢骨骼肌的肌腹或肌腱大部分是由一个或两个关节为关节活动提供动力，同时肌肉间的协同和拮抗可维持关节在运动时的平衡与稳定。如肩关节，在神经肌肉正常情况下，关节功能正常，活动自如；当关节周围肌肉的支配神经损伤时，将影响关节的稳定性。

关节液：关节在活动或静止状态下都要维持关节面间相对应的关系，关节液的分子吸引力有一定的维稳作用。关节在活动时关节面相互间必然产生摩擦，这样会加速关节的退变，为了减少摩擦，关节囊的滑膜正常情况下会分泌滑液，最大限度地减少摩擦，滑利关节。同时关节滑液对关节软骨起营养作用。

关节腔：是一个密闭的腔隙，保持着关节内的负压状态，这有利于关节面的黏着，对维持关节的稳定起到一定的作用。如关节腔的密闭性被破坏，关节的润滑、营养和稳定都会受到影响。

一、病因病理

造成关节脱位的病因和其他损伤性疾病的病因一样，分为内因和外因。任何影响关节结构和稳定平衡的因素，只要超出关节的承受能力，关节就可能发生脱位。

1. 外因 直接暴力或间接暴力均可造成关节脱位，以间接暴力多见，如跌仆、冲撞、扭转等损伤。由于暴力方向的不同，引起关节脱位的类型也不同。由于暴力大小的不同，造成关节脱位的程度也不同。关节由于暴力导致脱位者，必然伴有关节囊、韧带损伤或关节周围肌肉、肌腱、关节盂唇和关节软骨面不同程度的损伤。有时还可伴有血管、神经的压迫或损伤。

2. 内因

（1）关节脱位与年龄、性别、体质：如年老体弱筋肉松弛者，易产生颞颌关节脱位；小儿因关节韧带发育不健全，易引起桡骨小头半脱位；成年男性的劳动强度大，受伤机会多，关节脱位发生率也高于儿童和妇女；身强力壮者受到同样外力伤害，由于关节周围肌肉强健，对关节的保护作用明显增强，关节脱位发生率明显低于体弱多病者。

（2）关节脱位与关节解剖结构：关节结构与关节的稳定程度有很大的关系。杵臼关节较其他类型关节稳定。如髋关节，结构非常稳定，一般情况下不会发生脱位，只有在强大暴力作用下才可能发生脱位。先天韧带松弛者，关节脱位发生概率较高。

（3）关节脱位与职业工种：体力劳动者由于接触伤害暴力的机会相对较多，发生关节脱位的概率也高于脑力劳动者。

（4）关节脱位与关节病变：关节本身的病变可导致关节结构的破坏，从而导致关节稳定性破坏，易导致关节脱位的发生。如化脓性关节炎、结核性关节炎等由于关节结构被破坏，常发生关节脱位。

二、分　类

1. 按脱位的病因分类

（1）外伤性脱位：正常的关节因暴力作用而发生脱位者。此类脱位在临床上最为常见。

（2）病理性脱位：由于关节本身的病变导致关节结构和稳定因素被破坏，而引发的关节脱位。如化脓性关节炎、结核性关节炎引起的关节脱位。

（3）先天性脱位：由于在母体内胚胎发育异常或胎儿期受外界不利因素影响，而致关节结构发育异常引发的脱位。如髋臼发育不良所致小儿髋关节脱位。

（4）习惯性脱位：由于年老体弱，肝肾亏损，筋肉松弛，或因原关节脱位时关节结构和稳定因素受到破坏，没有妥善处理，损伤组织未完全修复，在受到轻微外力作用下关节再次或多次发生脱位。

2. 按脱位的程度分类

（1）完全脱位：组成关节的各骨端关节面完全脱离对应关系。

（2）半脱位：组成关节的各骨端关节面部分脱离对应关系，部分或大部分还相对应，又称不完全脱位。

（3）单纯性脱位：仅有关节脱位，不合并骨折、重要血管、神经、肌腱和内脏损伤。

（4）复杂性脱位：脱位合并骨折或合并重要神经、血管、肌腱和内脏损伤。

3. 按脱位的时间分类

（1）新鲜脱位：患者就诊时脱位发生在3周以内者。

（2）陈旧性脱位：患者就诊时脱位已发生超过2周者。

4. 按脱位有无创口与外界相通分类

（1）开放性脱位：脱位关节有伤口与外界相通。

（2）闭合性脱位：脱位关节无伤口或伤口与外界不相通。

5. 按脱位的方向分类　以近侧骨端为基点，以远侧骨端移位的方向来定名，分为前脱位、后脱位、上脱位、下脱位和中心性脱位。脊柱椎体间脱位以上位椎体移位方向而定名。

三、诊　　断

（一）病史及主要症状

患者一般都有明确的关节脱位病史，如外伤性脱位都有明确的外伤史，如跌伤史、牵拉史等；病理性脱位都有原发疾病病史。关节脱位后都有一些相应的临床表现。

1. 局部症状

（1）疼痛：关节脱位时必然伤及关节内、外的韧带、肌腱、关节囊和肌肉等软组织，从而引起疼痛，活动时加重。脱位处必然有明显的压痛。

（2）肿胀和瘀斑：关节内、外软组织损伤，在短时间内可出现局部肿胀，若为老年患者，肿胀范围可较大。软组织损伤处局部出血，出血渗透到皮下，可见青紫瘀斑。

（3）关节活动受限：关节脱位后由于关节结构的破坏，关节活动轴及支点发生改变，造成关节活动受限。包括主动和被动活动均受限。

2. 全身症状　外伤性关节脱位，一般无全身症状，只有外伤严重的患者，由于局部脉络损伤，血溢脉外，瘀血停聚，积瘀化热，患者可能有发热口渴、心烦口苦、尿赤便秘等症状。另外如脱位出现严重的并发症，可能还会出现相应的临床表现，在临床诊治过程中要特别注意。

（二）主要体征

由于关节脱位而造成关节内、外软组织损伤，除关节脱位处有压痛外，还有以下常见体征。其中关节畸形、关节盂空虚、弹性固定是关节脱位的特有体征。

（1）关节畸形：关节脱位后，骨端关节面的位置发生改变，因而出现关节畸形。如髋关节后脱位时，患肢出现屈曲、内收、内旋、短缩畸形；肘关节后脱位时，出现靴样畸形，肘后三角关系失常。

（2）关节盂空虚：由于原来位于关节盂内的骨端脱出，造成关节盂空虚。如肩关节前脱位时，出现关节盂空虚。

（3）弹性固定：关节脱位后，由于关节周围的肌肉痉挛收缩，使脱位后的骨端保持在特殊的位置上，对其进行被动活动时，可有小范围的活动，但有弹性阻力，外力消失后，脱位的骨端又回到原来的特殊位置，称为弹性固定。

（4）骨端异位：关节脱位后组成关节的骨端脱离正常解剖位置，处于关节周围非正常位置，体表常可触摸到脱位的骨端。如肩关节前脱位，常可在腋下、喙突下或锁骨下触及肱骨头。

（5）关节活动功能障碍：关节脱位后，关节面失去正常的相互关系，周围软组织因损伤不能进行正常的收缩运动，因而出现关节功能障碍。

（三）影像检查

X 线检查一般情况可以明确脱位的诊断，并可明确脱位的方向、程度及是否合并骨折。但是否合并有韧带损伤或断裂无法通过 X 线明确，MRI 可以显示韧带、肌腱、软骨和半月板是否有损伤。

根据受伤史、一般症状、特有体征和影像学检查，可以作出诊断。

四、并　发　症

外伤性脱位发生的过程中，可出现各种损伤并发症。并发症发生与外力作用的大小、部位、方向及性质有很大关系。特别是高能量暴力造成脱位的同时可能导致严重的并发症。根据并发症发生的大致时间常见有以下几种。

（一）早期并发症

（1）骨折：常见于邻近关节面的骨端或关节盂的边缘，如髋关节脱位合并髋臼缘骨折；肩关节前脱位合并肱骨大结节撕脱性骨折。

（2）血管损伤：骨端在脱位时，使邻近血管受压迫、碾挫或牵拉，造成血管损伤，影响患肢血液循环。

（3）神经损伤：由于脱位骨端的压迫、碾挫或牵拉，造成神经损伤。

（4）感染：开放性脱位伤口被污染，未及时清创或清创不彻底常致感染发生。

（二）晚期并发症

（1）关节僵硬：由于关节复位后需固定一定时间，关节周围损伤的软组织可发生粘连或瘢痕挛缩，导致关节活动严重受限。

（2）外伤性骨化性肌炎：在脱位过程中，关节附近的骨膜被掀起，并与血肿沟通，随着血肿机化和骨样组织形成，尤其在关节被动伸屈活动过度时，可引起骨膜下血肿扩散，形成广泛的骨化性肌炎，以肘关节脱位多见。

（3）创伤性关节炎：由于脱位时关节软骨面受到损伤，致使关节面不平整，日后在关节运动中关节软骨面进一步受损，引起关节退行性变与骨端边缘骨质增生，最终可能发生创伤性关节炎，髋、膝、踝关节脱位后易发生此并发症。

（4）骨缺血坏死：由于脱位时对关节内、外的软组织造成损伤，破坏了骨的血液供应，造成骨的缺血性坏死。如髋关节脱位可并发股骨头缺血性坏死。

五、治　疗

关节脱位的治疗目的是恢复关节的正常解剖结构及功能，包括维持关节静力平衡及动力平衡的辅助结构。因此关节脱位在治疗时，除了骨端复位外，还应重视固定、功能锻炼和药物治疗。

（一）新鲜外伤性脱位的治疗

1. 麻醉　上肢可选用局部麻醉、臂丛神经阻滞麻醉，必要时行全身麻醉，对肌肉不发达的新鲜脱位患者，可不用麻醉；下肢可选用足部小关节局部麻醉、蛛网膜下腔阻滞麻醉、硬膜外阻滞麻醉，必要时行全身麻醉。

2.复位 争取尽早复位，效果较好。延误时日再行复位，会给复位造成困难，影响治疗效果。

手法复位时，应根据脱位的不同类型，按欲合先离、原路返回的原理，充分使肌肉放松，利用杠杆原理将脱位的远侧骨端经关节囊破裂口送回原位，从而达到解剖复位。

手术复位适应证：①开放性脱位；②闭合复位不成功者；③脱位并发严重血管、神经损伤者；④脱位并发骨折、韧带或肌腱断裂，复位后可能影响日后关节稳定者。

3.固定 复位后应将伤肢固定于功能位或关节稳定的位置，有利于关节周围软组织修复，防止发生再脱位或形成习惯性脱位。根据情况可选用胶布、绷带、托板、石膏固定或皮肤牵引，上肢脱位固定 2～3 周，下肢脱位固定 3～4 周。

4.功能锻炼 复位固定后，未固定的关节即可做活动锻炼,受伤的关节可做肌肉主动收缩活动，避免肌肉萎缩、骨质疏松、关节僵硬等并发症，并可改善血液循环，促进损伤组织的修复。功能锻炼遵循活动部位由远到近，活动范围由小到大，循序渐进的原则。

5.药物治疗

早期：伤后 1～2 周，关节周围瘀血滞留，经络阻滞，气血运行不畅，肿痛并见，治宜活血祛瘀，内服消肿止痛药物，如舒筋活血汤等，外敷药可选用消肿散等。

中期：伤后 2～3 周，瘀血消而未尽，筋肉尚未完全修复，宜和营生新、舒筋活络，可服壮筋养血汤、肢伤二方等，外用接骨续筋类药物。

后期：受伤 3 周以后，瘀血基本消散，但损伤导致气血亏损，肝肾不足，宜养气血、补肝肾、强筋骨，可内服壮筋养血汤，补肾壮筋汤等，外用上肢损伤洗方或下肢损伤洗方、五加皮汤、海桐皮汤等煎汤熏洗。

（二）陈旧性关节脱位的治疗

关节脱位超过 2 周未复位者为陈旧性脱位，由于关节囊内、外血肿机化，瘢痕形成，关节腔或关节凹的填塞，关节周围软组织的粘连、挛缩等因素造成关节复位困难。

陈旧性关节脱位，1 个月内且无并发证的青壮年患者，关节周围粘连不严重者，可在充分麻醉下试行手法复位。

手法复位的步骤：复位前，应作详细的局部检查，仔细阅 X 线片并加以分析，确定有手法复位的适应证，然后在麻醉下作牵引，充分手法松解后，然后进行手法复位。若手法复位不成功，不要再强行手法复位，可采用手术治疗。

对于脱位时间过久，年老体弱，骨质疏松，合并有神经、血管损伤或合并有高血压、严重心脑血管疾病者，不宜采用手法复位。

第二节 颞颌关节脱位

颞颌关节由颞骨的下颌窝、关节结节与下颌骨的下颌头构成。关节囊松弛，上方附着于关节结节和下颌窝的周缘，向下附着于下颌头下方。关节内有软骨盘，将关节腔分为上、下两部，上部使下颌骨能前后滑动，下部在开口与闭合动作时做铰链式动作，关节囊前部薄，后部厚。外侧有外侧韧带加强，关节囊较松弛，稳定性较差。

一、病 因 病 机

1.病因

（1）张口过大：张口时，下颌头和关节盘一起滑到关节结节下方。如关节囊松弛，张口过度、过猛时下颌头向前滑到关节结节的前方，而不能退回关节窝，则形成颞颌关节脱位。

（2）外力打击：下颌部受到侧方外力打击，或单侧咬硬物时，当外力超过关节囊的外侧韧带支持力量，咀嚼肌张力失去平衡，下颌骨向一方扭转，则可发生单侧前脱位。

（3）体质虚弱：年老体衰，久病体虚，肝肾亏虚，气血虚弱，筋肉失养，关节韧带松弛，或先天性颞颌关节发育不良及其他各种病症等，都是颞颌关节脱位的内在因素，也是形成习惯性脱位的重要因素。

2.病机　主要是下颌头和关节盘一起移位，外侧韧带部分损伤。部分老年患者咀嚼肌肌力下降，也可导致脱位发生。

3.分类

（1）按脱位的时间和复发次数：可分为新鲜性、陈旧性和习惯性脱位三种。

（2）按脱位的侧别：可分为单侧脱位和双侧脱位。

（3）按脱位的方向：前脱位最多见，向后、向外、向上脱位极少见。

二、诊断与鉴别诊断

（一）诊断

1.临床表现　患者常有过度张口史或典型的外伤史，脱位后有局部疼痛，张口闭口困难等表现。脱位后患者呈半开口状态，不能闭合，也不能再将口张大。下齿槽伸至上齿槽的前方，口涎外流，说话、吞咽均有困难。双侧前脱位时，下颌骨向前移位；单侧前脱位时，下颌骨偏向健侧。检查时下颌头明显凸出并向前移位，其后方为空虚的颞颌关节窝。根据病史和临床检查可确定诊断。

2.辅助检查　X线检查主要是了解局部骨质情况。一般情况下可不进行检查。

（二）鉴别诊断

（1）下颌骨骨折：有外力打击下颌骨史，伤后下颌部肿痛明显，局部按压或咀嚼时有骨擦感，X线检查可见骨折线及骨折移位情况。

（2）先天性下颌关节畸形：见于青年人习惯性颞颌关节脱位者，X线或CT检查可明确诊断。

三、治　　疗

对新鲜性颞颌关节脱位的治疗：

1.手法复位

（1）口腔内复位法：一般不需麻醉，嘱患者坐于矮凳上，头靠墙，术者面向患者，术者两拇指包裹数层无菌纱布，伸入患者口中，分别压于两侧下方的最后一个臼齿上，其余四指托住下颌骨的两侧。两拇指逐渐向下、向后加压，其余四指将颌部向上托起，并向后上推送，使下颌头向后滑入关节窝（图5-1①、②）。此时术者应迅速将两拇指向两侧方移开退出，以免被咬伤。

如一次复位失败，可向关节腔内注入1%利多卡因溶液2ml，以缓解咀嚼肌痉挛，再按上法复位。

（2）口腔外复位法：双侧脱位，复位原理同口腔内复位法。术者与患者的位置与上法相同，术者双手拇指分别置于两侧下颌支的后上方，其余四指把住下颌骨体部，然后双手拇指由轻而重向下按压下颌支，并慢慢用力向后方推送，以达到复位目的。

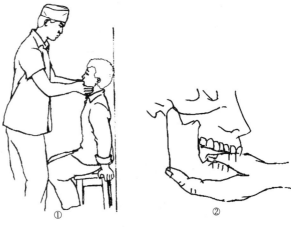

图 5-1　颞颌关节脱位口腔内复位法

2.固定　复位后用四头带兜住下颌部，带头分别在头顶部打结。于闭口位固定2～3周。固定不宜过紧，以张口不超过1cm为宜。这样有利于损伤关节囊的修复，防止张口过大发生再脱位，以致形成习惯性脱位。

3.药物治疗　局部用药较好，可选用活血消肿、行气止痛的药物；内服可选用舒筋和血汤、壮筋养血汤等。

4.调护　固定期间每天进行数次叩齿动作，以增强咀嚼肌肌力，加强下颌关节的稳定性，也可配合按摩翳风或下关穴，每日3～5次。患者不应用力张口、大声讲话，饮食宜软，避免咬嚼硬食。

第三节　上肢关节脱位

肩关节脱位

肩关节脱位，也称盂肱关节脱位。古代称"肩胛骨出""肩骨脱臼""肩髆骨出臼"。肩关节脱位是临床常见病。盂肱关节的关节盂小而浅，肱骨头大，其面积是关节盂的3～4倍，呈半球形。关节囊宽大、薄弱、松弛，有利于肩关节灵活地活动，但不稳定。尤其是关节囊的前壁更加薄弱、松弛，当受到外力作用时肱骨头易冲破前壁形成脱位。肩关节的稳定需要关节周围肌肉来维持，如肩部的主要肌肉损伤或麻痹，肌力下降，关节的稳定性差，亦容易出现肩关节脱位。

一、病 因 病 机

（一）病因

肩关节脱位的病因多为间接暴力所致，直接暴力少见。

1.间接暴力

（1）传达暴力：患者前扑跌倒时，上肢外展、外旋、后伸，手掌或肘部着地，外力沿肱骨向上传至肱骨头，肱骨头冲击肩胛下肌与大圆肌之间的薄弱部分，顶破关节囊的前下部，进入喙突间隙，形成喙突下脱位（图5-2）。若暴力较大，将肱骨头推至锁骨下，即形成锁骨下脱位（图5-3）。

（2）杠杆作用力：患者跌倒时，上肢处于极度外展、外旋位，肱骨大结节已抵于肩峰，形成一个杠杆支点，手掌或肘部继续受外展冲击力的作用，肱骨头穿破肩关节下方关节囊，形成盂下脱位（图5-4），可合并肱骨头凹陷骨折。外力继续作用，使肱骨头移至肩胛前部，形成喙突下脱位，此型脱位常造成肱骨大结节撕脱性骨折。

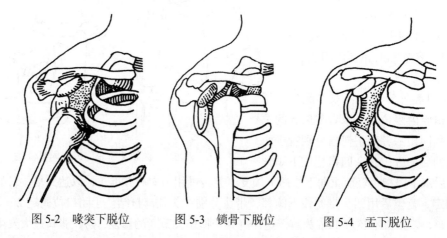

图 5-2　喙突下脱位　　　图 5-3　锁骨下脱位　　　图 5-4　盂下脱位

2. 直接暴力　多因外力从肱骨头后部直接撞击，使肱骨头向前移位造成前脱位，临床少见。

由于肱骨头脱位，腋神经或臂丛神经有可能被牵拉或被肱骨头压迫，引起不同程度的腋神经或臂丛神经损伤。

（二）病机

主要是肩关节囊的撕裂和肱骨头的移位，肩关节周围软组织可发生不同程度的损伤，部分患者并发肱骨大结节骨折或移位，肩胛盂边缘的骨折或肱骨头凹陷骨折，部分患者并发肱骨近端骨折。

（三）分类

（1）按脱位后的时间和复发情况：可分为新鲜、陈旧和习惯性脱位三种。

（2）按脱位后肱骨头移位的方向：可分前脱位、后脱位。前脱位又根据肱骨头移位的位置分为喙突下、盂下、锁骨下脱位三种。如肱骨头因暴力过大，冲破肋间隙进入胸腔，则称为胸腔内脱位，常并发血气胸、损伤肺脏或其他脏器。

临床以前脱位为常见，后脱位极少见，胸腔内脱位罕见。

二、诊断与鉴别诊断

（一）诊断

1. 临床表现　患者有明确的外伤史，受伤后，局部疼痛、肿胀，肩部活动障碍。若伴有骨折，则疼痛、肿胀更加明显，或有瘀斑。习惯性脱位者既往有习惯性肩关节脱位史，稍受外力作用即复发。

（1）肩关节前脱位：患肩失去正常圆钝平滑的曲线轮廓，形成"方肩"畸形，上臂弹性固定于肩外展20°～30°位，可在腋窝内、喙突下或锁骨下触及肱骨头，搭肩试验（Dugas征）阳性，直尺试验阳性。

（2）肩关节后脱位：极为少见，且极易误诊，多为肩峰下脱位，患肩前部扁平塌陷，喙突突出，在肩胛冈下可触及移位的肱骨头，上臂呈内旋畸形。

知识拓展

　　肩关节前脱位继发的希尔-萨克斯损伤（Hill-Sachs 损伤）　当肩关节发生前脱位时，因上臂处于外展、外旋、后伸位，暴力使得肱骨头后外侧撞击关节盂下缘，导致肱骨头后外侧发生压缩性骨折，因 1940 年 Hill 和 Sachs 首先描述了此类损伤，故被称为 Hill-Sachs 损伤。文献报道肩关节首次前脱位继发此类损伤概率为 65%～67%，再次脱位发生的概率为 84%～93%。当肩关节反复脱位，逐渐加大肱骨头的损伤，导致肱骨头压缩的深度及面积不断加大，形成了肱骨头凹陷处与关节盂间的啮合，进一步破坏了肩关节的稳定性，使得脱位发生更加容易，这样就形成了再脱位与 Hill-Sachs 程度间的恶性循环。因此 Hill-Sachs 损伤的大小及部位是引起肩关节不稳的重要原因，也是判断预后及治疗方案的重要参考依据。

2. 辅助检查

X 线检查：肩部正位和穿胸侧位可明确诊断脱位类型，并可明确是否合并骨折。怀疑后脱位者可拍上下位（从头部向足部摄片）或 CT 三维重建明确诊断。

临床根据患者的受伤史、症状、体征及影像检查进行诊断。

（二）鉴别诊断

（1）肱骨外科颈骨折：疼痛和肿胀较脱位明显，查体时局部有骨擦感（音），骨折处有异常活动。影像学检查可明确诊断。

（2）肩关节脱位合并肱骨大结节骨折：是肩关节脱位的常见并发症，除肩关节脱位的症状、体征外，疼痛、肿胀更加明显，于肱骨大结节处可触及骨折碎片或骨擦感（音）。影像学检查可明确诊断。

（3）肩袖损伤：肩关节脱位复位后，应检查肩关节的外展功能，如无肱骨大结节骨折，肱骨头与关节盂的间隙较大，呈半脱位状态，此时应考虑肩袖损伤。如诊断困难，可行肩关节造影或 MRI 检查。

（4）血管和神经损伤：由于脱位时的牵拉或肱骨头的压迫，可导致腋神经、臂丛神经和腋动脉损伤。腋神经损伤后，三角肌瘫痪，肩部前外侧、后侧皮肤的感觉减退或消失；臂丛神经损伤则可能有肌皮神经、正中神经、尺神经、桡神经损伤的表现。血管损伤少见，如损伤可见患肢前臂手部发凉或发绀，桡动脉搏动逐渐减弱或消失。

三、治　　疗

对于新鲜的肩关节脱位，应采用手法复位及适当固定。合并肱骨大结节骨折者，脱位复位后，骨折常可随脱位复位而整复。合并神经、血管压迫者，脱位复位后，往往神经、血管的压迫亦随之解除。陈旧性脱位，在麻醉下，肌肉充分松解后，试行复位，如不能成功，可考虑手术治疗。合并肱骨外科颈骨折者，可先行复位脱位，再整复骨折，如失败可考虑手术治疗。对于习惯性脱位者，可行关节镜下盂唇修补或关节囊紧缩术。

（一）手法复位

（1）牵引复位法：患者仰卧位，自伤侧腋下经胸前壁及背后绕套一布单，一助手牵拉布单两头向健侧作对抗牵引，另一助手握住伤肢腕部及肘部，沿上臂弹性固定的纵轴方向（约外展60°）牵引并适当外旋，术者用手自腋下将肱骨头向外后推挤，即可使肱骨头复位。

（2）手牵足蹬法：患者仰卧位，术者立于患侧，双手紧握患肢腕部，同时术者将足跟置于患侧腋下向上发力（右侧脱位用右足，左侧脱位用左足），使之对抗牵引，逐渐将患肢先稍外展、外旋，然后内收、内旋，使肱骨头复位（图5-5）。

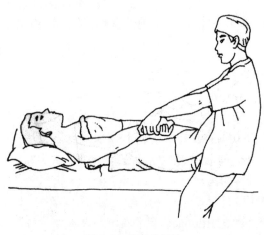

图 5-5　手牵足蹬法

当有入臼声时，复位即告成功。

（3）拔伸托入法：术者站于患肩外侧，用两手拇指压其肩峰，其余四指由腋窝内托住肱骨干。第一助手站于患者健侧肩后外侧，两手斜形环抱固定患者，第二助手一手握患者患侧肘部，一手握腕上部，外展、外旋患肢，由轻到重地向前外下方作拔伸牵引，与此同时，术者插入腋窝内的手将肱骨头向外上方钩托，第二助手逐渐将患肢内收、内旋，直到有肱骨头复位感，复位即告成功。

（4）屈肘旋转法：患者坐位或仰卧位。术者一手握患肢腕部，另一手握肘部，使患者屈肘90°，沿上臂纵轴牵引，再在牵引下将上臂外展、外旋，然后内收，使肘部紧贴胸壁并移向中线，再内旋，将患肢手指搭于对侧肩部即可复位（图5-6）。此法对于年老体弱，骨质疏松患者最好不选用，以免发生骨折。

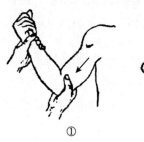 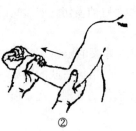 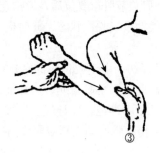 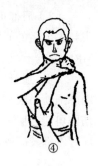

①　　　　　　②　　　　　　③　　　　④

图 5-6　屈肘旋转法

（5）悬吊复位法：患者俯卧位，患侧肩胸下垫一小枕，患肢于床边自然下垂，或在腕部悬挂一个2～5kg重物，数分钟后可自行复位（图5-7）。若未复位，术者一手握患肢肘部，患者手掌搭于术者肘部，同时术者另一手握患肢上臂，逐渐外展牵引并外旋，可复位。若仍未复位，助手用双拇指在患肢腋窝部将肱骨头推向关节盂，以完成复位（图5-8）。

（二）固定

伤侧腋窝垫一棉垫，用绷带缠绕将患肢上臂贴于胸壁固定。肩关节处于内收、内旋位，屈肘90°，前臂用颈腕带悬吊，固定3周。

（三）药物治疗

新鲜脱位，可按骨折三期辨证用药，早期宜活血祛瘀、消肿止痛，内服舒筋活血汤，桃红四物汤等，外敷消肿散；肿胀减轻后，宜养血壮筋，内服壮筋养血汤，外贴跌打膏药；后期宜补气血或补肝壮筋，可选用八珍汤、左归丸内服。外洗用桃红四物汤加伸筋草、透骨草煎汤熏洗。对于习惯性脱位者，应补肝肾、强筋骨。

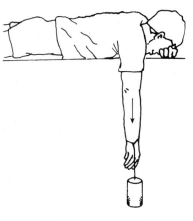

图 5-7　悬吊复位法

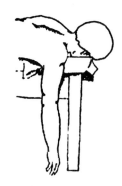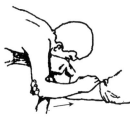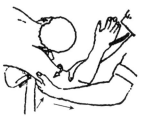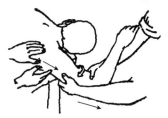

图 5-8　悬吊复位法手法辅助

四、调　护

固定期间的主动活动，采取先远后近的原则，先活动远离肩关节的手部关节、腕关节，再活动靠近肩关节的肘关节，解除固定后活动肩关节，活动范围采取由小到大的原则，早期活动范围宜小，循序渐进，中、后期逐步加大活动范围。

案 例

病史摘要：患者男性，68岁，因摔伤致右肩疼痛、肿胀、活动受限3周就诊。入院查体：右肩关节微肿胀，呈"方肩畸形"，右肩前、外侧压痛明显，右肩搭肩试验及直尺试验均阳性，右肩关节盂空虚，右肩关节呈弹性固定，右肩关节功能障碍，外展30°、内收约10°、前屈约20°、内外旋均约10°、后伸5°。X片示：右肱骨头向前下方脱位，位于关节盂下方，可见右肱骨大结节撕脱及移位。

诊断：右肩关节陈旧性前脱位（盂下型）并右肱骨大结节骨折。

治疗方法：屈肘旋转法复位。患者仰卧位，鉴于患者为陈旧性脱位，关节周围粘连明显，因此先行右肩揉、按、捏拿、弹拨等理筋手法及轻度被动活动关节以松解关节肌肉粘连，然后助手于患者腋下行对抗牵引，术者握住患者腕部及肘部于外展位行拔伸牵引，后外旋患肢并屈肘90°，将前下脱位的肱骨拉至关节盂前缘以建立复位的支点，再在牵引下内收、内旋患肢，感受到肱骨头复位感即完成复位。术后X片显示，右肩关节复位成功且肱骨大结节骨折移位纠正（图5-9）。

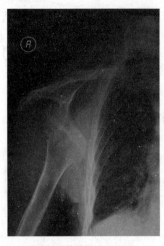 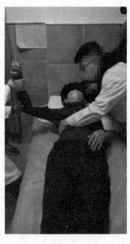 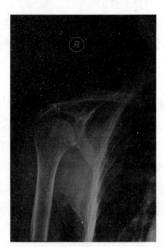

右肩关节前脱位（盂下型）　　　　复位手法　　　　右肩关节脱位复位成功

图5-9　案例图

思考题：该名患者系贫困孤寡老人，作为医生，在治疗手段的选择上该如何践行医者使命，坚守医者仁心？

肩锁关节脱位

肩锁关节脱位是临床常见的肩部损伤之一，多发于青壮年。

肩峰及锁骨肩峰端，借着关节囊、肩锁韧带、三角肌、斜方肌肌腱附着部和喙锁韧带等连接组成肩锁关节，属于微动关节，参与肩关节的联合运动。其关节囊较薄弱，关节的稳定性主要依靠肩锁和喙锁两条韧带，其中肩锁韧带主要维持肩锁关节水平方向的稳定性，喙锁韧带主要维持锁骨外端垂直方向的稳定性。

一、病因病机

（一）病因

直接暴力和间接暴力均可造成肩锁关节脱位，以直接暴力多见。

1. 直接暴力　如患者上臂内收，侧向摔倒，肩部着地，外力直接作用于肩峰。外力使肩峰及锁骨向内下方移位，使锁骨的下缘抵于第1肋骨上，第1肋骨形成支点从而使肩锁韧带和喙锁韧带受到牵拉，不同暴力程度可发生不同程度韧带、肌肉及骨的损伤。如暴力较小，关节囊及肩锁韧带因离支点较远，受力较大而断裂，喙锁韧带保持完整，锁骨外端仅有轻度的上移，肩锁关节呈半脱位；若暴力强大，肩锁韧带、喙锁韧带同时断裂，三角肌和斜方肌的肩峰、锁骨腱性附着部亦撕裂，锁骨外端与肩峰完全分离，并明显上移，肩锁关节呈完全脱位。

2. 间接暴力　间接暴力导致的损伤较少见。上肢外展位摔倒，手部先着地，外力经手部传导至肱骨头及肩峰，使肩胛骨向上移位，使肩锁韧带和肩锁关节囊过度外展而撕裂，由于肩胛骨上移使喙锁韧带处于松弛状态不易损伤，故肩锁关节呈半脱位。

（二）病机

主要是外力使肩及锁骨向内下方移位，使肩锁韧带和喙锁韧带受到牵拉损伤。肩锁韧带、喙锁韧带或单独或同时损伤，多合并肩锁关节囊、斜方肌和三角肌的肩峰、锁骨附着部等损伤。

（三）分类

根据肩锁韧带和喙锁韧带的损伤情况，锁骨移位的方向和程度不同，Rockwood 将肩锁关节脱位分为六型：

Ⅰ型：肩锁韧带扭伤，肩锁关节、喙锁韧带、三角肌及斜方肌均保持完整。

Ⅱ型：肩锁关节断裂，关节间隙增宽，喙锁韧带拉伤，喙锁间隙可较对侧有轻度增宽，三角肌、斜方肌保持完整。

Ⅲ型：肩锁韧带断裂，肩锁关节脱位，喙锁韧带断裂，喙锁间隙较对侧增宽 25% ～ 100%，三角肌和斜方肌常从锁骨远端的止点撕脱。

Ⅳ型：肩锁韧带断裂，肩锁关节脱位，锁骨远端向后方移位，刺入或刺穿斜方肌，喙锁韧带完全断裂，喙锁间隙从正位 X 线片上移位不大，但腋位 X 线片示，锁骨远端向后方明显移位，三角肌和斜方肌从锁骨远端撕脱。

Ⅴ型：肩锁韧带断裂，肩锁关节脱位，喙锁韧带断裂，喙锁间隙较对侧明显增宽，为对侧间隙的 100% ～ 300%，三角肌和斜方肌常从锁骨远端的止点撕脱。

Ⅵ型：肩锁韧带断裂，锁骨远端向下方移位，根据其移位后的位置可分为喙突下型和肩峰下型。喙锁韧带在肩峰下型中仍保持完整，而在喙突下型中则发生断裂。三角肌和斜方肌从锁骨远端的止点撕脱。

二、诊断与鉴别诊断

（一）诊断

1. 临床表现　有明确外伤史，大多数为直接暴力。

伤后肩部肿胀、疼痛，患肢外展和上举时疼痛加重。查体时肩部可见擦伤或挫伤痕迹，锁骨外端高于肩峰而呈"台阶状"畸形，肩锁关节处压痛明显，全脱位者喙锁间隙亦有压痛。半脱位者触压时有浮动感，锁骨外端前后方向活动度加大，全脱位者肩锁关节处可摸到一凹陷沟，局部按压有明显弹跳征（琴键征）。

2. 辅助检查　肩锁关节正位片可显示脱位的程度。X 线片可见锁骨外端明显上移、脱位，喙锁间隙增宽。一般认为患侧喙锁间隙增宽在 3 ～ 4mm 以内，说明喙锁韧带受到扭伤或牵拉伤。增宽大于 5mm 时，说明喙锁韧带完全断裂。双侧对比及采用应力位（悬吊 4.5kg 的重物）X 线片有助于发现异常。

（二）鉴别诊断

锁骨远端骨折：锁骨远端骨折时，可在局部触及骨擦感，局部肿胀明显。而肩锁关节脱位不会触及骨擦感，按压时可有琴键征，X 线检查可明确。

三、治　疗

肩锁关节能否整复及整复后的稳定性取决于肩锁韧带和喙锁韧带破裂的范围及程度，同时还取决于肩锁关节囊、斜方肌和三角肌的损伤程度。对肩锁关节脱位的治疗，因脱位程度不同而采取不同的治疗方法，半脱位可采用手法复位，外固定治疗，而全脱位多采用手术治疗。

1. 手法复位　患者取坐位，患侧肘关节屈曲90°，术者一手将患肘沿肱骨纵轴向上推，同时另一手将锁骨外端向下按压即可复位。

2. 固定方法　复位后，屈肘90°，将高低垫置于肩锁关节的前上方，另取3个棉垫，分别置于肩锁关节、肘关节背侧及腋窝部，用宽约4cm的胶布自患侧胸锁关节下，经锁骨上窝斜向肩锁关节处，顺上臂背侧向下绕过肘关节反折，沿上臂向上，再经肩锁关节处，拉向同侧肩胛下角内侧固定。亦可取另一条宽胶布重复固定1次。固定时，术者两手始终保持纵向挤压力，助手将胶布拉紧固定，固定时间5～6周。

3. 药物治疗　初期患肩瘀肿疼痛者，宜活血化瘀、消肿止痛，以舒筋活血汤等内服。中后期肿痛已消减，宜舒筋活血、强筋健骨，以壮筋养血汤、跌打养营汤、补肾壮筋汤内服，年老体弱的患者，应辨证选方并加减化裁。

4. 手术治疗　对外固定不能维持其对位的青壮年患者，或陈旧性脱位影响功能者，全脱位（Rockwood分型≥Ⅲ型）应采用手术复位。常用的手术方式有：肩锁关节切开复位内固定及韧带修复或重建术、关节镜下喙突锁骨间内固定及韧带修复或重建术、锁骨外端切除术、肌肉移位动力重建术等。

四、调　护

肩锁关节脱位手法整复容易，但整复后保持其对位却很困难，因此固定期间应经常检查其外固定的松紧度，如有松动要及时调整，同时应定期进行X线检查以检测固定的效果。外固定期间禁止做肩关节外展及上举等动作。肩关节解剖结构复杂，伤后可能继发冻结肩，固定期间注意动静结合，进行邻近关节的活动。固定期间做腕指关节活动，解除固定后，开始逐渐活动肩关节，先做肩关节前屈后伸活动，逐渐做外旋、内旋、外展及上举活动。活动范围由小到大，用力逐渐加强，切不可粗暴地做被动手法活动。

（张开伟）

肘关节脱位

肘关节由肱尺、肱桡和桡尺近侧三组关节构成，共用一个关节囊。肱骨滑车与尺骨半月切迹构成肱尺关节，属蜗状关节；肱骨小头与桡骨头凹关节面构成肱桡关节，属球窝关节；桡骨头环状关节面与尺骨的桡骨切迹构成桡尺近侧关节，属车轴关节。尺骨半月切迹前缘的冠突较短小，对尺骨向后移位的阻挡有限，加之关节囊前、后壁较松弛薄弱，受到较大外力作用时，容易发生后脱位。关节两侧的侧副韧带较厚且紧张，尺侧副韧带呈三角形，起自肱骨内上髁，呈放射状，止于尺骨半月切迹的边缘，桡侧副韧带也是三角形，附于肱骨外上髁与桡骨环状韧带之间，两者有防止肘关节侧屈的作用。桡骨环状韧带围绕桡骨头并附着于尺骨的桡骨切迹的前后缘，形成一个漏斗形骨纤维环，稳定桡尺近侧关节。肘部的三个骨突标志是肱骨内、外上髁和尺骨鹰嘴突，此三点在伸肘时成一直线，屈肘时形成一等腰三角形，故称"肘后三角"，损伤致三点之一改变，都会引起此三点关系改变。

在全身关节脱位中，肘关节脱位发病率居首位，占 1/2 左右，多发于青壮年。

一、病 因 病 机

（一）病因

肘关节脱位多为间接暴力（传达暴力和杠杆作用）所致，直接暴力少见。

（1）间接暴力：以后脱位为常见，而前脱位少见。发生肘关节后脱位多因跌倒时上肢外展、手掌着地，肢体的重力和地面的反作用力，迫使肘关节过伸，尺骨鹰嘴急骤撞击肱骨鹰嘴窝形成支点，产生一种有力的杠杆作用，传达暴力在肘部形成向前的分力，鹰嘴尖端将肱骨远端抵向前方，突破关节囊前壁，向前移位，身体的重力作用与地面的反作用力在肘部形成对冲的力量，使尺骨和桡骨近端同时向后上方移位，形成肘关节后脱位（图5-10）。

（2）直接暴力：若暴力来自肘关节后方，直接暴力作用于尺骨鹰嘴，可先发生鹰嘴骨折，暴力继续作用，可将尺桡骨上端推移到肱骨下端的前方，形成肘关节前脱位。

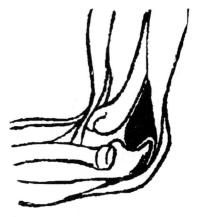

图 5-10　肘关节后脱位侧位观

由于暴力作用方向不同，除造成肘关节后脱位或前脱位外，有时还可以向外侧或内侧移位，引起尺侧或桡侧副韧带撕脱或断裂，形成后外侧、后内侧脱位或前外侧、前内侧脱位。

（二）病机

病机主要是肘关节囊的撕裂、尺骨近端和桡骨近端向后或向前移位，肘关节周围软组织可发生不同程度的损伤，如尺侧或桡侧副韧带撕脱或断裂。部分患者并发有肱骨内上髁、外上髁撕脱骨折，尺骨喙突撕脱骨折，前脱位患者常并发尺骨鹰嘴骨折。

（三）分类

按骨端移位情况可分为后脱位、前脱位、侧方脱位。
按受伤时间可分为新鲜脱位与陈旧性脱位。

二、诊断与鉴别诊断

（一）诊断

1.临床表现　有外伤史，患肘疼痛、肿胀，可有瘀斑，功能障碍，并见畸形、弹性固定和关节盂空虚。

（1）后脱位：肘关节后脱位侧位观呈靴样畸形；肘关节脱位因尺、桡骨近端移位，出现前臂缩短；肘关节周径增粗；肘关节弹性固定于半伸半屈位，约 45° 位；肘后三角失去正常关系，可于肘前方摸到肱骨远端，肘后可摸到尺骨鹰嘴。

（2）前脱位：前脱位时，肘关节呈过伸畸形并弹性固定，屈曲受限；肘前饱满或隆起，肘后凹陷；在肘前可摸到尺、桡骨近端，在肘后可触及肱骨下端及游离的鹰嘴骨片。

2. 辅助检查

X 线检查：肘关节正、侧位片可了解脱位情况，有无并发骨折。如想了解是否合并韧带损伤、断裂可行 MRI 检查。

（二）鉴别诊断

肱骨髁上骨折：肱骨髁上骨折时，肘关节可部分活动，肘后三角关系无变化，上臂短缩，前臂正常。而肘关节后脱位，肘关节弹性固定，肘后三角关系有变化，上臂正常，前臂短缩。

三、治　疗

（一）手法复位

新鲜肘关节脱位应以手法复位为主，宜早期复位与固定。闭合复位失败或陈旧性脱位时间过久者，有明显功能障碍者或合并有骨折不宜闭合复位者，可考虑手术治疗。

1. 新鲜肘关节后脱位

（1）拔伸屈肘法：患者取坐位或仰卧位，麻醉后，助手握住患肢上臂，术者一手握患肢腕部作对抗牵引，约 3 分钟后，另一手用拇指从患肘前方将肱骨远端向后推压，其余四指从患肘后将鹰嘴突向前端提，并将患肘屈曲，即可复位（图 5-11）。

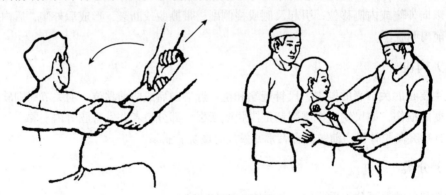

图 5-11　拔伸屈肘法

（2）牵引托入法：若患肘肿胀较甚，患者肌肉发达，可采用三人复位法，第一助手双手握住患肢上臂固定并牵引，第二助手握住患肢腕部作对抗牵引，约 2～3 分钟后，术者下蹲用双手拇指从患肘后顶住鹰嘴突向前向远侧推顶，同时用双手其余四指从患肘前扣住肱骨远端向后提拉，令二助手配合屈曲患肘，即可复位。

（3）膝顶复位法：患者坐位，术者立于患侧前面，一手握其前臂，一手握其腕部，同时一足踏在凳上，以膝顶住患肢肘窝部，先顺势牵引，然后逐渐屈肘，闻及入臼声，说明已复位（图 5-12）。

2. 新鲜肘关节前脱位　患者取坐位或仰卧位，麻醉后，第一助手握住患肢上臂并固定患肢，第二助手握住患肢腕部，顺势对抗牵引，约2～3分钟后，术者用双手拇指从患者肘前将尺、桡骨近端向后推，余指由患肢后侧扣住肱骨下端向前上端提，闻复位音，说明已复位。若肘关节前脱位合并鹰嘴骨折，脱位复位后，再处理鹰嘴骨折。

（二）固定

后脱位复位后，一般用绷带作肘关节"8"字固定或用直角托板或石膏托固定屈肘90°位，前臂中立位，三角巾悬吊患肢前臂于胸前，固定3周。

（三）药物治疗

复位后，早期宜活血化瘀、消肿止痛，内服舒筋活血汤等，外敷消肿散；中期宜和营生新、舒筋活络，内服壮筋养血汤等，外敷舒筋活络类药膏等；后期宜补养气血，可内服八珍汤等，外用海桐皮汤煎汤熏洗。

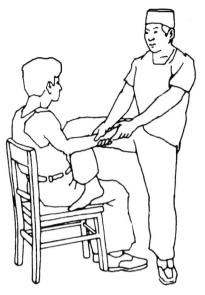

图 5-12　膝顶复位法

四、调　护

复位后，鼓励患者做掌指关节、腕、肩关节活动，解除固定后，做肘关节主动活动，练习屈肘，逐步练习伸肘活动，不可以提重物、拉门框等方法练习伸肘，以防发生外伤性骨化性肌炎。

小儿桡骨头半脱位

小儿桡骨头半脱位又称"牵拉肘"，多发生于5岁以下的幼儿，是常见的肘部损伤。上尺桡关节的稳定性主要依靠环状韧带的约束，幼儿时期包绕桡骨颈的环状韧带仅为一片薄弱的纤维组织，尚未形成结实的韧带，桡骨头也尚未发育完全，头颈部粗细接近，环状韧带松弛，对上尺桡关节的稳定作用有限，因此肘部受到牵拉的外力易发生半脱位。

一、病因病机

1. 病因　多为间接暴力所致，患儿在跌倒或穿衣时，肘关节在伸直位受到牵拉，造成桡骨头半脱位。

2. 病机　患儿肘关节在伸直位受到牵拉时，肱桡关节间隙加大，关节负压骤增，又因幼儿的桡骨头、颈粗细接近，环状韧带薄弱，此时肘部受牵拉，环状韧带上缘滑向肱桡关节间隙内，待牵拉停止时，环状韧带上缘嵌顿于肱桡关节内，即造成桡骨头半脱位。

二、诊断与鉴别诊断

（一）诊断

1. 临床表现　小儿患肢有被他人牵拉史，触摸肘部时因疼痛而啼哭；受伤后患肘略屈曲，前臂稍旋前，不敢旋后，不肯抬高患肢取物和活动肘部；桡骨头处有压痛，肘部无明显肿胀和畸形。

2. 辅助检查 X线检查往往看不出异常。

（二）鉴别诊断

（1）肱骨髁上骨折：患儿有明确跌伤史而不是牵拉史，伤后肘上部肿胀，压痛，特别是内、外上髁以上部分有环形压痛，X线检查可见骨折征象。

（2）尺骨上1/3并桡骨头脱位（孟氏）骨折内收型：患儿有明确跌伤史而不是牵拉史，伤后局部疼痛，肿胀，压痛，但其压痛主要在尺骨近端背侧及桡骨头处。X线检查可见尺骨上端骨小梁中断，部分见尺骨近端弯曲度增大。应注意肱骨小头与桡骨头的对应关系，正常情况下，桡骨干纵轴向上的延长线，一定通过肱骨小头的中心。如有向外或向上偏移，应诊断为桡骨头脱位。

三、治 疗

1. 手法复位 不需麻醉即可手法复位，患儿坐位或仰卧位均可，令助手握患儿上臂，术者一手拇指放在患肘桡骨头前外侧，向内向后略加压，同时另一手牵引患肢腕部，牵引下将前臂旋后，然后屈曲肘关节，即可复位（图5-13）。

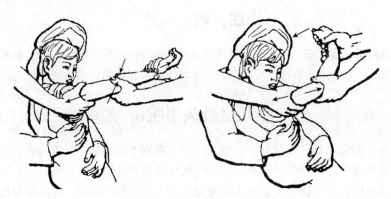

图5-13 桡骨头半脱位复位法

2. 固定 复位后用颈腕带悬挂于胸前。

3. 药物治疗 一般不需药物治疗。

四、调 护

嘱其家长应避免牵拉患儿伤肢，尤其在穿脱衣服时加以注意，以防复发和形成习惯性脱位。

月 骨 脱 位

腕骨中以月骨最易脱位，且以掌侧脱位最常见。月骨居近排腕骨正中，侧面观呈半月形，近端（凸面）与桡骨远端、远端（凹面）与头状骨、内侧与三角骨、外侧与舟状骨相互构成关节，故月骨四周均为关节面。月骨的前面相当于腕管，有屈指肌腱和正中神经通过。月骨与桡骨远端之间有桡月背侧、掌侧韧带相连，其间的血管维持月骨的血液供应。

一、病因病机

1.病因 月骨脱位多由传达暴力所致。跌倒时手掌撑地，腕部极度背伸，月骨被桡骨远端和头状骨挤压而向掌侧移位，突破关节囊，造成月骨掌侧脱位。月骨背侧脱位很少见。

2.病机 由于月骨向前移位，造成正中神经和屈指肌腱受压，并可产生相应症状；脱位时桡月背侧韧带断裂，若桡月掌侧韧带也断裂，易引起月骨缺血性坏死。坏死骨块变形，邻近骨端边缘增生，形成骨刺，发生创伤性关节炎。

3.分类

（1）月骨脱位向掌侧旋转＜90°，桡月背侧韧带断裂，掌侧韧带未断，月骨血供尚存在，一般不会发生月骨坏死；

（2）月骨脱位向掌侧旋转＞90°，桡月背侧韧带断裂，掌侧韧带扭曲，月骨血供受到一定影响，部分患者可发生月骨缺血坏死。

（3）月骨脱位向掌侧旋转＞90°，并向掌侧移位，桡月掌侧和背侧韧带均发生断裂，月骨血供完全终止，极易发生月骨缺血坏死。

二、诊断与鉴别诊断

（一）诊断

1.临床表现 有在腕背伸状态下跌倒手掌着地的外伤史。腕掌侧疼痛、压痛、肿胀、隆突畸形。腕关节各方向活动均受限，腕关节呈屈曲位，中指不能完全伸直，握拳时第三掌骨头明显塌陷，叩击此掌骨头疼痛明显。如压迫正中神经，则拇、示、中三指可出现感觉异常与屈伸障碍。

2.辅助检查

X线检查：正位片月骨由正常的四方形变成三角形，侧位片月骨凹形关节面转向掌侧（图5-14）。

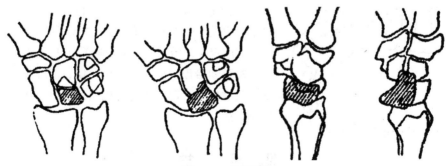

图5-14 月骨脱位

（二）鉴别诊断

（1）月骨周围腕骨脱位：腕部疼痛、肿胀、压痛，腕关节各方向活动均障碍，叩击第2～4指掌骨头时，腕部发生疼痛。腕部正位X线片示，腕骨向桡侧移位，有时诸腕骨重叠辨认不清，侧位片可见月骨与桡骨远端仍保持正常解剖关系，头状骨及其他腕骨向背侧或掌侧移位。

（2）经舟骨、月骨周围腕骨脱位：腕部疼痛，肿胀以桡侧为重，鼻烟窝压痛明显，腕关节活动障碍。X线片示腕骨关系紊乱，月骨与头状骨的关节间隙加宽，月骨、舟骨近端与桡骨保持正常关系，其他腕骨和舟骨远端向背侧、桡侧移位。有时可合并桡、尺骨茎突骨折。

三、治　疗

1. 复位

（1）手法复位：患者取坐位或仰卧位。麻醉后，一助手两手握住患肢前臂，另一助手捧握患肢手掌内、外侧，作对抗牵引，并使腕关节背伸，术者用两拇指推顶翻转的月骨凹面远端，使月骨翻转90°进入桡骨和头状骨间隙，同时二助手配合在牵引下掌屈腕关节，感觉月骨有滑入感，患手中指能伸直，表明已达到复位（图5-15）。

（2）针拨整复法：麻醉后，在无菌操作及X线透视下，用9号注射针头或细钢针，自掌侧刺入月骨凹面的远端，在腕背伸对抗牵引下，向背侧顶拨，协助复位（图5-16），然后将腕掌屈，如中指可以伸直，表示脱位已整复。在X线下复查，若月骨凹形关节面已与头状骨构成关节，证明复位良好。

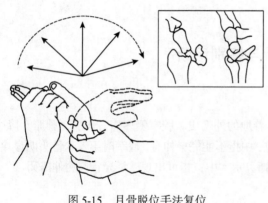
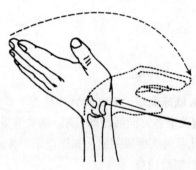

图5-15　月骨脱位手法复位　　　　　　　　图5-16　针拨整复法

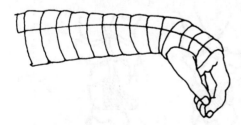

2. 固定　复位后，用塑形夹板或石膏托，将腕关节固定于掌屈30°位（图5-17），2周后改为中立位，3周后解除固定，开始循序渐进做腕关节功能锻炼。

3. 药物治疗　早期宜活血化瘀、消肿止痛，内服选用舒筋活血汤，解除固定后内服壮筋养血汤，外用海桐皮汤熏洗。

图5-17　月骨脱位固定方法

四、调　护

复位固定后，因腕关节是固定在屈曲位，因此固定期间要注意观察患手手指的活动、感觉及血运的情况变化。如出现肢端显著肿胀、剧痛、冰凉、麻木、苍白或发绀，应及时调整外固定。应做手部握拳活动，避免做过度腕背伸动作。解除固定后，逐渐加强腕关节的背伸、尺偏、桡偏及前臂旋转活动锻炼。

掌指关节脱位

掌指关节由掌骨头与近节指骨底部构成，关节的内、外、掌侧和背侧都有韧带加强。拇掌关节是屈戌关节，可做屈、伸活动。其他四指掌指关节是球窝关节，可做屈、伸、收、展和环转运动。屈力比伸力大，伸直时有20°～30°的侧方活动，屈曲时侧方活动减小，故伸直时易损伤。

一、病因病机

1.病因 多为间接暴力（杠杆）作用所致。暴力作用使掌指关节过度背伸，掌骨头向掌侧冲击关节囊，掌侧关节囊被撕裂，暴力继续作用使掌骨头穿过破口向掌侧移位，指骨底向背侧移位形成背侧脱位。以拇指掌指关节脱位多见。

2.病机 掌指关节掌侧关节囊撕裂，指骨基底向背侧移位。

二、诊断与鉴别诊断

（一）诊断

1.临床表现 有明显外伤史，伤后掌指关节肿胀、疼痛、活动受限；掌指关节过度背伸畸形，指间关节屈曲，并呈弹性固定（图5-18），在掌横纹处皮下可触及掌骨头。

2.辅助检查

X线检查：可见近节指骨基底部向背侧移位，同时可排除骨折（图5-19）。

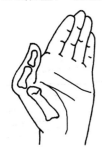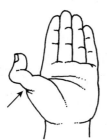
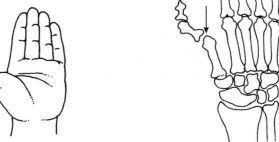

图 5-18 拇指掌指关节脱位　　　　　图 5-19 拇指掌指关节脱位 X 线表现

（二）鉴别诊断

（1）掌骨颈骨折：骨折处有明显肿胀、压痛、骨擦音（感）及异常活动。X线检查可明确诊断。

（2）近节指骨基底部骨折：掌指关节远端肿胀、压痛，有骨擦音（感）及异常活动，X线检查可明确诊断。

三、治　疗

1.手法复位 多数脱位都可以手法复位成功。麻醉下，术者用一手拇指与食指握住脱位的手指，呈过伸位，并顺势拔伸牵引，同时用另一手握住患侧手掌部，以拇指抵住患指近节指骨基底部推向远端及向掌侧挤压，使脱位的指骨基底部与掌骨头相对，然后向掌侧屈曲患指，

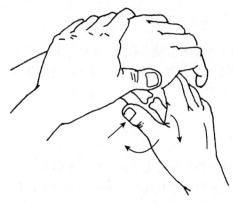

图 5-20　拇掌关节手法复位

即可复位（图 5-20）。

2. 固定　保持掌指关节屈曲位，固定患指于对掌功能位，用铝板或塑形夹板固定 1 ～ 2 周。

3. 药物治疗　早期宜活血化瘀、消肿止痛，内服选用舒筋活血汤，解除固定后内服壮筋养血汤，外用海桐皮汤熏洗。

四、调　护

脱位整复固定后，未固定的关节要进行功能锻炼，固定关节解除固定后，做该关节的主动屈伸活动，但不能揉搓、扭晃，以免发生关节损伤致增生和粘连，或肿胀长期不消退并遗留功能障碍。

指间关节脱位

指间关节由近侧指骨滑车与远侧指骨基底部构成，是屈戌关节，仅能做屈、伸活动，关节囊松弛，两侧有侧副韧带加强。指间关节脱位临床上多见，各手指的远、近指间关节均可发生脱位。

一、病 因 病 机

1. 病因　间接暴力（杠杆应力）或直接暴力均可造成指间关节脱位。过伸、扭转或侧方挤压等形式暴力作用均可使指间关节囊撕裂或破裂、侧副韧带断裂，进而造成指间关节脱位。由于暴力作用的方向不同，脱位的方向也呈多向性，以背侧者居多，内、外侧均可见。有时还可伴有指骨撕脱性骨折（图 5-21）。

2. 病机　指间关节囊撕裂或破裂，侧副韧带断裂，脱位关节远侧指骨基底移位或指骨基底骨折。

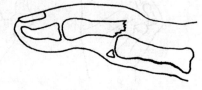

图 5-21　指间关节脱位伴撕脱骨折

二、诊断与鉴别诊断

（一）诊断

1. 临床表现　有明显指间关节外伤史，伤后指间关节肿胀、疼痛、活动受限；指间关节畸形并弹性固定。伴侧副韧带断裂或指骨基底撕脱性骨折者，可有明显侧方异常活动。

2. 辅助检查

X 线检查：可见远端指骨基底部移位，同时可排除骨折。

（二）鉴别诊断

指骨颈骨折和远端指骨基底部骨折：骨折处有明显肿胀、压痛、骨擦音（感）及异常活动。

X线检查可明确诊断。

三、治　疗

1.手法复位　多数脱位都可以手法复位成功。术者用一手握住脱位侧手掌，另一手握住患指，顺势牵引，同时用拇指与示指作对向推托，使两骨端相对，即可复位（图5-22）。若合并骨折，骨折片有明显分离移位，骨折片旋转或嵌入关节间隙，手法复位不能成功者，或复位后不能维持者，可切开复位，细钢针内固定，同时修补侧副韧带。陈旧性指间关节脱位可行指间关节融合术。

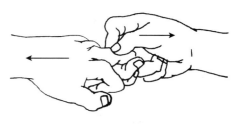

图 5-22　指间关节脱位手法复位

2.固定　用铝板或塑形夹板，放于手指的掌侧，固定患指于轻度对掌位3～4周。或用适宜大小的绷带卷置于患指掌侧，将患指固定于屈曲位亦可。

3.药物治疗　早期宜活血化瘀、消肿止痛，内服选用舒筋活血汤，解除固定后内服壮筋养血汤，外用海桐皮汤熏洗。

四、调　护

脱位整复固定后，未固定关节要进行功能锻炼，固定关节解除固定后，做该关节的主动屈伸活动，但不能揉搓、扭晃，以免发生关节损伤等致增生和粘连，或肿胀长期不消退并遗留功能障碍。

（闵　文）

第四节　下肢关节脱位

髋关节脱位

髋关节脱位常为强大暴力所造成，故患者多为活动力强的青壮年男性。髋关节骨性结构由髋臼和股骨头组成，是典型的杵臼关节。有完整的球窝，股骨头呈球状，其2/3纳入髋臼内。除骨性稳定外，关节囊及周围韧带、肌肉对髋关节的稳定亦起重要作用。关节囊坚韧，关节囊的前后均有韧带加强，这些韧带与关节囊的纤维层紧密交错，以致不能互相分离。髂股韧带（图5-23）位于髋关节囊之前，呈倒"Y"形，位于股直肌深面，与关节囊前壁纤维层紧密相连。其尖端起于髂前下棘，向下分为两束，分别抵于转子间线的上部及下部。在伸髋及髋外旋时，该韧带呈紧张状态。在髋关节的所有动作中，除屈曲外，髂股韧带均保持一定紧张状态。髋关节脱位时，即以此韧带为支点，使患肢保持特有的姿势；而在整复髋关节脱位时，亦利用此

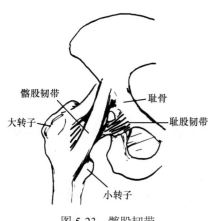

图 5-23　髂股韧带

髂股韧带
大转子
耻骨
耻股韧带
小转子

韧带为支点复位。

一、病因病机

（一）中医病因病机

髋关节脱位古称"胯骨出""机枢错努""大腿根出臼""臀骱出"等，按病因分两类。

（1）外伤性脱位：筋骨受损，经络不通，气血瘀滞，因而肿胀疼痛；

（2）病理性脱位：先天关节发育不良，体质虚弱，肝肾虚损，筋弛而脱位。

（二）现代医学的认识

直接暴力和间接暴力均可引起脱位，以间接暴力多见。髋关节结构稳定，一旦发生脱位，则说明外力相当强大，因而在脱位的同时，软组织损伤亦较严重，且往往合并其他部位损伤。本病多因车祸、塌方、堕坠等强大暴力引起。

1. 后脱位　多因间接暴力所致。当屈髋90°时，过度内旋内收股骨干，使股骨颈前缘紧抵髋臼前缘形成支点。此时，股骨头位于较薄弱的关节囊后下方，当受到前方来自腿部、膝部向后及后方作用于腰背部向前的暴力作用时，可使股骨头冲破关节囊而脱出髋臼，发生后脱位。或当屈髋90°，来自膝前方的暴力由前向后冲击，暴力可经股骨干传递到股骨头，在造成髋臼或股骨头骨折后发生脱位。关节囊后下部撕裂，髂股韧带多保持完整。

2. 前脱位　当髋关节因外力作用极度外展、外旋时，大转子顶部与髋臼上缘接触，股骨头因受杠杆作用而被顶出髋臼，突破关节囊的前下方，形成前脱位。脱位后，若股骨头停留在耻骨支水平，则称耻骨部脱位，可引起股动脉、股静脉受压而出现下肢血循环障碍；若股骨头停留在闭孔，则称为闭孔脱位，可压迫闭孔神经而出现下肢麻痹。

3. 中心性脱位　暴力从外侧作用于大转子时，可传递到股骨头而冲击髋臼底部，引起髋臼底骨折。当暴力继续作用，股骨头可连同髋臼的骨折块一同向盆腔内移位，称为中心性脱位；或当髋关节在轻度外展位，顺股骨纵轴加以冲击外力，也可引起中心性脱位。中心性脱位必然引起髋臼骨折，骨折可呈块状或粉碎状。中心性脱位时，关节软骨损伤一般较严重，而关节囊及韧带损伤则相对较轻。严重的脱位，股骨头整个从髋臼骨折的底部穿入骨盆，股骨颈部被髋臼骨折片夹住，复位困难。

二、诊断与鉴别诊断

（一）诊断

1. 临床表现

（1）症状：有明显的外伤史，伤后患髋疼痛、肿胀，功能障碍、畸形并弹性固定，不能站立行走。不同类型脱位，有不同临床表现和体征。

（2）体征：

1）后脱位：患肢屈曲、内收、内旋、短缩畸形（图5-24a），髋关节主动活动丧失；被动活动时，出现疼痛加重及保护性痉挛。患侧臀部隆起，股骨大粗隆向后上方移位，"粘膝征"阳性；患侧膝部靠在对侧大腿上。

2）前脱位：髋关节呈屈曲、外展、外旋畸形，患肢短缩（图 5-24b），可在闭孔前或腹股沟处触及股骨头。

3）中心性脱位：髋部肿胀、畸形多不明显，各方向活动受限并有强烈疼痛。脱位严重者，患肢可有短缩，大转子内移，阔筋膜张肌及髂胫束松弛。骨盆分离及挤压试验时疼痛，有轴向叩击痛。

2. 辅助检查

（1）后脱位：X 线片可见股骨头呈内旋内收位，位于髋臼的外上方，股骨颈内侧缘与闭孔上缘所连的弧线（Shenton 线）中断（图 5-25a）。

（2）前脱位：X 线片可见股骨头在闭孔内或耻骨上支附近，股骨头呈极度外展、外旋位，小转子完全显露（图 5-25b）。

（3）中心性脱位：X 线片可见髋臼底部骨折及突向盆腔的股骨头（图 5-25c）。CT 检查可明确髋臼骨折的具体情况。

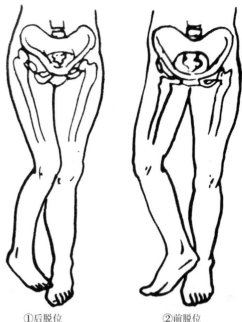

①后脱位　　　　②前脱位

图 5-24　髋关节脱位体征

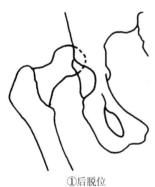
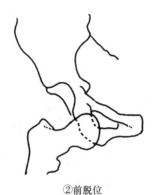
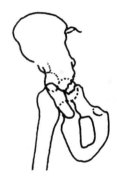

①后脱位　　　　　　②前脱位　　　　　　③中心性脱位

图 5-25　髋关节脱位 X 线片

（二）鉴别诊断

见表 5-1。

表 5-1　髋关节脱位鉴别诊断

疾病名称	相同点	鉴别要点
股骨颈骨折	有明显的外伤史，伤后患髋疼痛、肿胀，功能障碍，畸形，不能站立行走	①多发于老年人。②受伤时，遭受的暴力较髋关节脱位小。且无髋关节脱位时所特有的姿势与体位。③患侧下肢呈略内收、外旋，缩短较明显，而髋关节后脱位则为髋屈曲、内收、内旋和显著缩短畸形。④无弹性固定，有时出现骨擦音，沿股骨纵轴作扭转试验时，疼痛较脱位严重。⑤臀后触不到球状硬物突起
股骨粗隆间骨折	有明显的外伤史，伤后患髋疼痛、肿胀，功能障碍，畸形，不能站立行走	①发病年龄平均 65 岁。②受伤时，遭受的暴力较髋关节脱位小。③下肢畸形无典型的髋关节屈曲、内收、内旋和缩短，无弹性固定。④髋部有严重的软组织肿胀和皮下瘀血。⑤股骨大粗隆区明显压痛和叩击痛。⑥臀后触不到圆球状硬物突起。⑦有时出现骨擦音

三、辨证论治

（一）药物治疗

（1）内治法：损伤早期，以活血化瘀为主。患处肿胀、疼痛较甚，方选活血舒肝汤；腹胀、大便秘结、口干舌燥苔黄者，宜加通腑泻热药如厚朴、枳实、芒硝等；中期理气活血、调理脾胃，兼补肝肾，以四物汤加续断、五加皮、牛膝、陈皮、茯苓等；后期补气血、养肝肾、壮筋骨、利关节，方选健步虎潜丸或六味地黄丸。

（2）外治法：外用药，早期可敷消肿散；后期以海桐皮汤或下肢损伤洗方熏洗。

（二）手法整复

新鲜脱位，一般以手法闭合复位为主。

1. 后脱位复位手法

（1）屈髋拔伸法：患者仰卧于木板床或铺于地面的木板上。助手以两手按压髂前上棘以固定骨盆。术者面向患者，弯腰站立，骑跨于患肢上，用双前臂、肘窝扣在患肢腘窝部，使其屈髋、屈膝各 90°。先在内旋、内收位顺势拔伸，然后垂直向上拔伸牵引，使股骨头接近关节囊裂口，略将患肢外旋并外展，促使股骨头滑入髋臼，当听到入臼声后，再将患肢伸直，即可复位（图 5-26）。

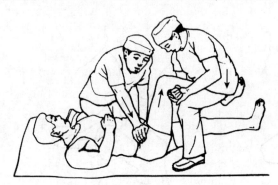

图 5-26　髋关节后脱位屈髋拔伸法

（2）回旋法：患者仰卧，助手以双手按压双侧髂前上棘固定骨盆，术者立于患侧，一手握住患肢踝部，另一手以肘窝提托腘窝部，在向上提拉的基础上，将大腿内收、内旋，髋关节极度屈曲，使膝部贴近腹壁，然后将患肢外展、外旋、伸直。在此过程中听到入臼声，复位即告成功。因为此法的屈曲、外展、外旋、伸直是一连续动作，形状恰似一个问号"？"（左侧）或反问号（右侧），故亦称为划问号复位法（图 5-27）。

（3）拔伸足蹬法：患者仰卧，术者两手握患肢踝部，用一足外缘蹬于坐骨结节及腹股沟内侧（左髋脱位用左足，右髋脱位用右足），手拉足蹬，身体后仰，协同用力，两手可略将患肢旋转，即可复位（图 5-28）。

（4）俯卧下垂法：患者俯卧于床缘，双下肢完全置于床外。健肢由助手扶持，保持在伸直水平位；患肢下垂，助手用双手固定骨盆，术者一手握其踝关节上方，使其屈膝 90°，利用患肢的重量向下牵引，术者在牵引过程中，可轻旋患侧大腿，用另一手加压于腘窝，增加牵引力，使其复位（图 5-29）。

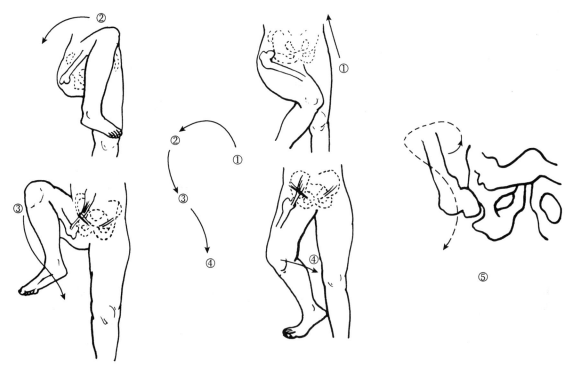

图 5-27 髋关节后脱位回旋复位法
①内收内旋；②屈髋；③外旋外展；④伸髋；⑤复位时股骨干部所经历之道路

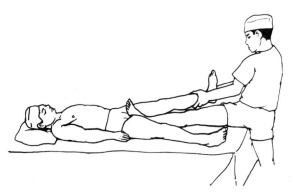

图 5-28 髋关节后脱位拔伸足蹬法

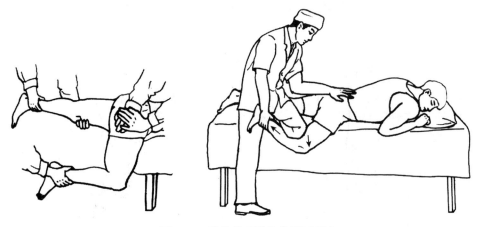

图 5-29 髋关节后脱位俯卧下垂法

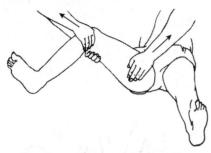

图 5-30　髋关节前脱位屈髋拔伸法

2. 前脱位复位手法

（1）屈髋拔伸法：患者仰卧于铺于地面的木板上，一助手将骨盆固定，另一助手将患肢微屈膝，并在髋外展、外旋位渐渐向上拔伸至屈髋 90°；术者双手环抱患侧大腿根部，将大腿根部向后外方按压，可使股骨头回纳髋臼内（图 5-30）。

（2）侧牵复位法：患者仰卧于木板床上，一助手以两手按压两髂前上棘以固定骨盆，另一助手用一宽布绕过患侧大腿根部内侧，向外上方牵拉，术者两手分别扶持患膝及踝部，连续伸屈患髋，在伸屈过程中，可慢慢内收内旋患肢，即感到腿部突然弹动，同时可听到响声，畸形可随着响声消失，此为复位成功（图 5-31）。

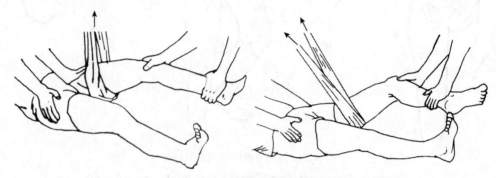

图 5-31　髋关节前脱位侧牵复位法

（3）反回旋法：其操作步骤与后脱位相反，先将髋关节外展、外旋，然后屈髋、屈膝，再内收、内旋，最后伸直下肢（图 5-32）。

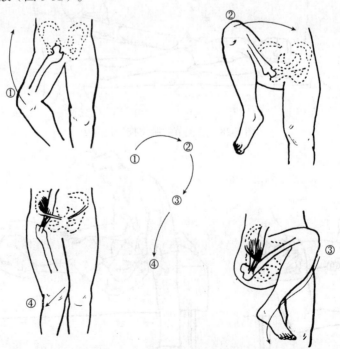

图 5-32　髋关节前脱位反回旋法

①外展外旋；②屈髋屈膝；③内收内旋；④伸直下肢

3. 中心性脱位复位手法

（1）拔伸扳拉法：若轻微移位，可用此法。患者仰卧，一助手握患肢踝部，使足中立，髋外展约30°，在此位置下拔伸旋转；另一助手把住患者腋窝行反向牵引。术者立于患侧，先用宽布带绕过患侧大腿根部，一手推骨盆向健侧，另一手抓住绕大腿根部之布带向外牵拉，可将内移的股骨头拉出。触摸大转子，与健侧相比，两侧对称即为复位成功（图5-33）。

（2）持续牵引复位法：适用于股骨头突入骨盆腔较严重的患者。患者仰卧位，患侧用股骨髁上牵引，重量8～12kg，可逐步复位。若复位不成功，可在大转子部前后位用骨圆针贯穿，或在大转子部钻入一带环螺丝钉，作侧方牵引，侧牵引重量5～7kg。在向下、向外两个分力同时作用下，可将股骨头牵出。经床边X线摄片，确定已将股骨头拉出复位后，减轻髁上及侧方牵引重量至维持量，继续牵引8～10周。用此法复位，往往可将移位的骨折片与脱位的股骨头一起拉出（图5-34）。

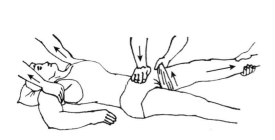

图5-33　髋关节中心性脱位拔伸扳拉法

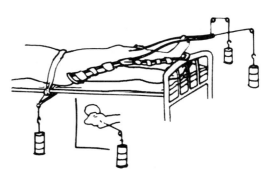

图5-34　髋关节中心性脱位双向牵引复位法

（三）固定方法

复位后，可采用皮肤牵引或骨牵引固定，患肢两侧置砂袋防止内、外旋，牵引重量5～7kg。后脱位通常牵引维持在髋外展30°～40°中立位3～4周；前脱位维持在内旋、内收、伸直牵引4周左右，避免髋关节外展；中心性脱位牵引6～8周，要待髋臼骨折愈合后才可考虑解除牵引。

四、其他疗法

（一）手术治疗

适应证　后脱位合并大块臼缘骨折，妨碍手法复位者，可行切开复位，螺丝钉固定骨折块，修补关节囊。中心性脱位，骨折块夹住股骨头难以脱出者，亦可考虑切开复位。如臼底骨折为粉碎者，则不宜切开复位。如考虑有坐骨神经、闭孔神经、股动脉、股静脉受压，手法复位不能解除压迫，则应尽快切开复位，以便及时解除压迫。复位后，持续性足背或胫后动脉搏动消失，是手术探查动脉的指征。坐骨神经损伤，一般是压迫所致。如考虑为臼缘骨折块脱落压迫，要及时去除压迫，使神经早日恢复。

（二）练功活动

整复后即可在牵引制动下，行股四头肌及踝关节锻炼。解除固定后，可先在床上做屈髋、屈膝、内收、外展和内、外旋锻炼。以后逐步做扶拐不负重锻炼。3个月后，做X线检查，见股骨头血供良好，方可下地做下蹲、行走等负重锻炼。中心性脱位，关节面因有破坏，床上练习可适当提早，而负重锻炼则应相对推迟，以降低创伤性关节炎及股骨头缺血性坏死的发生率。

五、预防护理

单纯性脱位及时复位固定后功能恢复良好，延迟持重时间可有效预防股骨头缺血性坏死的发生。

膝关节脱位

膝关节脱位比较少见，占骨科损伤的 0.02% ～ 0.2%，好发于青壮年，男女比例为 4：1。膝关节是人体最大、结构最复杂的关节，负重量大且运动较多，由股骨远端、胫骨近端和髌骨构成，属屈戌关节。其借助关节囊、内外侧副韧带、前后交叉韧带、半月板等连接和加固，周围有坚强的韧带和肌肉保护而保持稳定。膝关节伸直时，周围的肌肉韧带均保持紧张，膝关节稳定；当屈曲 90° 或半屈曲位时，周围的肌肉韧带均较松弛，可有轻度侧向及旋转活动，稳定性差。

一、病 因 病 机

（一）中医病因病机

（1）外伤性脱位：强大暴力致膝关节内外的韧带断裂，筋断不能维护关节稳定，导致关节脱位，伤及周围的血脉和神经，血离络脉，经络不通，气血瘀滞，因而肿胀疼痛，骨错筋离。

（2）病理性脱位：《素问·脉要精微论》说："膝者筋之府"，膝关节内及其周围韧带、筋腱先天发育不良，体质虚弱，肝肾虚损，筋弛而脱位。

（二）现代医学的认识

外伤性膝关节脱位由强大的直接暴力或间接暴力引起，以直接暴力居多，如从高处跌下、车祸塌方等直接撞击股骨下端或胫骨上端，间接暴力则以股骨下端固定而作用于胫骨的旋转暴力多见。常并发韧带、半月板损伤，而且可发生关节内撕脱骨折甚至腓总神经、腘动、静脉损伤等。

1. 根据脱位后胫骨上端所处位置及暴力作用方向 可分为前脱位、后脱位、内侧脱位、外侧脱位和旋转脱位，其中，前脱位最常见，内、外侧及旋转脱位较少见（图 5-35）。

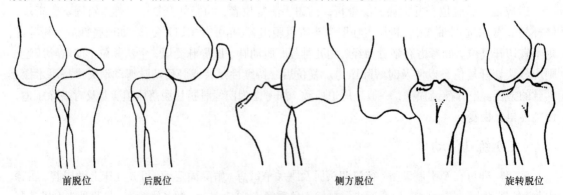

| 前脱位 | 后脱位 | 侧方脱位 | 旋转脱位 |

图 5-35 膝关节脱位的类型

（1）前脱位：多为膝关节强烈过伸损伤所致。当膝关节过伸超过 30° 时，或屈膝时外力由前方作用于股骨下端，或外力由后向前作用于胫骨上端，使胫骨向前移位。此类脱位最常见，多伴有后关节囊撕裂、交叉韧带断裂，或伴有腘动、静脉损伤。

（2）后脱位：当屈膝时，暴力作用于胫骨上端，使胫骨平台向后脱出，形成膝关节后脱位。由于膝关节内侧关节囊与内侧副韧带和胫骨、股骨内侧紧密相连，有限制后脱位的作用；伸膝装置也有同样的限制作用，故膝关节后脱位时，必然合并严重的交叉韧带、内侧副韧带、内侧关节囊的撕裂或断裂伤，并可能有髌骨骨折，同时常并发腓总神经损伤。

（3）外侧脱位：为强大外翻力或外力直接作用于股骨下端，造成关节囊侧方及韧带的断裂，而使胫骨向外侧移位。

（4）内侧脱位：强大外力由外侧作用于胫腓骨上端，使胫骨内移脱位，严重者易引起腓总神经牵拉损伤或撕裂伤。

（5）旋转脱位：多由强大的旋转外力所致。多发生在膝关节微屈，小腿固定，股骨发生强力旋转，迫使膝关节承受扭转应力而产生胫骨向两侧旋转脱位，以向后外侧脱位居多。一般移位幅度小，较少合并血管和神经损伤。

2. 根据股骨髁及胫骨髁分离程度　可分为完全脱位、部分脱位。

3. 根据脱位时间　可分为新鲜脱位和陈旧性脱位。

（三）合并损伤

（1）因膝关节位置表浅，脱位可为开放性。

（2）膝关节完全脱位时，常造成关节周围软组织的严重撕裂和牵拉伤，多为前、后十字韧带完全撕裂，一侧副韧带断裂和关节囊后部撕裂。周围的肌腱，如腘绳肌、腓肠肌、股四头肌及腘肌等，都可造成一定程度的损伤，并可使肌腱及韧带附着的骨骼如胫骨结节、胫骨棘及胫、股骨髁发生撕脱或挤压骨折。

（3）前、后脱位占膝关节脱位的半数以上，且常伴有腘动、静脉损伤，可使腘动脉断裂或分支损伤。断裂后的腘动脉，在使膝以下供血量下降的同时，因大量出血而在腘部形成巨大血肿，压迫腘部血管分支；出血后向下流入小腿筋膜间隔，又加重膝以下缺血，若不及时处理，则可导致肢体坏死而截肢。或暴力使血管内膜撕脱而造成栓塞，引起肢端缺血坏死。

（4）内侧严重脱位引起的腓总神经损伤，多数是被广泛撕裂而造成永久性病变。

（5）有时被撕裂的软组织嵌顿于关节间隙内，或股骨髁被套住在关节囊裂口，或嵌入股内侧肌形成的扣孔或裂口内而影响闭合复位。因局部软组织被嵌顿，常牵拉皮肤向内而在局部出现皮肤陷窝。

二、诊断与鉴别诊断

（一）诊断

1. 临床表现

（1）症状：有严重的外伤史，伤后膝关节剧烈疼痛、肿胀、畸形、功能丧失。不全脱位者，由于胫骨平台和股骨髁之间不易交锁，脱位后常自行复位而没有畸形。完全脱位者，患膝明显畸形，下肢缩短，筋肉在膝部松软堆积，可出现侧方活动与弹性固定，并发腘部血管损伤者，可引起血管栓塞，而使肢体远端缺血或坏疽；如出现腓总神经损伤时，可出现足背伸功能丧失和足背外侧痛觉消失等表现。

（2）体格检查：前脱位时膝关节微屈，髌骨前侧凹陷，皮肤形成横形皱襞，腘窝部饱满，可触及突起于后方的股骨髁部，于髌腱两侧触及向前移位的胫骨平台前缘，外观呈台阶状变形；后脱位时膝关节前后径增大，膝关节处于过伸位，胫骨上端下陷，且局部出现皱褶，腘窝处可触及胫骨平台后缘高突处，于髌腱两侧可触及向前突起的股骨髁部；侧方脱位时则有明显的侧方异常活动，于膝关节侧方可触及突起的胫骨平台边缘；旋转脱位时膝部出现明显畸形，患侧小腿呈内旋或外旋畸形，膝内侧关节间隙处出现皮肤凹陷及皱褶，腘窝部后外侧可触及骨性突起。

2. 辅助检查

X线片检查可明确脱位的类型及并发骨折的情况。结合临床查体或行 MRI 检查则可明确并发韧带损伤的情况，如前脱位常合并后交叉韧带断裂，后脱位则多引起前交叉韧带断裂，或前、后交叉韧带同时断裂，或合并内侧副韧带断裂。若患者出现患肢末梢皮肤温度降低，动脉搏动减弱甚至消失时，需立即行 DSA 或 CTA 等膝部血管造影检查。

（二）鉴别诊断

需与膝部骨折进行鉴别诊断。一般借助临床查体和 X 线、CT 及 MRI 等检查手段，鉴别不易出现偏差。

三、辨 证 论 治

（一）药物治疗

（1）内治法：早期以活血化瘀、舒筋活络为主，方用桃红四物汤或舒筋活血汤加减；中后期选用补肝肾强筋骨的补肾壮筋汤或生血补髓汤。

（2）外治法：早期可外敷消肿止痛膏以消肿止痛；中期可用消肿活血汤外洗以活血舒筋；后期可用下肢损伤洗方熏洗以利关节。

（二）手法整复

膝关节脱位属急症，一旦确诊，即应在充分的麻醉下，行手法复位。复位前应充分评估血管、神经和韧带情况，检查患肢远端感觉、皮肤温度、活动度，尤其是足背动脉搏动情况，并与健侧对比。有血管损伤表现，在复位后未见恢复，应及时进行手术探查，以免贻误时机。神经损伤如为牵拉性，则多可自动恢复，故可不作处理。若韧带、肌腱或关节囊嵌顿而妨碍手法复位，早期应手术复位。神经或韧带断裂，如情况允许，亦应早期修补。

（1）前脱位：于膝关节轻度屈曲位，沿肢体纵轴做对抗牵引。术者一手托股骨下端向前，另一手推按胫骨上端向后，如闻及弹响音及畸形消失则提示已复位（图 5-36）。

（2）后脱位：术者一手托胫骨上端向前，一手推按股骨下端向后，听到复位响声及畸形消失即提示复位成功（图 5-37）。

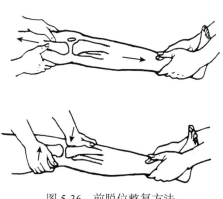

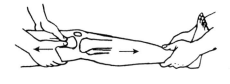

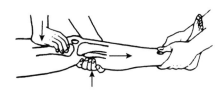

图 5-36 前脱位整复方法　　　　　图 5-37 后脱位整复方法

（3）侧方脱位：以外侧脱位为例，术者一手将股骨内髁向外侧扳拉，另一手将胫骨外髁向内侧推挤，同时，使膝关节呈外翻位，听到响声即告复位（图 5-38）。

（4）旋转脱位：术者一手用手掌将胫骨上端向脱位相反方向推挤，并令助手将小腿向畸形相反方向扭转，同时术者用另一手用力扳拉股骨髁部，听到响声后，即告复位。

复位后应拍摄 X 线片检查膝关节脱位是否已完全整复，检查胫前、后动脉搏动情况，肢端的皮肤颜色和温度。如关节已复位，但足背动脉经短时间观察后仍未恢复搏动，则应考虑腘部血管损伤。

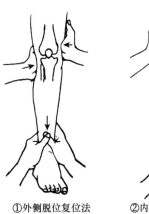

①外侧脱位复位法　②内侧脱位复位法

图 5-38 侧方脱位整复方法

（三）固定方法

膝关节前、后及旋转脱位复位后，应以长腿石膏托或前后石膏夹板固定，保持患膝屈曲20°～30°位，腘窝部应加软垫，禁止伸直位固定，以免加重血管、神经损伤，绷带缠绕松紧适宜。抬高患肢，以利消肿，并严密观察患肢远端的血液循环。

侧方脱位复位后，宜用内、外侧长石膏夹或长夹板固定。于脱出部位和上下两端各加一块棉垫保持三点加压，将患膝固定于内翻或外翻位。

固定时间一般为 4～8 周，固定期间嘱患者卧床休息，并进行股四头肌等长收缩及"踝泵"等锻炼。

四、其他疗法

（一）手术治疗

适应证

（1）合并韧带断裂：膝关节脱位，都合并有不同的膝部韧带的断裂，一般需手术修补。手术不但可修复韧带，而且可检查半月板有无损伤，以便早期处理。

（2）合并腘动脉损伤：有血管损伤的表现，应毫不迟疑地进行手术探查及修复，以免贻误时机。

（3）合并骨折：合并髁部骨折者，应及时手术撬起塌陷的髁部并以螺栓、拉力螺丝或特制的"T"形钢板固定，否则骨性结构紊乱带来的不稳定，将在后期给患者造成严重后遗症。关节内如有骨、软骨碎屑也应及时清理，以免形成关节游离体。

（二）练功活动

膝关节脱位因修复时间长，故易发生关节僵硬，因此早期即应开始功能锻炼。可做股四头肌收缩及髋、踝关节主动活动。患膝制动3～4周后，可推动髌骨向上下、内外方向活动，以减轻因关节内血肿引起的粘连，同时行股四头肌主动锻炼。6周后可在石膏或夹板的保护下下地活动，但勿完全负重。8周后在膝关节完全稳定情况下开始负重。解除固定后，练习膝关节屈伸活动。

五、预防护理

不宜过早做膝关节屈伸活动，待股四头肌及腘绳肌肌力恢复后方可负重行走。膝关节不稳定或关节软骨面损伤较重者，应继续延长固定时间，预防创伤性关节炎的发生。

髌 骨 脱 位

髌骨是人体最大的籽骨，覆盖于股骨与胫骨两骨端构成的膝关节前面。髌骨上缘与股四头肌腱相连，下缘通过髌韧带止于胫骨结节，两侧被止于胫骨髁的股四头肌扩张部包绕；其后面的两个斜形关节面，在中央部呈纵嵴隆起，该嵴与股骨下端凹形的滑车关节面相对应，可阻止其向左右滑动。股四头肌中的股直肌、股中间肌及股外侧肌的作用方向是向外上方，与髌韧带不在一条直线上用力，股内侧肌止于髌骨内上缘，其下部肌纤维呈横位。因此，股内收肌下部纤维的走向及附着点。有效地纠正这一倾向而防止向外滑脱。

髌骨脱位是指髌骨完全脱出股骨髁间沟，若出现解剖、生理缺陷时，易引起向外侧脱位；向内侧脱位，只是特殊暴力作用下的结果；当股四头肌腱或髌韧带断裂，可向下或向上脱位。

一、病 因 病 机

（一）中医病因病机

（1）外伤性脱位：髌骨古称"连骸"，又称"膝盖骨"，外力作用伤及髌骨的正常解剖位置，致筋骨损伤，经络不通，气血瘀滞，膝部肿胀疼痛，骨错筋离。

（2）习惯性脱位：先天性的股骨外髁发育不良，外髁扁平，体质虚弱，肝肾虚损，筋弛而脱位。

（二）现代医学的认识

（1）外伤性脱位：由直接暴力引起者多见，当膝屈曲位跌倒时，膝内侧着地，髌骨内侧受向外的直接暴力冲击，使髌骨向外翻转移位。或当用力踢东西时，突然猛力伸膝，股四头肌的内侧扩张部撕裂，也可引起髌骨向外侧脱位。因间接暴力所致者少见，膝关节屈曲外展位跌倒时，内侧副韧带、筋膜等受膝外翻暴力的牵拉紧张而撕裂，进而使维持髌骨正常位置的内侧分力减小而向外脱位。其主要病理改变为股内侧肌与股四头肌内侧扩张部撕裂，髌骨向外脱位（图 5-39）。

当膝关节遭受直接暴力，作用于髌骨外缘，使髌骨外侧支持带及股四头肌腱外侧部分撕裂，髌骨向内侧脱位。

偶见股四头肌断裂或髌韧带断裂，髌骨移位于下方或上方，有时可夹在关节间隙。（图 5-40）。

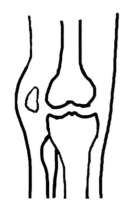

图 5-39　髌骨向外侧脱位

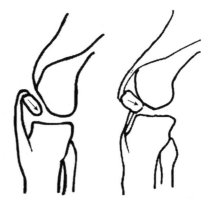

图 5-40　髌骨移位于下方或上方，有
　　　　　时可夹在关节间隙

（2）习惯性脱位（病理性半脱位）：习惯性脱位的原因，①髌骨内侧支持带损伤后松弛；②股骨髁骨性结构异常，如先天发育异常，或骨折后畸形。新鲜外伤性脱位处理不当，使关节囊内侧松弛，股内侧肌力减退，在膝关节屈曲时容易出现髌骨向外习惯性脱位。或因先天性或损伤性因素造成膝外翻者；亦可由于股骨髁骨折畸形愈合，股骨下端髌股关节面的外侧塌陷引起习惯性脱位。少数情况下见于膝关节结构异常，如股骨外髁发育不良、髌骨变小、膝外翻及小腿外旋畸形、关节囊松弛、股外侧肌的止点异常、髂胫束挛缩及髌韧带胫骨附着点偏外侧等。上述改变可单独或联合构成髌骨脱位或半脱位的病理因素。

二、诊断与鉴别诊断

（一）诊断

1. 外伤性脱位

（1）临床表现

1）症状：有较明显的外伤史，伤后膝部肿胀、疼痛，膝关节呈半屈曲位，不能伸直。

2）体格检查：可见膝前平坦，触不到髌骨，髌骨可向外、内、上、下方脱出。多于膝关节外侧触到脱位的髌骨，髌骨倾斜向外，贴住股骨外髁处不能活动。膝关节呈轻度屈曲位，不能伸直，膝关节内侧压痛明显。或有部分患者来医院就诊时，髌骨已复位，仅留下创伤性滑膜炎及关节内积血或积液，在髌骨内上缘股内侧肌抵止部有明显压痛。

（2）辅助检查：检查膝关节侧位、轴位 X 线片，可见髌骨移出于股骨髁间窝之外，清楚显示脱位类型及程度。

2. 习惯性脱位

（1）临床表现

1）症状：有反复发作病史，脱位时常有疼痛和肿胀。

2）体格检查：膝关节畸形，正常髌骨部位塌陷或低平，股骨外髁前外侧有明显异常骨性隆起。局部压痛，轻度肿胀，每当屈膝时，髌骨向外侧脱出，脱出时伴响声。当患者忍痛自动或被动伸膝时，髌骨可自行复位，且伴有响声。

（2）辅助检查：X线轴位片可能发现股骨外髁低平、滑车凹部变浅等变化。如轴位X线片显示股骨外髁低平，表明有先天骨骼发育不良的存在，提示有形成习惯性髌骨脱位的可能。需做股骨髁的三维重建CT了解骨质的情况。必要时可做MRI检查，以了解软组织异常情况。

（二）鉴别诊断

根据患者的病史、临床症状及体征、X线表现可明确诊断。对习惯性脱位者，应结合查体、X线表现及MRI检查，以明确类型和病理特点。

三、辨证论治

（一）药物治疗

（1）内治法：早期以活血化瘀、舒筋活络为主，方用舒筋活血汤加减；中后期选用补肝肾强筋骨的补肾壮筋汤或健步虎潜丸。

（2）外治法：早期可外敷活血止痛膏以消肿止痛；中期可用消肿活血汤外洗以活血舒筋；后期可用下肢损伤洗方熏洗以利关节。

（二）手法整复

手法复位：患者取仰卧位，术者站于患侧，一手握患肢踝部，一手拇指按于髌骨外侧，使患膝在微屈状态下逐渐伸直的同时，用拇指将髌骨向内推挤，使其越过股骨外髁而复位。一般情况下较易复位。若复位不成功，可能系髌骨与股骨外髁嵌顿而阻碍复位。可令近端助手固定大腿上端，远端助手握小腿下端，使膝关节屈曲，术者仍立于患侧，双手抱膝，两拇指分别置于髌骨的两侧，先推挤髌骨向外，加大髌骨的外翻以解除嵌顿。然后，令远端助手伸直患膝，术者同时用力推挤髌骨向内，即可复位（图5-41）。复位后，可轻柔屈伸膝关节数次，检查是否仍会脱出。

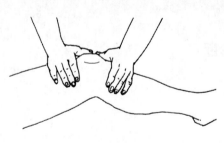

图 5-41　髌骨脱位复位法

（三）固定方法

长腿石膏托或夹板屈膝20°～30°固定2～3周；若合并股四头肌扩张部撕裂，则应固定4～6周，固定时应在髌骨外侧加一压力垫。

四、其他疗法

（一）手术治疗

适应证　外伤性脱位，有严重的股四头肌扩张部或股内侧肌撕裂及股四头肌腱、髌韧带断裂等，均应做手术修补；习惯性脱位，主要目的是纠正或加强伸膝装置的正常力线。

如髌韧带附着点异常者，宜施行髌韧带及胫骨结节移位术；伴膝外翻畸形者，应行股骨远端截骨术；股骨外髁冠状面低陷，可做楔形植骨术；先天性脱位患者，应做髂胫束及关节囊松解术、股内侧肌缩短术；反复脱位导致创伤性关节炎，可考虑做髌骨切除术。

（二）练功活动

在保持外固定作用的基础上，固定期间即可开始膝关节功能锻炼，特别需要加强膝内侧肌肉、韧带的锻炼，以防发生再脱位。在软组织充分愈合的基础上，要加强股四头肌锻炼。解除固定后，有计划地逐步进行膝关节屈伸锻炼。

五、预防护理

运用外用中药熏洗、按摩以及屈伸关节锻炼，可减少膝关节疼痛、关节僵硬、患肢无力等后遗症。但要防止过早负重、用力伸膝或下蹲，以防修复不良而发生再脱位。

踝关节脱位

踝关节为屈戌关节，由胫、腓、距三骨组成。当踝关节遭受强力损伤时，常常合并踝关节的骨折脱位，而单纯的踝关节脱位是很少见的。损伤时，依据距骨在胫骨下端关节面脱出的不同，分为外脱位、内脱位、前脱位、后脱位和分离扭转脱位。根据伤口有无与外界相通，分为开放性和闭合性脱位。根据脱位性质，分为急性脱位和复发性脱位。一般以内侧脱位较多见，其次为外侧脱位，后脱位和前脱位少见，分离扭转脱位更少见。

一、病因病机

（一）中医病因病机

外力作用伤及踝关节，致筋骨损伤，经络不通，气血瘀滞，踝部肿胀疼痛，骨错筋离。

（二）现代医学的认识

1.踝关节内脱位　多为间接暴力所引起，如由高处坠落、足踝误入坑道内，此时踝关节处于相对的内翻位，常发生内踝骨折；也可以由足过度的外翻、外旋暴力引起，如跌伤时以足内侧先着地，内侧三角韧带未断裂，而内踝发生骨折，往往合并有内外踝骨折（图5-42）。

2.踝关节外脱位　多为间接暴力引起。当由高处坠落或扭伤时，足内缘着地，足踝呈过度外翻，内侧三角韧带断裂，外翻应力继续作用，继而外踝骨折，距骨连同外踝骨折远端骨块一起向外脱位（图5-43a）。如果内侧三角韧带无断裂，亦可发生内踝骨折，同样外翻应力继续作用的结果，使外踝发生骨折，距骨连同内、外踝骨折块一起向外脱位（图5-43b）。

3.踝关节前脱位　多为直接或间接暴力引起。如由高处坠落，足跟着地，踝关节处于背屈位，或由于足踝在跖屈位，暴力来自跟后侧，胫骨下端向后相对移动，造成踝关节前脱位。踝关节背屈时，踝关节较稳定，前脱位时常合并胫骨下端前缘骨折；而踝跖屈时，距骨后部狭窄区处于踝穴内，且两侧韧带处于松弛状态，故这种姿势造成的前脱位，很少合并骨折，临床也较少见（图 5-43）。

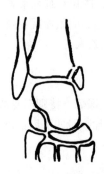
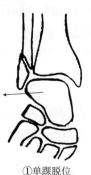
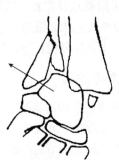

图 5-42　踝关节内脱位 ①单踝脱位 ②双踝脱位 图 5-43　踝关节外脱位

4. 踝关节后脱位　多为直接或间接暴力引起。当高处坠落或误入坑道时，足踝部处于跖屈位，身体后倾，胫骨下端向前方移动，而距骨向后上方冲击胫骨后踝，造成后踝骨折。骨折后暴力继续作用，致使距骨向后移位；也可由于直接暴力作用于胫腓下端后侧，足前端受向后的暴力，两者剪力作用，造成距骨在踝穴内向后脱出，这种损伤较少见。如足踝部处于跖屈位，遭受外旋、外翻应力时，会发生三踝骨折，同时距骨也会向后脱位（图 5-45）。

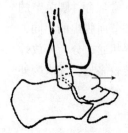
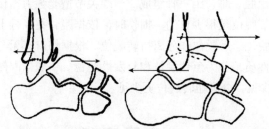

图 5-44　踝关节前脱位 图 5-45　踝关节后脱位

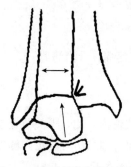

图 5-46　踝关节分离旋转脱位

5. 踝关节分离旋转脱位　多为直接暴力引起。从高处垂直方向坠落，踝关节处于略外翻、外旋位，踝关节下胫腓韧带完全断裂，踝内侧三角韧带断裂，距骨被夹于分离的下胫腓韧带之间，常有旋转，有时距骨体发生嵌压性骨折，也常合并胫骨下端外缘粉碎性骨折，或腓骨下段骨折（图 5-46）。

6. 踝关节复发性脱位或半脱位　常见病因为踝关节初次损伤后，撕裂的韧带、关节囊等未经痊愈，又反复多次发生创伤性脱位或半脱位；先天性松弛或肌力不协调，关节力线异常等为其诱发因素。

二、诊断与鉴别诊断

（一）诊断

1. 踝关节内脱位

（1）临床表现：有踝部外伤史，患踝剧痛、明显肿胀、皮下瘀血，甚或有水疱。踝关节屈曲活动丧失。足呈外翻外旋，内踝下高突，外踝下凹陷。有合并骨折时，可触及骨擦音，并有内或外踝部压痛。

（2）辅助检查：踝关节正、侧位 X 线片即可确诊，并可判断踝部骨折和骨折移位情况。

2. 踝关节外脱位

（1）临床表现：有暴力损伤史。伤后踝部肿胀，有明显的外踝高起，皮肤紧张光亮，甚或有水疱。压痛明显，踝关节功能丧失，内踝下方空虚。合并骨折时，可触及骨擦音。严重的损伤，可有内踝部开放伤口，内踝骨外露。

（2）辅助检查：踝关节正、侧位 X 线片即可确诊。

3. 踝关节前脱位

（1）临床表现：有暴力损伤史。踝关节明显肿胀，剧痛，皮下瘀血，皮肤紧张光亮，甚有水疱，踝关节呈极度背屈位，弹性固定，跟腱区紧张，后踝部原有的弧度消失而饱满，踝关节前方皮肤皱起，纹沟加深。

（2）辅助检查：踝关节正、侧位 X 线片可以明确诊断。胫骨下端前缘常合并骨折。

4. 踝关节后脱位

（1）临床表现：有受伤史。踝关节肿胀，剧痛，踝关节功能丧失。踝关节前方高起，能触及胫骨下端前方，足踝呈跖屈位，或伴有不同程度的外旋、外翻畸形，后踝区前凸，后踝部皮纹增多，纹沟加深，跟腱前方空虚。有时可触及内、外踝骨擦音。

（2）辅助检查：踝关节正、侧位 X 线片可确诊。常合并有三踝骨折。

5. 踝关节分离旋转脱位

（1）临床表现：有暴力损伤史。踝关节明显肿胀，剧痛，踝关节功能丧失，弹性固定，踝关节内、外踝距离增宽，内踝下方有空虚感。足有外旋或轻度外翻畸形。皮肤可以出现张力性水疱。

（2）辅助检查：踝关节正、侧位 X 线片可确诊。有时合并胫骨下端外缘或腓骨下端骨折。

6. 踝关节复发性脱位或半脱位

（1）临床表现：有急性损伤史，并有复发病史。走路时踝部不稳，尤其走不平整道路时，易发生突发性内翻扭伤。扭伤后踝关节肿胀、疼痛，以外踝下方和前外侧明显，局部压痛，并有明显的沟状凹陷。术者一手握住患足，另一手握住小腿，将踝内翻，足前部内收时，出现踝部不稳现象。

（2）辅助检查：踝关节正、侧位 X 线片无异常发现。但当做上述踝内翻、前足内翻、前足内收动作时（即应力试验），拍踝关节正、侧位 X 线片，可发现距骨在踝穴内倾斜度超过 20° ～ 25°，即可认为有外侧或内侧韧带陈旧性断裂伤，结合临床表现，可认为踝关节复发性脱位或半脱位。

（二）鉴别诊断

根据踝关节正、侧位 X 线片或 MRI，与单纯的单双踝骨折及韧带损伤相鉴别。

三、辨 证 论 治

（一）药物治疗

（1）内治法：踝关节损伤瘀血易下注内结，早期应以活血化瘀、利湿通经为主，方用活血舒肝汤加减；中后期选用补气血、补肝肾、强筋骨、通经活络的补肾壮筋汤或加味益气丸。

（2）外治法：早期可外敷活血止痛类药膏以消肿止痛；中期可用消肿活血汤外洗以活血舒筋；后期可用下肢损伤洗方熏洗以利关节。

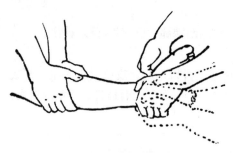

图 5-47　踝关节内脱位复位法

（二）手法整复

（1）内侧脱位：患者仰卧位，稍屈膝，一助手固定小腿，将小腿抬起。术者一手握足踝部，一手握住足部内侧，术者与助手做相对拔伸牵引，此时畸形容易矫正，如仍有内踝部及内踝下方突起，则术者在保持牵引下，用双拇指按压高突区向外，其余各指握足作内翻动作，内外踝部恢复原形后，足踝背屈、跖屈活动数次，予以固定（图 5-47）。

（2）外侧脱位：术者两手握住踝部，加以牵引，此时术者两拇指按压内踝部向下，余指扣扳外踝，将足内翻。检查内外踝复原平整后，使踝关节背屈和跖屈略加活动后，予以固定（图 5-48）。

（3）前侧脱位：患者仰卧，膝关节屈曲，助手固定住小腿，术者一手握住足背，另一手握后踝近侧，两人做相对牵引，牵引同时，术者一手将后踝上提，一手将足背下按，使之跖屈，即可复位。必要时再于前踝区向后推按，以巩固复位效果（图 5-49）。

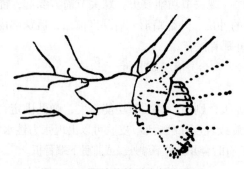

图 5-48　踝关节外脱位复位手法

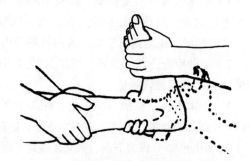

图 5-49　踝关节前脱位复位手法

（4）后侧脱位：患者仰卧位，膝关节屈曲 90°，以放松跟腱。一助手握住小腿，另一助手握足跖部和足跟部，两助手先行扩大畸形的牵引，在牵引同时，术者以两拇指下压踝前侧高起的胫腓骨下端，余指持足跟部上提，并令助手改变牵引方向，逐渐背屈，直至畸形消失，即可复位（图 5-50）。

（5）分离旋转脱位：患者仰卧位，一助手握住小腿，一助手握足跖部，两助手做相对拔伸牵引，术者以双手掌，各置内外踝侧，在助手保持牵引下，两手掌作向中

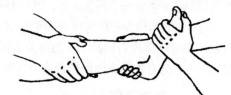

图 5-50　踝关节后脱位整复手法

央挤压动作，并令助手做轻度内旋和内翻，畸形矫正后，在术者两手掌挤压下，背伸和跖屈活动，即可复位。

（三）固定方法

踝关节内侧脱位整复后，保持踝关节外翻位固定 4～5 周；

外侧脱位超关节夹板固定，踝关节中立位或略内翻位固定 4～5 周；

前侧脱位石膏托固定，踝关节保持跖屈中立位 4～5 周；

后侧脱位石膏托固定，保持膝关节屈曲及踝关节背伸中立位 4～6 周；

分离旋转脱位以超踝关节夹板固定于中立位 4～5 周。

四、其他疗法

（一）手术治疗

适应证　对于踝关节复发性脱位或半脱位，若对症治疗无效者，采用手术治疗，适宜外踝韧带重建术。

（二）练功活动

固定时练习足趾活动以利于血液循环，解除固定后积极恢复踝关节功能，尤其练习下蹲活动。

五、预防护理

解除固定后，中药活血止痛汤熏洗，局部保暖，手法按摩。

（刘爱峰）

距 骨 脱 位

距骨古称"马鞍骨"，是一块嵌插在关节内的骨。它分为头、颈、体三部分。距骨居于踝穴内。距骨头与舟状骨关节面形成距舟关节，底部与跟骨上丘部形成距下关节。距骨位于足纵弓的顶点，是足的支持及活动中心。距骨无肌肉附着，也无肌腱起止点附着。距骨的稳定性主要靠踝穴的紧紧包围，胫骨前后缘限制距骨前后移动，当踝关节过度背屈和跖屈活动时，关节周围坚韧和纵横交错的韧带，起着辅助的稳定作用。因此，距骨脱位时，必然会发生严重的韧带和关节囊撕裂伤，常合并有骨折。距骨脱位一般按脱位的程度分为距骨完全性脱位（又称为距下关节脱位或距跟舟状骨脱位）和距骨周围跗骨脱位。完全性脱位中按距骨脱位的方向，分为距骨前外侧脱位、距骨外脱位、距骨内前脱位和距骨内后脱位。

一、病因病机

（一）中医病因病机

足踝部处于跖屈位时受暴力损伤，伤及踝部的正常结构，致局部筋骨损伤，经络不通，气血瘀滞，踝部肿胀、疼痛、变形，骨错筋离。

（二）现代医学的认识

1. 距骨完全性脱位

（1）距骨前外侧脱位：常因足踝部处于跖屈位，前足外缘遭到内翻、内收和内旋暴力时，两侧踝韧带及距骨下骨间韧带断裂，作用力继续传达至距舟关节，其关节囊破裂，距骨完全被挤出，至踝前外侧。距骨可发生平行移出，也可翻转或旋转脱出。有时距骨颈被嵌夹于破裂的关节囊处，或被周围软组织包绕，难以解脱（图 5-51）。

（2）距骨外脱位：损伤时足踝部处于跖屈位，受伤着力点在足外缘，形成足极度内翻，使外侧骨间韧带断裂，继而外踝或内踝韧带断裂，距骨向外脱出，亦常合并内踝或外踝骨折（图 5-52）。

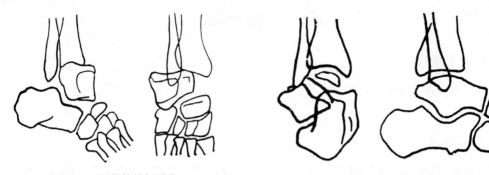

图 5-51　距骨前外侧脱位　　　　　　　　图 5-52　距骨外脱位

（3）距骨内前脱位：常因足踝处于跖屈位时，足遭受极度外旋、外翻暴力损伤，造成踝内侧三角韧带断裂，或内踝骨折，暴力持续作用，使距骨内侧骨间韧带断裂，关节囊破裂，距骨脱出于踝内前方，距骨常有扭转，合并内踝骨折（图 5-53）。

（4）距骨内后脱位：常因足踝部处于背屈位，足遭受极度外翻的暴力损伤，后侧距骨骨间韧带断裂，踝关节后关节囊破裂。距骨脱出于后踝内侧，常有距骨扭转，往往合并后踝或内踝骨折（图 5-54）。

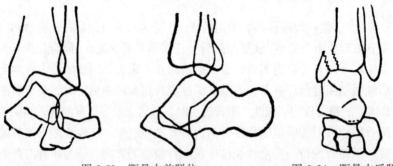

图 5-53　距骨内前脱位　　　　　　　　图 5-54　距骨内后脱位

2. 距骨周围跗骨脱位

（1）内脱位：当足受强力内翻损伤时，由于下胫腓和胫距韧带未断裂，而距舟关节囊首先发生破裂，在外力继续作用下，进一步发生距跟骨间韧带撕裂，而发生跟距关节脱位，由于内翻作用，使跟骨及其他跗骨一起，脱位于距骨内侧。往往合并距骨头、颈骨折或外踝骨折（图 5-55）。

（2）外脱位：当足受强力外翻损伤时，由于下胫腓和胫距韧带未断裂，而外翻暴力继续作用下，使距跟骨间韧带断裂，跟骨及其他跗骨一起，脱位于距骨外侧。这种脱位往往由于胫后肌腱向背外侧移位，绕过距骨颈，造成手法整复困难。此外，还常合并有载距突骨折（图 5-56）。

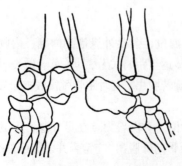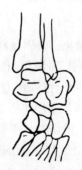

图 5-55　距骨下关节内脱位　　　　图 5-56　距骨下关节外脱位

（3）前脱位：当足受强力背屈损伤时，胫骨下端关节面前缘抵住距骨颈，在距极度背屈情况下，可使距骨向后方推挤，迫使距舟关节囊撕裂，持续的剪力作用，使距跟骨间韧带断裂，距跟关节发生脱位，跟骨相对前移，形成前脱位。如果踝关节处于背屈位，此时距骨在踝穴内相对稳定，而在由高处坠落时，着力于跟骨后结节区，使跟骨在距跟关节面下向前冲击，先发生距跟关节（距下）脱位，而后发生距舟关节脱位，或骨折脱位。此型脱位也常合并载距突骨折（图5-57）。

（4）后脱位：当足受强力跖屈损伤时，胫骨下端关节面后缘（后踝）抵住距骨体，外力可作用于距骨体后部，推距骨向前，先发生距跟关节脱位，后发生距舟关节脱位或骨折脱位。此型脱位也常合并舟状骨骨折（图5-58）。

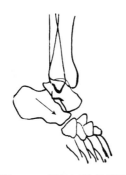
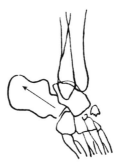

图 5-57　距骨下关节前脱位　　　图 5-58　距骨下关节后脱位

二、诊断与鉴别诊断

（一）诊断

1. 距骨完全性脱位

（1）距骨前外侧脱位

1）临床表现：有暴力受伤史。足踝部明显肿胀、剧痛，踝关节功能丧失。足部呈内翻、内旋和内收畸形。外踝前方有骨性隆起，皮肤紧张，踝前皮纹消失，甚至局部皮肤苍白或暗黑色或坏死。有时踝前外侧有皮肤开放伤口，距骨头关节面可在伤口外露，伸趾活动受限。

2）辅助检查：踝关节正、侧位X线片，必要时行足部正斜位片，可以确定诊断并可判断合并骨折的情况。

（2）距骨外脱位

1）临床表现：有暴力损伤史。患踝、足部明显肿胀、剧痛，踝关节畸形位弹性固定，呈足背屈内翻畸形，外踝下方有骨性隆起，局部皮肤光亮、紧张或苍白，广泛皮下瘀血。

2）辅助检查：踝关节正、侧位X线片，必要时行足部正斜位片，可以确定诊断并可判断合并骨折的情况。

（3）距骨内前脱位

1）临床表现：有暴力损伤史。患足踝部明显肿胀、剧痛，踝关节呈畸形位弹性固定。内踝前下方可触到高突的硬性包块，局部皮肤紧张、光亮、苍白，外踝前内侧有空虚感，有广泛的皮下瘀血或张力性水疱。

2）辅助检查：踝关节正、侧位X线片，必要时行足部正斜位片，即可确诊，并可判明骨折情况。

（4）距骨内后脱位

1）临床表现：有暴力损伤史。患足踝明显肿胀、剧痛，踝关节呈畸形弹性固定。足呈外翻、背屈位畸形。踝前侧有空虚感。而于内踝后侧、跟腱内侧有骨性突出物。局部皮肤紧张、光亮或苍白，且踝内后侧有广泛皮下瘀血。

2）辅助检查：踝关节正、侧位 X 线片，必要时行足部正斜位片，可确定诊断，并可判明合并骨折的情况。

2. 距骨周围跗骨脱位

1）临床表现：有损伤史。患足踝明显肿胀、剧痛，踝关节功能丧失，并处于弹性固定状态。局部皮肤皮下瘀血，或有张力性水疱。不同脱位类型有不同的畸形，如内脱位时，足呈内翻、内旋畸形；外脱位时，足呈外翻、外旋畸形；前脱位时，足呈背屈位，跟骨结节处变平；后脱位时，足呈跖屈位，跟骨结节明显高突。

2）辅助检查：踝关节正、侧位 X 线片，必要时行足部正斜位片，即可确诊。还可显示各型脱位时，距骨头处于不同的方向，如内脱位，距骨头指向外侧；外脱位，距骨头指向内侧；前脱位，显示跟骨前移；后脱位，显示跟骨后移。

（二）鉴别诊断

通过踝部正、侧位 X 线，必要时行足部正斜位 X 线片检查，可与骨折鉴别。

三、辨证论治

（一）药物治疗

（1）内治法：早期应活血化瘀、利湿通经为主，方用活血舒肝汤加减；中后期选用补气血、补肝肾、强筋骨、通经活络的补肾壮筋汤或加味益气丸。

（2）外治法：早期可外敷活血止痛膏以消肿止痛；中期可用消肿活血汤外洗以活血舒筋；后期可用下肢损伤洗方熏洗以利关节。

（二）手法整复

1. 距骨完全性脱位

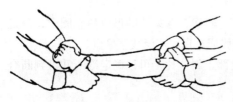

图 5-59　距骨前外侧脱位整复手法

（1）距骨前外侧脱位：患者仰卧位，一助手握住小腿，另一助手握足跗部和跟部，两助手作相对拔伸牵引，可以先沿原有畸形方向扩大牵引。术者在牵引的同时，以双拇指按压踝前外侧突起的距骨，余指上提跟骨，助手应配合使足向外旋、外翻。待踝前外侧骨性突起消失，踝关节解除弹性固定，并能作被动踝关节活动，即可认为复位成功，拍片检查（图 5-59）。

（2）距骨外脱位：患者仰卧位，屈曲膝关节。一助手握住小腿，另一助手握住足跗部和跟部，两助手作顺势拔伸牵引，使足呈极度内翻、内旋位。术者以拇指推压高突的距骨向内，随着骨突的消失，助手应将足踝部恢复为中立位，或稍外翻位，拍片检查。

（3）距骨内前脱位：患者仰卧位，屈曲膝关节，一助手握住小腿，将小腿抬起。另一助手握住足跗部和跟部，两助手顺势拔伸牵引，使足外翻、外旋位。术者以两拇指推压隆起骨块，向外向后方，余指握跟部向上提拉，待骨性突起消失时，令助手将足踝恢复到中立位，拍片检查。

（4）距骨内后脱位：患者仰卧位，屈曲膝关节。一助手握住足跗部及跟部，两助手顺势拔伸牵引，使足呈背屈和外翻位。术者以双拇指向前向外方挤压高突的骨块，待骨性突起处消失后，令助手恢复足踝中立位，拍片检查。

2. 距骨周围跗骨脱位　要求解剖复位，如有复位不良，可造成创伤性关节炎，严重影响负重和行走功能。复位比较容易，一般在拔伸牵引下，将足的畸形向相反方向扳正，以两手掌向中央挤压即可复位。但对脱位应特别注意有时出现困难，如有胫后肌腱绕过距骨颈时，则应先解除胫后肌腱的阻挡，可一手握住跟骨，一手握住前足，作拔伸牵引，然后背屈前足，使胫骨后肌腱从距骨颈区解脱出来，然后，将脱出的跟骨与跗骨一起向内推挤复位。

（三）固定方法

1. 距骨完全性脱位　距骨前外侧脱位复位后，以石膏托固定足踝部，保持90°中立位4～5周。外脱位复位后，以石膏托固定，保持足背屈90°中立位，固定4～5周。如有骨折内固定者，应固定6～8周。内前脱位复位后，以石膏托固定，保持足踝部背屈90°中立位，或略内翻、内旋位，固定4～5周。内后脱位复位后，以石膏托固定，保持足踝中立位，或略内旋、内翻位，固定4～5周。

2. 距骨周围跗骨脱位　复位后应以石膏托固定，各不同类型的脱位，固定有不同要求。如内脱位时，则应固定于90°，稍有外翻位；外脱位时，则应固定于90°，稍有内翻位；前脱位时，则应固定于110°中立位；后脱位时，则应固定于背屈90°中立位。固定4～5周。有骨折内固定者，应固定6～8周。

四、其他疗法

1. 手术治疗

适应证　对难以整复或合并骨折、复位后位置不良者，应及时予以切开复位和内固定术。

2. 练功活动　复位固定后，垫高患肢，以利消肿，并应主动做股四头肌功能锻炼及练习肌肉收缩，以加速肿胀消退及促进肢端血循环。1个半月后，可扶双拐不负重下地活动。

五、预防护理

严重的距骨完全性脱位，可引起受压区皮肤缺血性坏死，距骨也可因营养血管断裂，而发生距骨缺血坏死。如果处理不当或发生并发症，可造成踝关节或距下关节或距舟关节创伤性关节炎而严重影响负重和行走功能。在作内翻、内旋练习时，要适度、逐步、稳定，防止韧带的重新撕裂。

跖跗关节脱位

跖跗关节是由第1～3跖骨与第1～3楔骨及第4、5跖骨与骰骨组成的关节。其中，第1跖骨与第1楔骨所组成的关节，其关节腔独立，活动性较大；其余部分相互连通，仅可作轻微滑动。除第1、2跖骨外，跖骨之间均有横韧带（骨间韧带）相连，在第1楔骨、第2跖骨之间的楔跖内侧韧带是跖跗关节最主要的韧带之一。

跖跗关节是足横弓的重要组成部分。其位置相当于足内、外侧缘中点画一连线，即足背的中部横断面。损伤后若恢复不完全，必然影响足的功能。

临床中以第1跖骨向内脱位，第2～5跖骨向外、向背脱位为多见，两者可单独发生或同时发生。直接暴力打击、碾压等，则多为开放性骨折脱位。

一、病因病机

（一）中医病因病机

跖跗关节受暴力损伤，致局部筋骨损伤，经络不通，气滞血瘀，足跖部肿胀、疼痛、变形，骨错筋离。

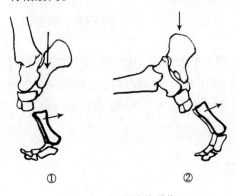

图 5-60　跖跗关节脱位

（二）现代医学的认识

跖跗关节脱位多因急剧间接暴力引起，如高处坠下、前足跖屈位着地（图5-60①）或遭受暴力扭转（图5-60②）。5个跖骨可以整体向外、上或下方脱位；也可第1跖骨向内侧脱位，其余4个跖骨向外侧脱位。由于足背动脉终支，自第1、第2跖骨间穿至足底，故在跖跗关节脱位时足背动脉易受损伤。若因牵拉又引起胫后血管痉挛和主要跖血管的血栓形成，这时前足血运受阻，如不及时复位，将引起前足坏死（图5-61）。

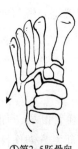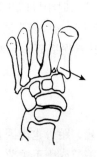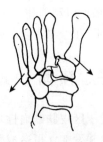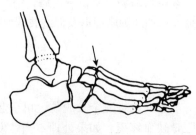

①第2~5跖骨向
外侧脱位

②第1跖骨内侧
脱位伴第1跖
骨基底骨折

③第1跖骨内侧脱位
伴第2~5跖骨外侧
脱位，同时存在第
1跖骨基底基折

④跖跗关节脱位

图 5-61　跖跗关节脱位类型

开放性骨折多由重物直接砸压于足前部（图5-62①）或车轮碾压前足时（图5-62②）发生。在造成脱位的同时，可伴有严重的足背软组织损伤及其他跗骨与跖骨骨折，关节多为半脱位。

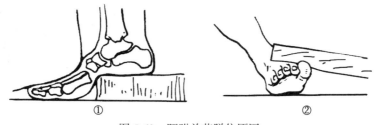

图5-62　跖跗关节脱位原因

二、诊断与鉴别诊断

（一）诊断

1.临床表现　损伤后前足或足背部肿胀、疼痛、功能丧失，足部畸形呈弹性固定。分离性脱位者，足呈外旋、外展畸形，足宽度增大，足弓塌陷。开放性骨折脱位者软组织损伤严重，可有骨端外露或骨擦音，有血管损伤时前足变冷、苍白。

2.辅助检查　足部正、斜位X线片检查，可明确脱位类型、跖骨移位方向及是否伴有骨折。

（二）鉴别诊断

足部正、斜位X线摄片检查，与无脱位的骨折鉴别。

三、辨证论治

（一）药物治疗

（1）内治法：早期应以活血化瘀、利湿通经为主，方用活血舒肝汤加减；中后期选用补气血、补肝肾、强筋骨、通经活络的补肾壮筋汤。

（2）外治法：早期可外敷活血止痛类膏药以消肿止痛；中期可用消肿活血汤外洗以活血舒筋；后期可用下肢损伤洗方熏洗以利关节。

（二）手法整复

由于各跖骨基底参差不齐，脱位后需要及时准确复位，以免肿胀加剧而加大复位难度，并可防止发生血液循环障碍。

手法复位应在腰麻或硬膜外麻醉下进行。患者取仰卧位，膝屈曲90°，一助手握踝部，另一助手握前足作对抗牵引，术者站于患侧，按脱位类型向相反方向，用手直接推压跖骨基底部使之复位。如第1跖骨向内，第2～5跖骨向外，则用两手掌对向夹挤，将脱出分离的跖骨推向原位。通常患者受伤时间较短，肿胀不重及足部软组织张力不大时，可试行闭合复位（图5-63）。

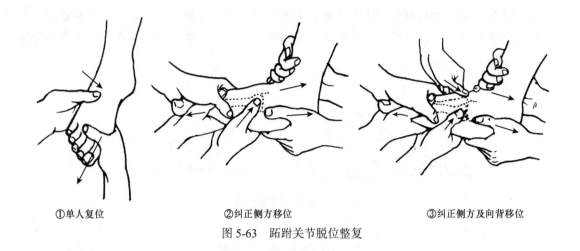

①单人复位　　　　　　②纠正侧方移位　　　　　　③纠正侧方及向背移位

图 5-63　跖跗关节脱位整复

（三）固定方法

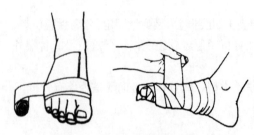

图 5-64　跖跗关节脱位硬纸壳固定法

跖跗关节脱位整复后容易再脱位，因此，必须做有效的外固定。采用一直角足底后腿托板，连足固定于踝关节背伸 90° 中立位。足弓处加厚棉垫托顶，以维持足弓；在足背处或足两侧脱出跖骨头处加压力垫，然后上面加一大小与足背相等的弧形纸板，用绷带加压将纸板连足底托板一齐包扎固定 3～4 周（图 5-64）。亦可用小腿石膏管型制动，但在足背及足外侧缘应塑型加压，1 周后须更换石膏，其后如有松动应再次更换以维持复位的稳定。固定 8～10 周后去除。

四、其他疗法

1. 手术治疗

适应证：手法整复多次未成功者或开放性脱位可行切开复位。

复位后用细钢针经第 1、第 5 跖骨穿入第 1 楔骨及骰骨固定。如合并跖骨骨折，亦可行钢针内固定。陈旧性跖跗关节损伤多遗留有明显的外翻平足畸形，足内侧有明显的骨性突起，前足关节僵硬并伴有疼痛症状，可考虑跖跗关节融合术、足内侧骨性突起切除术及足弓垫的应用。

2. 练功活动　整复固定后，可做踝关节的屈伸活动；去除固定后，逐步练习从不负重到负重活动，并可用有足弓垫的皮鞋练习行走。

五、预防护理

跖跗关节脱位复位后多不稳定，须经常检查复位和固定情况，加以调整，以免松动，造成再脱位。

跖趾关节及趾间关节脱位

跖趾关节脱位，是指跖骨头与近节趾骨构成的关节发生分离。临床上以第 1 跖趾关节向背侧脱位多见。近节趾骨与远节趾骨间关节发生分离者，称趾间关节脱位，好发于拇趾与小趾。

跖趾关节由跖骨小头和第 1 节趾骨构成。其结构及功能与掌指关节相似，可做屈、伸、收、展活动，但活动范围较掌指关节小。其中，背伸又比跖屈小，以拇趾最为显著。当全足着地时，跖骨参与形成足纵弓，跖趾关节处于伸展状态，跖趾关节囊薄弱，囊的两侧有侧副韧带加强，在 5 个跖骨小头之间，有足底深横韧带相连。趾间关节为滑车关节，可屈、伸活动。

一、病因病机

（一）中医病因病机

跖趾关节受暴力损伤，致局部筋骨损伤，跖骨头与近节趾骨构成的关节发生分离，经络不通，气滞血瘀，足趾部肿胀、疼痛、变形，骨错筋离。

（二）现代医学的认识

跖趾关节与趾间关节脱位，多因奔走急迫，足趾踢碰硬物或重物砸压而引起。其他使足趾过伸的暴力，如由高处坠下、跳高、跳远时足趾先着地，也可发生。由于第一跖骨较长，前足踢碰时常先着力，外力直接砸压亦易损及，故第一跖趾关节脱位较常见。脱位的机理多因外力迫使跖趾关节过伸，近节趾骨基底脱向跖骨头的背侧所致。趾间关节脱位的方向亦多见远节趾骨向背侧移位，若侧副韧带撕断，则可向侧方移位。

二、诊断与鉴别诊断

（一）诊断

1. 临床表现 有明显踢碰硬物、压砸外伤史，局部肿胀，疼痛较剧，患足不能触地，拇趾背伸过度、短缩，关节屈曲，第 1 跖骨头在足底突出，拇趾近节趾骨基底部在背侧突出，关节呈弹性固定。趾间关节脱位，跖趾缩短，前后径增大，局部肿胀、疼痛，活动时痛剧，呈弹性固定。（图 5-65）。

2. 辅助检查 足部正、侧位 X 线片可明确诊断及了解是否合并骨折。

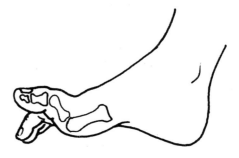

图 5-65 第 1 跖趾关节脱位

（二）鉴别诊断

足部正、侧位、斜位 X 线片检查，与骨折鉴别。

三、辨证论治

（一）药物治疗

（1）内治法：早期应以活血化瘀、利湿通经为主，方用活血舒肝汤加减；中后期选用补气血、补肝肾、强筋骨、通经活络的补肾壮筋汤等。

（2）外治法：早期可外敷活血止痛类膏药以消肿止痛；中期可用消肿活血汤外洗以活血舒筋；后期可用下肢损伤洗方熏洗以利关节。

（二）手法整复

复位一般以手法为主。开放性脱位可在复位后对伤口行清创缝合。单纯脱位一般不需要麻醉或仅用局麻。

整复方法

（1）跖趾关节脱位：一助手固定踝部，术者一手持拇趾，或用绷带提拉拇趾用力拔伸牵引，一手握前足，先用力向背牵引，加大畸形，然后握足背的拇指用力将脱出的趾骨基底部向远端推出，当滑到跖骨头处，在维持牵引下，将拇趾迅速跖屈，即可复位（图5-66）。

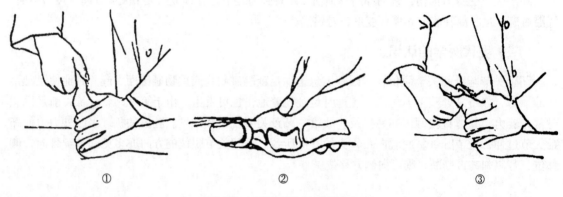

① ② ③

图 5-66　跖趾关节脱位整复法

（2）趾间关节脱位：术者一手握踝部或前足，一手捏紧足趾远端，水平牵引拔伸即可复位。

（三）固定方法

跖趾关节脱位整复后，用绷带包扎患处数圈，再以夹板或压舌板固定跖趾关节伸直位2～3周。趾间关节复位后以邻趾固定法固定。

四、其他疗法

1. 手术治疗

适应证：陈旧损伤未复位者可导致爪状趾畸形及创伤性关节炎，这种情况有必要手术纠正畸形。跖趾关节脱位偶有闭合复位不成功者，可能是籽骨嵌入关节，应及时做开放复位术。

2. 练功活动　早期即可作踝关节屈伸活动。1周后肿胀消退，可扶拐以足跟负重行走。去除外固定练习足趾关节活动，逐步练习弃拐负重行走。

五、预防护理

固定期间可扶拐下床活动，但患肢不能负重。解除固定后，患者可穿一硬底鞋保护。

（苏友新）

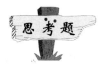

（1）如何在脱位的治疗中发挥中医药的优势和特色？

（2）为什么颞颌关节脱位容易复发？作为一名医学生，我们应该如何对患者进行健康教育以减少此类情况的发生？

（3）手牵足蹬法复位肩关节脱位，容易引起哪些并发症？

（4）肩锁关节受到不同程度暴力后的移位方向有哪些？

（5）为什么肩关节脱位比髋关节脱位常见？

（6）膝关节脱位复位前，应进行哪些检查和评估？复位后，如何进行功能锻炼？

（7）髌骨脱位临床常分为哪几种类型？

（8）距骨脱位整复后，患者后期如若出现距骨坏死，作为医生该如何与患者沟通，具体措施有哪些？

第六章 筋 伤

第一节 概 论

筋伤，是由于各种暴力、慢性劳损、退变等原因造成的筋的损伤。在中医学中，广义的筋是指皮下组织、筋膜、肌肉、肌腱、韧带、腱鞘、滑囊、关节囊、关节软骨、椎间盘以及周围神经、血管等组织。

一、筋伤的病因

筋伤的病因可分为外因和内因两大类。外因包括外力伤害和外感六淫，其中，外力伤害包括直接暴力、间接暴力、肌肉强烈收缩和慢性劳损；内因包括体质、年龄、解剖结构、病理因素。

二、筋伤的病机

外力伤害可以直接导致不同程度的筋损伤，造成局部组织形态变形或断裂损伤，气滞血瘀，出现疼痛、肿胀、瘀血、功能障碍等症状；如果劳逸失度、姿势不正或长期保持一个姿势，外力积累可导致筋的慢性劳损，造成局部组织形态损伤改变，气血不足，功能失调，出现一系列复杂症状，主要有疼痛、肿胀、功能障碍等症状。筋伤也可以导致人体脏腑、经络、气血的功能紊乱，除局部症状外，常可引起一系列全身反应，正如明代薛己《正体类要》中所说："肢体损于外，则气血伤于内，营卫有所不贯，脏腑由之不和"。

三、筋伤的分类

根据暴力的不同形式，可分为扭伤、挫伤、拉伤、碾挫伤等；根据筋伤的病理程度，可分为错位、撕裂、断裂；根据筋伤的病程，可分为急性筋伤、慢性筋伤。

四、筋伤的临床表现

筋伤的临床表现主要包括局部症状和全身症状。

（一）局部症状

（1）疼痛、压痛：急性筋伤疼痛较剧烈，多为锐痛、刺痛等。挫伤积血致气血壅聚者，疼痛多呈钝痛、胀痛；慢性筋伤疼痛多为酸痛、胀痛、隐痛等，或与天气变化有关。

筋伤局部可出现压痛，急性筋伤压痛明显，多拒按；慢性筋伤压痛较轻，不拒按，多在特定部位有压痛点，有时可触及筋束或筋结，或伴有特殊的体征。

（2）瘀血、肿胀：急性筋伤瘀血、肿胀明显，严重程度与外力大小、损伤的程度有关，局部呈现青紫色或瘀斑。慢性筋伤可出现肿胀，一般程度较轻。

（3）功能障碍：可以出现不同程度、不同形式的功能障碍，包括主动活动障碍和被动活动障碍等。

（4）畸形：筋伤后可能出现畸形，但与骨折畸形有明显区别。肌腱完全断裂伤可见肌腱处的凹陷。骨折同时往往也会伴有筋伤。检查时要仔细辨别，并与健侧肢体对比。

（5）肌肉萎缩和肌力下降：肌肉萎缩是慢性筋伤的常见症状。由于伤后气血瘀阻，疼痛及包扎固定，肢体活动减少，肌肉的收缩力降低，造成气血运行失常，日久导致局限性肌萎缩，一般称为失用性肌萎缩，在功能训练后可逐步恢复。

（二）全身症状

轻微的筋伤患者可无全身症状。较重的急性筋伤常有发热，一般小于38.5℃，多在5～7天后逐步恢复正常，可伴有口渴、口苦、心烦、尿赤、便秘、夜寐不安、舌质红、苔黄、脉弦紧或浮数等临床表现。若严重挤压伤导致肌肉坏死者，可合并酸中毒、高血钾、肌红蛋白尿、急性肾衰竭等。若伴有失血过多，或兼有严重脏器损伤者，可发生休克。慢性筋伤可伴有头晕、失眠、口干、口渴、畏寒、腹胀等全身症状。

五、筋伤的治疗

筋伤的治疗应以辨证论治为基础，精确诊断损伤的组织和结构，以"筋骨并重、标本兼治、内外结合"为治疗原则，既要注意局部损伤的变化，又要重视脏腑、气血的盛衰；既要注重内服药物的治疗，又要重视外用药物的使用，以八纲辩证和脏腑、经络、气血等辩证为治疗依据，根据筋伤的类型、病程、病性、严重程度，运用针灸、火罐、牵引、理疗、手法、练功、药物、手术等疗法辩证施治，结合损伤的组织、结构分别选用。形态变化和功能改变，分清急性损伤与慢性损伤。大部分的断裂伤需缝合修补和固定，以恢复形态结构，轻伤和慢性损伤，需调动人体自身的修复能力，恢复筋的功能。

第二节 颈部筋伤

颈部是人体活动较频繁、活动方向与范围较大的部位，能做前屈、后伸、左右侧屈、左右旋转等活动，因此发生损伤的机会也较多。颈部肌肉既能提供运动的动力，又能起到保护和稳定颈椎的作用，不仅能支撑头颅，还对肩胛带肌群及上肢起悬吊作用，如遭受强大外力或持久外力超越本身的承受能力时，便致伤筋，严重时可造成骨折、脱位等损伤。颈椎间盘退变是颈部筋伤的重要基础，关节的磨损、失稳、肌肉软组织系统长期反复持久劳损，导致颈肌动力系统失衡，最终导致整个颈椎系统生物力学功能的紊乱，从而使颈椎出现一系列筋伤的病理变化。

颈部扭挫伤

颈部扭挫伤是由于各种暴力导致颈部软组织损伤，局部气滞血瘀，气血不畅而发病。现代医学认为颈部急性扭挫伤时，颈椎枕肌群痉挛，产生颈部疼痛、活动障碍等症状，部分患者因痉挛的肌肉压迫神经及椎动脉可引起头痛和头晕等症状。

一、病 因 病 机

1. 中医病因病机　外力致颈部筋膜肌肉等软组织受损，局部气滞血瘀。

2. 现代医学认识　在日常生活、运动意外或交通事故中，颈部可因突然扭转或前屈、后伸而受伤。轻者造成肌肉、韧带拉伤，严重者造成颈深部软组织包括韧带、神经、血管的损伤。钝器直接打击颈部引起的挫伤较扭伤少见。

二、诊断与鉴别诊断

（一）诊断

1. 临床表现

（1）症状：颈部疼痛，活动受限，头多偏向患侧，可伴有头痛、头晕等症状。

（2）体征：局部肿胀、压痛，可触及肌肉痉挛，颈部活动受限。检查时还需注意有无神经损伤。

2. 辅助检查

（1）X线、CT：可排除颈椎骨折及脱位；颈椎过屈过伸位X线片，可以提供判断损伤后的颈椎是否存在不稳定。

（2）MRI：可以进一步明确韧带、神经等软组织的损伤情况。

（二）鉴别诊断

见表6-1。

表 6-1　颈部扭挫伤鉴别诊断

疾病名称	相同点	鉴别要点
落枕	颈部疼痛、活动受限	无外伤史，睡眠后发病
颈椎骨折脱位	外伤史，颈部疼痛、活动受限	除了骨折脱位的症状、体征，X线或其他辅助检查可以提供鉴别诊断
颈部"挥鞭伤"	颈部疼痛、活动受限	颈部"挥鞭伤"多发生在汽车追尾等事件后，有明确颈部"挥鞭样"过伸过屈动作，可出现肢体麻木、恶心、眩晕、耳鸣等症状，严重者可伴有骨折、脱位、脊髓损伤症状

三、辨 证 论 治

（一）手法治疗

患者正坐，术者立于背后，首先点穴：左手扶住患者额部，右手以拇、中指轮换点压阿是穴及天柱、肩井、天宗等穴；继用右手拇指、食指在患侧做由上而下的按摩，重复进行几次；还可在压痛点周围，以拇指、食指、中指对握痉挛的颈肌，采用拿捏手法（图6-1）。急性期只需轻轻顺势拔伸头颈部，不对肿痛部位进行大力按压。同时，使用颈托固定或牵引2～3周，病情稳定后做颈部活动及运动。

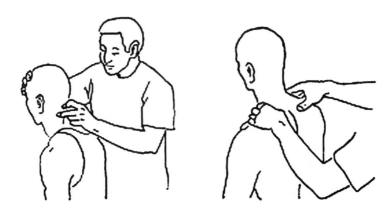

图 6-1 颈部扭挫伤理筋手法

（二）药物治疗

（1）内服药：早期以活血祛瘀、消肿止痛为主；中、后期宜舒筋活血、通络止痛。

（2）外用药：以祛瘀止痛为主；急性期可配合局部冰敷，有利于止血消肿。

四、其他疗法

1. 针灸治疗 常用穴有颈夹脊、风池、天柱、大椎、肩井、天宗、合谷、昆仑、阿是穴等，患侧或对侧进针，用泻法。

2. 功能锻炼 急性期应当保持头颈部正常功能位，松弛颈部肌肉，避免二次损伤，损伤较重者可进行适当固定。急性期过后可练习头颈部屈伸、旋转动作，配合太极拳、易筋经等功法训练，锻炼颈部肌力，促进康复。

五、预防护理

平时必须要有安全意识，激烈运动或乘坐交通工具时要注意自我保护。要注意练习颈部肌力，以增强颈椎的稳定性。

落 枕

落枕又称失枕，多因睡眠时枕头高低不适，或姿势不良，睡醒后出现颈背疼痛、活动受限等临床表现。

一、病 因 病 机

1. 中医病因病机 睡眠姿势不良、枕头不适、颈背部遭受风寒侵袭等原因导致局部筋脉拘急、气血不和、经络痹阻，导致颈部僵硬疼痛、功能障碍。

2. 现代医学认识 睡眠时枕头过高或过低，或软硬不适，或颈部姿势不良，使颈部肌肉长时间处于过度牵拉紧张状态，发生静力性损伤，造成肌肉痉挛或无菌性炎症。

二、诊断与鉴别诊断

（一）诊断

1. 临床表现

（1）症状：起病突然，睡眠后颈部疼痛、活动受限，疼痛可向同侧肩背部、上臂、头部扩散，伴见头向患侧屈曲，下颌转向健侧的强迫体位。

（2）体征：患侧颈部肌肉痉挛，各方向活动受限，在胸锁乳突肌、肩胛骨内上角、斜方肌及大小菱形肌部位常有压痛点，触之有条索状硬结。

2. 辅助检查 无特殊检查。

（二）鉴别诊断

见表 6-2。

表 6-2　落枕鉴别诊断

疾病名称	相同点	鉴别要点
颈椎病	颈部疼痛	颈椎病是因颈椎间盘的退变引起，表现为相应的神经、脊髓、血管等受压后出现的临床症状；而落枕多突然起病，多由睡眠姿势不当引起颈部不适，一般不伴有神经、脊髓、血管等受压症状；X线或 MRI 等辅助检查可以进一步提供诊断依据

三、辨 证 论 治

（一）手法治疗

患者正坐，术者立于背后，首先点穴：左手扶住患者额部，右手以拇、中指轮换点压阿是穴及天柱、肩井、天宗等穴；接着在胸锁乳突肌、肩胛骨内上角、斜方肌痛点筋结处，予分筋弹拨、松解粘连；再以理筋手法，顺肌肉起止方向平稳按压，以解痉通络；最后以拿捏、拍打手法，使气血流畅，通则不痛。或可加用牵引手法：患者坐在低凳上，尽量放松颈部肌肉，术者一手托住患者下颌，一手托住枕部用力向上牵引，在向上牵引的同时，摇晃头部，以理顺肌筋、活动关节；最后将头部稳妥缓慢向左右、前后摆动旋转 2～3 次，再慢慢放松提拉（图 6-2）。此手法可重复 3～5 次。

（二）药物治疗

（1）内服药：宜舒筋活络、祛风散寒，可用葛根汤、桂枝汤、羌活胜湿汤等。

（2）外用药：宜舒筋活血，可用活血类药物搽擦局部。

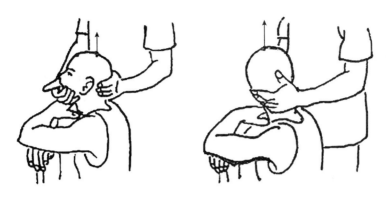

图 6-2 落枕牵引手法

四、其他疗法

1. 针灸治疗 可选用外劳宫、悬钟、后溪、天柱、风池、大椎、肩井、天宗、风门、外关、阿是穴等穴，针患侧，用泻法，留针 15 ～ 20 分钟。可配合艾灸、拔火罐等。

2. 功能锻炼 可进行头颈的屈伸、旋转等动作，以舒筋活络。

五、预防护理

睡觉时应选择合适的枕头，避免睡眠时姿势不良，并注意颈部保暖。若患者反复出现落枕现象，应警惕颈椎病的可能。

颈 椎 病

颈椎病是由于各种原因，导致颈椎间盘退行性变及其继发的病理改变，累及神经、脊髓、血管等周围组织结构，并出现相应临床表现。近年来，随着医学科学的发展，尤其是 CT、MRI 等设备的应用，对颈椎病的病因病理有了较深的认识。颈椎病多见于 40 岁以上的中老年人，目前存在年轻化的趋势，是骨伤科常见病之一，与体质的盛衰以及生活环境、劳损、外伤等有密切的关系。

一、病因病机

（一）中医病因病机

颈椎病属于传统中医的"痹证""痿证""眩晕""颈强"等范畴。明代《张氏医通》指出："肾气不循故道，气逆夹脊而上，致肩背痛……或观书对弈久坐致脊背痛。"这说明了颈椎病的成因和症状。气血不足、肝肾亏损、颈脊筋骨痿软，或外邪入侵、劳损外伤等，最终导致经络不通、气血运行不畅，而生此病。

（二）现代医学认识

颈椎间盘的退行性变是颈椎病发病的基本因素，随着病情的发展，可出现椎间隙狭窄，韧带和关节囊松弛，从而继发颈椎失稳。作为颈椎失稳后的产物，椎体边缘、关节突关节、钩椎关节、韧带等变性、增生、钙化和肥厚，并发椎间孔变窄、椎管狭窄、关节错缝、颈椎间盘突出等，对神经、脊髓、血管等造成刺激压迫，因此产生相应的临床症状。

目前临床上颈椎病常分为神经根型、脊髓型、椎动脉型、交感神经型等；若同时合并两种或两种以上类型者称为混合型。根据病理改变不同可分为颈椎间盘突出症、颈椎椎管狭窄症和颈椎后纵韧带骨化症等。

二、诊断与鉴别诊断

（一）神经根型颈椎病

1. 诊断

（1）临床表现：多数无明显外伤史，长期伏案工作、劳累，或姿势不良、"落枕"等，常为发病诱因。可急性起病，也可慢性发病。

1）症状

急性期：颈部僵硬，颈肩部、肩胛背部痛，上肢沿受累神经根的走行和支配区出现放射性疼痛或麻木，颈部后伸时疼痛加重；胸前区疼痛，易误认为心绞痛。

慢性期：疼痛转为沉重酸痛感，上肢麻痹无力，手部麻痛，持物不稳。晚期可出现肌肉萎缩。

2）体征：主要表现为相应神经与配区的感觉、运动、反射障碍；出现颈部肌肉痉挛、活动受限，受累节段棘突、横突压痛；臂丛神经牵拉试验（图6-3）阳性，椎间孔挤压试验（图6-4）、椎间孔分离试验阳性。

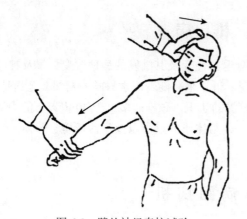 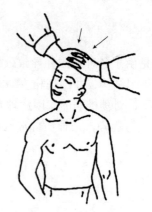

图 6-3　臂丛神经牵拉试验　　　　图 6-4　椎间孔挤压试验

具体临床表现见表6-3。

表 6-3　颈椎病不同神经根受累的临床表现

受累神经根	临床表现				
	放射痛部位	压痛点	感觉区障碍	肌无力萎缩	反射改变
颈2、3或颈4	项、枕部	枕大神经	枕部皮肤	无	无
颈5	肩至上臂外侧	颈4、5棘突及横突尖	上臂外侧三角肌区	三角肌	肱二头肌腱

续表

受累神经根	临床表现				
	放射痛部位	压痛点	感觉区障碍	肌无力萎缩	反射改变
颈6	肩，上臂外侧，拇指，手及前臂桡侧	颈5、6棘突及横突尖	拇指、示指	肱二头肌	肱二头肌腱
颈7	上臂后外侧，食指、中指及手背	颈6、7棘突及横突尖	示指、中指	肱三头肌	肱三头肌腱
颈8	上臂内侧和前臂尺侧，环指和小指	颈7棘突及横突尖	小指、环指	手部小肌肉	尺骨骨膜

（2）辅助检查

1）X线：一般包括正侧位、双斜位、过屈过伸侧位，必要时加拍张口位。平片显示颈椎生理弧度减少、消失，甚至后凸，椎间隙变窄，椎体前、后缘骨质增生，椎间小关节及钩椎关节增生，椎间孔变形、变窄，项韧带钙化等退化变性征象。X线检查对于颈椎病各型之间无特异性，不同分型的颈椎病往往有一项或多项表现，X线的表现与临床症状并无平行关系。

2）CT或MRI：可见椎间盘退变、突出，椎管和神经根管狭窄，及颈神经根的压迫等。

2. 鉴别诊断（表6-4）

表6-4 神经根型颈椎病鉴别诊断

疾病名称	相同点	鉴别要点
上肢周围神经卡压综合征	手指麻木、乏力	神经根型颈椎病与上肢周围神经卡压有相似症状，如胸廓出口综合征、肘管综合征、尺管综合征、腕管综合征等，这些综合征有骨性或纤维性卡压神经的因素，有其各自局部的体征；而神经根型颈椎病是颈椎间盘突出、或骨质增生，压迫单根或多根颈神经根出现相应的临床表现，根据体检和影像学可作鉴别

（二）脊髓型颈椎病

1. 诊断

（1）临床表现：一般起病缓慢，逐渐加重或时轻时重，当存在发育性椎管狭窄时，往往症状较重。外伤可引起急性发病，或引起病情突然加剧，严重者可造成截瘫。

1）症状：可从上肢或下肢开始出现，多数患者症状从下肢开始，表现为下肢麻木、沉重、乏力、步态不稳、易跌倒、行走困难，走路有"踩棉花"的感觉，胸部、腹部或双下肢有"束带感"，进而出现上肢乏力、麻木、疼痛，手部精细动作障碍，握力下降等症状，严重者出现括约肌功能障碍，排尿困难或失禁、大便失调，以及不同程度的四肢或双下肢慢性进行性痉挛性瘫痪。

2）体征：上肢的肱二头肌、肱三头肌和桡骨膜反射，下肢的膝腱反射和跟腱反射，早期亢进，后期则减弱或消失。腹壁反射、提睾反射和肛门反射等浅反射减弱或消失；可出现霍夫曼征、巴宾斯基征、戈登征等病理反射阳性，也可出现踝阵挛、髌阵挛阳性；病变节段支配区域以下的皮肤感觉异常，如：疼痛、温度觉、触觉减弱等。

（2）辅助检查

1）X线：表现与神经根型颈椎病相似。

2）CT或MRI：可显示椎管狭窄、椎间盘病变及脊髓受压的情况。

2. 鉴别诊断（表6-5）

表6-5 脊髓型颈椎病鉴别诊断

疾病名称	相同点	鉴别要点
脊髓侧索硬化症	四肢乏力	脊髓侧索硬化症常在40岁前后起病，多无任何原因而突然发病。一般无感觉障碍，主要以上肢或四肢瘫痪为主，尤以手部小肌肉明显，并由远端向近端发展出现肩部和颈部肌肉萎缩。本病椎管矢状径多正常，而脊髓型颈椎病则一般有明显的狭窄
脊髓空洞症	四肢感觉异常	脊髓空洞症多见于青壮年，其病程进展缓慢，早期影响上肢，呈节段性分布，出现感觉分离现象，痛觉、温觉消失，触觉及深感觉存在。由于关节神经营养性障碍，无痛觉，出现夏科特（Charcot）关节。MRI可显示脊髓内有与脑脊液相同之异常信号区

（三）椎动脉型颈椎病

1. 诊断

（1）临床表现：颈椎退行性变、椎体不稳或钩椎关节增生时，可对椎动脉造成挤压或刺激，引起脑供血不足而发病。

1）症状：主要表现为转头时突然出现眩晕，严重者可出现猝倒，但意识清醒，多伴有偏头痛、四肢无力，恶心、呕吐、耳鸣、听力下降、记忆力减退、失眠、多梦以及发音障碍等。

2）体征：巴-刘氏（Barre-Lieou）征阳性：将头部向一侧旋转和侧屈并保持几秒钟，出现头晕目眩、恶心等症状。

（2）辅助检查

1）X线：表现与神经根型颈椎病相似，在过伸、过屈侧位片可见节段性不稳或钩椎关节增生。椎动脉造影或DSA检查可见椎动脉受压。

2）MRI：可判定脊髓、横突孔等的情况。磁共振血管造影（MRA）安全无创，可获得动脉全长图像，可以了解血供和髓内病变对血脑屏障破坏等情况，具有较高的诊断价值。

2. 鉴别诊断（表6-6）

表6-6 椎动脉型颈椎病

疾病名称	相同点	鉴别要点
梅尼埃（Meniere）病	眩晕	梅尼埃病：主要表现有四大特征：眩晕、耳鸣耳聋、水平性眼球震颤、呕吐；而颈椎病引起的眩晕多与头颈转动有关，伴有颈神经症状，且颈椎影像学检查有异常改变
颅内肿瘤	眩晕	常出现颅内压升高等其他症状，可与颈源性眩晕相鉴别，CT或MRI检查可确诊

（四）交感神经型颈椎病

1. 诊断

（1）临床表现：主要表现为交感神经受刺激的症状，症状与颈部活动有关。

1）交感神经兴奋症状：头晕头痛，头部转动时加重，多汗，眼部胀痛，视物不清，耳鸣或耳聋，心动过速，心律不齐，情绪不稳定，睡眠不好，对疾病恐惧多虑等。

2）交感神经抑制症状：头晕，麻木发凉，眼花流泪，心动过缓，心律不齐，血压下降及胃肠胀气等。

3）体征：颈椎及上胸椎棘突可有压痛，一般无明显特殊的阳性体征。

（2）辅助检查：X线、CT、MRI：无特异性表现，有时可见到退行性改变或颈椎节段不稳。

2. 鉴别诊断 主观症状多，客观体征少，可与冠心病、神经官能症等相鉴别。

三、辨证论治

颈椎病的治疗原则是扶正祛邪，内外兼治，去除或减轻对神经、血管的压迫，消除无菌性炎症，止痛，恢复颈椎的稳定性。

1. 手法治疗 理筋手法是治疗颈椎病的主要方法，能使大部分患者较快缓解症状。手法可参考"颈部扭挫伤""落枕"部分。治疗时手法可稍重，但切忌粗暴。旋、扳等手法对神经根型颈椎病有良好效果（图 6-5），但不可用暴力，此手法若使用不当有一定危险，特别是对脊髓型颈椎病和部分椎动脉型颈椎病，宜慎用。

2. 药物治疗

（1）内服药：急性期宜解肌活血、舒筋止痛，可用桂枝汤、葛根汤等。慢性期宜补肝益肾、益气活血、舒筋活络，可用独活寄生汤、补阳还五汤等。

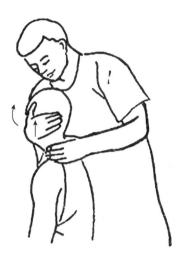

图 6-5　颈椎旋扳手法

（2）外用药：宜舒筋活络，可外擦舒筋止痛类药物，也可配合腾药等。

四、其他疗法

（1）牵引治疗：一般采用枕颌带端坐位牵引（图 6-6），间歇牵引的重量一般根据自身体重来确定，连续牵引则应适当减轻，牵引重量 3～4 kg，从小重量开始，以后逐渐增加。以连续牵引 20 分钟，间歇牵引 20～30 分钟为宜，每天 1 次，10～15 天为 1 个疗程，病情较重者，可采用卧位牵引，注意调整牵引角度和重量，以患者觉得较舒适为度。除外脊髓型，适用于各型颈椎病，但要注意牵引的禁忌证。

（2）根据患者的不同情况，可选用针灸、针刀、艾灸、拔火罐、理疗、水针、介入等疗法。

（3）颈围制动：对于颈椎病急性发作期，可佩戴颈围，减少颈部的活动，减轻对神经的刺激。一般制动时间为 3 周。

（4）功能锻炼：由于颈椎病患者多存在椎间失稳，故一般不主张做大幅度的屈伸、旋转运动，主要进行颈项部肌力的锻炼，强化椎间关节，增强颈椎的稳定性。

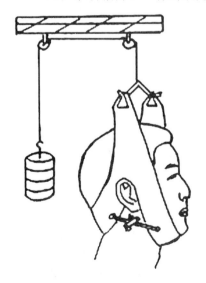

图 6-6　端坐位颈椎枕颌带牵引

（5）手术治疗：保守治疗无效，病情进行性加重者，可考虑手术治疗。神经根型颈椎病的手术指征为持续反复发作的颈、上肢放射痛，或伴肌力进行性减退，经保守治疗无效者。脊髓型颈椎病的手术指征为手及上、下肢功能不能满足患者的生活自理的需求，行走困难。

手术术式分为颈前路和颈后路：前路包括椎间盘切除、椎体间植骨融合术，适用于 1～2 个节段椎间盘突出或骨赘所致神经根或脊髓腹侧受压，以及节段性不稳定者；后路包括单开门和双开门椎管扩大成形术，适用于脊髓型颈椎病伴发育性或多节段退变性椎管狭窄者。

五、预防护理

提高患者对颈椎病致病因素的认识，纠正工作中的不良姿势，改正不良习惯，保持颈椎正常的生理曲度，选择适合的枕头，避免不良睡姿，还应注意避免长时间单一姿势过度疲劳、坐车瞌睡、长时间低头、工作桌椅高度不适合等。在急性期应以固定休息为主，慢性期则以活动锻炼为主，治养结合。

第三节　肩部筋伤

肩关节是全身关节中活动幅度最大的关节。肩关节的构造复杂，从广义上来讲，肩关节包括盂肱关节、肩锁关节、胸锁关节和喙锁关节等，这些结构共同配合、相互协调，完成复杂的肩部运动。肩关节活动频繁，易发生慢性劳损及损伤。如患者肩关节过度劳损，再遭风寒湿邪入侵或外伤闪挫，则内外合而为病。

肱二头肌长头肌腱炎

肱二头肌长头肌腱炎是由于肩关节长期劳损、过度活动的机械性刺激，或一次急性牵拉损伤，使结节间沟内的肱二头肌长头肌腱和腱鞘充血、水肿，甚至纤维化、腱鞘增厚、粘连形成，肌腱滑动发生障碍而出现的病变，亦称为"肱二头肌长头腱及腱鞘炎"。本病多发于 40 岁以上中年人，是肩痛的常见原因之一。

一、病因病机

（一）中医病因病机

中医认为人到中年，肝肾渐虚，肝肾虚则筋骨失养；再加外伤、劳损或寒湿侵袭，而致筋脉不畅、气血失和。

（二）现代医学认识

肱二头肌长头腱起于盂上粗隆，经结节间沟和结节间韧带的深面穿出肩关节囊，骨纤维鞘管限制了肌腱的滑动方式及范围，且肌腱在结节间沟内缺少相应的籽骨，使肌腱需耐受较大的应力；若结节间沟有骨赘或畸形，则肌腱更容易磨损而产生炎症、变性。肱二头肌长头腱是全身唯一走于关节腔内、位于滑膜外的肌腱，滑膜鞘和盂肱关节相通，任何肩关节的炎症或肩峰下撞击、慢性卡压，都可引起肌腱炎症、退变甚至断裂。

二、诊断与鉴别诊断

（一）诊断

1.临床表现

（1）症状：肩痛，可向上臂放射，上举、提拉或夜间疼痛加重，肩部外展外旋和前屈外展等活动受限。

（2）体征：上肢水平外展外旋位可诱发结节间沟疼痛，结节间沟或肌腱局限性压痛，肱二头肌腱抗阻力试验阳性（图6-7）。

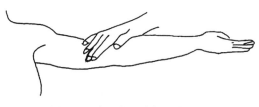

图 6-7　肱二头肌腱抗阻力试验

2.辅助检查

（1）X线：肱二头肌肌间沟位X线检查可发现结节间沟骨赘或畸形。

（2）MRI：肌腱变性表现为肌腱异常增粗，肌腱内部高信号；肌腱撕裂可表现为肌腱的连续性中断或部分中断。

（二）鉴别诊断

见表6-7。

表 6-7　肱二头肌长头肌腱炎鉴别诊断

疾病名称	相同点	鉴别要点
冻结肩	肩关节疼痛	冻结肩发病年龄一般在50岁左右，而肱二头肌长头肌腱炎大多在40岁，以壮年居多；冻结肩无固定压痛点，且肩关节呈"冻结"状态，而肱二头肌长头肌腱炎在结节间沟有明显局限性压痛，肩关节无"冻结"，且肱二头肌腱抗阻力试验阳性

三、辨 证 论 治

1.手法治疗　急性期患肢宜制动休息、冰敷，三角巾将前臂固定于胸前，3天后去除固定。后续做理筋手法：患者端坐，患肩外展约60°，术者以拇指取与肱二头肌长头腱纵轴垂直方向轻柔左右弹拨，然后顺其肌腱走行方向作纵形理筋、点按，继用掌根在患肩作由上而下的按摩。

2.药物治疗

（1）内服药：急性期宜活血祛瘀、舒筋止痛，可服芍药甘草汤等；慢性期宜补益肝肾、活络止痛，可服三痹汤、桂枝汤等。西药可口服非甾体类消炎止痛药。

（2）外用药：急性期以活血止痛为主，可外敷双柏散、三色敷药等；慢性期宜活络止痛，可配合上肢损伤洗方、海桐皮汤局部熏洗疗法等。

四、其 他 疗 法

（1）练功活动：钟摆摇肩运动（图6-8）：患者直立位或坐位，急性疼痛时可空手，疼痛缓解后可患侧手提1～3kg重物，放松肩部肌肉，肘关节伸直上肢自然下垂，于身体侧方

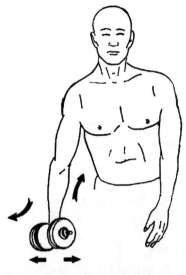

图 6-8　钟摆摇肩运动

做肩关节前后和左右钟摆牵张运动，每组来回各 50 次，每次做 3 组，一日 1～2 次。旋肩运动: 弯腰使下垂的上肢作顺时针、逆时针旋转，每组各 30 次，每次做 3 组，一日 1～2 次。

（2）根据患者病情，可选用针刀、针灸、理疗等结节间沟的封闭治疗应慎重，要注意避免注射针直接穿透肌腱注射药液，以防肌腱继发性断裂的危险。

（3）手术治疗：需要手术治疗者少，对长时间持续性顽固性疼痛，或肌腱断裂者，可考虑手术治疗。

五、预防护理

应避免提举重物、上肢过头动作及肩关节剧烈运动，肩部避风寒。

肩峰下撞击综合征

肩峰下撞击综合征是指各种原因导致肩峰下间隙狭窄，肩袖及肱二头肌长头肌腱在肩部外展上举、前屈内旋等活动时，在喙肩弓与肱骨头之间发生机械性的撞击，由此引起的相应病理变化和临床表现。由内尔（Neer）于 1972 年提出。本病可发生于任何年龄，是肩袖损伤和肱二头肌长头肌腱变性损伤的重要原因。

一、病因病机

（一）中医病因病机

由于长期反复磨损、挤压、劳损变性，而致局部骨质变形或增生，筋肌变性。日久气血失和、气滞血瘀，而发此病。

（二）现代医学认识

肩峰下间隙（图 6-9）由喙肩弓与肱骨头构成，喙肩弓为上界，由肩峰、喙肩韧带、喙突和肩锁关节组成，下界为肱骨头上部和大结节。间隙内有冈上肌腱、冈下肌腱、肱二头肌长头肌腱、喙肱韧带、肩峰下滑囊等软组织结构。当肩峰下间隙狭窄时，肩关节外展上举、前屈内旋，肩袖（特别是冈上肌腱）、肱二头肌长头肌腱和肩峰下滑囊受喙肩弓的反复挤压、牵拉，易引起损伤。本病临床分为原发性和继发性，原发性肩峰下撞击综合征是指肩峰的形态异常、肩峰下骨赘，造成肩袖的机械性压迫损伤；继发性肩峰下撞击综合征是指肩袖损伤之后肌力下降，对肱骨头的压抑力减少，三角肌牵引使肱骨头上移，在上举前屈时肱骨头与肩峰前缘撞击，造成喙肩

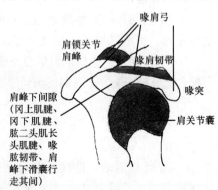

图 6-9　肩峰下间隙

韧带的损伤。Neer将本病的病理发展分为三个阶段，Ⅰ期：水肿和出血；Ⅱ期：纤维化和肌腱炎；Ⅲ期：骨刺和肌腱断裂。

二、诊断与鉴别诊断

（一）诊断

1. 临床表现

（1）症状：肩痛，疼痛局限在肩峰和肩锁关节的前外侧，夜间疼痛，患者很难向患侧侧卧。

（2）体征：肩峰的前外侧下方、肱骨大结节的附着区压痛，肩关节前屈或前屈90°时极度内旋疼痛加重。疼痛弧征、撞击试验、前屈内旋试验阳性。

2. 辅助检查

（1）X线：正位片可见肩峰下间隙狭窄，肱骨大结节及肩峰下有钙化灶或骨赘形成；Y位（冈上肌出口位）可显示肩峰的形状及骨赘突出的情形，对诊断很有帮助：Ⅰ型肩峰平坦，有较大的肩峰下间隙；Ⅱ型肩峰为曲线形；Ⅲ型肩峰为钩状，肩峰下间隙减小（图6-10）。肩峰下撞击综合征常见于Ⅲ型肩峰。

（2）MRI：可发现肩峰下滑囊炎和肩袖损伤的程度和范围，及可能伴有的肩峰形态、骨赘的骨性改变，以及肱二头肌长头腱的病变，为早期诊断提供依据。

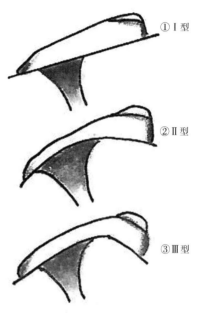

①Ⅰ型
②Ⅱ型
③Ⅲ型

图6-10 三个类型的肩峰形态

（二）鉴别诊断

鉴别诊断见表6-8。

表6-8 肩峰下撞击综合征鉴别诊断

疾病名称	相同点	鉴别要点
冻结肩	肩关节疼痛伴有活动受限	发病年龄一般在50岁左右，肩关节主动、被动活动均受限，肩周压痛点广泛，影像学可提示鉴别诊断

三、辨 证 论 治

1. 手法治疗 手法治疗需有整体观念，将肩颈作为一个整体，先放松颈部及和肩背部的大肌肉，松动肩胛骨与胸壁间关节，使肩胛骨恢复活动度。然后再对三角肌、肱二头肌、大圆肌、小圆肌、前锯肌等肌肉进行按揉松解，对肱骨大、小结节处的痛点结节进行揉按，再进行肩关节各方向的弧形运转，从小范围开始，分多次治疗。手法需轻巧柔和，不可过度用力以免造成肩袖的进一步损伤。Ⅲ型肩峰者，不宜做肩外展手法治疗，需手术治疗。

2. 药物治疗

（1）内服药：急性期宜活血祛瘀、舒筋止痛，可服芍药甘草汤等；慢性期宜补益肝肾、舒筋活络、通利止痛，可服三痹汤等。西药可口服非甾体类消炎止痛药。

（2）外用药：急性期以活血止痛为主，可外敷三色敷药或双柏散等；慢性期宜活络止痛，可配合上肢损伤洗方、海桐皮汤局部熏洗疗法等。

四、其他疗法

1. 功能锻炼 可做钟摆摇肩运动；急性期过后，做肩关节内外旋肌肉的练习，有助恢复肩峰下间隙，消除炎症，加快康复。急性期疼痛消失之前，要限制肩关节的上举活动。

2. 外治法 急性期患肩宜制动休息，局部冰敷。根据患者病情，可选用理疗、针灸、针刀、痛点封闭等。

3. 手术治疗 对肩峰过长、过低和大结节骨赘形成等骨结构异常所造成的撞击症，可采取关节镜下肩峰成形术或大结节骨赘切除等手术治疗。

五、预防护理

肩峰下撞击综合征一般预后良好，但要早期诊断、及时治疗，否则反复、长时间的撞击，会加速肩袖肌腱的损伤和退变，降低肩袖对肱骨头的压制功能，三角肌就会进一步将肱骨头向上牵拉，造成肩峰下撞击综合征的恶化，最终使肩袖严重退行性变，并且导致肩袖撕裂。

肩 袖 损 伤

肩袖损伤是常见的肩部筋伤，也是中老年人肩痛和肩关节活动障碍的主要原因之一。随着年龄的增长，肩袖发生退变，其退变程度与年龄相关，是一组以肩痛和肩关节活动障碍为主要特征的症候群。随着现代检查技术的进步和临床实践的不断探索，肩袖损伤逐渐被人们所认识。

一、病因病机

（一）中医病因病机

中医认为中老年人，肝肾亏虚，"肝主筋""肾主骨"，筋骨失其所养而退变，再加上劳损、外伤，致筋腱损伤、气血失和、痰瘀互阻，日久虚实夹杂，"不通则痛"，并导致关节活动失利。

（二）现代医学认识

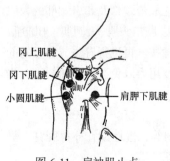

图 6-11 肩袖肌止点

肩袖由冈上肌、冈下肌、肩胛下肌和小圆肌组成，起自肩胛骨体部，止于肱骨大、小结节（图 6-11）。这些肌肉组成一个"袖套样"结构，将肱骨头包绕并固定在肩关节盂窝内，协助肩关节外展，并有旋转功能。肩袖损伤多数患者并无明确外伤史，一般主要有两种病因学说：一是退变学说（内因），二是撞击学说（外因）。前者认为在距冈上肌大结节止点 1cm 处有一乏血管区，即"危险区"，此区是造成肩袖退变或损伤的主要原因；后者认为由于肩袖肌腱位于喙肩弓和肱骨大结节这两个骨性结构之间，当肩关节外展上举时，肩袖肌腱很容易受到喙肩弓的碰撞而发生充血、水肿，久之可出现变性和退变，直至肩袖撕裂。若不及时治疗，病情会进一步恶化，将导致肩关节功能严重障碍。

肩袖损伤按损伤的程度可分为挫伤、不完全断裂和完全断裂。肩袖挫伤造成肌腱充血、水肿甚至纤维变性，是可复性的损伤；肩袖撕裂主要发生于冈上肌腱（图 6-12），其次为肩胛下肌腱，冈下肌和小圆肌腱较少发生。根据撕裂的位置及厚度将肩袖不完全断裂分为 3 类（图 6-13），即关节侧撕裂、肌腱内撕裂和滑囊侧撕裂。若撕裂处理不当、未能修复或损伤严重常发展为肌腱的完全（全层）断裂，这将使盂肱关节与肩峰下滑囊发生贯通。通常大于 5cm 或超过 2 条肌腱损伤的肩袖撕裂为巨大肩袖损伤。

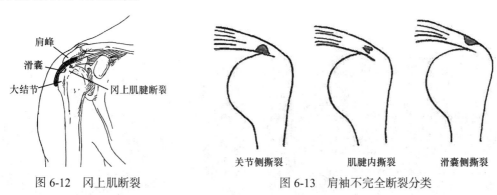

图 6-12　冈上肌断裂　　　　　图 6-13　肩袖不完全断裂分类

二、诊断与鉴别诊断

（一）诊断

1. 临床表现

（1）症状：肩部无力，肩前方或外侧疼痛，急性期疼痛剧烈，呈持续性，慢性期呈自发性钝痛。在肩部活动尤其是做大幅度动作时疼痛加重，常伴夜间明显疼痛，而致无法睡眠。

（2）体征：压痛多见于肱骨大结节近侧，或肩峰下间隙部位。肩袖大型断裂者，肩关节主动上举及外展功能受限，而被动则无明显受限，"耸肩征"（图 6-14）阳性：肩关节不能主动外展，如果帮助患肢外展至 60° 以上后，就能自动抬举上臂。病史超过 3 周，肩周肌肉有不同程度的萎缩，以冈上肌及冈下肌较常见。特殊阳性体征：①肩坠臂试验阳性，被动抬高患臂至上举 90°～120° 范围，撤除支持，患臂不能自主支撑而发生臂坠落和疼痛。②撞击试验阳性。③疼痛弧征阳性。

2. 辅助检查

（1）X 线：对急性肩袖撕裂无特异性，仅用于鉴别和排除肩关节骨折、脱位及其他骨关节疾患。该病后期，肩袖肌萎缩，在三角肌牵引下，使肱骨头上移，可观察肩峰 - 肱骨头间距（图 6-15），如果明显减小，一般提示存在肩袖撕裂。

（2）MRI：可清晰显示肩袖肌腱炎性的信号改变，能很好地反映肩袖撕裂的部位和程度，具有较高的敏感性和特异性，可作为诊断肩袖病变的首选方法。图 6-16 ①显示一老年女性冈上肌全层断裂，高信号，断端回缩；图 6-16 ②为同一患者冈下肌和肩胛下肌无断裂，见信号增强的炎性表现。

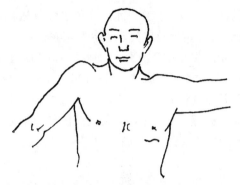

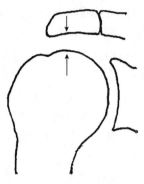

图 6-14　耸肩征（左肩正常，右肩病变）　　　　图 6-15　肩峰 - 肱骨头间距

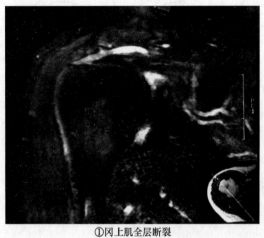

①冈上肌全层断裂

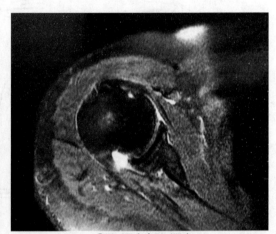

②冈下肌和肩胛下肌炎

图 6-16　某患者 MRI 影像图

（3）肩关节造影：适用于有 MRI 禁忌证的患者，检查时可见肩峰下间隙造影剂漏出或肩袖处造影剂填充。若见肩峰下滑囊与关节腔相通，则证实肩袖已全层断裂。

（二）鉴别诊断

见表 6-9。

表 6-9　肩袖损伤鉴别诊断

疾病名称	相同点	鉴别要点
颈椎病	肩关节疼痛伴有活动受限	颈部僵硬疼痛，压痛部位在受累节段的棘突、横突，臂丛神经牵拉、椎间孔挤压试验等阳性，影像学亦有相应的表现
冻结肩	肩关节主动、被动活动均受限	肩周压痛点广泛；而肩袖损伤一般主动活动受限，被动活动正常，压痛点仅限于肱骨大结节近侧，或肩峰下间隙部位。影像学可提示诊断

三、辨证论治

急性期患肩宜休息制动、冰敷、三角巾悬吊患肢 2 ~ 3 周，同时做局部轻柔的按揉手法，疼痛缓解后开始功能锻炼。

（一）手法治疗

具体手法可参照肩峰撞击综合征的手法治疗。对于肩袖完全断裂者，一般不做运肩的手法。

（二）药物治疗

（1）内服药：急性期宜活血祛瘀、缓急止痛，可服桃仁四物汤、芍药甘草汤等；慢性期宜补益肝肾、舒筋活络、通利止痛，可服三痹汤等。西药可口服非甾体类消炎止痛药。

（2）外用药：急性期以活血止痛为主，可外敷三色敷药或双柏散等；慢性期宜活络止痛，可配合上肢损伤洗方、海桐皮汤局部熏洗疗法等。

四、其 他 疗 法

1. 非手术综合治疗 适用于 Neer I 期，特别是伤后 3 个月内、肩袖部分撕裂不愿接受手术治疗的完全撕裂和老年患者，在药物治疗的同时，配合局部痛点封闭理疗，并于患肩外展、前屈、外旋位予外展支具固定 3～4 周，固定期可进行握拳和腕部活动等功能锻炼，解除外固定后，应积极进行肩关节功能锻炼。

2. 手术治疗 对保守治疗无效或大型撕裂者需手术治疗，可行关节镜下肩袖修补术。

3. 功能锻炼 第一，肩关节活动度训练：可采用健侧上肢辅助患侧上肢做外展上举和后伸内旋等被动活动。第二，肩袖肌肌力训练：通常冈上肌腱为最常受累，可加强未受累肩袖肌力的锻炼来代偿肩袖肌的功能，帮助稳定肱骨头在关节盂中央，平衡关节的生理旋转轴，如上臂置于体侧低负荷量的内外旋肌群的力量训练等。

五、预 防 护 理

肩袖损伤经治疗和功能锻炼后，大部分的患者可以得到恢复；对保守治疗无效及怀疑有大型撕裂的患者，要及时行 MRI 检查，明确诊断后需手术治疗，以免肌肉萎缩或关节挛缩，影响功能康复。3 个月内应避免提举重物等动作。

冻 结 肩

冻结肩，又称五十肩、漏肩风等，主要是肩关节的肌肉、肌腱、滑囊、关节囊的慢性损伤和无菌性炎症，引起关节与周围组织粘连，产生肩关节疼痛和功能障碍，好发于 50 岁左右的人群，以女性居多。1872 年迪普莱（Duplay）首次提出冻结肩的诊断，但目前尚未能够全面揭示其发病规律、临床表现和自愈现象等。

一、病 因 病 机

（一）中医病因病机

中医认为年逾五旬者，肝肾不足，气血渐亏，加之长期劳累伤及筋脉，或损伤之后长期固定，气滞血瘀、痰瘀互结，或肩部露卧受凉、寒凝筋脉，最终导致经脉不畅、筋腱粘凝，而引起本症。肝肾不足、血不荣筋、痰瘀互阻为其内因，风寒侵袭、损伤劳累为其外因。

（二）现代医学认识

一般分为原发性和继发性，两者发病原因不同，病理学上主要表现为关节囊异常增厚、无菌性炎症改变。原发性冻结肩与年龄、风寒湿侵袭、内分泌（糖尿病和甲状腺疾病）、炎症、劳损等因素有关；继发性冻结肩常与肩部创伤、手术后长期制动等有关。各种原因引起的关节活动减少，造成局部代谢缓慢，使关节囊、肩袖、肱二头肌长头肌腱、喙肱韧带及肩峰下滑囊、三角肌下滑囊、喙突下滑囊等组织结构发生退变、炎症、充血、渗出，成纤维细胞和成肌细胞增生，Ⅰ型和Ⅲ型胶原增多，使关节囊纤维化、增厚、狭窄、闭塞，引起肩关节疼痛和活动障碍，最终形成炎症、疼痛、挛缩三个相互影响的恶性循环。

二、诊断与鉴别诊断

（一）诊断

1. 临床表现　肩关节周围疼痛僵硬、各方向活动受限，尤其是外展外旋和内旋后伸。根据症状的演变，临床分为 3 期：

（1）急性疼痛期（开始期）：起病急骤，疼痛剧烈，肌肉痉挛，关节活动受限，夜间痛剧，压痛范围广泛，持续数月，表现为逐渐加重的肩痛。

（2）慢性僵硬期（冻结期）：持续数月至 1 年，此期肩痛缓解，而以渐进性肩关节活动度降低为特点，包括主动和被动的外展外旋和内旋后伸活动全面下降，肩关节呈"冻结"状态。

（3）功能恢复期（解冻期）：持续数月至数年，此时关节及周围软组织的炎症和粘连逐渐吸收，血供恢复正常，随着关节容积逐渐恢复，关节的活动也逐渐正常或接近正常。冻结肩可概括为"凝结 - 冻结 - 缓解"这一连续发展的病程，而有其自限性，平均 2～3 年可自愈。

2. 辅助检查

（1）X 线：多无阳性发现，但对鉴别诊断有一定的意义。

（2）MRI：一部分患者表现正常，有部分可以显示关节囊增厚和滑膜炎、水肿。

（二）鉴别诊断

见表 6-10。

表 6-10　冻结肩鉴别诊断

疾病名称	相同点	鉴别要点
颈椎病	肩关节疼痛伴有活动的受限	颈部僵硬疼痛，压痛部位在受累节段的棘突、横突，臂丛神经牵拉、椎间孔挤压试验等阳性，影像学亦有相应的表现
肩袖损伤		肩部疼痛和肩关节主动活动障碍，坠臂试验、撞击试验、疼痛弧征等阳性，MRI、肩关节造影等能确诊

三、辨 证 论 治

急性疼痛期以缓解疼痛为主，慢性僵硬期和功能恢复期以恢复肩关节功能及活动范围为主。

（一）手法治疗

1. 急性疼痛期　疼痛剧烈，肌肉紧张，关节活动受限，手法的目的是解除痉挛，改善血液循环，促进炎症吸收。

（1）点穴通经：患者取坐位，患臂自然下垂放松，医者立于患侧，用手指点按肩髎、肩髃、肩井、天宗、曲池、阿是穴等，使之产生酸麻胀感。

（2）舒筋活络：用拇指推揉、掌根搓擦、五指拿捏及滚法等，顺肌纤维走向，手法由浅及深、由轻到中，反复操作约3～5次。

（3）摇动关节：医者一手置于患肩作肩部三角肌拿捏手法，另一手握患侧肘部，作肩关节的前屈、内收、外展、后伸、旋转等各个方向的动作，再一手握住患肢手、腕部，另一手按肩，做牵拉、抖动手法（图6-17①～⑤），以摇动关节，防止粘连。

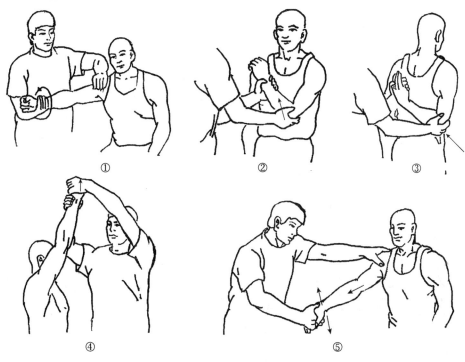

图 6-17　冻结肩摇动关节手法

2.慢性僵硬期　肩关节活动度下降，呈"冻结"状态，手法以解除粘连、滑利关节、恢复肩关节活动为主。

（1）点穴通经：方法同急性疼痛期。

（2）舒筋活络：方法同急性疼痛期。

（3）弹拨筋肌：用拇指弹拨肱二头肌短头腱、喙肱韧带喙突端（图6-18），结节间沟肱二头肌长头腱（图6-19）。再以拇指分拨冈上肌、三角肌下滑囊（图6-20），冈下肌、大小圆肌肌腹及肩胛骨端部位（图6-21）；患者仰卧，肘关节伸直患肢外展位，医者一手扶稳肘关节并尽量外展患肩，另手拇指分拨肩胛下肌、肩胛骨颈下关节囊（图6-22）；最后顺各肌纤维方向理顺抚平。手法由轻至重，由浅及深，以解除粘连，

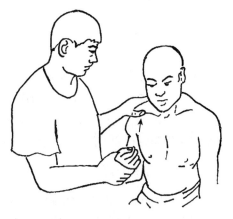

图 6-18　弹拨肱二头肌短头腱、喙肱韧带喙突端

反复约 3 ～ 5 次。

（4）摇动关节：手法同急性疼痛期，力度可较大。最后在肩周做拍打手法结束，以疏通经络。

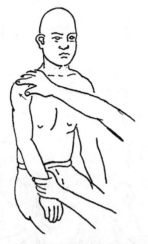

图 6-19　弹拨结节间沟
肱二头肌长头腱

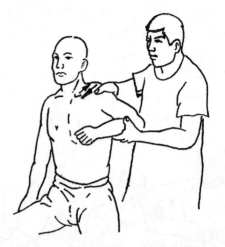

图 6-20　分拨冈上肌、三角肌下滑囊

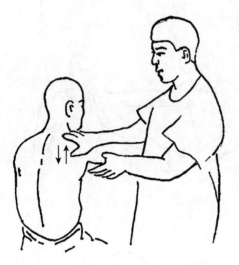

图 6-21　分拨冈下肌、大小圆肌

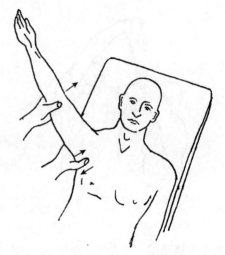

图 6-22　外展患肩，分拨肩胛下肌、肩
胛骨颈下关节囊

3.功能恢复期　肩部疼痛明显减轻,肩关节功能活动逐渐恢复,可选用慢性僵硬期的治疗手法。

施行以上手法时，要注意用力适度，以患者能忍受为宜。每星期治疗 2 ～ 3 次。若肩关节粘连严重、功能明显受限者，可在麻醉下手法松解，但需注意，术者必须握肱骨上部，助手以掌顶住肱骨头以防骨折和脱位。对高龄或有重度骨质疏松的患者，手法松解应慎重。

（二）药物治疗

（1）内服药：急性疼痛期宜活血祛瘀、化痰通络、缓急止痛，可服身痛逐瘀汤、二术汤、芍药甘草汤等；慢性僵硬、功能恢复期宜补益肝肾、温经散寒、舒筋活络，可服乌头汤、三痹汤、桂枝汤等。

西药可口服非甾体类消炎止痛药及肌肉松弛药物等。

（2）外用药：急性疼痛期以活血止痛为主，可外敷三色敷药等；慢性僵硬期、功能恢复期宜温经散寒、滑利关节，可配合上肢损伤洗方、海桐皮汤局部熏洗，或腾药、熨风散患处腾熨等。

四、其他疗法

1. 针灸治疗 针刺取穴有肩髃、肩髎、臂臑、肩外俞、肩井、天宗、巨骨、曲池等，并可"以痛为腧"取阿是穴，用平补平泻，每周2～3次，可结合艾灸、拔火罐等。可采用痛点及盂肱关节腔封闭；痛剧者还可做肩胛上神经封闭或星状神经节阻滞。还可选用理疗、针刀等疗法。

2. 功能锻炼 弯腰使下垂的上肢做顺时针、逆时针的旋肩运动，以及肩关节钟摆摇肩运动，并结合"手拉滑车""体后拉手""蝎子爬墙"等动作，舒筋活络，防止关节挛缩，使关节功能逐步改善和恢复。做"蝎子爬墙"动作时，分为前面及侧面进行，当手指达到所能摸到的高度后，在墙上做好标记，每日循序渐进，一周对照一次，可以衡量肩关节上举及外展的进展情况。

3. 手术治疗 保守治疗无效时，可考虑关节镜下关节囊挛缩松解术。

五、预防护理

冻结肩有自愈性，但即使疼痛缓解后，仍有部分患者不能恢复到正常功能水平，所以应积极治疗，本病病程较长，需有耐心并持之以恒。治疗和运动时要循序渐进，不可急进暴力，以免肩关节周围组织的再度受损。平时肩部要注意保暖，避免风寒湿邪的侵袭，坚持运动，纠正不良姿势。

（杨功旭）

第四节　肘部、前臂筋伤

肱骨外上髁炎

肱骨外上髁炎又称肱骨外上髁综合征、肱骨外上髁骨膜炎等，以肘外侧疼痛，提物及前臂扭转时疼痛加重为主要表现，疼痛有时可向前臂放射，因网球运动员常见此病，故又称"网球肘"。本病因伸腕动作过多，或前臂长期抬举，提拉重物所致，多见于网球运动员、家庭主妇、打字员、电脑操作人员、文秘人员。

一、病因病机

（一）中医病因病机

中医学认为本病的发生与患者体质虚弱、气血亏虚、血不荣筋、肌肉失却温煦、筋骨失于濡养有一定的关系。

（二）现代医学认识

桡侧腕长伸肌、桡侧腕短伸肌、肱桡肌、旋后肌等均起于肱骨外上髁，主要功能为伸腕、伸指、前臂旋后。当腕或前臂长期劳累，伸腕肌腱反复受到牵拉，在其起点肱骨外上髁处发生部分撕裂和慢性炎症，或导致局部的滑膜增厚、滑囊炎等病理变化，在提物及前臂扭转时，伸肌腱牵拉刺激肱骨外上髁而致局部疼痛。

二、诊断与鉴别诊断

（一）诊断

1. 临床表现

（1）症状：表现为肘外侧疼痛、酸重无力，疼痛逐渐加重，如提重物、拧毛巾，甚至扫地等动作均感疼痛加重。疼痛可向上臂及前臂放射，劳累或阴雨天加重，静息时疼痛不明显。

（2）体征：肱骨外上髁、环状韧带或肱桡关节间隙处有明显压痛点，肘关节不肿、不红、局部可微热，病程长者可有轻度肌萎缩。做抗阻力腕关节背伸和前臂旋后动作可引起患处疼痛加重。

（3）米尔（Mill）征：嘱患者将肘伸直，腕部屈曲，同时将前臂旋前，引发肱骨外上髁部感到疼痛为阳性。

（4）伸肌紧张试验：让患者屈腕、屈指，检查者将手压于各指的背侧做对抗，嘱患者抗阻力伸指及腕关节，引发肱骨外上髁疼痛即为阳性。

2. 辅助检查

X 线：多无明显异常，有时可见肱骨外上髁处骨密度增高，或在其附近见浅淡的钙化影。

（二）鉴别诊断

见表 6-11。

表 6-11　肱骨外上髁炎鉴别诊断

疾病名称	相同点	鉴别要点
肱桡滑囊炎	肘外侧疼痛	肘部旋前、旋后受限。前臂旋前引起剧烈疼痛，其疼痛点的位置比肱骨外上髁炎略高，压痛比肱骨外上髁炎为轻。局部可有肿胀和触痛，穿刺检查可见有积液

三、辨 证 论 治

以理筋手法治疗为主，配合药物、针灸、理疗、小针刀和水针疗法等可取得良好效果。

1. 手法治疗　患者取坐位或仰卧位，术者先用拇指在肱骨外上髁及前臂桡侧痛点处做弹拨、分筋法治疗，在曲池、手三里穴按揉，配合拿法沿桡侧伸腕肌往返操作。沿桡侧伸腕肌用擦法治疗，以透热为度，搓、揉上肢，重点在前臂。然后术者一手握住其肱骨下端，同时拇指按揉桡骨小头，另一手握住其腕部做轻度的前臂旋转活动，拔伸肘关节并做屈伸运动。最后从肱骨外上髁，经肱桡关节，沿前臂桡侧伸腕肌做轻柔地弹拨和按揉。如有明显粘连者，可在麻醉下行手法松解。局部麻醉后患者肌肉松弛，术者一手握住其上臂，另一手抓住腕部，使腕关节掌屈，前臂完全旋前，肘关节屈曲。牵拉肘关节数次，此时可感到肘外侧粘连撕裂声，最后再做局部的放松按揉。

2. 药物治疗

（1）内服药：治宜养血舒筋，除痹通络，内服舒筋汤加减。西药应用非甾体类消炎镇痛药。

（2）外用药：可外用海桐皮汤熏洗。

四、其他疗法

1. 针灸治疗 以痛点及周围取穴，隔日 1 次。或用梅花针叩打患处，再加拔火罐，3～4天 1 次。

2. 物理治疗 可采用超短波疗法、磁疗、蜡疗、中药离子导入疗法等，以减轻疼痛、促进炎症吸收。

3. 小针刀治疗 局部麻醉后，患侧伸肘位，术者左手拇指在桡骨粗隆处将肱桡肌拨向外侧，用小针刀沿肱桡肌内侧缘刺入，直达肱桡关节滑囊和骨面，做切开剥离 2～3 针刀即出针，无菌纱布覆盖针孔后患肘屈伸数次。此法应在严格无菌条件下操作。

4. 水针治疗 用醋酸曲安奈德注射液 10mg，加 0.5%～1% 利多卡因 2ml 做痛点封闭。要求患者 2～3 周内避免过重劳动。注射后 1～2 天后若患者仍疼痛严重，可以服用止痛药。复发的患者可以再次封闭治疗。

5. 手术治疗 一些严重病例，局部骨质增生明显，也可考虑行手术治疗。手术采取肱骨外上髁切口。患者取仰卧位，切口从肱骨外上髁开始，沿外上髁嵴向上延伸至肱骨中下 1/3 交界处行增生骨块的切除术。术中注意避开和保护桡神经。

五、预防护理

肱骨外上髁炎是由于肘、腕部的频繁活动，伸腕肌的起点反复受到牵拉刺激而引起，因此要尽量避免前臂的过度劳累、反复地做抬腕动作和剧烈的体育活动，防止肱骨外上髁炎的发生。发生肱骨外上髁炎后应注意前臂的休息，避免感受风寒潮湿。疼痛发作期应减少活动，必要时可做适当固定，选择三角巾悬吊或前臂石膏或支具固定 3 周左右，疼痛明显缓解后应及时解除固定并逐渐开始肘关节功能活动，但要避免使伸肌总腱受到明显牵拉的动作。

肱骨内上髁炎

由急性损伤或慢性劳损引起的肱骨内上髁疼痛、内上髁肌腱附着点发生病变的一组临床症候群称为肱骨内上髁炎。发病年龄为 40～50 岁，男女发病率大致相同，优势上肢发病率占 75%。因多发在高尔夫球运动员中，故被称作"高尔夫球肘"，标枪运动员、棒球投手、保龄球手及木匠、管工等由于腕、前臂的反复外旋、屈腕运动也容易发生此类疾患。

一、病 因 病 机

（一）中医病因病机

中医学认为本病的发生与患者体质虚弱、气血亏虚、血不荣筋、肌肉失却温煦、筋骨失于濡养有一定的关系。

（二）现代医学认识

肱骨内上髁有桡侧腕屈肌、掌长肌、旋前圆肌、指浅屈肌等附着。持续应力作用于肱骨内上髁，或旋前肌与屈肌群的过度使用导致肌腱附着点、神经及韧带组织发生退变。直接暴力也可造成内上髁炎的发生。其中最重要的是旋前圆肌和桡侧腕屈肌在起点处的病变。

二、诊断与鉴别诊断

（一）诊断

1. 临床表现

（1）症状：患者肘内侧骨突部活动时疼痛，向前臂内侧远端扩散，可达前臂中段。肱骨内上髁部可有肿胀，皮肤温度升高。

（2）体征：压痛点多位于肱骨内上髁前侧远端 8～10cm 处（旋前圆肌和桡侧腕屈肌腱上方）。早期肘关节活动度正常，随着病情发展，可出现屈曲性挛缩并逐渐加重。

肘部抗阻力试验阳性，即前臂做对抗性旋前运动时，可诱发肱骨内上髁屈肌腱起始部剧烈疼痛。主动用力伸指、伸腕的同时前臂旋后，也可诱发该部位疼痛。

2. 辅助检查　一般无异常表现。严重者，局部可有骨膜增生改变。

（二）鉴别诊断

见表 6-12。

表 6-12　肱骨内上髁炎鉴别诊断

疾病名称	相同点	鉴别要点
肱骨外上髁炎	肘部疼痛，可向上臂及前臂放散	肘关节外侧压痛；以肱骨外上髁处压痛明显，前臂伸肌群紧张试验阳性，伸肌群抗阻试验阳性

三、辨证论治

1. 手法治疗

（1）弹拨法：以右侧为例，医者与患者相对而坐，医者左手握患者患肢，右手在肘关节内侧痛点先用指揉法，放松周围软组织，然后用单侧拇指垂直屈肌附着点行弹拨分筋手法，以松解周围粘连。

（2）屈肘旋后过伸法：患肢取旋后位，掌心向上，医者右手握患者患侧手腕，左手托肘尖，使患肢旋前屈肘，然后旋后伸肘，同时左手向上用力推托肘尖，随之可听到肘内侧有撕布样的声响。

2. 药物治疗　中药内服、外用法同"肱骨外上髁炎"。

四、其他疗法

1. 局部封闭疗法　用醋酸曲安奈德注射剂 10mg 加 0.5%～1% 利多卡因 2ml，做压痛点及其周围封闭。注射点为肱骨内上髁前方、压痛显著点，深度为屈肌腱深层的腱膜下层组织中。治疗期间避免肘关节过劳。

2. 物理疗法 理疗、针灸、热熨及磁疗等均有效。

3. 手术疗法 6～12个月内保守治疗无效者症状进行性加重或有明确证据表明肌腱起点存在撕脱者，可行松解手术治疗，必要时行尺神经松解术和尺侧副韧带修复术。

五、预防护理

平时运动应量力而行，循序渐进，避免肘部长时间、反复的屈肘及外翻动作。局部治疗后，应限制肘部活动1～2周。手术后肘部固定时间2～3周。

尺骨鹰嘴滑囊炎

尺骨鹰嘴滑囊分为上部滑囊、下部滑囊。上部滑囊位于肘关节囊后方与肱三头肌腱之间，滑囊较小，主要作用为使肱三头肌在肘关节屈伸活动时易于收缩和延伸。下部滑囊位于肱三头肌腱筋膜扩张部和肘后三角皮下，鹰嘴滑囊炎主要为下部滑囊炎。以外伤引起局部充血、水肿和渗出从而导致囊内积液为主要特点。患者以矿工、士兵、学生等多见，故又称为矿工肘、学生肘等。

一、病因病机

（一）中医病因病机

中医学认为本病的发生与局部反复劳损以及患者体质虚弱、气血亏虚、血不荣筋、肌肉失却温煦、筋骨失于濡养有一定的关系。

（二）现代医学认识

（1）急性损伤：急性损伤后，滑膜囊出现充血、水肿，渗出增加。渗液积聚使滑膜囊膨胀隆起，且渗出液常为血性。

（2）慢性劳损：慢性滑囊炎是由于尺骨鹰嘴部长期反复或持续性地摩擦、压迫，引起该处滑膜囊慢性肥厚，绒毛样物形成，滑膜充血、水肿并增生、纤维化，渗液逐渐增多，充盈整个囊腔。积液可因活动、摩擦减少而不同程度吸收，但难以完全消除。

二、诊断与鉴别诊断

（一）诊断

1. 临床表现

（1）症状：急性尺骨鹰嘴滑囊炎常有局部外伤史，伤后有疼痛、肿胀、局部压痛及波动感。慢性尺骨鹰嘴滑囊炎可为反复劳损后偶然发现。肿物在尺骨鹰嘴下，多为圆形或椭圆形，小者直径1～2cm，大者直径5～6cm甚或更大，质软，无压痛，可有波动，皮肤与正常无明显差异。

（2）体征：肱三头肌抗阻力疼痛，但伸直重力试验阴性。囊壁有肥厚感，肘后部隆起高度常为1～2cm，穿刺可抽出无色清亮黏液。慢性尺骨鹰嘴滑囊炎急性发作时可见肘后肿物增大、张力增高、压痛，皮肤温度可稍高。

尺骨鹰嘴滑囊炎对肘关节活动一般无明显影响，若合并感染，肘部则处于半屈曲位。

2. 辅助检查

X 线：晚期 X 线侧位片可见尺骨鹰嘴结节变尖、成角样改变。

（二）鉴别诊断

见表 6-13。

表 6-13　尺骨鹰嘴滑囊炎

疾病名称	相同点	鉴别要点
肱三头肌腱断裂	积血较多也可有滑膜囊肿胀	可有肱三头肌腱断裂相关体征：肘后疼痛，伸肘功能受限且疼痛明显
急性化脓性鹰嘴滑囊炎	滑膜囊出现充血、水肿，局部皮肤温度增加	可合并有全身发热等症状，局部穿刺可抽出脓性积液且穿刺液可培养出致病菌

三、辨证论治

1. 手法治疗　对深部滑囊炎病变范围局限者可用拨挤按压法，先伸后屈，效果良好。

2. 药物治疗

（1）内服药：血瘀气滞型，以活血化瘀，行气止痛为法，方用桃红四物汤加减；湿热内蕴型，以清热除湿，消肿止痛为法，方用加味二妙散。

（2）外用药：急性期局部冰敷，伤后 24 ～ 48h 后热敷，外用中药熏洗局部。若局部皮肤温度升高可外敷消炎止痛类膏药。

四、其他疗法

1. 肘部固定治疗　急性期采用颈腕带悬吊或石膏托或支具制动，避免不适当的外部撞击和摩擦。

2. 局部封闭治疗　可做囊内穿刺，抽尽积液，囊腔内用醋酸曲安奈德注射剂 10mg 加利多卡因 2ml 封闭，封闭后局部加压包扎。每周 1 次，一般不超过 2 次。封闭后加压包扎需 3 周。

3. 物理治疗　急性期过后可用超短波疗法及磁疗等配合治疗。

4. 手术治疗　久治不愈而又影响日常生活者，可行手术切除滑膜囊治疗。

五、预防护理

日常生活中要避免肘部的撞击及反复摩擦。术后预防复发的关键在于须将局部加压包扎，肘关节屈曲超过 45° 固定 3 周。

骨化性肌炎

骨化性肌炎是指于肌腱、韧带、腱膜以及骨骼肌周围结缔组织中发生的异常骨化现象，又称为异位骨化。肘关节周围是骨化性肌炎的好发部位之一。这种异位性骨化，其确切发病机制还不清楚，常与肘部创伤有关。

一、病因病机

（一）中医病因病机

中医认为本病因外伤而致血溢脉外，导致损伤局部血气凝结，瘀血蕴结肌肉组织，日久形成包块硬结，闭阻经脉。治疗以活血化瘀、软坚散结、祛风除湿、舒筋活络、消肿止痛和通利关节为原则。

（二）现代医学认识

肘关节周围是骨化性肌炎的好发部位之一，这种异位性骨化，其确切发病机制还不清楚，常与肘部创伤有关。肘关节损伤后骨化性肌炎的发生率为3%，其中约85%来自肘关节脱位。肘关节骨折合并脱位者发病率更高，尤以桡骨小头骨折合并肘关节脱位发生率为最高。由于肘部肌肉常常也受到损伤，骨折脱位可使骨膜掀起、撕裂，肌肉内血肿有可能包含碎裂骨膜或骨片，其释出骨母细胞，也可能在血肿机化过程中成纤维细胞演变成骨母细胞，形成异位骨化。但有人认为，由于骨质创伤，周围骨形成蛋白转移至肌肉等损伤软组织中，软组织内血管周围的间叶细胞在骨形成蛋白的刺激下演变成骨母细胞、骨细胞，造成异位骨化。在肘关节损伤后康复期或烧伤后瘢痕挛缩的时期进行强制被动活动和按摩，或利用悬吊重力牵拉以增加肘关节伸屈度，或脊髓损伤合并四肢瘫及脑外伤昏迷给患者做被动活动，或患者因不自主抽搐痉挛，也可以引起肘关节创伤而发病。然而有些骨化性肌炎局部外伤并不明确，或者十分轻微，因而局部肿块需注意鉴别诊断。病理检查发现包块与周围软组织或肌肉分界很清楚。切面呈白色、光泽，中央为软组织，外为骨组织。成熟的骨化性肌炎包块可分为三层：外层，大量矿物质沉积形成外壳，最后成为致密板样骨，镜下可以看到成骨细胞和破骨细胞，进行骨的改建；中层，有大量的骨样组织和丰富的成骨细胞，其中有许多纤细的骨松质；内层的核心是能被X线穿透的软组织。这些软组织早期增生活跃，有未分化的间叶细胞。这些细胞染色质丰富，有多形性细胞核，有时可见到有丝分裂，但是细胞形态正常。单凭这些表现，有可能误诊为骨肉瘤。成熟后，内层增生活跃软组织被脂肪组织代替。

二、诊断与鉴别诊断

（一）诊断

1.临床表现

（1）症状：肘关节肿胀、疼痛经久不愈，局部温度升高。严重的异位骨化可以限制关节活动，甚至造成关节强直，使关节丧失活动功能。

（2）体征：肘关节活动受限明显，局部可触及硬性肿块，后期肿块变硬并影响关节活动范围。

2.辅助检查

X线：见肘关节周围软组织内孤立性高密度影，可与关节相连。

（二）鉴别诊断

见表6-14。

表 6-14 骨化性肌炎鉴别诊断

疾病名称	相同点	鉴别要点
肘关节创伤性关节炎	肘关节疼痛、活动受限	肘关节炎 X 线可见肘关节间隙变窄，关节周围骨质增生。异位骨化 X 线见肘关节周围软组织内高密度影，可与关节相连

三、辨证论治

（一）手法治疗

（1）舒筋法：用揉、搓、推、捋等手法缓解肘部肌痉挛，松解肘关节周围软组织粘连。

（2）摇揉法：在肘关节周围寻找压痛点，多见于肱骨内上髁、肱骨外上髁和肱二头肌腱附着点、鹰嘴等。医者一手握患者桡腕关节做摇肘动作，另一手在压痛点部位行揉、拨、弹等法。屈侧痛点在伸直位施行，伸侧痛点在屈曲位施行。在活动肘关节的同时进行痛点治疗，可解除肘关节周围软组织的粘连、挛缩，促进肘关节功能恢复。

（3）镇定法和扳法：适用于以肘关节软组织挛缩为主的患者。患者取仰卧位（以右侧为例），医者坐患者患侧床边，左腿屈曲置床边，将患者患肢放在医者大腿前外侧，医者左手垫在患肢肘尖下，同时以左肘压患者肩前方，右手按压前臂下端，行三点挤压矫正肘关节伸直障碍。在此位置持续 30 秒，再轻轻用力一扳。屈肘困难的患者，医者站在其患侧，将患肢屈肘固定于床边，左手固定患肢上臂，右手推前臂下端，令其被动屈肘，维持 20 秒，尽可能增加屈曲度。

（二）药物治疗

（1）内服药：治疗以活血化瘀、软坚散结、祛风除湿、舒筋活络、消肿止痛和通利关节为原则。可用桃红四物汤加地鳖虫、蜈蚣、三七、威灵仙等以活血通络、散结止痛。西药可口服消炎止痛药物治疗。

（2）外用药：用海桐皮汤或加味双柏散熏洗患肘，以达化瘀散结的效果。

四、其他疗法

（1）练功活动

1）屈肘环转法：此法练习屈肘功能。屈肘位从健侧胸壁向上画圆，摸到肩、锁骨、胸骨和患侧锁骨远端。屈肘角度逐渐增加，直到最后恢复正常功能。练功要循序渐进，每日不少于 3～5 次，每次 10 分钟左右。

2）伸肘撤"砖"法：适用于伸肘障碍者。以患侧肘尖为支撑，上臂贴紧桌面，前臂远端翘起，用书本或木块在前臂背侧加垫，然后患者自己用健手向下推压患侧前臂，使肘关节尽量伸直并记录衬垫高度。每日减低高度，直至使肘关节伸直功能恢复。

（2）根据患者病情，可选用放射治疗、超声波治疗等。

（3）手术治疗：对异位骨化影响患者肘部关节活动者，在行 X 线片检查肿物骨化成熟、且骨化使关节活动受限时可行手术切除，以改善关节的功能。

五、预防护理

预防肘关节损伤后骨化性肌炎要注意：①肘部骨折脱位尽早治疗，应不迟于伤后 24 小时；②复位必须在良好麻醉下进行。反复多次手法复位会加重损伤，增加发病机会；③康复期严禁被动活动、粗暴按摩；④放射治疗可应用于肘关节骨折脱位延迟处理，或反复手法操作有可能发生骨化性肌炎者。

旋后肌综合征

旋后肌综合征是由于桡神经深支在穿过旋后肌深浅层之间时受到压迫产生的一组症候群。桡神经深支也叫前臂骨间背侧神经，故该病也有人称为前臂骨间背侧神经麻痹综合征，多见于中年以上男性。

一、病因病机

（一）中医病因病机

中医学认为本病的发生与患者体质虚弱、气血亏虚、血不荣筋、肌肉失却温煦、筋骨失于濡养有一定的关系。

（二）现代医学认识

（1）创伤：旋后肌扭挫伤后，引起局部组织充血、水肿或瘢痕组织形成，将神经压于腱弓的边缘，产生神经麻痹症状。损伤或受压过久，神经周围出现局部粘连，分离困难，即使解除粘连，神经功能恢复也常不完全。

此外，伸直型尺骨上 1/3 骨折合并桡骨小头前脱位，脱位的桡骨小头压迫桡神经深支，或于手法整复时压迫神经可引起本病。

（2）占位性病变：旋后肌腱弓肥厚或发生脂肪瘤、腱鞘囊肿、血管瘤，直接将骨间背侧神经压迫于腱弓上。

（3）职业劳损：对于运用前臂反复做旋转运动职业者，如举重运动员、木工、理发师、乐队指挥等，因反复牵伸旋后肌而使神经处于已经紧张的旋后肌腱弓边缘而受压。严重者出现腱弓部压痕、假性神经瘤或神经水肿。

本病病机主要表现在前臂骨间背侧神经在增厚的旋后肌腱弓处受压，神经近端粗大，呈假性神经瘤变化。受压部位神经苍白、变扁、有压痕，久病者旋后肌腱弓相应处亦有压迹。早期发生于旋后肌腱弓以下的神经外膜水肿和纤维变性，轴索一般无变化，治疗及时，预后良好。若失治、误治，骨间背侧神经长期受压可造成神经的局部轴索变性，常常是不可逆的。

二、诊断与鉴别诊断

（一）诊断

1.临床表现

（1）症状：早期以肘部疼痛为主，当活动增加，腕部屈曲位前臂反复旋前、旋后运动时，肘部疼痛加剧。晚期桡神经深支所支配肌肉瘫痪，出现伸腕伸指无力，于旋后肌腱弓部压痛阳性，或可触及条索样肿物。本病的特征是，垂指而且垂腕，肌肉瘫痪而感觉正常。

（2）体征：压痛最敏感部位在桡骨远侧桡神经深支通过旋后肌的骨间背侧部，在伸肘位伸中指抗阻力试验阳性。

2.辅助检查

（1）X线：一般无异常表现或有尺骨骨折伴桡骨头脱位征象。

（2）肌电图检查：显示伸拇、伸指肌有不同程度的纤维震颤，神经传导速度减慢。

（二）鉴别诊断

见表6-15。

表6-15　旋后肌综合征鉴别诊断

疾病名称	相同点	鉴别要点
肱骨外上髁炎（网球肘）	肘部外侧疼痛	肱骨外上髁炎的压痛点是在肱骨外上髁部，而旋后肌综合征的压痛点是在桡骨头的前外方，旋后肌综合征其前臂旋后抗阻力试验阳性，肱骨外上髁炎（网球肘）则为阴性。肌电图检查有助于对旋后肌综合征的鉴别诊断

三、辨 证 论 治

1.手法治疗

痛点分筋法：在旋后肌腱弓、疼痛部位，医者拇指置于筋结之上，深压着骨，稳健用力弹拨、分筋5～6次。屈肘旋转法：医者以手掌托患肘，手握患腕，使患肢被动屈肘旋前、旋后各10余次，局部配合弹拨或理筋手法。

2.药物治疗

（1）内服药：本病多由脉络损伤、瘀积不散、气血凝滞、经络受阻所致。治宜活血化瘀、消肿止痛。方用和营止痛汤、舒筋活血汤等。

（2）外用药：局部外敷消肿化瘀之消炎止痛类膏药，同时可选用中药熏蒸，方用海桐皮汤等。

四、其 他 疗 法

1.局部封闭法　早期可以用醋酸曲安奈德注射剂10mg加利多卡因2ml做痛点封闭。

2.手术治疗　反复发作保守治疗无效者可行神经松解术。

五、预 防 护 理

此病大多为职业致病，应加强工作中的劳动保护。前臂避免反复做旋转运动，运动时应量力而行，循序渐进。

肘管综合征

肘管综合征又称为创伤性尺神经炎、迟发性尺神经炎等，是指尺神经在肘管处受压而产生的神经损伤症状，表现为环指、小指麻木疼痛，小鱼际肌及骨间肌萎缩，小指内收障碍，对掌无力，尺神经分布区域感觉障碍。肘管系指尺侧腕屈肌，肱骨头、尺骨鹰嘴头之间纤维筋膜组织（弓状韧带）和尺神经沟形成的骨纤维性鞘管。尺神经在肘管自上臂内侧下行至前臂，在尺神经沟内位置表浅。

一、病因病机

（一）中医病因病机

中医学认为本病的发生与局部外伤以及患者体质虚弱、气血亏虚、血不荣筋、肌肉失却温煦、筋骨失于濡养有一定的关系。

（二）现代医学认识

生理情况下，肘管的大小随肘关节的屈伸而不同。屈肘时，由于尺骨鹰嘴和内上髁的距离变宽，肘管后内侧筋膜组织被拉紧，同时外侧的尺肱韧带向内侧凸出，肘管容积变小，尺神经受压；伸肘时，肘管的容积变大。

由于肘部解剖结构的特殊性，加之各种因素如肘管结构的破坏、压迫、牵拉和摩擦等，可诱发尺神经病变。肱骨远端骨折或肘部脱位等创伤，异位骨化、重复性或创伤性工作（如键盘操作、垒球投掷等）、肘关节炎、肘管内脂肪瘤等均是引起肘管综合征的危险因素。

二、诊断与鉴别诊断

（一）诊断

1.临床表现

（1）症状：肘部刺痛，可向近、远端放射，环指、小指有麻木和刺痛感。轻度患者可只有疼痛症状，严重者可有感觉减退或消失、手部乏力、握力减退、肌肉萎缩、活动不灵活等症状。在做手工工作尤其肘关节屈伸活动时，上述症状加重。

（2）体征：尺神经分布区的皮肤感觉障碍，表现为尺侧一个半手指和手背尺侧皮肤出现刺痛、过敏或感觉缺失。小鱼际肌及骨间肌萎缩，晚期可出现爪形手畸形。手部肌肉无力，握力减弱，小指处于外展位，内收障碍。屈肘可加剧尺侧一个半手指的症状或异常感，即屈肘试验阳性。

2.辅助检查

（1）肌电图：可发现肘下尺神经传导速度减慢，小鱼际肌及骨间肌肌电图异常。

（2）X线：可能有肘部骨性结构的异常。

（二）鉴别诊断

见表6-16。

表6-16 肘管综合征鉴别诊断

疾病名称	相同点	鉴别要点
颈椎病	可出现小指和环指感觉异常，手内在肌肌力减弱等症状	常伴有颈部疼痛和活动受限。颈椎X线检查亦有助于鉴别诊断
胸廓出口综合征	手部尺侧感觉异常和手内在肌肌力减退等	前臂内侧感觉异常。深呼吸试验、肩外展试验、屈肘试验等有助于鉴别诊断

三、辨证论治

1. 手法治疗 先于肘前下方的肌筋膜处做放松手法，重点在前臂尺侧腕屈肌做按揉放松，牵拉前臂屈肌，然后用拇指按于尺神经沟处，轻柔地左右弹拨尺神经，再顺尺神经方向按压青灵、小海、灵道穴位。掌揉小鱼际及第 1 骨间背侧肌处，反复 5 次约 10 分钟。

2. 药物治疗

（1）内服药：本病多由脉络损伤、瘀积不散、气血凝滞、经络受阻所致。治宜活血化瘀、消肿止痛。方用和营止痛汤、舒筋活血汤等。

（2）外用药：局部外敷消肿化瘀之消炎止痛类膏药，同时可选用中药熏蒸或湿热敷，方用海桐皮汤等。

四、其他疗法

1. 固定治疗 采用石膏或支具将上臂固定于肘伸直位，对早期轻度肘管综合征有一定的疗效。

2. 针灸治疗 在整体辨证基础上结合肘关节局部选穴，也可配合采用局部超声波，减轻神经组织的炎性反应，改善神经的血液循环以恢复神经功能。

3. 手术治疗 适用于症状较重、经非手术治疗 4 ～ 6 周无效或有手内在肌萎缩的患者。可选择应用局部减压（如肘管切开减压术或内上髁切除术）和神经前置术（包括皮下前置术、肌间前置术、肌下前置术等）。

五、预防护理

本病重在预防。伤后应调整臂部的姿势，防止肘关节长时间过度屈曲，避免枕肘睡眠，佩戴护肘。手内在肌萎缩明显、神经内纤维变性或症状持续时间长的患者预后较差。

第五节 腕、手部筋伤

腕 部 扭 伤

腕部扭伤是以腕部肿痛、活动后加剧，伴有活动受限为主要症状的病症，多有明显的外伤史。

一、病 因 病 机

（一）中医病因病机

外力导致腕部筋伤，局部气滞血瘀。

（二）现代医学认识

由于跌仆时手部着地，或用力过猛，迫使腕部过度背伸、掌屈及旋转活动，超出腕关节正常活动范围，引起腕部韧带、筋膜、关节囊的扭伤或撕裂。

二、诊断与鉴别诊断

（一）诊断

1. 临床表现

（1）症状：腕关节肿痛，活动时加剧。

（2）体征：局部压痛，关节活动受限。桡骨茎突处疼痛和压痛，多为桡侧副韧带损伤；尺骨茎突处疼痛和压痛，多为尺侧副韧带损伤；腕掌屈时疼痛，多为腕背侧韧带损伤；腕背伸时疼痛，多为腕掌侧韧带损伤；腕部酸痛无力，尺骨小头异常突起，按之有松动感，多为桡尺远侧关节韧带损伤。

2. 辅助检查

（1）X 线：桡尺远侧关节韧带损伤时，腕关节 X 线正位片可显示关节间隙明显增宽，一般多与健侧 X 线片对比。

（2）CT：可排除细小的骨折。

（3）MR：可明确损伤的部位和范围。

（二）鉴别诊断

见表 6-17。

表 6-17　腕部扭伤鉴别诊断

疾病名称	相同点	鉴别要点
腕舟骨骨折	腕关节肿痛	疼痛部位在鼻烟窝处
桡骨远端骨折	腕关节活动受限	一般肿胀不明显，且压痛点在桡骨远端处

三、辨 证 论 治

1. 手法治疗　患者正坐，术者先握住患者的手部，进行顺势拔伸牵引，边牵引边轻轻摇动腕关节，在腕部肿痛部位作抚摩、揉、捏等手法，拿住拇指及第 1 掌骨，自外向里摇晃 6～7 次，再将腕关节拔伸、屈曲和背伸，最后按肌腱走行方向理顺筋络数次。

2. 药物治疗

（1）内服药：早期肿、痛并见，治宜活血祛瘀、消肿止痛，内服桃红四物汤、七厘散；后期肿胀已消，关节活动尚僵硬者，可内服伸筋胶囊、补筋丸。

（2）外用药：早期外敷双柏散，后期用上肢损伤洗方熏洗。

四、其 他 疗 法

1. 固定疗法　腕关节扭伤后，早期应制动休息，损伤较重者，宜行石膏或支具外固定 1～2 周。

2. 物理疗法　后期可配合中频电疗法，以缓解疼痛和肌痉挛，加快局部组织代谢。

五、预 防 护 理

应避免腕关节不当用力，避免急性撕裂损伤。伤后早期宜制动休息，并冰敷消肿。损伤后期应积极进行腕关节伸、屈、旋转功能锻炼。

腕管综合征

腕管综合征是由于正中神经在腕管中受压而引起的以手指麻木、疼痛、乏力为主的症候群。腕管是由腕骨和腕掌侧的掌横韧带间构成的骨-韧带隧道，掌侧的桡腕韧带及腕骨间韧带联合体共同形成腕管底床，其顶部则由屈肌支持带构成，近侧较薄是前臂深筋膜向下的延伸，腕横韧带主体附着于舟状骨结节及其桡侧面，尺侧附着于豆状骨及钩状骨的钩部，远侧部分为大小鱼际间的筋膜。腕管内包含有拇长屈肌腱以及指深屈肌腱、指浅屈肌腱各 4 条，正中神经位于最浅层，直接处于腕横韧带下方。

一、病因病机

（一）中医病因病机

由于急性损伤或慢性劳损，使血瘀经络，或风邪袭肌，寒湿浸淫，致气血流通不畅而引起发病。

（二）现代医学认识

腕部创伤造成的桡骨远端骨折、腕骨骨折脱位、慢性劳损等，或腕管内有腱鞘囊肿、脂肪瘤、神经瘤、肌腱肌肉变异、创伤性关节炎（骨赘）、滑膜炎症肥厚等，均可致腕管内容积减小，使指屈肌腱和正中神经与腕横韧带之间反复摩擦，引起肌腱周围组织及滑膜水肿、增厚，管腔内压力增高，压迫正中神经，从而发生腕管综合征。

二、诊断与鉴别诊断

（一）诊断

1. 临床表现

（1）症状：主要表现为正中神经支配区域内的感觉、运动功能障碍，具体表现在桡侧三个半手指麻木、刺痛或烧灼样痛，握力减弱，拇指外展、对掌无力，少数患者出现手指精细动作不灵活的感觉。严重时手指刺痛麻木明显，常有夜间麻痛醒史。骑单车动作时可诱发麻痛，病程长者可出现大鱼际萎缩。

（2）体征：①屈腕试验：极度屈腕 1 分钟，患指麻木感加重，疼痛可放射至中指、示指者为阳性。②腕部叩击试验（Tinel 试验）：用手指叩击腕掌部，患者症状明显加重者为阳性。③止血带试验：应用血压计气囊置于腕部，充气使气压达 20 kPa（15mmHg），持续 30 秒，出现麻木为阳性。该检查灵敏度、特异度较高。

2. 辅助检查

肌电图：对腕管综合征的辅助诊断和鉴别诊断具有重要价值。

（二）鉴别诊断

见表 6-18。

表 6-18　腕管综合征鉴别诊断

疾病名称	相同点	鉴别要点
颈椎病	手指麻木	麻木区域不局限于手指，往往前臂也有感觉减退区，同时伴有颈部的症状和体征
多发性神经炎		多为双侧发病，除了正中神经受累，桡神经、尺神经也常发生损伤，呈现袖套状感觉麻木区

三、辨 证 论 治

1. 手法治疗　在外关、阳溪、鱼际、合谷、劳宫及痛点等穴位处，施以按压、揉摩手法，将患手轻度拔伸下缓缓旋转、屈伸腕关节数次。左手握住患者手，右手拇、示指捏住患者拇、示、中、环指远节，向远端迅速拔伸，以发出弹响为佳。以上手法每日 1 次。

2. 药物治疗

（1）内服药：治宜祛风通络，内服大活络丹等。

（2）外用药：外贴万应膏，并用海桐皮汤熏洗。

四、其 他 疗 法

1. 针灸治疗　取阳溪、外关、合谷、劳宫等穴，得气后留针 15 分钟，每日或隔日 1 次。

2. 局部封闭疗法　醋酸曲安奈德注射液 10mg 加 2% 利多卡因 1ml 加生理盐水 1ml 混合均匀后于腕横韧带近侧缘向腕管内注射。

3. 手术疗法　经保守治疗无效者，可行腕管减压术。术中需切除部分腕横韧带以防复发。如见有正中神经梭形膨大、质地较硬者，应同时行神经束间松解，并施行神经束间封闭。如有占位性肿物，一并切除。

五、预 防 护 理

平时应注意避免腕关节劳损，一旦发生创伤，要及时、正确处理，避免使腕管容积减小。施行理筋手法后，应固定腕部，可用三角巾将前臂及手腕部悬吊，不宜做热疗，以免加重病情。一旦保守治疗无效，应尽快手术治疗，减轻正中神经的压迫，以免造成不可逆的损伤。

桡骨茎突狭窄性腱鞘炎

桡骨茎突狭窄性腱鞘炎是发生于桡骨茎突纤维鞘管处的无菌性炎症，多由于拇长展肌腱和拇短伸肌腱在桡骨茎突部位的腱鞘内过度摩擦或反复损伤，引起腱鞘管壁增厚、粘连或狭窄而出现症状。

一、病 因 病 机

（一）中医病因病机

中医学认为本病与体弱血虚，血不荣筋有关。

（二）现代医学认识

本病多为慢性积累性损伤所致，常见于手腕部长期过度劳损者，如手工劳动者、文字书写者、家务劳动者等。拇长展肌及拇短伸肌的肌腱在桡骨茎突部共同的纤维性鞘管内通过，肌腱出鞘管后向远端折成一定角度，分别止于第 1 掌骨及拇指近节指骨基底部。当拇指及腕活动过度对掌和伸屈，拇长展肌及拇短伸肌不断伸缩，即可使腱鞘发生损伤性炎症，造成纤维管的充血、水肿，进而鞘壁增厚、管腔变窄，肌腱局部变粗，肌腱在管腔内滑动困难而产生相应的症状。

二、诊断与鉴别诊断

（一）诊断

1. 临床表现

（1）症状：腕部桡侧疼痛，提物乏力，做提壶倒水、扫地等动作可使疼痛加剧，严重者可放射到全手，甚至夜不能寐。

（2）体征：桡骨茎突部可有轻微肿胀，病程长者可有隆起或结节，桡骨茎突远端压痛，握拳尺偏试验阳性。

2. 辅助检查

X 线：一般无明显异常。

（二）鉴别诊断

见表 6-19。

表 6-19　桡骨茎突狭窄性腱鞘炎鉴别诊断

疾病名称	相同点	鉴别要点
腕舟骨骨折	腕部疼痛	有明显的外伤史，鼻烟窝压痛
局部软组织损伤		有明确外伤史，经过充分休息和治疗后可痊愈，无反复发作病史

三、辨证论治

1. 手法治疗　以右手为例。患者坐位或仰卧位，医者先用左手拇指置于相当于桡骨茎突部按摩、揉捏数分钟，再用右手食指及中指夹持患肢拇指，向下牵引，并向尺侧极度屈曲；然后医者用左手拇指捏紧桡骨茎突部，用力推压挤按，同时右手用力将患者腕部掌屈，再反复伸展 3～4 次。每日 1 次。

2. 药物治疗

（1）内服药：治宜调养气血、舒筋活络为主，可用桂枝汤加当归、威灵仙等。

（2）外用药：外用海桐皮汤熏洗。

四、其他疗法

1. 封闭疗法　以醋酸曲安奈德 20mg 加 2% 利多卡因 2ml 鞘管内注射。

2. 小针刀疗法　小针刀于桡骨茎突远端肌腱出口处刺入，与肌腱平行进入腱鞘，将腱鞘纵行切开。注意勿伤及桡动脉和神经支，亦不可倾斜刀身损伤肌腱。

3. 手术疗法 病程较长、鞘管壁较厚、局部隆起较高、反复发作者，应手术切开部分腱鞘，减轻对肌腱的卡压。

五、预防护理

平时尽量避免手腕部活动过大，避免受凉，减少刺激。本病有反复发作倾向，需注意预防。疼痛者，可固定腕关节于桡偏位 3 ～ 4 周，限制腕关节活动，可缓解症状。

腕三角软骨损伤

腕三角软骨损伤是腕部三角软骨损伤导致以腕关节局部肿胀疼痛为主要症状的病症。腕三角软骨为纤维软骨组织，略呈三角形，其基底边附着于桡骨远端关节面的尺切迹边缘，软骨尖端附着于尺骨茎突基底部。腕三角软骨横隔于桡腕关节与桡尺远侧关节之间，将此两关节腔完全隔开，具有稳定桡尺远侧关节，增加关节活动和缓冲的作用，并可限制前臂过度旋转的功能。

一、病因病机

（一）中医病因病机

中医认为本病多因腕部急性或慢性损伤，腕部尺侧之筋受损及筋脉失于濡养，加之感受风寒湿邪及劳累伤损等因素导致气血阻滞脉络闭塞形成痹证。

（二）现代医学认识

腕三角软骨对维持桡尺远侧关节的稳定起到非常重要的作用，限制了前臂的过度旋转。当腕关节遭受突然的过度扭转外力或长期劳损时，可引起三角软骨的损伤或破裂。严重者可发生掌背侧韧带撕裂、桡尺远侧关节脱位，或并发于桡骨远端骨折及腕部的其他损伤。因此，腕三角软骨损伤的早期症状常被其他严重损伤所掩盖。

二、诊断与鉴别诊断

（一）诊断

1. 临床表现

（1）症状：伤后局部肿胀、疼痛，症状局限于腕关节的尺侧或桡尺远侧关节部位。腕部旋后位及用力屈伸时因挤压三角软骨而疼痛加重，活动受限，握力下降。

（2）体征：尺骨小头向背侧翘起，桡尺远侧关节不稳。并发桡尺远侧关节韧带的撕裂或断裂，检查可见尺骨小头移动度增大。后期肿胀基本消退，但尺骨小头仍有肿胀及压痛，酸楚乏力。作较快的屈伸旋转动作时可发出弹响声。腕三角软骨挤压试验阳性：将腕关节尺偏，并作纵向挤压，可引起局部的疼痛。

2. 辅助检查

X 线：可见桡尺远侧关节间隙增宽。

（二）鉴别诊断

见表 6-20。

表 6-20　腕三角软骨损伤

疾病名称	相同点	鉴别要点
月骨无菌性坏死	腕部活动疼痛	压痛点在腕正中部，X 线等影像学资料可资鉴别

三、辨证论治

1. 手法治疗　患者正坐，掌心朝下，术者先行相对拔伸，之后将腕关节环转摇晃 6 ～ 7 次，然后再揉捏、挤压桡骨远端和尺骨小头的侧方以复位，使其突出处复平，最后将桡尺远侧关节捺正，保持稳定的位置。

2. 药物治疗

（1）内服药：初期治宜祛瘀消肿，内服七厘散；后期以温经止痛为主，内服加减补筋丸。

（2）外用药：初期外敷三色敷药或消瘀止痛类膏药；后期外用海桐皮汤煎水熏洗。

四、其他疗法

1. 固定疗法　损伤初期，手法捺正下尺桡关节后，将腕关节固定于功能位 4 ～ 6 周；损伤中、后期如症状加重时，也可做短期的固定制动。

2. 封闭治疗　寻找痛点，然后用醋酸曲安奈德 10mg 加 2% 利多卡因 1ml，在三角软骨内及周围内注射 1 次。

五、预防护理

避免腕关节的过度扭转活动。腕三角软骨具有易发生损伤且愈后困难的特点，平时应加强前臂与手腕的力量和柔韧性练习，运动时应佩戴护腕，做好局部准备动作，合理安排腕部的负荷，伤后恢复过程，应在无痛的情况下，逐步进行功能活动，并佩戴支具保护。

（许　超）

第六节　腰部筋伤

腰 肌 劳 损

腰肌劳损是指腰部肌肉、筋膜、韧带等软组织的慢性损伤，是引起慢性腰痛的常见疾病之一。多见于青壮年，常与从事职业和劳动姿势有一定的关系。

一、病因病机

视频：理筋
八法治疗腰
肌劳损

（一）中医病因病机

中医认为，平素体虚、肾气虚弱为内因，劳逸不当及风寒湿邪为外因，筋脉不和，肌肉筋膜拘挛，经络闭阻，气血运行不畅而致慢性腰痛。

（二）现代医学认识

腰肌劳损为慢性积累性损伤，主要由于腰部肌肉过度疲劳，如长期弯腰、久坐等，出现慢性腰痛。或急性损伤后未得到及时正确的治疗，或治疗不彻底，或反复多次损伤，使受伤的肌肉、筋膜不能完全修复。腰椎有先天畸形和解剖缺陷，如隐形骶椎裂，腰椎滑脱等使腰部肌肉失去附着点，引起腰背部肌力失去平衡，也可造成腰部肌肉筋膜的劳损。

二、诊断与鉴别诊断

（一）诊断

1. 临床表现

（1）症状：长期反复发作的腰背部疼痛，疼痛性质为钝痛或胀痛，休息后或改变体位姿势可使疼痛减轻，劳累后加重，不能久坐及弯腰。腰部疼痛常与天气变化有关，阴雨天或感受风寒时，疼痛加重。

（2）体征：腰背部压痛，压痛点常在骶髂后部、腰椎横突部。神经系统检查多无异常，直腿抬高试验阴性。

2. 辅助检查
影像学检查多无异常发现，少数患者在腰骶椎可有先天性变异或轻度骨质增生，腰椎的生理曲度变直。

（二）鉴别诊断

见表 6-21。

表 6-21 腰部伤筋鉴别诊断

疾病名称	相同点	鉴别要点
腰椎间盘突出症	腰部疼痛	腰椎间盘突出症一般伴有典型的腰腿痛，并伴有下肢放射痛，直腿抬高试验阳性，部分患者伴有腱反射异常和皮肤感觉障碍等神经根受压表现

三、辨 证 论 治

1. 手法治疗
患者取俯卧位，医者先用掌根沿着两侧足太阳膀胱经自上而下地柔和按压5～6遍，放松痉挛的腰肌；再用双手拇指弹拨痉挛的肌索，并用手法揉、按、擦竖脊肌、腰骶部，点压肾俞、腰阳关；接着嘱患者侧卧位，实施适当的斜扳力量，最后双手拍打腰骶部放松肌肉。

2. 药物治疗

（1）内服药：急性期治宜活血化瘀，行气止痛，可用活血止痛汤或和营止痛汤等；后期治宜补益肝肾，强壮筋骨，可选用补肾活血汤、补肾壮筋汤等。

（2）外用药：外擦万花油或外敷伤科膏药等。

四、其他疗法

1. 封闭疗法　注射醋酸泼尼松或醋酸氢化可的松 12.5～25ml 加利多卡因 2ml 痛点封闭。

2. 针灸　常选委中、昆仑、阿是穴、腰阳关、三阴交等穴，并配合火罐、艾灸等效果更佳。

3. 理疗　可采用超短波疗法、中药离子导入疗法、红外线照射等。

五、预防护理

在日常生活和工作中，注意保持姿势正确，并经常变换体位，勿使过度疲劳。宜睡硬板床，同时配合牵引及其他治疗，如湿热敷、熏洗等。平素加强腰背肌肉锻炼，如仰卧位的"三点""五点"拱桥式，俯卧位的飞燕式，并注意局部保暖。

视频：一针一牵三扳法治疗急性腰扭伤

▌急性腰部扭伤▐

急性腰部扭伤是指腰部肌肉、筋膜、韧带、椎间关节、骶髂关节急性损伤，而引起腰部疼痛及活动受限的一种病症，俗称"闪腰岔气"。临床以青壮年或体力劳动者多见，男性多于女性。

一、病因病机

（一）中医病因病机

急性腰扭伤属中医学的"闪腰""瘀血腰痛"等范畴，局部气血阻滞，经络不通，不通则痛。

（二）现代医学认识

急性腰肌筋膜扭伤多由腰部突然闪扭所致，所受暴力主要为间接暴力，如弯腰提取重物过猛、劳动时配合不当、走路时失足滑倒等，受伤组织以腰部肌群及筋膜为主。急性腰椎关节突关节扭伤是因腰椎间关节周围的韧带、关节囊及滑膜的扭伤或撕裂，或滑膜嵌顿于关节突关节内而发生的一种损伤。

二、诊断与鉴别诊断

（一）诊断

1. 临床表现

（1）症状：腰骶部刺痛、肿痛或牵掣样痛，疼痛剧烈，活动困难。活动、咳嗽、打喷嚏甚至深呼吸时疼痛加重。强迫体位，常以双手扶腰。多数患者有腰部肌肉痉挛，腰椎生理曲度变直。

（2）体征：腰椎各个方向活动受限，在腰肌、棘突旁、棘间等有明确压痛点，有时可扪及棘突的偏歪。根据压痛部位的不同可初步诊断为急性腰肌筋膜扭伤或急性腰椎关节突关节扭伤。

2. 辅助检查

X 线：有时可显示前后关节排列方向不对称，生理前凸减少或消失，也可出现侧弯，不伴有其他改变。

（二）鉴别诊断

见表 6-22。

表 6-22 急性腰部扭伤鉴别诊断

疾病名称	相同点	鉴别要点
腰椎间盘突出症	腰痛，活动受限	本病多有明显外伤史，疼痛集中腰部，活动受限明显，很少向下肢进行放射；腰椎间盘突出症一般伴有典型的腰腿痛，并伴有下肢放射痛，直腿抬高试验阳性，部分患者伴有腱反射异常和皮肤感觉障碍等神经根受压表现

三、辨 证 论 治

1. 手法治疗 常用手法有揉、揉竖脊肌、腰骶部，弹拨竖脊肌，后伸扳、斜扳腰部。

2. 药物治疗

（1）内服药：急性期治宜活血化瘀，行气止痛，可用活血止痛汤或和营止痛汤等；后期治宜补益肝肾，强壮筋骨，可选用补肾活血汤、补肾壮筋汤等。

（2）外用药：可用消瘀止痛的膏药外贴于患处。

四、其 他 疗 法

1. 封闭疗法 注射醋酸泼尼松或醋酸氢化可的松 25ml 加利多卡因 2ml 局部痛点封闭。

2. 针刺 取腰痛穴、阿是穴、后溪、委中等局部或循经取穴，强刺激手法。

3. 理疗 可选用红外线照射、超短波疗法、磁疗等。

五、预 防 护 理

损伤早期宜卧床休息，可配戴腰围，不宜锻炼，应卧硬板床休息，注意腰部保暖，有利于损伤组织修复。病情缓解后逐步加强腰部肌肉锻炼，以防复发。本病以预防为主，劳动或运动前做好充分准备，避免腰部猛用力。

第三腰椎横突综合征

第三腰椎横突综合征是指腰部肌肉在第三腰椎横突处的急、慢性损伤，产生炎症反应，刺激腰脊神经而造成慢性腰痛的一种病症。本病多发于青壮年，男性多于女性，以体力劳动者多见。本病属于中医"腰痛""腰腿痛""痹证"范畴。

一、病因病机

（一）中医病因病机

由于外感风寒湿邪，气滞血瘀等原因致局部气机阻滞，气滞则血瘀，气血瘀滞而痛。或素体肝肾不足，以致筋脉失养，气虚血亏于腰部。

（二）现代医学认识

第三腰椎居全腰中心，为五个腰椎的活动中心，活动度较大，其两侧的横突最长，并且为腰大肌、腰方肌等肌肉、筋膜的附着点，受力较大，腰部的急性损伤、慢性劳损易使此处肌肉筋膜受累而出现腰臀疼痛。

二、诊断与鉴别诊断

（一）诊断

1. 临床表现

（1）症状：腰痛或腰臀部弥散性疼痛，受寒或劳累后症状加重，亦可向大腿后侧扩散，一般不会超过膝关节。

（2）体征：腰部活动受限，尤其前屈、后伸明显。患侧第三腰椎横突处局限性压痛。直腿抬高试验可为阳性，但加强试验为阴性。

2. 辅助检查

X线：可见第三腰椎横突明显过长，有时左右两侧横突不对称或向后倾斜。

（二）鉴别诊断

见表6-23。

表 6-23　第三腰椎横突综合征鉴别诊断

疾病名称	相同点	鉴别要点
腰椎间盘突出症	腰痛	腰痛部位不同，腰椎间盘突出症一般伴有典型的腰腿痛，并伴有下肢放射痛，直腿抬高试验阳性，部分患者伴有腱反射异常和皮肤感觉障碍等神经根受压表现

三、辨证论治

1. 手法治疗　患者取俯卧位，医者以揉、推、按等手法作用于脊椎两侧的竖脊肌，直至骶骨或臀及大腿后侧。运用手法弹拨第三腰椎横突部位，剥离粘连、活血化瘀及消肿止痛，然后点、压环跳、秩边、委中等穴位。

2. 药物治疗

（1）内服药：治宜壮腰健肾、温经通络，可内服壮腰健肾汤。

（2）外用药：外擦正骨水或外敷伤科膏药等。

四、其他疗法

1. 封闭疗法 注射醋酸泼尼松 25ml 加利多卡因 2ml，在压痛点明显的第三腰椎横突处做骨膜及其周围组织浸润注射，每周 1 次，共 2～3 次即可。

2. 针刺 取局部阿是穴针刺治疗，深度 4cm 左右，留针 10～15 分钟，每日 1 次。或用铍针，直刺到腰 3 横突上，松解局部，起到减压和松解作用。每周 1 次，连续 2～3 周。

3. 理疗 可选用局部热敷、熏洗、蜡疗、红外线照射等。

4. 火罐治疗 常在横突针刺或铍针拔针后，立即用火罐在针口处拔罐，每周 1 次，连用 2～3 周。

五、预防护理

平时应注意避免感风寒，并加强腰背肌功能锻炼，注意坐姿，并经常变换腰部姿势。指导患者进行功能锻炼，即让患者身体直立，两足分开，与肩同宽，两手叉腰，两手拇指向后挺按第三腰椎横突，揉按局部，然后旋转、后伸和前屈腰部。

腰椎间盘突出症

腰椎间盘突出症是由于腰椎间盘退行性变，使纤维环破裂、髓核突出，压迫脊髓、神经根、马尾神经等，产生以腰痛、下肢放射痛为主要病变的一种疾病。本病好发于 20～40 岁的青壮年，男性多于女性，发病部位以腰 4～5 之间最多，其次为腰 5 骶 1，腰 3～4 较少发病。本病属中医"腰腿痛""痹证"等范畴。

视频：二步十法治疗腰椎间盘突出症

一、病 因 病 机

（一）中医病因病机

肾精亏损，筋骨失养；或跌仆外伤，或腰部用力不当或强力负重，损伤筋骨，经脉气血瘀滞留于腰部；或寒湿内侵，阻遏经脉，气血运行不畅，不通则发为腰痛。中医学认为，腰椎间盘突出症发生的关键是肾气虚损、筋骨失养，跌仆闪挫或寒湿之邪为之诱因。经脉困阻、气血运行不畅是出现腰痛的病机。

（二）现代医学认识

腰椎间盘纤维环后外侧较为薄弱，后纵韧带自第 1 腰椎平面以下逐渐变窄，至第 5 腰椎和第 1 骶椎间宽度只有原来的一半。解剖结构的弱点使髓核易向后方及两侧突出。椎间盘退行性变是造成纤维环破裂、髓核突出的主要原因。急性或慢性损伤为主要的外因。寒凉等刺激使腰部肌肉痉挛，也可诱发本病。腰椎间盘突出症根据髓核突出方向可分为后方突出（图 6-23）、前方突出及向椎体内突出；根据突出的程度可分为隐匿性、

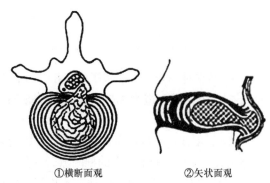

①横断面观　　②矢状面观

图 6-23 腰椎间盘突出症后方突出示意图

突出型、破裂型；后方突出又根据突出的部位不同分为单侧型、双侧型、中央型。

二、诊断与鉴别诊断

（一）诊断

1. 临床表现

（1）症状：典型的腰痛伴随下肢的放射性疼痛为本病的特点。放射性疼痛多因站立、用力、咳嗽、喷嚏或运动而加剧，休息后可缓解。

（2）体征

1）腰部畸形：患者可有功能性的脊柱侧弯，此为一种保护性的反应。当突出椎间盘在受压神经根的内下方时，脊柱弯向健侧，受压神经根可得到缓解；突出椎间盘位于受压神经根外上方时，脊柱弯向患侧，可使受压神经根得到缓解。

2）皮肤感觉、肌力、腱反射改变：突出的间盘刺激不同的神经根，可出现不同节段的皮肤感觉减退、肌力下降、腱反射减弱等一些特殊体征。腰 3～4 间盘突出压迫腰 4 神经根，引起小腿前内侧感觉异常、踝背伸肌力减退、膝腱反射减弱；腰 4～5 间盘突出压迫腰 5 神经根，引起小腿前外侧、足背前内侧皮肤感觉异常，拇趾背伸肌力减退；腰 5 骶 1 间盘突出压迫骶 1 神经根，引起小腿后外侧、足背外侧缘及足底皮肤感觉减退，跖屈力量减弱，跟腱反射减弱或消失。中央型突出则表现为鞍区麻木，膀胱、肛门括约肌功能障碍（表 6-24）。

表 6-24　腰椎间盘突出症皮肤感觉、肌力、腱反射改变

突出间隙	突出物位置	受累神经根	皮肤感觉异常区域	肌力减退	腱反射减弱
$L_{3/4}$	中央	L_3 及 $S_{1\sim2}$			
	后外侧	L_4	大腿前外侧、小腿前内侧	股四头肌	膝反射
	极外侧	L_3	大腿前侧	股四头肌	膝反射
$L_{4/5}$	中央	S_1 及马尾	小腿后侧，足底、马鞍区	小腿三头肌	跟腱反射
	后外侧	L_5	小腿外侧	胫前肌伸拇肌	
	极外侧	L_4	股四头肌	股四头肌	
L_5/S_1	中央	马尾	马鞍区及双侧大小腿足跟后侧、会阴部	尿道、肛门括约肌	踝反射或肛门反射
	后外侧	S_1	小腿后外侧及外踝和足外	腓肠肌、腘绳肌	踝反射或肛门反射
	极外侧	L_5	大腿及小腿前外侧	足跖屈及屈拇无力	

3）椎旁叩压痛：椎旁叩压痛，并引起下肢放射痛，对突出椎间盘有定位意义。

4）直腿抬高试验及加强试验、股神经牵拉试验阳性：阳性率可达 90% 以上。

2. 辅助检查

（1）X 线：正位可显示腰椎侧弯，椎间隙变窄或左右不对称。侧位片显示腰椎生理前凸减少或消失，发生椎间盘突出的椎间隙后方宽于前方。

（2）CT、MRI：可清晰地显示椎间盘突出的影像，反映硬脊膜囊及神经根受压的状态，这是目前诊断本病最常用的检查方法。

（3）肌电图检查：可测定不同节段神经根所支配肌肉的肌电图，再根据异常肌电位分布的范围，判断受损的神经根，对腰椎间盘突出有一定的诊断价值。

（二）鉴别诊断

见表 6-25。

表 6-25　腰椎间盘突出症鉴别诊断

疾病名称	相同点	鉴别要点
急性腰扭伤	腰部疼痛	有明显外伤史，病史短，局部压痛明显，一般无放射性神经痛症状
腰椎结核	腰痛、下肢放射痛	有结核病史，全身乏力、体重减轻、低热、盗汗、红细胞沉降率增大。往往患部附近形成寒性脓肿或瘘管。X 线片可见椎间隙变窄，椎体有破坏
腰椎椎管狭窄症	腰痛、下肢放射痛	有典型的间歇性跛行，但卧床休息后一般症状可明显减轻或完全消失，后伸时加重
梨状肌综合征	下肢放射痛	腰部无症状。主要是梨状肌痉挛、充血、水肿，压迫坐骨神经，或坐骨神经在解剖学上变异引起，疼痛一般由臀部开始。梨状肌紧张试验阳性

1. 手法治疗

（1）按揉、擦法：作用于脊柱两侧膀胱经，点、压腰阳关、命门、肾俞、志室、环跳、委中等穴位，后应用抖法、斜扳腰部。

（2）抖法：患者俯卧位，双手紧抓住床头。医者双手握住患者双踝，在牵引的基础上，上下抖动患者下腰部，如波浪形动作（图 6-24）。

（3）斜扳：患者侧卧位，在上的下肢屈曲，在下的下肢伸直，医者一手按其髂骨后外缘，一手扶肩，两手同时向相反方向用力，这时可在腰骶部闻及弹响声（图 6-25）。

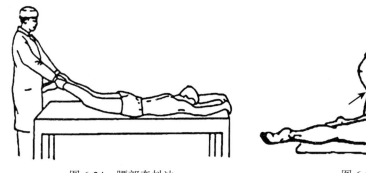

图 6-24　腰部牵抖法

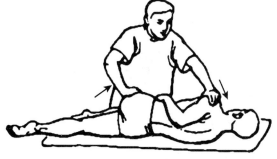

图 6-25　腰部斜扳法

（4）二步十法：第一步是轻手法，即按、压、揉、推、擦，第二步是重手法，即摇、抖、扳、盘、运。

2. 药物治疗

（1）内服药：急性期或初期气血瘀阻、瘀肿疼痛，宜活血化瘀、散瘀消肿、理气止痛，可服用血府逐瘀汤、复元活血汤、活络效灵丹、七厘散等；慢性期筋脉拘急，治宜舒筋活血、和营止痛，可服舒筋活血汤、和营止痛汤等；损伤日久，气血受损、肝肾不足，并常兼夹风寒外邪，或痰瘀互结，以致患部筋节粘连、酸痛乏力、活动障碍，阴雨天症状加重，治宜养血和络、化痰散结、祛风除痹、补益肝肾，常用方药如二术汤、三痹汤、健步虎潜丸、独活寄生汤等。

（2）外用药：腰部痛处外敷温经通络类膏药等，或用热熨药敷患处。

三、其他疗法

1. 牵引疗法　主要采用骨盆牵引，适用于初次发病或反复发作的急性患者。患者仰卧于病床上，在腰髂部缚骨盆牵引带，牵引重量根据患者感受调整，一般 20kg，每日 1 次，每次约 30 分钟。

2. 针刺治疗　取阿是穴、环跳、殷门、阳陵泉、承山、悬钟等，留针 20 分钟，每日 1 次。

3. 理疗　可选用局部透热疗法、超短波疗法、中药离子导入疗法等。

4. 手术治疗　经非手术治疗无效，症状严重影响工作和生活或中央型间盘突出压迫马尾神经者，可手术治疗。

四、预防护理

腰椎间盘突出症急性期应卧床休息，症状减轻后应逐步加强腰背肌功能锻炼。常用的方法有飞燕式、拱桥式等。生活工作中应避免久坐久站及感受风寒，体力劳动时应采用正确姿势。

腰椎椎管狭窄症

凡造成腰椎椎管、神经根管或椎间孔变形或狭窄，而引起马尾神经或神经根受压出现腰腿痛、间歇性跛行等临床症状，称为腰椎椎管狭窄症。本病属于中医"腰腿痛"的范畴。

一、病因病机

（一）中医病因病机

内因是先天肾气不足，后天肾气虚弱、劳役伤肾等；外因是反复外伤、慢性劳损和风寒湿邪侵袭。主要病机是肾虚不固，邪阻经络，气滞血瘀，荣卫不和，以致腰腿筋脉痹阻而发生疼痛。

（二）现代医学认识

腰椎椎管狭窄症按病因分成先天性（原发性）椎管狭窄和后天性（继发性）椎管狭窄两大类，按解剖部位分为中央型（主椎管）狭窄和侧方型（侧隐窝和神经根管）狭窄。原发性椎管狭窄表现为椎管的前后径和横径均匀一致性狭窄，主要由于先天或发育因素所致，较少见；继发性腰椎椎管狭窄症为退行性变等后天因素所致，如腰椎骨质增生、黄韧带及椎板肥厚、椎体间失稳等使椎管内径缩小、容积变小，可引起神经根或马尾神经受压而发病。

二、诊断与鉴别诊断

（一）诊断

1. 临床表现

（1）症状：长期慢性腰腿痛、间歇性跛行。腰痛仅表现为下腰部及腰骶部痛，多于站立位或行走过久时发生，若躺下、蹲下或骑自行车时疼痛多可自行消失，而继续行走则出现同样症状。

（2）体征：中央型腰椎管狭窄症者卧床检查时，常无明显体征。侧隐窝和神经根出口有明显狭窄者，可明显压迫神经根，出现相应的神经根麻痹的症状和体征，表现为支配的肌肉萎缩、肌力下降、感觉下降以腱反射的减弱等。直腿抬高大部分阴性，少数可阳性。

2. 辅助检查

（1）X 线：见骨质增生、椎间隙狭窄。

（2）CT 或 MRI：可见腰椎间盘退变、腰椎管狭窄及神经受压征象。

（二）鉴别诊断

见表 6-26。

表 6-26　腰椎椎管狭窄症鉴别诊断

疾病名称	相同点	鉴别要点
腰椎间盘突出症	腰腿痛	本病多见于 40 岁以上的中年人，起病缓慢，主要症状是腰痛、腿痛、间歇性跛行，腰痛主要在下腰部及骶部；腰椎间盘突出症多见于青壮年，起病较急，主要症状是腰痛合并有放射性腿痛，直腿抬高试验及加强试验阳性
血栓闭塞性脉管炎	间歇性跛行	慢性进行性动脉、静脉同时受累的全身性疾病，表现为下肢麻木、酸胀、疼痛、间歇性跛行，足背动脉和胫后动脉搏动减弱或消失，后期可产生肢体远端的溃疡或坏死

三、辨 证 论 治

（一）手法治疗

适用于轻度椎管狭窄症的患者，常用手法有腰臀部按揉法、穴位点压法、㨰法、提捏法等。根据其腰痛情况，可选用点穴舒筋、腰部扳法、抖腰等治疗方法，但手法宜和缓，忌向前按压，引起椎管进一步狭窄。不宜粗暴，以免加重损伤。

（二）药物治疗

1. 内服药　肾气亏虚偏于肾阳虚者，治宜温补肾阳，可用青娥丸、右归丸或补肾壮阳汤加减；偏于阴虚者，治宜滋补肾阴，可用左归丸、大补阴丸。外邪侵袭属寒湿腰痛者，治宜祛寒除湿、温经通络。风湿盛者，以独活寄生汤为主；寒邪重者，以麻桂温经汤为主；湿邪偏重者，以加味术附汤为主；属湿热腰痛者，治宜清热化湿，以加味二妙汤为主。属于瘀阻经络腰痛者，治宜通经活络，祛瘀止痛。

2. 外用药　腰部痛处外敷温经通络类膏药。

四、其 他 疗 法

1. 封闭疗法　注射醋酸泼尼松 25ml 加利多卡因注射液 5ml 硬膜外封闭，能消除肿胀，松解粘连，缓解症状。

2. 针刺　取肾俞、志室、气海俞、命门、腰阳关等针刺治疗。

3. 理疗　可选用直流电离子导入治疗、红外线照射、超短波疗法等。

4. 手术治疗　针对经正规非手术治疗 6 个月无效，疼痛剧烈，影响日常生活，行走或站立时间不断缩短，有明显的神经功能传导功能障碍者。

五、预防护理

平时要注重腰部的锻炼，注意腰部保暖，避免体重过重，注意劳逸结合，从而避免加速椎间盘退行性变和在腰椎间盘退行性变基础上的损伤。病情缓解后，应加强腰部核心肌力锻炼，可在床上做前屈滚腰、蹬空等动作，避免做背飞的动作。

第七节　骶尾部挫伤

骶尾部挫伤是由于不慎跌倒，臀部着地，或者骶尾部被撞击所导致的以骶尾部疼痛为主要表现的一种疾患。

一、病因病机

（一）中医病因病机

清代吴谦《医宗金鉴·正骨心法要旨》曰："尾骶骨，即尻骨也……若蹲垫臃肿，必连腰胯"。跌倒损伤使局部筋脉受损，气血郁闭，则发为疼痛。

（二）现代医学认识

多为直接暴力所致。如失足摔倒或高处坠落，臀部先着地，或硬物撞击骶尾部，使骶尾部软组织挫伤，严重时可导致尾骨骨折或脱位。

二、诊断与鉴别诊断

（一）诊断

1.临床表现

（1）症状：骶尾部疼痛，坐硬凳时尤为明显。疼痛有时可向会阴部、腰部和股内侧放射，咳嗽、打喷嚏时疼痛加重。肛门周围有坠胀感。

（2）体征：骶尾部一般无明显肿胀，触摸时骶尾关节及两侧有明显压痛，挤压尾骨尖时疼痛加重。

2.辅助检查

X 线：无阳性表现，但可以排除尾骨骨折、脱位及其他疾病。

（二）鉴别诊断

见表 6-27。

表 6-27 骶尾部挫伤鉴别诊断

疾病名称	相同点	鉴别要点
尾骨骨折	骶尾部疼痛	肛门指检可触及骨折部位压痛；X 线可明确诊断。

三、辨 证 论 治

1. 手法治疗 以揉法、擦法为主作用于损伤局部，初期手法宜轻柔，以后逐渐加重手法力度。

2. 药物治疗

（1）内服药：中药治疗宜活血舒筋、消肿止痛，可选用桃红四物汤加减。西药可服用非甾体抗炎药、选择性 COX-2 抑制剂等药物。

（2）外用药：可选用伤科洗方熏洗骶尾部，亦可选用双柏膏等药膏局部外敷。

四、其 他 治 疗

练功疗法 损伤初期以休息为主，避免剧烈运动，后期逐步加强臀部肌肉功能活动。

五、预 防 与 调 护

损伤早期嘱患者注意休息，坐位时不宜坐硬板凳应用充气圈或半臀入坐。

第八节 臀肌挛缩症

臀肌挛缩症亦称注射性臀肌挛缩症，是由于臀部肌肉及其筋膜的纤维变性、挛缩，继发髋关节内收、内旋功能障碍，进而表现为特有的步态、姿势异常及体征的临床病症。发病原因常与多次反复在臀部肌肉内注射药物有关。

一、病 因 病 机

（一）中医病因病机

中医学认为本病是因局部筋肉损伤，气血运行受阻，筋肉失荣拘挛所致。

（二）现代医学认识

臀肌挛缩症是由于多种致病因素引起的臀部肌间隙内压力增高、肌肉压迫性缺血或化学性肌炎，导致肌肉纤维化和瘢痕挛缩的病症。其中臀部注射因素被认为是此病最主要的危险因素，当肌内注射后，由于针刺的机械性损伤造成局部肌纤维内出血、水肿以及药物吸收不良和药物的刺激作用等因素，引起化学性、无菌性肌纤维织炎甚至变性，最终导致肌肉纤维化及瘢痕挛缩。臀部肌肉及其筋膜的纤维变性，以及产生的挛缩纤维束带，限制了髋关节的内收、内旋，不能在中立位屈髋。当挛缩累及臀中肌、阔筋膜张肌及髂胫束时，症状更加明显。

二、诊断与鉴别诊断

（一）诊断

1. 临床表现

（1）症状：患侧髋关节内收、内旋、屈曲受限，行走步态异常，下蹲受限。

（2）体征：臀区外上 1/4 象限可见皮肤凹陷，沿臀大肌肌纤维方向可触及条索状物或硬结节，髋关节内收内旋时尤为明显，髂胫束试验（Ober 征）阳性。

2. 辅助检查

骨盆 X 线：可见骨质多无异常改变，严重者可见骨盆倾斜，或见"假性双髋外翻"。

（二）鉴别诊断

见表 6-28。

表 6-28　臀肌挛缩症鉴别诊断

疾病名称	相同点	鉴别要点
弹响髋	髋部弹响	弹响髋多见于青壮年，于大腿突然屈曲及内收时出现弹响，但无步态异常及髋关节活动受限
小儿麻痹后遗症	步态异常、臀肌挛缩	小儿麻痹后遗症亦可出现相似步态异常、臀肌挛缩，但肌萎缩还涉及下肢其他肌肉，且存在各种骨性畸形

三、辨证论治

1. 手法治疗　患者取俯卧位，先在臀部施以滚法、拿揉法，用拇指触摸清楚髂前上棘上方的髂嵴部、臀大肌及大粗隆处的索状物和硬结，弹拨数分钟，以充分放松臀部肌肉及其筋膜的纤维变性挛缩。再取仰卧位，先屈膝屈髋并将患髋内收、内旋、伸直活动数次，范围由小到大、力量由轻到重，最后牵抖患肢。

2. 药物治疗

（1）内服法：早、中期为瘀阻筋络型，治宜益气活血、通络止痛，方用补阳还五汤加减。晚期为筋脉失养型，治宜养血壮筋、和营通络止痛，方用壮筋养血汤加减。

（2）外用药：可选用海桐皮汤熏洗患处或选用活血舒筋类中药行烫浴治疗。

四、其他疗法

1. 手术治疗　对于重度患者或经非手术治疗无效者，应选择手术治疗。主要术式有臀肌挛缩带切除术、臀肌挛缩带"Z"形延长术、臀肌挛缩带切断术及臀大肌止点松解术等。近年来，国内许多学者开展了关节镜下臀肌挛缩松解术，该手术具有创伤小、出血少、术后恢复快等优点。应针对不同的病情及病变程度选择不同的手术方案。

2. 练功　加强股四头肌锻炼和步行练习以防止肌肉萎缩，做屈髋下蹲、仰卧举腿、蹬空增力等增加髋关节活动度。

五、预防护理

避免在臀部过多的肌内注射，可两侧轮流交替注射药物，且注射后可采用热敷以促进药物吸收。

（董 平）

第九节 髋部筋伤

髋关节一过性滑膜炎

髋关节一过性滑膜炎是一种非特异性炎症所引起的短暂的以急性髋关节疼痛、肿胀、跛行和功能障碍为主的病症。

临床多见于 3～10 岁儿童，男孩较女孩多见。本病发生后，部分患儿可自行恢复，多数患儿需针对性治疗方可痊愈，否则有继发股骨头无菌性坏死的可能，所以早期诊断、及时治疗是本病诊疗的关键。

一、病因病机

（一）中医病因病机

本病属中医痹证范畴。《医宗金鉴·正骨心法要旨》："若素受风寒湿气，再遇跌打损伤，瘀血凝结，肿硬筋翻，足不能直行"。小儿稚阴稚阳之体，对外邪的抵御能力差，易感风寒湿邪，邪气留于筋脉关节，致关节脉络不通，气血运行受阻；或因损伤致关节血瘀气滞，筋脉痹阻，而导致关节活动不利。

（二）现代医学认识

本病病因未明，可能与外伤或细菌、毒素及超敏反应有关。儿童时期，因其髋臼及股骨头发育尚未成熟，髋关节活动度大，关节囊较松弛，当奔跑、跳跃、滑倒等动作可使下肢过度外展或内收，由于髋关节间隙增宽，关节腔内的负压将关节滑膜或韧带吸入并嵌夹于关节腔内所致。

二、诊断与鉴别诊断

（一）诊断

1. 临床表现

（1）症状：多数人发病急骤，跛行，不愿站立行走，髋关节疼痛，伴有同侧大腿内侧及膝关节疼痛，动则痛剧，个别病例发热持续数日。

（2）体征：骨盆倾斜，患侧髋关节屈曲、内收、内旋位，活动受限，腹股沟前方可有压痛，双下肢不等长，"4"字试验阳性，托马斯征阳性。

2. 辅助检查

（1）X 线：可见骨盆轻度倾斜，关节间隙稍增宽，无骨质破坏。

（2）髋关节穿刺检查：可见关节液透明，细菌培养阴性。

（3）实验检查：白细胞总数可增高，红细胞沉降率略增大。

（二）鉴别诊断

见表 6-29。

表 6-29　髋关节一过性滑膜炎

疾病名称	相同点	鉴别要点
化脓性髋关节炎		起病急、高热、寒战，白细胞总数及中性粒细胞升高，红细胞沉降率增大，有败血症表现，关节穿刺可抽出脓性液体，细菌培养可得化脓菌
髋关节结核性滑膜炎	髋部疼痛、活动受限	有明显的结核中毒症状，托马斯征阳性。X 线片可见关节囊肿胀，关节间隙稍宽或窄，晚期可发展为骨关节结核，骨质破坏明显
股骨头无菌性坏死		X 线片显示股骨头骨骺有密度增高或碎裂，股骨颈变短变宽

三、辨证论治

1. 手法治疗　本病早期宜制动，卧床休息，禁止负重行走，手法治疗应谨慎，避免加重原有损伤。

2. 药物治疗

（1）内服药：按筋伤三期辨证治疗。

（2）外用药：可在患侧髋关节周围外敷活血消肿止痛类膏药。

四、其他疗法

牵引疗法：如出现患肢屈曲、外旋畸形，骨盆倾斜者，可采用下肢微屈位皮牵引或袜套牵引，重量为体重的 1/7，维持牵引时间为 1～2 周。

五、预防与调护

本病预后良好。发病后应卧床休息，避免下肢负重与过度活动，局部可适当热敷，以利滑膜炎症的消退。平时注意避免髋部外伤。

弹 响 髋

弹响髋是指髋关节在屈曲或伸展等活动时，一侧或双侧的髋外侧可听得到或可感觉到的"咔哒"响声，多见于青壮年。本节介绍阔筋膜张肌紧张所致的弹响髋。

一、病因病机

（一）中医病因病机

中医学认为本病是局部肌筋气血凝滞、血不濡筋，导致筋肉挛缩、疼痛、活动弹响。也可以由于关节活动过度，慢性积劳成伤，迁延日久，导致筋肉肥厚、粘连、挛缩、活动弹响。

（二）现代医学认识

弹响部位在大粗隆处，正常行走时，阔筋膜张肌的腱膜向下为髂胫束，其在该肢向前迈步到支撑期时，该肌腱膜在大粗隆外向前向后滑动。当阔筋膜张肌紧张时，在该肢摆动期时，该筋膜向前至大粗隆前方，到支撑期时，则向大粗隆后方滑动，由于该肌紧张，使该腱膜在大粗隆滑动出现响声及弹动，即为弹响髋。

二、诊断与鉴别诊断

（一）诊断

1. 临床表现

（1）症状：髋关节屈伸及行走时可发出弹响声，并不影响关节活动，疼痛不明显。若继发有大粗隆滑囊炎时可出现疼痛。

（2）体征：局部可触到条索样物，患者主动伸直、内收或内旋髋关节，可摸到一条粗而紧的纤维带在大粗隆处滑动和发出弹响声。

2. 辅助检查

X 线：多无异常改变，但可以排除髋部其他疾病。

（二）鉴别诊断

见表 6-30。

表 6-30 弹响髋鉴别诊断

疾病名称	相同点	鉴别要点
臀肌挛缩症	屈伸髋关节时，在股骨大粗隆表面有索带滑过并产生弹响	多数患者有年幼时反复多次臀部肌内注射药物的病史，患者髋关节内旋内收活动受限。站立时下肢外旋位，不能完全靠拢。行走常有外八、摇摆步态，快步呈跳跃状态。坐下时双腿不能并拢，双髋分开蛙式位，一侧大腿难以搁在另一侧大腿上（交腿试验）。下蹲活动时轻者蹲时双膝先分开，然后下蹲后再并拢（划圈征）。重者只能在外展、外旋位下蹲，蹲下时双髋关节呈外展、外旋姿势，双膝不能靠拢，足跟不着地，呈蛙式样

三、辨证论治

本病症只有弹响而无疼痛不适者，一般无需特殊治疗。若髋关节时常有疲乏感且疼痛时可采用非手术疗法。疼痛明显者可考虑手术治疗。

1. 手法治疗 患者取侧卧位，病侧在上，先顺阔筋膜张肌走行方向作按揉、推摩、提拿与弹拨法；再取仰卧位，在屈膝屈髋位下，边摇转边下压髋关节并外展外旋伸直下肢数次。

2.药物治疗

（1）内服药：筋脉失养者，治宜养血荣筋，方用壮筋养血汤加减。湿热壅盛者，治宜除湿通络，方用三妙丸合五味消毒饮加减。

（2）外用药：可选用下肢洗方或海桐皮汤局部熏洗热敷。

四、其他疗法

1.封闭治疗　用倍他米松 5mg 加 1% 利多卡因注射液 2～4ml 做局部痛点封闭。

2.针刀治疗　小针刀沿髂胫束两侧垂直刺入，纵行疏拨分离数刀，至手下感觉病变处有松解感时出刀。行针刀治疗后 1 周内避免剧烈活动。

五、预防护理

本病一般不影响髋关节正常的功能活动，但关节弹响声对患者心理有一定影响，应做好解释疏导工作。经保守治疗，多数预后良好。

梨状肌综合征

梨状肌综合征是因梨状肌发生损伤、炎症、变性等，通过该孔的坐骨神经和其他骶丛神经及臀部血管遭到牵拉、压迫或刺激，而出现以臀、腿痛为主要临床表现的病症。

一、病因病机

（一）中医病因病机

梨状肌综合征属中医学"痹证"范畴，病因为患处感受风、寒、湿、热等邪气，导致经脉闭阻或瘀血阻络，气血不能畅行而发病。

（二）现代医学认识

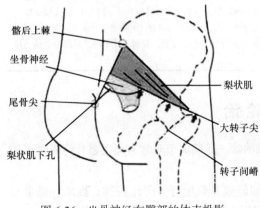

图 6-26　坐骨神经在臀部的体表投影

梨状肌起自骨盆内骶骨前面，穿出坐骨大孔达臀部，止于股骨大粗隆，将坐骨大孔分为梨状肌上孔及下孔，坐骨神经出梨状肌下孔。髂后上棘与坐骨结节连线中点、坐骨结节与股骨大粗隆连线中点，这两点的连线为坐骨神经在臀部的体表投影（图 6-26）。

梨状肌损伤多由间接外力所致，如闪、扭、跨越、反复下蹲等；或由于某些动作，尤其是下肢外展、外旋或蹲位变站立位时，使梨状肌被牵拉过长而致损伤；腰臀部感染等亦可造成梨状肌炎症性损伤。

二、诊断与鉴别诊断

（一）诊断

1. 临床表现

（1）症状：患者有髋部扭闪外伤史或感受风寒湿等病史，主要症状是臀部酸胀疼痛，向大腿放射，一般为单侧发病，肌痉挛严重者，呈"刀割样"或"烧灼样"疼痛，咳嗽、喷嚏可加重疼痛，睡卧不宁，甚至出现跛行，偶有会阴部不适、小腿外侧麻木感。

（2）体征：检查时腰部无压痛和畸形，活动不受限。梨状肌肌腹有压痛和放射痛，有时可触及条索状肌束。髋内旋、内收受限，梨状肌紧张试验阳性，直腿抬高试验小于 60° 时，梨状肌被拉紧，疼痛明显，而大于 60° 时，梨状肌不再被拉长，疼痛反而减轻，患者在蹲位休息后症状可减轻或消失。

2. 辅助检查

X 线：无异常，可用于排除髋部骨性病变。

（二）鉴别诊断

见表 6-31。

表 6-31　梨状肌综合征鉴别诊断

疾病名称	相同点	鉴别要点
腰椎间盘突出症	臀、腿部疼痛或放射痛	脊椎旁可有压痛和放射痛，严重者脊椎生理弯曲改变，并有侧弯，影像学检查有椎间盘突出的征象改变。梨状肌局部封闭不能缓解神经根的疼痛

三、辨 证 论 治

1. 手法治疗　常作为首选疗法。用局部手法可缓解梨状肌痉挛，改善局部营养供应，解除对神经的压迫，修复受损的组织。患者俯卧位，术者先按摩臀部痛点数分钟，然后用拇指或肘尖用力深压，并来回拨动梨状肌，弹拨方向与梨状肌纤维方向相垂直，最后按揉痛点和牵抖患肢。

2. 药物治疗

（1）内服药：血瘀气滞者，治宜化瘀生新，活络止痛，方用桃红四物汤加减。寒湿痹阻者，治宜散寒除湿，祛风通络，方用独活寄生汤加减。湿热阻络者，治宜清热除湿，通络止痛，方用加味二妙散加减。气血亏虚者，治宜补养气血，舒筋止痛，可用当归鸡血藤汤加减。

（2）外用药：外用消肿止痛类膏药等。

四、其 他 疗 法

1. 封闭治疗　用 1% 利多卡因 5 ～ 10ml 加倍他米松 5mg，做痛点封闭，可解除疼痛，并可作为诊断性治疗以排除其他疾病。一般 5 ～ 7 天 1 次，一般不超过 2 次。

2. 针刺治疗　取阿是穴及秩边、环跳、承扶、殷门、阳陵泉、足三里等穴进行针刺，急性期采用强刺激，运用泻法大幅度提插捻转，以有酸麻感向远端放散为佳。对于病久、病情较轻者，应轻刺激，采用平补平泻或补法。

3. 针刀治疗 小针刀松解粘连，减轻肌肉内压，缓解肌肉痉挛，消除水肿，临床应用具有较好疗效。

4. 理疗 采用经络频谱仪、红外线透热照射仪、超短波疗法等物理治疗，若配合药物外用则疗效更佳。

五、预防护理

急性期应卧床休息，避免风寒湿邪侵袭及髋关节过度外展外旋活动。缓解恢复期应加强髋关节及腰部练功活动。平时要加强锻炼，劳逸适度，防止损伤。

第十节　膝部筋伤

膝关节侧副韧带损伤

膝关节侧副韧带损伤是膝关节过度内翻或外翻时，被牵拉的韧带超出生理负荷而发生撕裂或断裂的损伤。以韧带附近疼痛、肿胀、青紫、明显压痛等为主要临床表现。如内侧副韧带完全断裂的同时合并内侧半月板和前交叉韧带损伤或胫骨髁间棘撕脱性骨折，则称为膝关节三联损伤。

一、病因病机

（一）中医病因病机

膝关节侧副韧带损伤多为外力损伤所致。由于筋络受损致使血溢脉外，阻滞筋络，造成气滞血瘀，进而产生一系列症状。

（二）现代医学认识

膝关节在伸直位时，侧副韧带较紧张，膝关节稳定而无侧向及旋转活动。当膝关节处于半屈曲位时，侧副韧带松弛，此时膝关节不稳，有轻度的侧向活动，易受损伤。

当膝外侧或内侧受到暴力打击或重物压迫，迫使膝关节过度外翻、外旋或内翻时，可使膝内侧或外侧间隙拉宽，内侧或外侧副韧带发生拉伤、撕裂、断裂等损伤。这些损伤多见于运动创伤，如滑雪、摔跤、足球等运动。

二、诊断与鉴别诊断

（一）诊断

1. 临床表现

（1）症状：多有明显外伤史。局部可见肿胀、疼痛、皮下瘀血，局部有明显压痛。膝关节侧副韧带损伤后，膝关节呈半屈曲位，主动或被动活动受限，小腿外展或内收时疼痛加重。晚期可出现关节不稳定、膝关节积液、膝关节交锁及股四头肌萎缩等。

（2）体征：内侧副韧带损伤，压痛点在股骨内上髁附近；外侧副韧带损伤，压痛点在腓骨小头或股骨外上髁。膝关节侧向分离试验阳性。侧副韧带部分撕裂时，做膝关节侧向分离，关节无明显的侧翻活动，但伤侧疼痛加剧；完全断裂者，可有异常侧翻活动。若合并半月板或交叉韧带损伤者，可有关节内血肿。

2. 辅助检查

X 线：患侧膝关节内翻或外翻应力位 X 线片可见膝关节内侧或外侧间隙异常增宽。若有骨折撕脱者，可在撕裂性骨折部位见条索状或小片状游离骨块。必要时将双侧膝关节对照。

（二）鉴别诊断

见表 6-32。

表 6-32 膝关节侧副韧带损伤鉴别诊断

疾病名称	相同点	鉴别要点
半月板损伤	膝关节内侧或外侧压痛	半月板损伤压痛部位在内、外侧关节间隙或半月板边缘。多位于后内或后外侧，因为大部分半月板撕裂发生在后角。麦氏征阳性，研磨试验阳性。结合 MRI 检查可与之鉴别

三、辨证论治

1. 手法治疗　损伤初期一般不做手法理筋，否则有可能加重损伤，断裂伤者禁用手法治疗。在中后期应做局部按摩舒筋，可先点按血海、梁丘、阴陵泉、阳陵泉及内外膝眼、悬钟等穴。

2. 药物治疗

（1）内服药：早期治宜活血化瘀、消肿止痛，内服桃红四物汤、舒筋活血汤。后期以温经活血、壮筋补骨为主，内服补筋丸或健步虎潜丸，每次 5 克，1 日 2 次。

（2）外用药：早期 48h 内可局部冰敷，外敷活血化瘀中药，中晚期可用四肢损伤洗方或海桐皮汤熏洗患处。

四、其他疗法

1. 练功疗法　膝关节体能康复训练。目的是增加膝关节稳定性，减少内侧副韧带损伤的复发率。在按摩放松膝周肌肉的同时进行体能康复训练，按比例提高肌肉力量，增加肌肉协调性，并提高肌肉的本体感觉能力，建议在康复师的指导下进行训练；在训练的同时，可进行中药口服（健步虎潜丸等）、按摩、运动拉伸、理疗等辅助治疗，有助于提高疗效。

2. 手术疗法　侧副韧带完全断裂者，必须手术修补才能保持膝关节的稳定性。对陈旧性内侧副韧带断裂，特别是合并交叉韧带损伤的治疗，必须行重建手术。可选用股薄肌腱、半腱肌腱修补法。

五、预防护理

运动前做好充分的准备活动，提高关节灵活性和协调性，要从思想上认识到膝关节侧副韧带损伤潜在的危害性，加强保护和自我保护意识。

运动中要注意膝关节的运动形式及强度，膝关节周围肌肉的力量、柔韧、耐力及爆发力可通过训练得到加强。在运动中首先应掌握正确的运动方法，其次是不宜在半蹲位长时间练习，要合理安排训练，避免下肢过度疲劳，尽量减少膝关节碰撞动作。

膝关节半月板损伤

膝关节半月板损伤是一种以膝关节局限性疼痛（部分患者有打软腿或膝关节交锁现象）、股四头肌萎缩、膝关节间隙固定的局限性压痛为主要表现的疾病。

一、病因病机

（一）中医病因病机

膝关节半月板损伤多由于膝部外伤所致，伤后局部出现气滞血瘀，筋缩不舒，进而产生膝部疼痛、屈伸不利等一系列症状。

（二）现代医学认识

膝关节半月板损伤通常发生于膝关节屈曲并受到旋转外力时。当膝关节处于屈曲位时，股骨在胫骨上强力内旋，股骨将内侧半月板压向后方及关节中央，关节后方坚固的附着部可以防止半月板受损，但如果附着部失去张力甚至撕裂，半月板后部将会被压向关节中心并卡在股骨和胫骨之间，当膝关节突然伸直时发生纵向撕裂，这种撕裂向前方延伸超过内侧副韧带，半月板游离缘侧撕裂部分被夹在髁间窝内，不能复位，便形成了典型的桶柄样撕裂伴关节"交锁"；放松状态下活动膝关节，即可缓解并恢复行走，即为"解锁"现象。半月板损伤可发生在半月板的前角、后角、中部或边缘部，损伤的形状可为横形撕裂、纵形撕裂、水平撕裂或不规则形撕裂，甚至破碎成关节内游离体。除外力之外，半月板自身的病变和缺陷也是破裂的重要原因，如半月板囊肿和先天性盘状半月板，轻微损伤即可引起半月板损伤。

二、诊断与鉴别诊断

（一）诊断

1. 临床表现

（1）症状：多数有明显外伤史。急性期膝关节有明显疼痛、肿胀和积液，关节屈伸活动障碍。急性期后，膝关节肿胀和积液可自行消退，但活动时关节仍有疼痛，尤以上下楼、上下坡、下蹲起立、跑、跳等动作时疼痛更明显，严重者可跛行或屈伸功能障碍。典型患者有"交锁""解锁"现象，或在膝关节屈伸时有弹响。

（2）体征：膝关节内、外侧关节间隙或半月板边缘压痛（＋），麦氏征（McMurray）（＋），研磨试验（Apley）（＋），股四头肌萎缩。

2. 辅助检查

MRI：对于诊断半月板损伤较为准确，表现为低信号的半月板内有线状或复杂形状的高信号带贯穿，全程分为三度：Ⅰ度为半月板内有灶性球状或椭圆状信号增高影，未达关节面；Ⅱ度为半月板内高信号呈水平的线性状，可延伸至半月板关节囊缘；Ⅲ度为半月板内高信号达半月板的关节面（图6-27）。

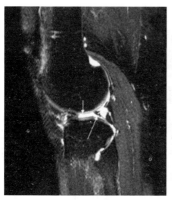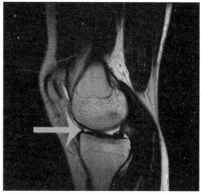

图 6-27 半月板损伤 MRI 示意图

（二）鉴别诊断

见表 6-33。

表 6-33 半月板损伤鉴别诊断

疾病名称	相同点	鉴别要点
关节内游离体	膝关节有"交锁""解锁"症状	有"交锁""解锁"症状，但发生的位置常常变动，而半月板损伤的"交锁""解锁"有固定位置。X 线可见关节内游离体，MRI 对诊断半月板损伤准确率高

三、辨 证 论 治

1. 手法治疗 损伤初期一般不做手法理筋，撕裂伤如需理筋者，可予牵引下作伸屈膝关节 2 或 3 次，以恢复轻微错位、卷曲的筋膜，但这种手法也不宜多做，否则有可能加重损伤。中后期应做局部按摩舒筋，可先点按血海、梁丘、阴陵泉、阳陵泉及内外膝眼、悬钟等穴。

2. 药物治疗

（1）内服药：早期治宜消肿止痛，内服桃红四物汤或舒筋活血汤。后期治宜补肾温经、通络止痛，内服补肾壮筋汤。

（2）外用药：外擦活血通络类中成药。

四、其 他 疗 法

手术治疗

适应证：经保守治疗无效、反复发生交锁、疼痛严重者应尽早行手术治疗。在关节镜下，根据半月板损伤类型可行半月板缝合、成形、部分切除或全切除。

五、预 防 护 理

平时做好膝关节体能康复训练。在运动前做好相应的准备活动，运动中贴扎或佩戴护膝，运动后及时进行运动拉伸和放松按摩等恢复性措施。

术后康复方案要根据膝关节半月板撕裂的大小、范围、膝关节是否稳定及是否同时进行韧带重建或其他手术而定。

膝关节交叉韧带损伤

膝关节交叉韧带包括前交叉韧带和后交叉韧带，当作用于膝关节的外力超出韧带生理负荷而发生撕裂或断裂。临床表现为膝关节疼痛、肿胀、活动受限；陈旧性交叉韧带损伤可出现关节松弛不稳，运动中膝关节有"错动感"或"打软腿"，且容易反复扭伤，疼痛。

一、病因病机

（一）中医病因病机

膝关节交叉韧带损伤多为外力损伤所致。伤后膝关节局部筋络受损，血溢脉外，造成筋络阻滞和气滞血瘀，从而产生一系列症状。

（二）现代医学认识

交叉韧带位于膝关节之中，有前后两条，交叉如"十"字，又名十字韧带。前交叉韧带起于股骨髁间窝的外后部，向前内止于胫骨髁间隆突的前部，限制胫骨向前移位；后交叉韧带起于股骨髁间窝的内前部，向后外止于胫骨髁间隆突的后部，限制胫骨向后移位。因此交叉韧带对稳定膝关节起着重要作用。

膝关节交叉韧带位置较深，非严重的外力不易引起交叉韧带的损伤，其损伤的主要原因是运动损伤，在进行有身体冲撞或者高速运动（如篮球、足球和滑雪等体育运动）时，容易发生交叉韧带损伤。此外也可见于交通伤和生产、生活等意外伤的非运动性损伤。临床上以前交叉韧带损伤较为多见，一般单纯的膝关节交叉韧带损伤少见，多伴有其他损伤，如膝关节半月板损伤、侧副韧带损伤等。

二、诊断与鉴别诊断

（一）诊断

1.临床表现

（1）症状：伤后膝关节疼痛、肿胀、活动受限；陈旧性交叉韧带损伤可出现关节松弛不稳，患者在运动中有膝关节"错动感"或"打软腿"，不能急停急转，不能用患腿单腿支撑；运动中膝关节容易反复扭伤，疼痛，造成半月板损伤后甚至出现反复交锁。

（2）体征：前交叉韧带损伤时可出现前抽屉试验阳性，后交叉韧带损伤时可出现后抽屉试验阳性。拉赫曼试验检查松弛、无抵抗。关节内积血或积液较多时可见浮髌试验阳性。合并有膝关节半月板损伤、侧副韧带损伤时，可见麦氏征阳性、侧方应力试验阳性。

2.辅助检查

MRI：膝关节MRI检查提示关节内积血，交叉韧带肿胀或连续性中断，可以看到残端，股骨髁间窝或股骨髁和相对应的胫骨平台有骨挫伤表现。陈旧性交叉韧带损伤可出现交叉韧带的形态消失。

（二）鉴别诊断

见表 6-34。

表 6-34 膝关节交叉韧带损伤鉴别诊断

疾病名称	相同点	鉴别要点
半月板损伤	膝关节疼痛、肿胀、活动受限	半月板损伤压痛部位在内、外侧关节间隙或半月板边缘。多位于后内或后外侧，因为大部分半月板撕裂发生在后角。麦氏征阳性，研磨试验阳性。结合 MRI 检查可与之鉴别

三、辨 证 论 治

1. 手法治疗 损伤初期一般不做手法理筋，否则有可能加重损伤。可将患膝固定于屈膝 20° ～ 30° 位，使韧带处于松弛状态，以便行修复重建手术。

2. 药物治疗

（1）内服药：早期治宜活血化瘀、消肿止痛，内服桃红四物汤、舒筋活血汤。后期以补养肝肾、舒筋活络为主，内服补筋丸或健步虎潜丸。

（2）外用药：外敷定痛散或定痛膏。

四、其 他 疗 法

1. 固定 前交叉韧带不完全断裂，未引起急性不稳者，可长腿石膏固定于屈膝 30° 位 4 ～ 6 周。

2. 手术治疗

手术指征：交叉韧带完全断裂，影响膝关节功能者；前交叉韧带断裂合并内侧副韧带、后交叉韧带、外侧副韧带损伤，膝关节出现前外侧或前内侧旋转不稳或出现内、外翻异常活动时；韧带止点处撕脱骨折有明显移位时；伴有半月板撕裂者。

3. 练功疗法 膝关节制动期间可进行股四头肌舒缩锻炼，防止肌肉萎缩。解除固定后，可练习膝关节屈曲，并逐步练习扶拐行走。伤后膝关节不稳时，可佩戴支具保护，以增加膝关节的稳定性。建议在康复师的指导下进行训练。

五、预 防 护 理

运动前做好充分的准备活动，提高关节灵活性和协调性，要从思想上认识到膝关节交叉韧带损伤潜在的危害性，加强保护和自我保护意识。运动中要注意膝关节的运动形式及强度，平时做好膝关节体能康复训练。在运动前做好相应的准备活动，运动中贴扎或佩戴护膝，运动后及时进行运动拉伸和放松按摩等恢复性措施。

术后康复方案要根据交叉韧带撕裂的程度、膝关节是否稳定及是否同时进行其他手术而定。

（于 栋）

第十一节 踝、足部筋伤

跟腱部筋伤

跟腱由腓肠肌与比目鱼肌的肌腱合成，是人体最强有力的肌腱之一，止于跟骨结节。一般来说，跟腱的完全性断裂临床并不多见。本病多发生于 20～40 岁男性，根据损伤的程度分为完全断裂与不完全断裂；根据是否合并伤口分为开放性损伤与闭合性损伤。

一、病因病机

（一）中医病因病机

锐器损伤致局部气滞血瘀；或慢性劳损，肝肾气血亏虚，致筋脉失养，在外力作用下易发生跟腱断裂。

（二）现代医学认识

刀、铲、斧等锐器直接切割导致跟腱开放性断裂。当跟腱本身存在病理变化时，如职业性运动损伤造成的小血管断裂、肌腱营养不良、长期运动发生退行性改变或跟腱钙化等，再受到骤然猛力牵拉，如从高处跳下前足着地或剧烈奔跑等，均可使跟腱受过度牵拉而产生部分甚至完全性的跟腱断裂。跟腱断裂男女的发生率约为 5∶1。据统计，在运动人群中，每年每 10 万人中就有 21～25 例发生跟腱断裂。从腓肠肌腹与腱性的连接部，到跟骨结节肌腱附着点处，都可发生跟腱的断裂。

二、诊断与鉴别诊断

（一）诊断

1. 临床表现

（1）症状：足跟后部或小腿后侧疼痛，跖屈无力，不能踮脚站立，开放性损伤局部可见开放伤口。

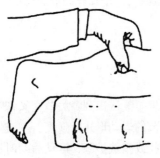

图 6-28　腓肠肌挤压试验
（Thompsons 试验）

（2）体征：开放性损伤，易于诊断，肉眼可见到跟腱部断裂；闭合性损伤，局部有明显肿胀，外观可见跟腱部失去原有形态而凹陷。局部有压痛，断裂处可摸到裂陷，肌腹上移。腓肠肌挤压试验（Thompsons 试验）是急性跟腱断裂的特异特征。患者俯卧位，双足伸出于床边之外，检查者用手挤压小腿腓肠肌，正常情况下可引起足跖屈，如果未出现足跖屈，即为 Thompsons 试验阳性，提示跟腱断裂（图 6-28）。

2. 辅助检查

（1）X 线：可排除跟骨结节部的撕脱性骨折。

（2）MRI：可发现跟腱断裂的部位和形态。

（二）鉴别诊断

见表 6-35。

表 6-35　跟腱部筋伤鉴别诊断

疾病名称	相同点	鉴别要点
跟骨结节部的撕脱性骨折	足跟部疼痛，踝关节跖屈受限	X 线可发现跟骨结节部撕脱骨折块

三、辨证论治

对于跟腱断裂者，治疗的首务是接筋续损。需分急性损伤还是慢性损伤，以及断裂程度，根据损伤类型而区别治疗。对于完全断裂、大部分断裂者以及开放性断裂者，需尽早手术治疗；对于部分断裂者，需跖屈位固定，使断端靠近而利于生长愈合。在此基础上，采用药物治疗，以促进消肿止痛和生长愈合。后期按期解除固定，逐步进行功能锻炼和理筋手法、药汤泡洗，以舒筋活络。

1. 手法治疗　对跟腱部分撕裂者，可将患足跖屈，在肿痛部位作轻轻地按压、揉摩，并在小腿三头肌肌腹处作按摩，使肌肉松弛以减轻近端跟腱回缩。

2. 药物治疗

（1）内服药：早期治宜活血祛瘀、消肿止痛，选用续骨活血汤、七厘散等，后期可选用六味地黄丸以补肾滋肝。

（2）外用药：后期可配合运用中药外擦、熏洗，如海桐皮汤外洗等。

四、其他疗法

1. 外固定　跟腱部分断裂，用石膏或支具固定踝关节跖屈位 3～4 周。

2. 手术治疗　对新鲜的完全性断裂或开放损伤，宜早期手术治疗。术后长腿石膏将踝关节固定于跖屈位 3 周，短腿石膏固定 4～6 周。目前手术方法有原位缝合、经皮缝合、小切口缝合、束束缝合等多种方法。

五、预防护理

早期应在医生指导下作股四头肌的收缩锻炼，外固定解除后在医生指导下作踝关节的屈伸活动及行走锻炼。

跟腱损伤不容易恢复，因为跟腱的血液循环较差，一旦损伤，修复能力很差，石膏固定不良或者过早负重运动，可能导致跟腱再次断裂，因此康复过程中的保护十分关键。

踝关节扭伤

踝关节周围的韧带有内侧副韧带、外侧副韧带、胫腓韧带（图 6-29）。内侧韧带又称三角韧带，上方起于内踝，向下呈扇形附于足舟骨、距骨和跟骨，是一条坚韧的韧带，不易损伤；外侧副韧带起自外踝，止于距骨前外侧的为距腓前韧带，止于跟骨外侧的为跟腓韧带，止于距骨后突的为距腓后韧带；胫腓韧带又称下胫腓韧带，为胫骨与腓骨下端之间的骨间韧带，是保持距小腿关节稳定的重要韧带。

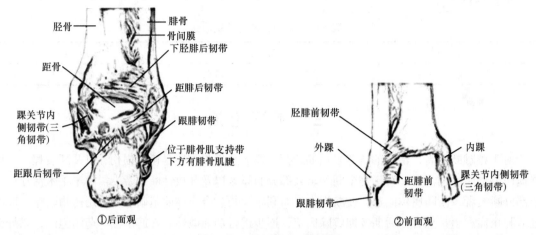

图 6-29　踝关节解剖结构

踝关节扭伤甚为常见，可发生于任何年龄，但以青壮年较多。临床上一般分为内翻扭伤和外翻扭伤两大类，以前者多见。急性踝关节扭伤如果治疗不当可能会成为陈旧性损伤，易反复扭伤。

一、病因病机

（一）中医病因病机

外伤致踝部之筋受力所伤，出现筋断筋结筋纵，局部气滞血瘀引起受伤部位经络不通，脉络瘀阻，气血失和，功能失常。

（二）现代医学认识

多因行走或跑步时突然踏着不平的地面或上下楼梯、走坡路不慎踏空；或骑自行车、踢球等运动中不慎跌倒，使足过度内翻或外翻而产生踝部扭伤。

跖屈内翻损伤时，容易损伤前外侧的距腓前韧带；单纯内翻损伤时，则容易损伤外侧的跟腓韧带。外翻姿势损伤时，由于内侧韧带比较坚强，较少发生损伤，但可引起胫腓韧带撕裂。除了踝部内外侧韧带损伤之外，外力还可传导到足部的各小关节，引起关节间韧带的不显性损伤和关节错位。

二、诊断与鉴别诊断

（一）诊断

1.临床表现

（1）症状：踝关节疼痛、活动受限，活动时疼痛加重。

（2）体征：急性踝关节扭伤可见局部肿胀、压痛，严重者皮下可见瘀斑，踝关节屈、伸、内、外翻功能受限；陈旧性踝关节扭伤肿胀往往不明显，可在踝部触及压痛点。部分患者可见内外踝以外的足部的压痛。

2.辅助检查

（1）X线：可以帮助排除内、外踝的撕脱性骨折。若损伤较严重者，应作踝关节内翻、外翻应力位 X 线检查，可见到距骨倾斜角度增大，甚者可见到移位。

（2）MRI：可以明确韧带及周围肌腱的损伤情况，对于陈旧性损伤可以评估距骨软骨的情况。

（二）鉴别诊断

见表 6-36。

表 6-36　踝关节扭伤鉴别诊断

疾病名称	相同点	鉴别要点
踝部骨折	踝部疼痛、肿胀、活动受限	可有畸形、骨擦音等，X 线可见踝部骨折征象

三、辨 证 论 治

1. 手法治疗　踝关节扭伤，早期需做手法治疗，手法主要是捺正关节，包括纠正踝关节、距下关节、足部小节的错缝，理筋续损，以纠正"骨错缝""筋出槽"。患者卧位，术者首先握住患者之足和跟部，行中立位之拔伸牵引，然后逆其损伤时的内外翻而做反方向的足部背伸及内外翻动作，然后将足临时固定功能位。对于内、外侧肿胀之韧带损伤处，可轻揉消肿，不可大力按压，对于足背的压痛点，亦可做按揉手法。

恢复期或陈旧性踝关节扭伤者，可用手法拔伸和松解踝关节及足部，所伤之韧带下有痛性结节者，可用指端按揉，松解粘连。跛行时间较长者，尚需按揉下肢的各部之筋，恢复下肢的整体力学平衡。踝关节功能受限者，恢复下肢功能（图 6-30）。

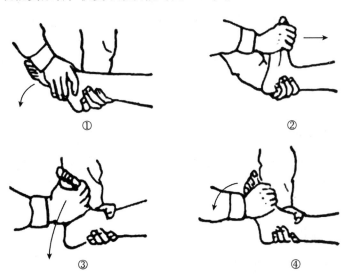

图 6-30　踝关节扭伤理筋手法

2. 药物治疗

（1）内服药：早期治宜活血化瘀、消肿止痛，内服七厘散。后期治宜舒筋活络、温经止痛，内服活血酒或小活络丹。

（2）外用药：初期肿胀明显者，可外敷消肿化瘀散、七厘散、双柏散之类。中、后期肿胀较轻，可外贴活血消肿类膏药，并可配合活血舒筋的中药外洗。

四、其他疗法

（1）固定：一般的急性筋伤，"8"字绷带固定2～3周，减少对损伤韧带的牵拉以便其愈合。如韧带断裂严重，需用石膏或支具固定，固定时间4～6周。

（2）局部封闭：复方倍他米松或泼尼松行局部封闭，这种治疗方法只作为临时性止痛，不是常规治疗。

（3）练功：外固定之后，应尽早练习跖趾关节屈伸活动，进而可作踝关节背屈、跖屈活动。拆除石膏后，可指导做距小腿关节内翻、外翻的功能活动，以防止韧带粘连，增强韧带的力量。

（4）理疗、针灸等治疗。

（5）手术疗法：陈旧性损伤外侧韧带断裂，致踝关节不稳或继发半脱位者，可行MRI明确外侧韧带损伤情况，行外侧韧带重建，目前常用的方法有踝关节镜下韧带重建、切开带线缝合铆钉加强和自体肌腱替代等术式。

五、预防护理

预防踝关节扭伤的根本方法是适当参加体育锻炼，保持肢体的灵活性和踝关节的稳定性。

跟 痛 症

跟痛症是指跟骨跖面疼痛的多种慢性疾病的总称。中医理论认为中老年人，肝肾不足，骨软筋弛，足跟负重过大导致跟痛。现代医学认为跟痛症可能与劳损、长期不负重而发生废用性改变以及骨质疏松等因素有关。跟痛症临床上一般可包括足底跖筋膜炎、跟骨脂肪垫病变、跟骨滑膜炎、跟骨骨刺、神经卡压等。

一、病 因 病 机

（一）中医病因病机

人在中年以后，肝肾渐衰，肝血亏虚不能荣筋，肾精不足不能充骨。日久则骨软筋弛，腰腿酸软，不能任物；足跟承全身之重，外有劳损之弊，内有骨软筋弛，日久必有气血流通不畅，久而为痹，症见疼痛。

（二）现代医学认识

跟痛症的发病机理复杂，主要与足跟内高压、跟骨骨刺、跟骨脂肪垫炎及慢性劳损等无菌炎症有关。

二、诊断与鉴别诊断

（一）诊断

1. 临床表现

（1）症状：跟骨跖面或其周围疼痛，行走时加重，休息可减轻。

（2）体征：足跟底部或跟骨周围压痛。

2. 辅助检查 实验室检查多数阴性，大多数 X 线检查无异常改变，部分可见跟骨底骨质增生或骨小梁稀疏。

（二）鉴别诊断

见表 6-37。

表 6-37 跟痛症鉴别诊断

疾病名称	相同点	鉴别要点
痹证性跟痛症	跟骨跖面或其周围疼痛，行走时加重，休息可减轻。足跟部或跟骨周围压痛	有些患者可有关节痛或发热等病史。局部皮肤色红，皮肤温度稍高。可能有红细胞沉降率增大，类风湿因子阳性或 HLA-B27 阳性。早期可无异常表现，后期可有跟部骨质增生征象
足底腱膜炎		足底有胀裂感，疼痛可沿跟骨内侧向前扩散至足底。压痛点在跟骨负重点稍前方的足底腱膜处。X 线可见足底腱膜跟骨附着处有钙化现象，其形状类似跟骨棘，不过足底腱膜的钙化显得平而小，不如跟骨棘突向皮下
跟骨下脂肪垫炎		多有足跟部外伤史，如足跟被石子硌伤，引起跟骨下脂肪垫损伤。压痛点在足跟负重区偏内侧，有时可触及皮下的脂肪纤维块，如可滑动的结节，压痛明显
肾虚性跟痛症		行走、站立时感两腿酸软无力，两足跟部酸痛，行走时间越长，酸痛越明显。X 线摄片可见跟骨有骨质疏松、皮质变薄的表现
跟骨骨刺		X 线显示跟骨于足底部有骨刺形成

三、辨 证 论 治

1. 理筋手法 足底腱膜炎可采用顶捻法治疗，即用拇指在压痛部位顶压，同时做捻法。跟骨下脂肪垫炎可每日按摩足跟部，以促进局部血液流通，起到活血通络的作用。

2. 药物治疗

（1）内服药：痹证性跟痛症治宜祛风除湿、通络止痛，可选用独活寄生汤加减。肾虚性跟痛症治宜强壮筋骨、和络止痛，可服用六味地黄丸或金匮肾气丸等滋补肝肾之品。

西药可服用消炎止痛药物。

（2）外用药：对于痹证性跟痛症，偏于风湿者宜活血通络、祛风止痛；偏于热痹者宜活血通络、舒筋止痛。对于足底腱膜炎和跟骨下脂肪垫炎，可采用药物熏洗局部。

四、其 他 疗 法

（一）局部激素封闭治疗

足底腱膜炎、足底下脂肪垫炎和跟骨骨刺可采用局部激素封闭治疗，可用曲安奈德 15mg、利多卡因注射液 1.5ml、生理盐水 2ml 混合液局部注射。但需要指出的是近年来有文献指出不主张急速封闭，因脂肪垫炎局部封闭半年内效果较好，半年后会加速脂肪垫的退变，导致脂肪垫缓冲震荡能力下降，进而疼痛加重。

（二）手术治疗

多数跟痛症不需要手术治疗，顽固性的跟腱末端炎症并钙化的，可以考虑行跟腱末端清理并跟腱重建术。也可以行跟骨钻孔减压术、跖腱膜切断术等。

五、预 防 护 理

控制体重，减少行走，逐渐增加运动量；鞋内足跟部加软垫；骨质疏松者应积极行抗骨质疏松治疗。

踝管综合征

踝管综合征是指胫后神经通过踝关节内后侧之纤维骨性隧道（踝管）受压时而产生的综合征。本病多见于男性，多数为从事体力劳动或体育运动者。踝管长 2 ～ 2.5cm。其顶部由屈肌支持带构成，两侧和底部由距骨和跟骨的内侧面构成。踝管内容物有胫骨后肌腱、趾长屈肌腱、胫后血管、胫后神经以及拇长屈肌腱（图 6-31）。

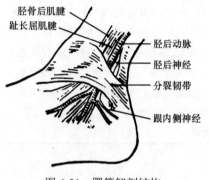

图 6-31　踝管解剖结构

一、病 因 病 机

（一）中医病因病机

中医学认为本病是寒湿淫筋，风邪袭肌，侵于踝部或因不慎跌挫，伤及踝部，致使踝部气血瘀阻而发生一系列临床症状。

（二）现代医学认识

现代医学认为主要病因是踝部扭伤、骨折畸形愈合、局部慢性劳损或足外翻畸形等，病理表现为踝管内肌腱发生炎症、肿胀、变性致容积变小，踝管内压力增高而压迫胫后神经和胫后血管，造成其支配区域的血供和神经功能障碍。

二、诊断与鉴别诊断

（一）诊断

1. 临床表现

（1）症状：早期症状常在行走、久立或劳累后，内踝下方有酸痛感；严重时足跗部和跟骨内侧出现感觉异常或麻木。

（2）体征：局部压痛，较重者踝管部有梭形肿块，叩压可引起明显疼痛、麻木并可向足底放射，足趾皮肤可有皮肤干燥、发凉苍白、血管搏动减弱或轻度发绀，趾甲变形、失泽、变脆、汗毛脱落或有足内肌萎缩现象。

2. 辅助检查

（1）影像学检查：踝足部 X 线平片可发现主要的骨骼病变，如骨赘或跟骨先天异常；CT 检查有助于进一步评估可疑的骨骼病变；MRI 可以发现软组织占位病变。

（2）电生理检查：表现为踝管内或远端的传导减慢以及内在肌纤颤电位。

（二）鉴别诊断

见表 6-38。

表 6-38 踝管综合征鉴别诊断

疾病名称	相同点	鉴别要点
腰椎间盘突出症	足部疼痛、麻木	本病可合并腰部疼痛、下肢放射痛，Tinel 征（－）；背屈外翻试验阴性；踝管综合征；踝背屈，跟骨外翻及足趾充分背屈持续 5～10 秒，原有症状加重或 Tinel 征阳性。结合腰椎 MRI、CT 以及下肢肌电图可明确诊断

三、辨 证 论 治

1. 手法治疗 早期可在内踝后作推揉按摩，可以缓解局部痉挛，改善局部血液供应，解除对神经的压迫，修复受损组织。

2. 药物治疗

（1）内服药：治宜活血化瘀通络、消肿止痛，方选舒筋活血汤。口服消炎止痛药物有利于缓解炎症引起的疼痛等。

（2）外用药：可选用活血化瘀、祛风散寒、利水消肿类中草药熏洗、热敷，如红花、三棱、莪术、川芎、伸筋草、透骨草、白芷、制川乌、制草乌、白芥子、木瓜、芒硝等；也可选用活血化瘀、消肿止痛类膏药外敷；如对中药类膏药过敏，可选择非甾体类膏药。

四、其 他 疗 法

（1）局部封闭疗法：用 1% 利多卡因 1～2ml 加复方倍他米松 25mg 或醋酸泼尼松龙 1～2ml 做痛点封闭，可解除疼痛，一般 5～7 天 1 次，可做 3～5 次。

（2）针刀疗法：小针刀松解卡压，减轻踝管内压力，缓解肌肉痉挛，消除水肿，临床应用具有较好效果。

（3）理疗治疗：采用红外线、超短波、中频脉冲等物理治疗，中药熏洗和热敷等传统疗法。

（4）手术疗法：如果卡压来自屈肌支持带、局部肿物病变、跟骨骨赘或软组织粘连，且保守治疗无效者，则应考虑手术切开踝管松解胫后神经血管。

五、预 防 护 理

踝管综合征的预防主要在于早期诊断，针对不同的病因进行预防。早期的影像学检查有助于发现先天性骨骼畸形和软组织占位，可以早期手术解除神经压迫。

拇 外 翻

拇外翻又称"蹞外翻"，是指拇趾向外偏斜超过正常生理角度的一种足部畸形，是前足常见病变（图 6-32）。多见于成年人，有遗传因素者，在青少年时期即可发生，中、老年后由于足部肌肉力减弱，拇外翻常可加重，且女性 多于男性。一般认为拇趾向外偏斜超过 15° 即为拇外翻畸形。

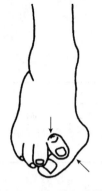

图 6-32　拇外翻畸形

拇趾外翻后，第 1 跖骨头内侧骨赘形成，和鞋面摩擦，形成滑囊炎，称为拇囊炎。拇外翻后常伴有足的其他部位的病变，如锤状趾、跖骨痛、小趾滑囊炎、扁平足等，因此，又有人称拇外翻为拇外翻复合体或拇外翻综合征。

一、病因病机

拇外翻的确切病因尚不清楚，现在普遍认为拇外翻的发生和多种因素相关。

（一）中医病因病机

有学者提出，拇外翻属于"骨离缝、筋出槽"疾病，外因主要有急性损伤、慢性劳损、风寒湿等外邪侵袭等，内因主要与年龄、体质、解剖结构及先天发育畸形等有关。

（二）现代医学认识

（1）遗传因素：很多拇外翻患者有家族遗传病史，据统计有 69.48% 的患者有遗传因素且多数为母系遗传。

（2）穿鞋：穿鞋被认为与拇外翻的发生有密切关系。穿较硬的尖头鞋、高跟鞋等原因，使行走时足前方受力，拇趾挤向外侧，促进和加重拇外翻的发生。

（3）足部结构异常：如扁平足、第 1 跖骨内翻、第 1 跖骨过长、前足或拇趾的旋前等均可诱发和加重拇外翻。

（4）其他：外伤、类风湿关节炎、痛风及一些遗传疾病和结缔组织病等破坏了足部软组织或关节正常结构而引起拇外翻。

二、诊断与鉴别诊断

（一）诊断

1. 临床表现

（1）症状：拇趾疼痛，疼痛的部位常在拇囊、跖趾关节和籽骨等部位，或第 2、3 跖骨头跖面的胼胝疼痛，穿鞋行走时疼痛加重。

（2）体征：拇趾呈外翻畸形，常伴有拇趾的内外旋转，前足增宽。严重时可合并锤状趾、叠趾、小趾内翻等畸形，及足底胼胝体。第 1 跖趾关节内侧压痛，局部皮肤温度可增高，跖趾关节研磨试验阳性。第 1 跖趾关节活动度减少。

2. 辅助检查

X 线：第一跖趾关节半脱位，关节间隙狭窄，关节面骨质硬化，跖骨头内侧骨赘形成，趾骨向外侧移位。拇外翻角（HAV 角）大于 15°，第 1、2 跖骨间角（IM 角）大于 9°（图 6-33）。

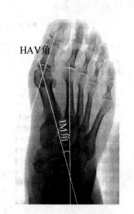

图 6-33　IM 角和 HAV 角

（二）鉴别诊断

见表 6-39。

表 6-39 拇外翻鉴别诊断

疾病名称	相同点	鉴别要点
痛风性关节炎	第一跖趾关节疼痛	多因饮食不当诱发，急性起病，疼痛剧烈，X线显示典型跖趾关节边缘形成虫蚀样改变，实验室检查可能有血尿酸的升高
类风湿关节炎	第一跖趾关节疼痛或畸形	常合并全身症状，实验室检查类风湿因子（RF）、抗环瓜氨酸肽（CCP）抗体、红细胞沉降率（ESR）等指标的改变

三、辨 证 论 治

1.手法治疗 通过手法向足内侧搬动拇趾，并将拇趾向远端牵拉，对症状有缓解作用。

2.药物治疗

（1）内服药：湿阻热郁型，治宜清热解郁、利湿止痛，方用四妙散加减；瘀血阻络型，治宜活血化瘀、通络止痛，方用身痛逐瘀汤加减；肝肾亏虚型，治宜补益肝肾、强筋壮骨，方用独活寄生汤加减。

（2）外用药：可选用活血化瘀、利水消肿类中草药熏洗、热敷，如红花、三棱、莪术、川芎、伸筋草、透骨草、白芥子、木瓜、芒硝等；也可选用活血化瘀、消肿止痛类涂擦剂。

四、其 他 疗 法

（1）足垫矫形治疗（拇外翻矫正器、分趾垫）。

（2）针刺放血疗法。

（3）手术治疗：手术目的是减轻疼痛，纠正畸形，恢复足的正常功能。适用于中晚期患者。已报道的手术方法有200多种，可归纳为5类：①软组织手术：主要将拇收肌在近节趾骨的止点切断，移位于第1跖骨头的腓侧，以McBride手术为代表；②骨切除术：切除部分骨骼，使挛缩的软组织松弛，解除症状；③矫正第1跖骨内翻截骨术，或同时施行软组织手术和（或）骨切除术；④第1跖趾关节融合术；⑤小切口手术。

五、预 防 护 理

避免长期穿高跟鞋，避免穿过紧的鞋。轻度拇外翻可以早期使用拇外翻矫正带，或拇外翻矫正器。中老年人应加强足内在肌的锻炼。

（郑福增）

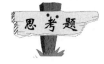

（1）从解剖与功能上谈什么是中医的筋？

（2）肩袖损伤的解剖学病因是什么？

（3）旋后肌综合征的表现与桡神经在肱骨下1/3位置损伤有什么异同？

（4）腕关节外伤后的肿痛活动时加剧，应该考虑哪些可能的诊断？

（5）腰椎间盘突出症患者其腰腿痛为什么常与弯腰和久坐有关？

（6）侧隐窝狭窄与中央管狭窄所引发的腰椎管狭窄症，临床表现有什么不同？

（7）膝关节周围的、内部的韧带如何维护膝关节的稳定？

（8）跟腱部损伤，临床上如何应用肌力检查判断损伤的程度？

第七章 骨 病

骨病是中医骨伤科疾病中的非创伤性疾病的总称。包括骨与关节风湿类疾病、感染性疾病、代谢性疾病、骨关节畸形、骨坏死、骨与软组织肿瘤等。对骨病的认识，可追溯到《黄帝内经》关于骨痹的记载；骨病的治疗在西汉时期《五十二病方》中已有详细记载，书中除以内服汤药为主之外，还有大量的外治法，如敷贴法、烟熏或蒸气熏法、熨法、砭法、灸法、按摩疗法、角法（火罐疗法）等，治疗手段多样。

"正邪相争"是中医的重要病因病机，正虚邪盛则发病。在骨病的发病机理中，"肝主筋、肾主骨"，肝肾不足、气血亏虚是骨病的常见内因，六淫、邪毒乘虚而入是常见外因。故补益肝肾、益气活血、祛风湿、通经络是骨病的常用治法。

第一节 化脓性关节炎

化脓性关节炎是指细菌引起的关节内化脓性感染，可引起关节破坏和功能丧失，属于中医学"关节流注"或"流注病"以及"无头疽"的范畴。本病好发于儿童、年老体弱及慢性关节病群体，男性居多。膝、髋关节为好发部位，一般是单关节受累。

一、病 因 病 机

（一）中医病因病机

（1）余毒流注关节：患有疖痈疔疮或外感风寒等失治误治，或虽治疗后余毒未尽，毒邪走散，流注于四肢关节所致。

（2）瘀血化热成毒：因久累劳积，肢体经脉受损，或因跌仆闪挫或产后恶露未尽，瘀血停滞，积久化热，热毒瘀血流注于关节而发病。

（3）体弱正虚邪乘：机体正虚，腠理不固，感受暑湿之邪，复因贪凉受寒，寒邪外束，暑湿之邪客于营卫之间，阻于经脉之内，乃发本病；或因开放损伤、穿刺手术操作不当，邪毒乘虚而入，深入关节，营卫气血受阻，化腐成脓而发病。

（二）现代医学认识

化脓性细菌感染是本病发生的根本原因，最常见的致病菌是金黄色葡萄球菌，约占总发病率的85%以上，其他的致病菌包括链球菌、肺炎双球菌、大肠埃希菌、流感嗜血杆菌等。感染途径以血源性感染多见，身体其他部位的化脓性病灶经血液循环传播至关节腔。有时会因化脓性骨髓炎或邻近关节的软组织感染直接进入关节腔所致。也可因开放性损伤、关节手术、关节穿刺细菌进入关节引起。本病发展的病理过程可分为三个阶段：①浆液渗出期：滑膜充血、水肿，渗出液增多，关节液呈清晰的浆液状，有白细胞浸润；②浆液纤维蛋白渗出期：滑膜炎症反应加重，滑膜表面有纤维蛋白沉积，关节液呈絮状，质黏稠混浊，大量中性粒细胞浸润；③脓性渗出期：感染累及整个关节，关节囊及滑膜肿胀肥厚，局部坏死，大量脓液形成，关节软骨被破坏。

二、诊断与鉴别诊断

（一）诊断

1. 临床表现

（1）症状：急性化脓性感染时可出现感染中毒症状，如寒战、高热等，全身症状明显。局部受累关节可出现肿胀、疼痛、皮肤灼热等急性炎症反应，活动后疼痛加剧。

（2）体征：关节皮肤潮红、肿胀、皮肤温度升高、压痛；积脓多时，可触及波动感，膝关节化脓性关节炎可见浮髌试验阳性。关节呈屈曲挛缩，继发病理性关节脱位时可出现畸形，化脓时向外溃破可形成窦道。

2. 辅助检查

（1）实验室检查：白细胞计数、中性粒细胞百分比增高，红细胞沉降率增大，C反应蛋白升高。血培养常为阳性。

（2）关节穿刺：一旦怀疑关节感染伴有关节内积液，应对关节腔穿刺液进行血常规检查、生化检查、细菌培养和药敏检查，关节腔穿刺液可为浆液性、血性、黏稠或脓性，涂片显微镜下可见白细胞、脓细胞和细菌。进行关节腔穿刺液常规检查时，一般白细胞计数 $> 50 \times 10^9$/L，中性粒细胞百分比 $> 95\%$；生化检查时，正常滑膜液中葡萄糖比血糖稍低，其差值在 0.5mmol/L 以内，如差值在 2.2mmol/L 以上时，应考虑为化脓性关节炎。

（3）X线：早期可见关节囊边界模糊，关节间隙增宽，邻近关节处骨质疏松。后期关节间隙变窄甚至消失，骨质增生硬化。晚期关节出现纤维或骨性融合畸形，骨小梁跨过关节面，或并发病理性脱位。

（二）鉴别诊断

见表 7-1。

表 7-1 骨病鉴别诊断

疾病名称	相同点	鉴别要点
关节结核	关节肿胀、活动受限，溃破流脓	病程长，反复发作，全身症状不明显，关节不红，脓液清稀，夹有干酪样絮状物
化脓性骨髓炎	局部红肿热痛	病变局限在干骺端和骨干，关节活动不受限
风湿性关节炎	关节红肿热痛	游走性发病，多呈对称性，炎症消退后不遗留关节畸形，伴有心肌炎、皮下结节和环形红斑等风湿热表现
类风湿关节炎	关节肿胀、僵硬和畸形	多发于四肢小关节，呈对称性，类风湿性因子阳性

三、辨证论治

（一）内治法

未成脓时，以清热解毒为主要治则。余毒流注关节时，辅以凉血化瘀，方用黄连解毒汤、犀角地黄汤加减；瘀血化热成毒时，辅以活血散瘀，方用活血散瘀汤加减；体弱正虚邪乘时，辅以渗利湿热，方用四妙散、五味消毒饮加减。脓破溃后，以托里透脓为主要治则，方用托里清毒散或透脓散。

一旦确诊或者高度怀疑感染，应早期足量使用抗生素，使用抗生素前应做细菌培养和药敏，待药敏结果回报后根据药敏合理调整抗生素。抗生素应用时间一般为6周左右。如果全身状况明显，应适当进行全身支持，如降温、补液、纠正水电解质紊乱，增加营养和抵抗力。如出现全身中毒反应甚至感染性休克征象时，应积极对症治疗。

（二）外治法

未成脓时可用玉露膏、金黄散外敷；成脓期时可用太乙膏、玉红膏及生肌散。

四、其他疗法

（一）关节镜检清理术

一旦怀疑关节内有脓液，应立即行关节穿刺抽液（图7-1），并对关节腔穿刺液进行细菌培养；如果确诊，初期可行关节镜检清理术。

（二）关节切开排脓术

化脓性关节炎应行切开排脓术（图7-2），术中应用大量生理盐水反复冲洗关节腔，术中放置引流，术后直至炎症得到控制及引流量较少时，可拔除引流管。

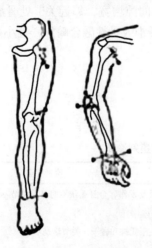
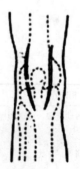

图7-1　关节穿刺抽液部位　　　图7-2　膝关节切开排脓切口

五、预防护理

平时注意增强体质，提高免疫和抗病能力。患肢制动休息，使患病关节固定在功能位上，髋关节化脓感染时应行胫骨结节牵引，并指导患肢进行功能锻炼。早期诊断、及时处理，对关节的保留至关重要。患病后，注意饮食调理，促进机体恢复，忌食油腻及燥热辛辣之品。采用关节切开排脓术时，应密切观察引流管口通畅与否，一旦堵塞，必须立即排除堵塞。

第二节 骨关节结核

骨关节结核是由于结核杆菌通过血液循环到达骨或关节而引起的慢性化脓性、破坏性病变，因其病发于骨，缠绵难愈，消耗气血津液，导致后期形体虚赢而得名。因邪毒聚留于骨，蕴而成脓，其脓若败絮黏痰，且可流窜他处，溃后难敛，故又称"流痰"。在中医学文献中，本病多以发病部位命名，如发于髋部者曰"附骨痰""环跳痰"，发于腰椎两旁者曰"肾俞虚痰"，发于背脊者曰"龟背痰"，发于膝部者曰"鹤膝痰"，发于踝部者曰"穿拐痰"。

本病好发于10岁以下儿童及青壮年，30岁以下患者占80%，男性稍多于女性。发病部位多数在负重大、活动多、易于损伤的部位。脊柱结核最常见，约占60%，其次为膝关节、髋关节与肘关节。四肢长管状骨少见。

一、病 因 病 机

（一）中医病因病机

中医学认为本病的发生与人体正气虚弱密切相关。小儿肾气未充，气血未盛；或因先天禀赋不足、肝肾亏虚、骨骼稚嫩；成人则可因劳伤过度，精气血津液耗损，或后天失养，伤及脾肾，肾亏髓空，则痨虫乘虚而入。正气亏损，正不敌邪，痨虫滋生，播散全身，留着于骨，遂发本病。此外，或因闪挫跌仆，筋骨受损，或因外邪侵袭，深窜入里，留着筋骨，气血失和，津液不布，痰浊凝滞，损筋腐骨，发为本病。

本病病机寒、热、虚、实夹杂，其始为寒，久而化热，既有全身气血不足、肾亏髓空之虚，又有局部痰浊凝聚、筋骨腐烂之实。若脓肿溃后难敛，病程缠绵，脓水清稀淋漓，久病阴精气血衰败，则虚劳日渐加重。综上所述，正气亏虚是本病发病的内因，痨虫侵染是外因，筋骨损伤是常见诱因，病机特点可概括为"本虚标实"。

（二）现代医学认识

骨关节结核是一种继发性结核病，约95%继发于肺结核，少数继发于消化道结核。结核杆菌绝大多数通过血液、少数通过淋巴管到达骨与关节部位，也可由邻近结核病灶直接侵袭骨与关节而发病。骨关节结核可急性发病，亦可有潜伏期，病灶的形成与结核杆菌的数量与毒力、患者的体质与免疫力以及骨关节局部解剖生理特点密切相关。

骨关节结核的组织病理一般分为渗出期、增殖期和干酪样变性期，三期不能截然分开。其病理演变有三种结果：一是局部纤维组织增生，病灶纤维化、钙化或骨化而治愈；二是仍残存部分干酪样物质和多核巨细胞，但被纤维组织紧密包绕，病灶呈静止状态；三是干酪样物质液化，形成脓肿，与脓肿接触的骨关节或其他脏器都可能受其感染或侵袭。

该病根据病变过程可分为下列三种类型：

1. 单纯骨结核 根据解剖部位不同，又可分为松质骨结核、皮质骨结核和干骺端结核三种。

①松质骨结核：根据病灶位置可分为中心型和边缘型两种。中心型病变以浸润和坏死为主，可形成游离死骨，死骨吸收或流出后，遗留骨空腔。局部脓液在压力增大的作用下向周围扩散，可造成关节结核，或侧方软组织脓肿，或可向体外或空腔脏器内穿破，形成窦道或内瘘。边缘型骨质破坏范围相对较小，由于局部血供较好，常无死骨形成，即便形成死骨，也容易吸收。边缘型骨结核的脓液也可向关节腔内、体外或体内空腔脏器穿破。②皮质骨结核：常见于四肢短管状骨，形成溶骨性破坏和脓液，进而形成骨膜下脓肿，出现骨膜增生的新骨。③干骺端结核：同时有松质骨结核的溶骨性破坏和皮质骨结核的骨膜增生特征。

2. 单纯滑膜结核 滑膜感染后充血、水肿、增厚，关节内炎性细胞浸润和渗液增多，继而滑膜细胞增生，深层可见结核结节和干酪样坏死。

3. 全关节结核 由单纯骨结核或单纯滑膜结核演变而来，因此早期的关节结核也称为单纯性结核，此阶段关节软骨一般完整无损，故关节功能多无明显障碍。早期及时治疗可基本保留关节功能。随着病情进展，若关节小部分软骨面出现破坏，此时属于早期全关节结核阶段，若及时有效治疗，病变不再发展，在关节活动的塑形作用下，可有效保留大部分关节功能。若大部分软骨面被破坏，即使关节病变停止，关节功能也将大部分丧失。病变关节大多发生纤维性强直，较少发生骨性强直。

二、诊断与鉴别诊断

（一）诊断

1. 临床表现

（1）症状

1）全身症状：本病发病缓慢，早期多无明显全身症状，随着病情进展，可出现低热、乏力、盗汗、消瘦、纳呆、贫血、舌红、少苔、脉沉细数等阴虚火旺征象。也有起病急骤，有高热及毒血症状者，一般多见于儿童患者。疾病后期可见精神疲倦、畏寒自汗、面色无华、心悸怔忡、头晕目眩、舌淡唇白、脉沉细弱等气血亏虚之象。

2）局部症状：局部疼痛、肿胀、功能障碍。

（2）体征：局部肌肉痉挛、压痛、叩击痛、肌肉萎缩、骨关节畸形、寒性脓肿、病变部位附近淋巴结肿大，晚期常伴有窦道、瘘管形成。

2. 辅助检查

（1）实验室检查。①血常规：患者常有轻度贫血，白细胞计数一般正常，有混合感染时白细胞计数增高。②红细胞沉降率：是判断病变是否静止和有无复发的重要指标，但须结合临床及影像学表现。③结核杆菌培养：脓液结核杆菌培养阳性率为50%～60%，混合感染性时结核杆菌培养阳性率较低。④结核菌素皮肤试验（TST）：包括旧结核菌素和纯蛋白衍化物，检测简便，但由于卡介苗普遍接种的影响，其诊断的敏感性与特异性受到极大的限制。⑤结核感染T细胞斑点试验：是近年来用于诊断骨关节结核的一项新技术，主要用于检测外周血标本，具有较高的敏感性与特异性，但检测费用昂贵。⑥结核抗体检测：结核抗体存在于各种体液标本中，具有重复性好、简便快捷、费用低等优点，对骨与关节结核等肺外结核的诊断和鉴别诊断具有重要意义。⑦分子生物学诊断：结核分子生物学诊断是基于对结核杆菌基因进行检测的一种技术，在近年来获得了快速发展，但目前临床应用较少。⑧病理检查：对于早期和不易诊断的骨关节结核可取活体组织行病理检查，一般即可确诊。

（2）X线：是诊断骨关节结核的重要手段之一，发病初期的X线征象多不明显，一般在起病后3个月方有X线片改变。中心型松质骨结核早期X线表现为骨小梁模糊，进而病灶密度稍高，边缘有不整齐的小死骨，死骨吸收后形成空洞；边缘型松质骨结核X线表现为骨质缺损，软组织脓肿阴影；骨干结核X线显示骨干周围有密度增高的层状骨膜增生，呈梭形膨大，髓腔内有不规则密度减低区；滑膜结核X线显示关节周围骨质疏松，关节间隙增宽；全关节结核X线表现为软骨下骨质破坏，关节面模糊，关节间隙变窄，可出现病理性关节脱位、半脱位或骨折。

（3）CT和MRI：有助于明确诊断和定位，为手术治疗提供依据。

（二）鉴别诊断

见表7-2。

表7-2 骨关节结核鉴别诊断

疾病名称	相同点	鉴别要点
类风湿关节炎	关节疼痛、肿胀、功能障碍	多关节发病，常累及手足小关节，关节积液多数无浑浊和脓性变，且不发生破溃，无冷脓肿或窦道，血清类风湿因子多为阳性
化脓性关节炎	关节肿胀、活动受限、溃破流脓	急性起病，高热、寒战、剧烈疼痛。白细胞计数及中性粒细胞均显著升高。X线片可见有骨质坏死，大量新骨形成。细菌学检查可以帮助诊断
化脓性骨髓炎	局部疼痛、肿胀、窦道	发病急骤，全身和局部症状明显，X线表现可见骨质广泛破坏、大块死骨和骨膜新生骨包绕
夏科氏关节病	关节肿胀	无疼痛且活动受限不明显。关节穿刺液为血性。仔细检查可发现感觉和腱反射减退或消失。X线片可见关节骨质破碎明显，破碎游离骨片密度增高
骨肿瘤	局部疼痛、肿胀	必要时需采用穿刺或切开活体检查进行确诊

三、辨 证 论 治

正气的强弱对骨关节结核的病情发展和预后有重要影响，因此其治疗原则必须整体与局部并重，祛邪与扶正兼顾，内治与外治结合。

（一）内治法

阳虚痰凝，治宜补肾温经、散寒化痰，方选阳和汤加减；阴虚内热，治宜滋阴清热、和营托毒，方选六味地黄丸、清骨散和透脓散加减；肝肾亏虚，治宜补益肝肾，方选左归丸加减。

应正确使用抗结核药，严格按照"早期、规律、联合、足量、全程"原则用药。一线用药包括异烟肼、利福平、吡嗪酰胺、链霉素、乙胺丁醇等。主张按照目前成熟的化学治疗方案进行规范抗结核治疗。用药期间可配合服用保肝药，应定期复查肝、肾功能。视情况行全身支持治疗。

（二）外治法

初期用回阳玉龙膏、阳和解凝膏局部外敷，可配合隔姜灸。若窦道口凹陷，周围皮色紫暗，不易收口，可外敷生肌玉红膏。

病灶发展时应局部制动。

四、其他疗法

（一）手术治疗

病灶清除术是最常用、最基本的手术方法。在抗结核药物和其他支持疗法的配合下，及时正确地手术清除病灶，可使疗程缩短，明显提高治愈率。其适应证为：①骨关节结核有明显的死骨及大脓肿形成；②窦道流脓经久不愈；③单纯骨结核髓腔内积脓压力过高；④单纯滑膜结核经药物治疗效果不佳，即将发展为全关节结核；⑤脊柱结核有脊髓受压表现。禁忌证有：①有其他脏器结核性病变尚处于活动期；②混合性感染，体温高，中毒症状明显；③合并其他重要疾病难以耐受手术。为提高手术的安全性，术前要应用抗结核药物4～6周，至少2周。对于关节不稳定患者，可采用关节融合术；对于遗留畸形或功能障碍患者，可采取截骨术、关节成形术等。

（二）局部注射

最适用于单纯滑膜结核。不主张对冷脓肿反复进行抽脓与注入抗结核药物，多次操作会诱发混合性感染和穿刺针孔处形成窦道。

五、预防护理

注重休息，加强营养，适当活动，增强体质。局部制动有利于组织修复和减轻疼痛，可选用石膏、支架固定、牵引等；注重个人卫生，避免接触结核病环境；有窦道口经常排脓患者，应及时换药、更换敷料和床单；石膏制动和并发截瘫患者，应预防压疮；正确使用抗结核药物，定期复查肝、肾功能。

脊 柱 结 核

在全身骨与关节结核中，脊柱结核的发病率最高，以椎体结核为主，附件结核少见。最常见于10岁以下儿童，30岁以上者发病率明显下降。好发部位依次为腰椎、胸椎、胸腰段脊椎、腰骶段脊椎、颈椎。

一、病 因 病 机

（一）中医病因病机

同骨关节结核。

（二）现代医学认识

椎体以松质骨为主，它的滋养动脉为终末动脉，结核杆菌容易停留在椎体部位。约90%的椎体病灶仅为一个，约10%有两个或两个以上病灶，其间有健康椎体相隔，又称跳跃型脊柱结核。椎体结核根据病灶部位可分为两型。

1. 中心型　多见于10岁以下儿童，好发于胸椎，以骨坏死为主，常见死骨形成。儿童的椎体病变发展较快，病变常很快波及整个骨化中心，并穿破周围的软骨包壳，侵入椎间盘和邻近关节。对于成人来讲，病灶可长期局限于椎体中心，并出现死骨，死骨吸收后，可形成空洞，周围骨质稍致密。

2. 边缘型 多见于成人，好发于腰椎，以溶骨性破坏为主，死骨较小或无死骨。病变可位于椎体上下缘的左右侧和前后方，因椎体后缘靠近椎管，故后方病变容易造成脊髓或神经根受压。早期的边缘型病变位于骨膜下，以后可向椎体的深处发展，或侵犯椎间盘和邻近椎体。

椎体破坏后形成的寒性脓肿有两种表现形式：一是沿椎体骨膜下蔓延，形成广泛的椎旁脓肿；二是沿筋膜间隙蔓延，可在远离病灶部位形成流注脓肿。颈椎椎体结核可形成咽后壁脓肿，胸椎多形成椎旁梭形脓肿，腰椎的椎旁脓肿可流至腰三角肌处，或沿腰大肌鞘向下经股骨小粗隆流注至大腿腹股沟，甚至沿阔筋膜流注到膝部。

脊柱结核可因脓液及坏死组织对脊髓、马尾、神经根的刺激压迫而产生相应的神经功能损伤，严重者可发生截瘫。

二、诊断与鉴别诊断

（一）诊断

1. 临床表现

（1）症状：低热、疲倦、消瘦、盗汗、纳呆、贫血等全身症状，局部疼痛、姿势异常。儿童常有夜啼、呆滞或性情急躁等。

（2）体征：局部压痛和叩击痛，脊柱畸形伴活动受限，寒性脓肿，拾物试验阳性；脊髓受压可并发截瘫。

2. 辅助检查

（1）X线：早期表现为椎体骨质疏松，骨纹理紊乱，或椎间隙狭窄，椎旁软组织影增宽；晚期表现为椎体破坏，形成死骨和空洞，椎体楔形变，椎间隙变窄或消失，脊柱后凸畸形。

（2）CT：可清晰显示病灶部位，有无空洞和死骨形成。

（3）MRI 具有早期诊断价值，在炎性浸润阶段即可显示异常信号，但主要用于观察脊髓有无受压和变性。

（二）鉴别诊断

见表 7-3。

表 7-3 脊柱结核鉴别诊断

疾病名称	相同点	鉴别要点
化脓性脊柱炎	局部疼痛，压痛、叩击痛	急性起病，发热恶寒，全身中毒症状明显。发病前多有其他部位感染病灶。白细胞计数明显升高，早期血培养阳性，多数由金黄色葡萄球菌感染引起。X线表现进展快
脊柱肿瘤	局部疼痛，压痛、叩击痛	多见于老年人，一般单椎体发病，破坏从椎体开始，可侵犯椎弓根，但椎间隙一般正常

三、辨 证 论 治

中医辨证论治参照骨关节结核概述。应予以全身支持疗法和正确抗结核治疗，局部制动，必要时应进行手术治疗。

（冶建强）

第三节 骨 关 节 炎

骨关节炎亦称骨关节病、退行性关节炎、增生性关节炎，是一种以关节软骨的变性、破坏及骨质增生为特征的慢性关节病。

骨关节炎属中医学"骨痹""顽痹"范畴。该病发病与肝脾肾三脏关系最为密切，风、寒、湿、瘀、虚、跌仆损伤均为主要病因，发病还与年老劳损有关；认为年老劳损肝肾亏虚是本病的发病基础，血瘀是发展过程中的重要病理因素，风寒湿是常见的致病或诱发因素。

骨关节炎可发生于脊柱、四肢各个关节。在四肢关节以髋关节、膝关节、手指间关节常见，本章节以膝骨关节炎为例进行介绍。

一、病 因 病 机

（一）中医病因病机

骨关节炎属中医"痹证"范畴，气血、阴阳及脏腑之虚与本病的发生发展密切相关。气虚不足以推动血脉的正常运行，血行不畅而致瘀滞，阳虚则卫阳不固痰湿之邪易乘虚而入；脾主运化水湿，脾虚则易于湿停；肝藏血、主筋，肝血不足，血不养筋，则筋脉拘急、关节屈伸不利；肾藏精、主骨，腰为肾之府，肾精亏虚、骨失所养可致腰膝酸痛。

（二）现代医学认识

骨关节炎是一种复杂的关节疾患，年龄、性别、遗传、体重、饮食、气候及关节创伤是膝骨关节炎的主要病因。其发生可能是一种因素或多种因素联合作用的结果，确切发病机制至今仍未明确。在诸多因素影响下，软骨细胞、细胞外基质，尤其是 I 型胶原、蛋白聚糖质和量的改变是导致骨关节炎（OA）软骨丧失其正常生物力学特性的直接原因。其中关节软骨的降解和破坏可能与各种关节软骨酶的代谢有密切关系。

二、诊断与鉴别诊断

（一）诊断

1. 临床表现

（1）症状：膝关节疼痛，初期以上下楼梯时明显，休息可减轻，偶伴有关节肿胀，发热感。疼痛逐渐加剧，平路行走亦发生疼痛，长距离行走后加重，休息可减轻。到晚期，疼痛持续，出现夜间疼痛，活动受限。

（2）体征：初起体征不明显，随着病情发展，逐渐出现膝关节畸形（内翻、外翻、屈曲挛缩），髌上囊压痛（＋），关节间隙压痛（＋），活动受限，肿胀明显时可出现浮髌试验（＋），髌骨研磨试验（＋），抽屉试验（－），麦氏征（＋/－）等。

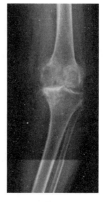

图 7-3　晚期骨性关节炎

2. 辅助检查

（1）膝关节 X 线检查：早期以关节间隙轻度变窄为主，在关节边缘出现骨质增生，髁间棘变尖；中期以关节间隙逐渐变窄为主；晚期可见关节间隙明显变窄，伴关节内翻或外翻畸形（图 7-3）。

根据 Kellgren & Lawrence 分级标准分为 5 级：0 级：无改变；Ⅰ级：轻微骨赘；Ⅱ级：明显骨赘，但未累及关节间隙；Ⅲ级：关节间隙中度变窄；Ⅳ级：关节间隙明显变窄。对 OA 的 X 线表现进行分期有助于我们对病情严重程度进行评估。

（2）膝关节磁共振成像（magnetic resonance imaging，MRI）检查：膝关节 MRI 检查是对明确早期诊断、鉴别诊断、分期及确定治疗方法很有价值的影像学"补充标准"，表现为膝关节的关节软骨厚度变薄、缺损，骨髓水肿、囊性变、关节积液，有些病例还伴有半月板、韧带损伤及变性。

（3）实验室检查：实验室检查是鉴别和排除与膝骨关节炎表现相似的其他膝关节炎症性疾病的重要指标。膝骨关节炎患者的血常规、蛋白电泳、免疫复合物及血清补体等指标一般在正常范围内。若膝骨关节炎（KOA）患者处于急性发作期，可出现 C 反应蛋白和红细胞沉降率轻度增高。

（二）鉴别诊断

本病以关节疼痛、肿胀、畸形为主要特点，需与类风湿关节炎、骨关节结核、反应性关节炎、强直性脊柱炎相鉴别（表 7-4）。

表 7-4　骨关节炎鉴别诊断

疾病名称	相同点	鉴别要点
类风湿关节炎	关节疼痛、肿胀、畸形	早期以双手掌指、近侧指间关节晨僵疼痛、肿胀为主。后期可出现畸形以外翻、屈曲畸形为主。类风湿因子（＋），抗 CCP 抗体（＋），X 线见关节间隙均匀变窄、骨质疏松，骨质增生不明显
骨关节结核	关节疼痛、肿胀	多有关节外结核，伴关节低热。结核抗体（＋），结核菌素试验（＋＋）。X 线早期表现为关节间隙增宽和周围软组织密度增高等，当骨质出现破坏时方可在 X 线片上观察到骨质结构的改变，以虫蚀状破坏为主，不伴骨质硬化。MRI 检查可以在炎性浸润阶段就显示出异常信号，具有早期诊断的价值
反应性关节炎	膝关节肿痛	是机体远离关节部位感染后所发生的一种急性、无菌性关节炎症，有前驱症状，伴发热、肌腱端炎，眼炎为常见的关节外表现，HLA-B27 阳性、C 反应蛋白及红细胞沉降率升高
强直性脊柱炎	关节疼痛、肿胀、畸形	发病早，HLA-B27（＋），骶髂关节破坏、硬化，X 线在早期表现为关节肿胀、关节间隙增宽，后期见关节间隙均匀变窄，关节融合

三、辨 证 论 治

1. 内治法

（1）中医辨证：肝肾亏损型治宜滋补肝肾，方选左归丸或右归丸加减；肾虚血瘀型治宜补肾活血,通络止痛,方选独活寄生汤加减。

(2)西药:①非甾体抗炎药(NSAIDs)是治疗 KOA 最常用的药物,首选特异性 COX-2 抑制剂,相对而言其胃肠道的副作用小。②缓解关节疼痛、炎症性肿胀的药物。③阿片类镇痛药物,包括弱阿片类镇痛药及强阿片类镇痛药;对 NSAIDs 类药治疗无效或存在禁忌证的患者,单独使用或联合使用阿片类镇痛药,但应注意其不良反应及成瘾性。

2. 外治法　外用药物主要集中作用于局部,吸收入血运较少,药物的全身性毒副作用相对较轻。建议早期膝骨关节炎患者,尤其是高龄患者或基础疾病较多的患者,先选择局部外用药物治疗,西药可选用非甾体类药物,中药可选用海桐皮汤熏洗,或三黄散、三色膏药外敷。

四、其他疗法

1. 运动治疗　①有氧运动如步行、游泳、骑自行车等有助于保持关节功能;②适度进行太极拳、八段锦运动;③膝关节在非负重状态下做屈伸活动,以保持关节活动度;④进行有关肌肉或肌群的锻炼,以增强肌肉的力量和增加关节的稳定性,如下肢股四头肌等长伸缩锻炼等。

2. 关节腔注射　适应证:早期关节炎患者可在关节腔内注射玻璃酸钠;若关节反复肿胀,可关节内注射曲安奈德或倍他米松,但不宜反复穿刺注射,一年内不超过 3 次。

3. 关节镜下关节清理术　适应证:早、中期关节炎,若伴关节内游离体、半月板退行性损伤,可关节镜下行关节清理,半月板成型或部分切除,软骨下钻孔等治疗。

4. 膝关节周围截骨术　适应证:男性< 65 岁,女性< 55 岁,适合膝关节力线不佳的单侧间室骨关节炎患者,包括胫骨结节截骨(纠正髌股关节轨迹不良)、股骨髁上截骨(股骨侧力线不良,多为膝外翻)、胫骨高位截骨(胫骨力线不良,多为膝内翻)。手术方法要根据肢体长度、韧带肌腱止点是否受干扰、骨折能否愈合等因素进行个体化选择。

5. 膝关节部分置换术　适应症:年龄大于 55 岁,膝关节单侧间室骨关节炎,如果不伴有严重力线异常,且交叉韧带功能良好,可以实施单间室人工关节置换术治疗。包括:①单髁置换术,适用于单个胫股关节骨关节炎;②髌股关节置换术,适用于髌股关节炎。

6. 全膝关节置换术　适应证:年龄大于 75 岁,适用于严重的膝关节多间室骨关节炎,尤其伴有各种严重畸形,关节疼痛、畸形、活动受限,其他治疗方法无效。

五、预防护理

避免膝关节受寒及过度劳累。减少下蹲动作,适当体育锻炼,增强体能,改善关节的稳定性,防止再度损伤,严重时应注意休息。热敷和手法按摩可促进气血运行,缓解症状。

第四节　痛风性关节炎

痛风性关节炎是由于嘌呤代谢紊乱使尿酸盐沉积在关节囊、滑囊、软骨和骨质等引起病损及炎症的疾病。好发于 40 岁以上中老年男性。

痛风性关节炎属中医学"痹证"范畴。主要与肝、脾、肾三脏腑相关,由湿浊、痰癖、浊毒瘀阻、留滞关节经络,致使气血不畅所致。

该病特点为高尿酸血症，急性痛风性关节炎反复发作，痛风石沉积，慢性痛风性关节炎及发生关节畸形，肾实质性病变等。

一、病因病机

（一）中医病因病机

"痛风"最早见于陶弘景的《名医别录》："独活，微温，无毒。主治诸贼风，百节痛风无久新者。"朱丹溪在《格致余论》进行了详细阐明："痛风者，大率因血受热已自沸腾……寒凉外搏，热血得寒，汗浊凝滞，所以作痛，夜则痛甚，行于阳也。"

中医学认为本病的病因是先天禀赋不足，再加饮食不节，伤及脾肾，或年老体虚，久则肝脾肾亏虚，多食肥甘厚味伤及脾胃导致湿浊内蕴，化热生痰，痹阻肌肉、骨节和筋脉，以致营卫不和，经络不通，则发生红肿胀痛，肢体活动不利；脾失健运，无以运化痰湿，湿热内蕴，痰瘀聚集；肾失开合，不能分泌清浊，湿浊酝酿成毒；肝失疏泄，无以宣清导浊，浊毒稽留；痰浊瘀闭，经络痹阻而致关节疼痛。而痰癖胶固，则变生痛风结节。病机以脾肾亏虚为本，湿浊、痰癖、浊毒闭阻经脉、骨节为标，本虚标实之证。

（二）现代医学认识

痛风性关节炎是因高尿酸血症引发的尿酸盐结晶沉积关节所致，确切发病机制不明确。根据发病原因，可分为原发性与继发性痛风。原发性痛风由遗传因素和环境因素共同致病，具有一定的家族易感性，但除极少部分由先天性嘌呤代谢酶缺陷引起外，绝大多数病因未明。血液病、恶性肿瘤放射治疗与化学治疗后、慢性肾脏疾病（因肾小管分泌尿酸减少）和药物等因素导致的继发性血尿酸增高，从而导致痛风发作，称为继发性痛风。

二、诊断与鉴别诊断

（一）诊断

1. 临床表现

（1）诱因：多见于中老年男性，部分患者发作前存在明确的诱因，包括进食高嘌呤食物、酗酒、饥饿、疲劳、受凉等。

（2）症状：常午夜起病，突发关节红、肿、热、痛及功能障碍，首次发作多侵犯单关节，50%以上发生在第一跖趾关节。在以后的病程中，90%患者累及该部位。足背、足跟、踝、膝等关节也可受累。部分患者可有发热、寒战、头痛、心悸、恶心等全身症状。

（3）体征：典型体征为第一跖趾关节红肿热痛，功能障碍，压痛明显，伴有痛风石。

2. 辅助检查

（1）实验室检查：血尿酸增高，急性发作期白细胞总数可增高。

（2）X线：早期一般无阳性表现，急性期可见非特征性肿胀，慢性期关节面可见不规则的穿凿样破坏，重者可使关节面破坏，造成关节半脱位或脱位，甚至病理性骨折。

（3）超声检查：高频超声可发现无症状高尿酸血症患者关节及周围组织出现尿酸盐晶体

沉积甚至骨侵蚀现象，提示无症状高尿酸血症和痛风是一个连续的病理过程，影像学检查发现尿酸钠晶体沉积和（或）痛风性骨侵蚀可诊断为亚临床痛风，应启动相应的治疗。

（二）鉴别诊断

本病需与类风湿关节炎、化脓性关节炎、银屑病性关节炎、假性痛风性关节炎相鉴别（表7-5）。

表 7-5　痛风性关节炎鉴别诊断

疾病名称	相同点	鉴别要点
类风湿关节炎	关节疼痛、肿胀、畸形	中青年女性，对称性关节肿痛。好发于四肢小关节，类风湿因子，抗CCP抗体阳性，但血尿酸一般不高。影像学表现为关节面的侵蚀性破坏，狭窄及周围骨质疏松，穿凿样缺损少见
化脓性关节炎	关节疼痛、肿胀。急性痛风性关节炎亦可有发热，白细胞增高	血尿酸水平正常，关节液可培养出细菌，且关节液内无尿酸盐结晶
银屑病性关节炎	可表现为不对称指（趾）关节损害，部分可伴血尿酸增高	多累及指（趾）关节远端，关节间隙可变宽，X线可见末节指（趾）呈杯中铅笔征
假性痛风性关节炎	单关节发病，关节红、肿、热、痛，可出现白色结晶沉积	多发于老年患者，膝关节最常受累，血尿酸水平正常，关节滑囊液可发现焦磷酸钙结晶或磷灰石，X线为关节退变及关节软骨钙化

三、辨 证 论 治

（一）内治法

（1）中药：湿热蕴结型治宜清热渗湿健脾，方选四妙散加减；瘀热阻滞型治宜清热解毒，化痰祛瘀，方选化瘀通痹汤加减；痰浊阻滞型治宜化痰泄浊，方选平胃散合通痹汤加减；肝肾阴虚型治宜补肝益肾，利湿泄浊，方选肾气丸加减。

（2）西药：①急性期患者，可选择秋水仙碱，该药为痛风特效药物，需小剂量治疗，避免不良反应。其次亦可选择非甾体抗炎类药物。当痛风急性发作累及多关节、大关节或合并全身症状时，推荐应用糖皮质激素治疗。肾功能重度损害者，应避免使用秋水仙碱及非甾体抗炎类药物。对上述三类药物均过敏患者，可考虑使用白细胞介素-1受体阻滞剂。②间歇期或慢性期患者，旨在长期有效地控制血尿酸水平。建议无症状高尿酸血症患者出现下列情况时开始降尿酸药物治疗：血尿酸水平≥540μmol/L或血尿酸水平≥480μmol/L且具有下列合并症之一：高血压、脂代谢异常、糖尿病、肥胖、脑卒中、冠心病、心功能不全、尿酸性肾石病、肾功能损害（≥CKD2期），无合并症者建议血尿酸控制在＜420μmol/L，伴合并症时，如有以下指征：急性痛风复发、多关节受累、痛风石出现、慢性痛风石性关节炎或受累关节出现影像学改变、并发尿酸性肾石病等，建议控制在＜360μmol/L。选择降尿酸药物时应综合考虑药物的适应证、禁忌证和高尿酸血症的分型。别嘌醇是第一个用于高尿酸血症和痛风患者的黄嘌呤氧化酶抑制剂，尤其适用于尿酸生成增多型的患者；非布司他为特异性黄嘌呤氧化酶抑制剂，尤其适用于慢性肾功能不全患者，在别嘌醇不耐受或疗效不佳时使用。苯溴马隆通过抑制肾近端小管尿酸盐转运蛋白1（URAT1）抑制肾小管尿酸重吸收，以促进尿酸排泄，特别适用于肾尿酸排泄减少的高尿酸血症和痛风患者，对于尿酸合成增多或有肾结石高危风险的患者不推荐使用。建议在使用过程中密切监测肝功能，在合并慢性肝病患者中应谨慎使用苯溴马隆，服用苯溴马隆时还应注意大量饮水及碱化尿液。对于单药充分治疗血尿酸仍未达标的患者，可考虑联合应用两种不同作用机制的降尿酸药物，以提高尿酸达标率。

（二）外治法

对于年老体弱，或合并严重的心脑血管疾病、痛风肾病以及消化系统病变等口服药物受限患者，中药外治疗法可提高患者疗效及安全性。中医外治亦需要根据疾病分期以及相同时期的不同证候辨证施用，痛风性关节炎急性期病变关节局部皮肤温度灼热多见，可采用中药外敷、熏洗、刺血等疗法，中药熏洗疗法强调水温及药物的把握，水温与室温相近为宜，忌高温，药物则以清热祛湿药物为主，临床可选用大黄、苍术、黄柏、牛膝、忍冬藤、虎杖、威灵仙等药物熏洗、外敷；对于缓解期患者，在辨证治疗前提下可酌情加用透皮作用较强的药物，如肉桂、莪术、延胡索、白芥子等以活血化瘀、化痰祛浊。针对痰瘀痹阻症患者，外用药物可选择陈皮、川芎、桃仁、红花及虫类药物外敷或泡洗。

四、其他疗法

手术治疗：慢性期患者，若局部痛风石巨大，影响关节功能或经久不愈，可手术刮除痛风石；关节毁损者可行关节矫形手术；如痛风性关节炎晚期导致的膝关节疼痛、畸形、活动受限者，可选择人工关节置换术。

五、预防护理

痛风属于终身性疾病，患者健康教育及良好生活方式非常重要。注意锻炼、保持理想体重、不喝酒和含糖饮料，不食动物内脏、浓肉汤及过多的红肉与海鲜。平素血尿酸水平应控制在 < 360μmol/L。痛风急性发作应尽早治疗，急性期宜卧床休息，局部冰敷，适当固定患病关节；局部破溃后可按一般外科处理。

第五节 类风湿关节炎

类风湿关节炎（rheumatoid arthritis，RA）是一种以关节滑膜为主要病变的慢性、全身性、自身免疫性疾病。其特征是全身外周关节的多发性、对称性、非特异性炎症。关节滑膜慢性炎症、增生，形成血管翳，侵犯关节软骨、软骨下骨、韧带和肌腱等，造成关节软骨、骨和关节囊破坏，最终导致关节畸形和功能丧失。除关节症状外，还可出现关节外或内脏损害，如类风湿结节、心、肺、肾、周围神经及眼等病变。

流行病学调查显示，RA 的全球发病率为 0.5% ～ 1%，我国发病率为 0.42%，总患病人群约 500 万，男女患病比率约为 1 ：4。我国 RA 患者在病程 1 ～ 5 年、5 ～ 10 年、10 ～ 15 年及 ≥ 15 年的致残率分别为 18.6%、43.5%、48.1%、61.3%，随着病程的延长，残疾及功能受限发生率升高。

本病属于中医学"尪痹"范畴,《素问·痹论》对其病因、病机、分类等作了经典论述,认为"风寒湿三气杂至,合而为痹也。"本病起病缓慢,病程长久,顽固难愈,疼痛剧烈,常致关节畸形、失用,应与一般的痹证相区别。

一、病 因 病 机

(一)中医病因病机

中医学认为本病多与先天禀赋不足或素体虚弱、风寒湿热外邪侵袭、痰瘀互结等因素有关。本病多属本虚标实,本虚为气血阴阳脏腑亏损失调,标实为外邪、瘀血、痰浊痹阻。病机特点为经络痹阻、气血运行不畅。

(二)现代医学认识

本病的病因尚不清楚,可能与下列因素有关:①自身免疫反应:人类白细胞相关抗原 *HLA-DR*4 可能与本病有关,浆细胞可产生抗体,从而促进免疫复合物的形成,激活 T 细胞,产生自身免疫反应,导致滑膜增殖、血管翳形成、炎性细胞聚集和软骨退变。②感染:本病发展过程中的一些特征与病毒感染相符,多数人认为甲型链球菌感染为本病诱因。③遗传因素:本病除环境因素外也有一定的遗传倾向,相关基因位于 Ⅱ 类组织相容性复合体的 *HLA-DRβ*1 位点的 5 肽上。

本病的基本病理变化是关节滑膜的慢性炎症。急性期滑膜充血、水肿,表现为渗出性和浸润性。慢性期滑膜增生、肥厚,形成绒毛状皱褶,突入关节腔内或侵入到软骨和软骨下骨。滑膜边缘部分增生形成肉芽组织血管翳,是造成关节破坏、畸形和功能障碍的病理基础。病变软骨面常被血管翳覆盖,晚期关节面肉芽组织血管翳逐渐纤维化,形成纤维性关节僵直,进一步发展为骨性强直。

除关节外,关节周围肌腱、腱鞘、韧带,以及心、肺、肾、眼等均受病变累及。

二、诊断与鉴别诊断

(一)诊断

1.临床表现

(1)症状:①关节疼痛:开始可为酸痛,随着病情发展,日益加重,与气候、气压、气温变化有一定相关性。②晨僵:晨起关节僵硬或全身发紧现象,活动一段时间后可缓解。受累关节多为双侧性、对称性,常在腕关节、掌指关节或近端指间关节发病。发病时受累关节常为 1～3 个关节,而以后受累关节可发展到 3 个以上。症状反复交替发作和缓解,关节症状可持续数月、数年或数十年。

(2)体征:①关节肿胀:关节局部积液、肿胀、压痛,温度增高;反复发作后,患肢肌肉萎缩,关节呈梭形肿胀。②关节活动受限或畸形:随着病情发展,出现关节活动受限,晚期常见不同程度的关节畸形,如手指的鹅颈畸形,掌指关节尺偏畸形,膝关节内、外翻畸形等。

2.辅助检查

(1)实验室检查:白细胞计数正常或降低,但淋巴细胞计数增加,血红蛋白减少。

60% ～ 80% 患者可测出类风湿因子阳性。90% 患者红细胞沉降率增大。C 反应蛋白、血清 IgG、IgA、IgM 增高。抗环瓜氨酸肽（CCP）对类风湿关节炎的诊断有较高的诊断特异性，但敏感性较低。关节液检查在炎症活动期多为异常，无结晶，浑浊但无菌，黏度下降，黏蛋白凝固力差，糖含量降低。

（2）X 线：早期关节周围软组织肿胀，关节间隙增宽，关节周围骨质疏松，随病变发展周围骨质疏松逐渐加重，关节面边缘模糊不清，关节间隙逐渐狭窄。晚期关节间隙消失，最终出现骨性强直。

（3）超声检查：超声能清晰显示关节滑膜、滑囊、关节腔积液、关节软骨厚度及形态等；可用于确认滑膜炎的存在，监测疾病活动和进展，评估炎症情况。彩色多普勒血流显像（CDFI）和彩色多普勒能量图（CDE）能直接检测关节组织内的血流分布，反映滑膜炎症情况，且具有较高的敏感度；临床缓解后，超声发现的亚临床滑膜炎是 RA 复发和后续影像学进展的独立预测因素之一。超声检查还可以动态判断关节积液量及与体表的距离，用以指导关节穿刺及治疗。

（4）CT 检查：可用于检测 RA 骨侵蚀情况，当 RA 累及大关节或 RA 患者合并肺部病变时，可使用 CT 观察疾病情况。

（5）MRI 检查：MRI 是检测早期 RA 病变最敏感的工具。MRI 在显示关节病变方面优于 X 线，可早期发现滑膜增厚、骨髓水肿和轻微关节面侵蚀，对 RA 的早期诊断有意义。MRI 骨髓水肿是早期 RA 影像学进展强有力的独立预测因素之一，可作为预后判断的指标之一。

3. 诊断标准

目前国际上最常用的是 1987 年美国风湿病协会修订的诊断标准：①晨起关节僵硬至少 1 小时（≥ 6 周）；②3 个或 3 个以上关节肿胀（≥ 6 周）；③腕、掌指关节或近侧指间关节肿胀（≥ 6 周）；④对称性关节肿胀（≥ 6 周）；⑤皮下结节；⑥手、腕关节 X 线片有明确的骨质疏松或骨侵蚀；⑦类风湿因子阳性（滴度＞ 1：32）。确认本病需具备 4 条或 4 条以上标准。

（二）鉴别诊断

见表 7-6。

表 7-6　类风湿关节炎鉴别诊断

疾病名称	相同点	鉴别要点
骨性关节炎	受累关节疼痛、肿胀、晨僵、畸形	多于中年以后发病，好发于负重大，活动多的关节如膝、髋。血清类风湿因子检测阴性
风湿性关节炎	关节对称性红肿、发热疼痛，功能障碍、畸形	多见于儿童和青年，以急性发热和关节肿痛起病，主要侵犯大关节，呈游走性，炎症消退后不留永久性损害，类风湿因子阴性，有溶血性链球菌感染史，抗 "O" 阳性
痛风性关节炎	常发生于手指、足趾等小关节，疼痛、肿胀、活动受限。急性期均可见发热等全身症状	多见于中老年男性，好发于单侧第 1 跖趾关节或跗关节，也可侵犯膝、踝、肘、腕及手关节，高尿酸血症，慢性痛风性关节炎可在关节和耳郭等部位出现痛风石
骨关节结核	受累关节出现疼痛、肿胀、活动障碍，休息后减轻	一般单发，局部皮肤无红、热等急性炎症表现，形成寒性脓肿，寒性脓肿破溃后形成窦道，经久不愈。全身可见低热、乏力、盗汗、消瘦、贫血等。多数有肺或其他部位结核病或结核病接触史
银屑病性关节炎	均好发于手指末端指间关节，疼痛、肿胀、功能障碍	伴有银屑病皮肤改变，累及远端指间关节，关节受累呈非对称性和毁坏性，骨质疏松不明显，类风湿因子阴性

续表

疾病名称	相同点	鉴别要点
强直性脊柱炎	受累关节僵硬，功能受限，活动后症状减轻	好发于青年男性，主要侵犯骶髂关节及脊柱，外周关节受累以下肢不对称性关节受累为主，常有肌腱端炎。90%～95%患者 HLA-B27 阳性。类风湿因子阴性

三、辨证论治

类风湿关节炎目前尚无特效疗法，治疗原则为早期诊断、规范治疗，定期监测与随访。治疗目标是达到疾病缓解或低疾病活动度，即达标治疗，最终目的为控制病情、减少致残率，改善患者的生活质量。应根据不同患者、不同病情制定综合治疗方案。

（一）内治法

（1）中医辨证治疗：行痹治宜祛风除湿、通络止痛，方选防风汤或羌活胜湿汤加减；痛痹治宜散寒止痛、祛风通络，方选乌头汤或麻桂温经汤加减；着痹治宜除湿消肿、祛风散寒，方选薏苡仁汤或除湿蠲痹汤；热痹治宜清热通络、疏风除湿，方选白虎汤加减；尪痹治宜补肾祛寒、通经活络，方选补肾祛寒治尪汤或真武汤加减；痰瘀痹阻证治宜化痰通络、活血行瘀，方选双合汤加减；瘀血阻络证治宜益气养血、通经活络，方选黄芪桂枝五物汤加减；肝肾不足证治宜补益肝肾、蠲痹通络，方选独活寄生汤或虎潜丸加减；气阴两虚证治宜养阴益气、通络止痛，方选四神煎加减。也可根据患者病情选择相应的中成药进行治疗。

（2）西药治疗：包括非甾体抗炎药、糖皮质激素及改善病情的抗风湿药（DMARDs）。RA治疗方案的选择应综合考虑关节疼痛、肿胀数量，ESR、CRP、RF及抗环瓜氨酸蛋白抗体（ACPA）的数值等实验室指标，同时要考虑关节外受累情况；此外还应注意监测 RA 的常见合并症，如心血管疾病、骨质疏松、恶性肿瘤等。其中非甾体抗炎药和糖皮质激素主要作用为消炎止痛，可以快速控制症状，用于中/高疾病活动度的 RA 患者，但不能从根本上治疗 RA。DMARDs 起效慢，但能够持续缓解患者疾病活动度，从根本上抑制组织和关节的进行性损伤，延缓或阻止病情发展。RA 患者一经确诊，应尽早开始传统合成 DMARDs 治疗，包括甲氨蝶呤、来氟米特和柳氮磺吡啶等，首选甲氨蝶呤单用，必要时可联合另一种或两种传统合成 DMARDs 进行治疗。对传统合成 DMARDs 反应不佳或无法耐受的中至重度 RA 患者，建议一种传统合成 DMARDs 联合一种生物制剂 DMARDs（如肿瘤坏死因子 -α 抑制剂、白介素 -6 拮抗剂），或一种传统合成 DMARDs 联合一种靶向合成 DMARDs（JAK 抑制剂）进行治疗。

（二）外治法

可采用膏药烊化后温贴。此外，可应用骨科腾洗药等熏洗。针刀微创治疗能改善类风湿关节炎临床症状，急性期以减张减压，缓解疼痛为主，功能障碍期以松解粘连，解筋结，改善功能为主。推拿按摩疗法配合中药可改善患者疼痛及晨僵症状。穴位注射疗法能起到减轻疼痛等作用。

四、其他疗法

早期可行关节滑膜切除术，也可在关节镜下行关节清理、滑膜切除术；晚期可根据病情行关节成形术或人工关节置换术。

五、预防护理

应与患者充分沟通病情，认识 RA 的疾病特点与转归，增强其接受规范诊疗的信心，鼓励患者积极配合治疗，调整生活方式，戒烟和控制体重，改善居住环境，加强防寒保暖，加强营养，注意休息，急性期患者可适当制动，鼓励与指导患者系统康复锻炼，预防关节僵硬和畸形。

（莫 文）

第六节 骨 肿 瘤

骨肿瘤是指发生于骨及骨的附属组织的肿瘤。临床可分为原发性肿瘤、继发性肿瘤和瘤样病变。原发性骨肿瘤发病率 2 ~ 3 人/10 万人口，占所有肿瘤的比例不到 0.2%。肿瘤样病变的组织不具有肿瘤细胞形态的特点，但其生态和行为都具有肿瘤的破坏性，一般较局限，易根治。男性较女性稍多，其中良性肿瘤占 50%，恶性占 40%，瘤样病变约占 10%。继发性骨肿瘤的发病率是原发性骨肿瘤的 35 ~ 40 倍。良性骨肿瘤以骨软骨瘤、软骨瘤多见，恶性骨肿瘤则以骨肉瘤和软骨肉瘤多见。成人患者中软骨肉瘤最常见，约占 40%；其后依次是骨肉瘤（28%）、脊索瘤（10%）、Ewing 肉瘤（8%）和未分化多形性肉瘤（4%）。儿童和青少年则以骨肉瘤为主。高度恶性的骨多形性肉瘤、纤维肉瘤、脊索瘤和骨巨细胞瘤相对罕见，约占原发性恶性骨肿瘤的 1% ~ 5%。原发性骨肿瘤包括：骨基本组织肿瘤，是骨内膜、外膜、骨、软骨组织发生的肿瘤；骨附属组织肿瘤，是骨附属组织如血管、脂肪、神经、骨髓网状组织等发生的肿瘤。继发性肿瘤是指体内其他部位的肿瘤转移至骨的肿瘤。瘤样病变系指临床表现、X 线、病理表现与骨肿瘤相似，且具有复发、恶变性质，但病变并非真性肿瘤。根据肿瘤的生物特征，骨肿瘤有良性和恶性之分，但并非截然分开，甚至同一肿瘤中可同时存在组织学上良性和恶性的特征。

骨肿瘤属于中医"骨疽""骨疽""石痈""石疽""骨瘤""石瘤""肉瘤"的范畴。唐·孙思邈在其所著《备急千金要方》中将肿瘤分成瘿瘤、骨瘤、脂瘤、石瘤、肉瘤、脓瘤、血瘤和息瘤八类，首次提出"骨瘤""肉瘤"之病名。

一、病因病机

（一）中医病因病机

中医学认为本病的发生总由肾气不足、阴阳失调、脏腑功能紊乱，致使寒湿毒邪乘虚而入，气血瘀滞，蕴于骨骼而成。如外邪侵袭，由表及里，深达骨骼，久留积聚而成；跌仆损伤，血络受损，瘀血停聚，不散成瘤；禀赋不足，或劳力过度，房劳过度，耗伤肾气，肾主骨生髓，肾气亏耗则骨骼病变；多食不节，损伤脾胃，脾失健运，生湿生痰，积聚成瘤；精神刺激，情志不畅，五志过极，以致阴阳失调，气血不和，经络阻塞，致成骨瘤。

（1）正虚邪侵：正虚体弱，脏腑脆弱，腠理不密，邪气乘虚而入，留滞机体，造成阴阳失调，气血不和，导致气血壅塞，结聚成瘤。

（2）气滞血瘀：气血瘀滞，经络阻隔，蕴结日久，骨与气并，日以增大，凝结成块。

（3）肾虚精亏：先天禀赋不足，髓不养骨，或秉承遗传，易生骨肿瘤；女子七七、任脉虚，男子八八、天癸竭，肾虚精亏，气血不和，肾气精血俱衰，无以荣骨，骨瘤乃发。

由于肿瘤病因复杂，病种不一，临床表现多样，所以上述几种病理机制不是孤立存在，而是相互联系互为因果。

（二）现代医学认识

骨肿瘤的发病因素很复杂，目前还没有确切的病因。内因有素质学说、基因学说、内分泌学说等；外因有化学元素物质和内外照射慢性刺激学说、病毒感染学说等。部分多发性骨软骨瘤和纤维样增殖症与家族遗传有关。骨的良性肿瘤可恶性变，如多发骨软骨瘤可恶变为软骨肉瘤。

肿瘤患者从出现癌变到死亡，中间要经历多个阶段并持续多年，如不经治疗加以控制这个发展过程，病程称为肿瘤的自然病程，分为启动、促进和演进三个阶段。启动阶段因接触致癌物质而发生，短促不可逆；促进阶段长得多，具有可逆性，发生于反复或持续接触某一非致癌或不引起启动过程的物质之后；演进阶段的不可逆性表现在肿瘤细胞的核型发生了明显的改变，这种改变是细胞发生恶性转化的基础，这些核型变化对于肿瘤的侵袭特性有重要意义，且直接关系到转移的发生和继续生长。

二、诊断与鉴别诊断

（一）诊断

1.临床表现

（1）疼痛：良性骨肿瘤或瘤样病变一般不痛或仅有轻微疼痛，但骨样骨瘤隐痛难忍，常服用非甾体类消炎镇痛药能缓解疼痛，对于良性肿瘤突发性剧痛应考虑恶变可能。恶性肿瘤或转移瘤一般疼痛明显，尤以夜间为甚。骨肉瘤由于膨胀的肿瘤组织破坏骨皮质，刺激骨膜神经末梢，疼痛剧烈，可由早期的间歇性发展为持续性，并呈进行性增强。

（2）肿块：肿块是骨肿瘤的主要症状，常与疼痛同时出现。良性肿瘤肿块生长缓慢，症状轻微，体积不大，皮肤正常；恶性肿瘤肿块生长迅速，体积较大，肿块推之不移，皮肤发红、热感，皮下静脉充盈，不同肿瘤肿块形态、硬度各异。

（3）功能障碍：多因疼痛或肿块本身影响所致。恶性肿瘤功能障碍明显，良性肿瘤一般无功能障碍；良性肿瘤恶变或病理骨折时，功能障碍显著；接近关节部位的骨肿瘤，常致关节功能障碍。

（4）畸形：肿瘤本身生长，可使患部骨质膨胀变形；肿瘤组织破坏了骨质的坚固性，患肢负重，可引起弯曲变形；肿瘤影响骨的正常发育，可出现肢体畸形；病期较长，可致肌肉萎缩，关节屈曲挛缩，出现各种畸形。

（5）压迫症状：因肿瘤所在位置的解剖关系而产生不同的压迫症状。如颅面骨骨瘤向颅腔、鼻窦内生长引起压迫梗阻症状；脊柱的肿瘤产生不同的脊髓压迫症状。

（6）病理性骨折：是骨内肿瘤生长的结果。外伤仅仅是引起骨折的诱因；有时引起微细骨折，仅有部分骨小梁断裂，局部疼痛、压痛、肿胀，X线不易发现，以后可见骨膜增厚现象；有时为完全骨折，但骨折断端移位不多。

（7）全身表现：良性肿瘤一般无全身表现；恶性骨肿瘤后期由于肿瘤的消耗、毒素的刺激和痛苦的折磨，可出现一系列全身症状，如失眠、烦躁、食欲不振、精神萎靡、面色苍白、进行性消瘦、贫血、恶病质等。

2. 辅助检查

（1）实验室检查：良性骨肿瘤患者的血、尿、骨髓检查一般都正常。骨肉瘤、成骨性转移瘤因成骨现象活跃，故常有碱性磷酸酶的升高；多发性骨髓瘤患者 40% ~ 60% 尿本 - 周（Bence-Jones）蛋白阳性，骨髓检查可发现浆细胞增多。

（2）影像学检查

X 线：X 线片对骨肿瘤的诊断必不可少，可了解病灶的位置、大小、形态、结构、性质以及周围软组织的变化等。骨肿瘤的 X 线表现具有以下特征。

1）骨质破坏：多数良性肿瘤呈膨胀性生长，骨破坏区与正常骨界限清晰，有时可见硬化边缘；恶性肿瘤则呈浸润性生长，发展迅速，与正常骨无明显界限，可产生各种各样的骨膜反应。

2）骨膜反应：肿瘤自骨内侵犯到皮质骨外，产生各种不同形状的骨膜反应，对骨肿瘤诊断有重要意义。骨肿瘤出现骨膜反应，应视为恶性肿瘤。常见的骨膜反应有：葱皮样变、日光样变、放射状、毛发样变、花边样、波浪状以及柯得曼氏三角（袖口征）等。

3）软组织影像：良性肿瘤很少产生软组织肿块。恶性肿瘤常见巨大软组织肿块，尤以纤维肉瘤、未分化网织细胞肉瘤为著。常见阴影有：棉花样、棉絮团样、斑点状、斑片状、象牙样等。

4）畸形、病理骨折：肿瘤生长破坏了正常骨的结构和坚固性，轻微外力常可造成病理性骨折，产生各种畸形，X 线片除骨折外还可见骨质破坏，有时骨质的破坏在 X 线片上不明显，容易引起漏诊。

CT：CT 检查有助于分辨肿瘤的范围，鉴别肿瘤是中心性、骨膜性及皮质旁性，侵入软组织的范围，骨内瘤骨的形成。尤其是对骨盆、脊柱的肿瘤，确定肿瘤与周围肌肉、血管、神经、内脏器官及关节的关系，制定其手术切除范围，有利于治疗方案的确定。增强 CT 可以观察肿瘤的代谢情况，从而有助于鉴别良、恶性肿瘤。

MRI：MRI 由于对肿瘤周围的水肿以及肿瘤周围的卫星灶有很好的诊断价值，因此对于恶性肿瘤的价值更大。由于其在显示软组织方面优于 CT，因此对确定肿瘤与周围肌肉、血管、神经、内脏器官及关节的关系，制定其手术切除范围有其特殊价值，而且不需造影剂。

同位素骨扫描：放射性核素 ^{99m}Tc 骨扫描较为常用，对多数转移性骨肿瘤其敏感度比 X 线片检查平均早 3 ~ 6 个月。它可提示肿瘤处于静止或活动期，显示肿瘤的位置、范围、转移，骨对软组织肿瘤的反应，手术切除的范围等。

（3）病理检查：在骨肿瘤诊断和鉴别诊断上有重要作用。在显微镜下，观察骨肿瘤组织细胞的形态、结构，可确定肿瘤的性质、种类。骨肿瘤病理检查是在临床及 X 线检查的基础上进一步的检查方法，对诊断和鉴别诊断起重要作用。常用的方法有以下几种。①穿刺活检：较为简便，对组织损伤小，并可以取得深部的组织。可分针吸活检和取芯活检两种。但针吸取材有限，如技术不熟练，可能吸不到肿瘤组织。对于骨内的肿瘤，针吸活检很难操作，可以用取芯活检的方法。但要注意穿刺时要尽量在手术切口的部位进行，要尽量减少污染多个间隙，因此应该在一个间隙内活检，否则可能使后期的治疗十分困难，或者增加了肿瘤的扩散范围，因此建议活检由手术医师进行。②切开活检：可取得较大的组织块，获得较高的确诊率。可分为切取式活检和切除式活检两种。前者是常规方法切开活检做冰冻切片；后者只用于肿瘤范围小、术前诊断良性，且所在解剖部位适合整块切除者。

但要注意不应只重视病理检查，忽视临床与影像资料，而是应该将三者进行有机地结合，综合分析临床表现、影像、病理三方面，从而提高诊断的准确率。骨肿瘤分类方法有多种，根据组织来源与分化程度和肿瘤的性质分类法、骨肿瘤的外科分级 GTM 系统，对临床诊疗指导意义重大。

（二）鉴别诊断

在骨肿瘤诊断过程中，应首先与非肿瘤疾病鉴别，再判断真性骨肿瘤或是瘤样病变，进一步判断良、恶性原发骨肿瘤或骨转移瘤，最后判断肿瘤属性（表 7-7、表 7-8）。

表 7-7　骨肿瘤鉴别诊断

疾病名称	相同点	鉴别要点
骨髓炎	局部红肿热痛，均可发生骨质破坏且伴有发热、炎症等全身症状	急性化脓性骨髓炎多源于长骨的干骺端，多有急性发作史，局部红、肿、热、痛及关节功能障碍；早期X线不典型，半个月后X线示骨质疏松，干骺端骨干有较广泛的新生骨质，骨干血运大部分破坏后则形成死骨。慢性骨髓炎多位于长骨的干骺端而形成脓肿，X线示脓肿周围形成大片的骨质硬化区，其邻近骨皮质有骨膜反应，均匀规则，骨质疏松；化验室检查血象增高，经过抗生素治疗后症状缓解
骨关节结核	受累关节出现疼痛、肿胀、活动障碍，影像学检查可出现骨质破坏。有全身症状	结核病史和其他部位病灶，结核发病慢，常伴全身症状，表现为瘦弱、营养不良、低热、盗汗、局部肿胀、疼痛及功能障碍，症状反复发作
甲状旁腺功能亢进症	多有全身症状，影像学反映局部骨质变化	表现为多发骨囊性变，血钙高磷低，碱性磷酸酶增高

表 7-8　良性与恶性骨肿瘤的鉴别

分类	良性骨肿瘤	恶性骨肿瘤
生长方式	多膨胀性生长，生长缓慢	多浸润生长，生长迅速
症状	多无症状	疼痛固定、持续、逐渐加重，夜间痛
体征	肿块无压痛，皮肤正常，无转移	压痛，皮肤发热，静脉曲张，晚期转移
X线	边界清楚，无骨膜反应	边界不清，有骨膜反应
实验室检查	正常	某些特殊检查异常
病理	细胞分化好，近于正常	细胞分化差，异形，大小不等，有病理核分裂

三、辨 证 论 治

骨肿瘤尤其是恶性骨肿瘤，应该早发现、早诊断、早治疗。保存生命，消除肿瘤，保留肢体，重建功能，争取部分或完全恢复劳动和工作能力是骨肿瘤的治疗原则。良性骨肿瘤治疗方法以手术治疗为主，恶性骨肿瘤应采取包括手术、化学治疗、放射治疗、免疫、中医治疗在内的综合治疗。

（一）内治法

根据"治病必求其本"的原则进行辨证施治，做到标本兼顾。在肿瘤的早期，因正气充实，多以攻为主，攻中兼补；在肿瘤中期，因正盛邪实，应攻补兼施，或以补为主；在肿瘤晚期，多属正虚邪实，故应先补后攻。正虚邪侵，治宜补正祛邪，可选方八珍汤或十全大补汤；若患者证属阴寒凝滞，应以温阳开凝、通络化滞为治则，可选方加味阳和汤。毒热蕴结者，以清热解毒，化瘀散结为治则，选方芩枸龙蔗汤。证属肾虚火郁者，以滋肾填髓，降火解毒为治则，方选四骨汤。

临床实践中应用半枝莲、白花蛇舌草、山慈菇、三棱、莪术等对骨肿瘤有一定疗效，还可以根据证候加以辨证运用。

（二）外治法

外治法对于骨肿瘤往往疗效不明确，故临床较少应用。

四、其他疗法

（一）手术治疗

手术治疗是目前治疗骨肿瘤的主要手段。良性骨肿瘤可选用刮除术或切除术，对于侵袭性低，复发率低的肿瘤，如骨囊肿可以进行单纯的刮除术；对于侵袭性高、复发率高的肿瘤如骨巨细胞瘤、动脉瘤样骨囊肿等要进行彻底的刮除，无法彻底刮除的，要行切除术，如果病变累及范围超过骨干的1/2，则需要进行预防性固定；对于复发率低的可以行植骨术，对于复发率高的，可以进行骨水泥填塞。对于恶性肿瘤，根据活检结果，选择新辅助化学治疗，在化学治疗有效的基础上可以进行保肢治疗，彻底进行肿瘤的边缘切除，可选用瘤段切除灭活再植术、大段异体骨重建术、人工假体植入术等方法进行肢体功能重建。当肿瘤包裹重要的神经、血管，无法彻底切除肿瘤时，可选用截肢术。

（二）化学药物疗法

化学药物疗法是利用化学药物抑制或杀死肿瘤细胞，以达到治疗的目的。能有效杀伤实体瘤，同时也能控制亚临床病灶。根据作用机制，化学治疗药可分为干扰核酸合成的药物、干扰蛋白质合成的药物、直接与 DNA 结合影响其结构和功能的药物、改变机体激素状况而起作用的药物等四大类。

同时近年来"术前化学治疗、术后化学治疗"的"新辅助化学治疗"方案的提出，极大提高了恶性骨肿瘤患者保肢状态下的长期生存率。但化学治疗可使免疫功能下降，容易继发感染，这在制订手术方案时要特别注意，因此必须强调化学治疗方案的规范、严格，可同时配合运用中药。

（三）放射治疗

利用放射线或放射性核素对肿瘤组织的直接杀伤作用。部分骨肿瘤对放射较为敏感，常见有血管瘤、动脉瘤样骨囊肿、尤文肉瘤、恶性淋巴瘤和骨髓瘤。应用放射治疗应选择对其作用敏感的肿瘤，而对中度敏感的应作为辅助治疗，至于不敏感的，只能用大剂量作为辅助治疗。放射治疗也用于某些骨肿瘤的手术前、后，提高治愈率和减少复发率。

（四）免疫治疗

免疫疗法是用免疫学的方法使机体产生免疫反应，用来遏制肿瘤细胞的生长，分为被动免疫、主动免疫和寄养性免疫 3 种。常用免疫治疗的生物制剂有干扰素、白细胞介素 2 和重组肿瘤坏死因子等。

五、预防护理

良性骨肿瘤大多数能痊愈。恶性骨肿瘤预后差，如果得到规范合理治疗可显著提高生存率。骨肿瘤致骨强度下降，应预防病理性骨折，可予支具保护或内固定支撑；骨肿瘤患者心理负担重，应注意心理护理，耐心讲解，增强患者战胜疾病的信心；放射治疗、化学治疗期间注意监测患者体重、血液分析、肝肾功能；鼓励患者多饮水，进食清淡、高营养、易消化食物。病久卧床者，注意防止压疮、坠积性肺炎等并发症。

第七节　骨质疏松症

骨质疏松症（osteoporosis，OP）是以骨量减少，骨微结构破坏和骨强度降低为特征，致使骨的脆性增加，易发生骨折的一种代谢性骨疾病。随着人口老龄化日趋严重，骨质疏松症的发病率逐年升高，严重影响中老年群体的生活质量，目前已引起世界各国政府的重视。

中医学无"骨质疏松症"这一明确的病名，但在历代中医文献对骨病的记载中，"骨痿""骨枯"的描述与现代医学之骨质疏松症及其病因病机极其相似，其中定性、定位较准确的当属"骨痿"，《素问·痿论》曰："肾主身之骨髓……肾气热，则腰脊不举，骨枯而髓减，发为骨痿"。

骨质疏松症可分为三大类。第一类为原发性骨质疏松症，它是由于年龄增加或妇女绝经后骨组织发生的一种生理性退行性改变，又分为绝经后骨质疏松症（Ⅰ型）和老年性骨质疏松症（Ⅱ型）。第二类为继发性骨质疏松症，是由于其他疾病或各种药物所诱发的骨质疏松症。原发性骨质疏松症和继发性骨质疏松症有着本质的不同，诊断、治疗也有各自的特点。第三类为特发性骨质疏松症，多见于8～14岁的青少年或成人，多伴有家族遗传史，女性多于男性。妇女妊娠期及哺乳期所发生的骨质疏松症也可列入特发性骨质疏松症。本节主要讨论原发性骨质疏松症。

一、病 因 病 机

（一）中医病因病机

中医学认为，骨质疏松症的病因病机主要责之于肾虚、脾虚、血瘀。肾藏精，主骨生髓，肾中精气盛衰，影响骨骼的生长、营养及功能。《素问·痿论》中曰："骨枯髓减，发为骨痿"，骨精充盈，骨髓生化有源，骨骼强壮，反之则髓减骨枯，发为骨痿。脾为后天之本，气血生化之源，若后天化源不足，骨髓失养、骨肉不相亲也可致本病。作为退行性疾病，随着年龄的增长，老年人脏腑虚损，功能减退，气血渐衰，气虚推动无力，血液运行迟滞，瘀阻经脉，骨失濡养，亦可引发疼痛。总之，本病以肾精亏虚、骨枯髓减为本，以瘀血痹阻、骨络失荣为标，与肝、脾等密切相关，证属本虚标实。

（二）现代医学认识

1. 内分泌因素

（1）雌激素的缺乏：女性绝经后，体内雌激素水平急剧下降，可以引起钙调激素（甲状旁腺激素、降钙素和活性维生素D）的异常，正常的骨调节机制发生紊乱，一方面破骨细胞的活性强于成骨细胞，另一方面由于成骨细胞的骨形成速度慢于破骨细胞的骨吸收速度，一定时间内致使骨吸收大于骨形成，因此，每产生一个骨重建基本单位，会有不同程度的骨丢失。由于骨转换的速度快，骨丢失的速度也比较快，所以把这种类型的原发性骨质疏松症称为高转换型骨质疏松症。进入老年期后，机体整体功能状态趋于降低，消化吸收功能下降，加之运动量不足等原因，容易引起钙摄入量不足，为维持血钙平衡，机体动员骨骼中钙进入血液循环，从而导致骨质丢失。由于这一时期，骨转换速度较慢，骨丢失的速度也慢，因此这种类型的骨质疏松症成为低转换型骨质疏松症。

（2）甲状旁腺激素（PTH）：许多学者认为 PTH 在骨质疏松的发生上起很大作用。10%～15%原发性骨质疏松症患者尽管血钙正常，而 PTH 增高，且血 PTH 浓度随年龄增加而增加，约30%或更多，因老人肾功能减退，$1,25(OH)_2D_3$ 生成减少，血钙值降低，从而刺激 PTH 分泌。在动物实验上，PTH 的最初作用是增加骨吸收，减少骨形成，打破两者之间的平衡或偶联，以后则对适度骨吸收进行作用（无效偶联），引起骨形成增加。

（3）降钙素（CT）：降钙素可直接作用于破骨细胞受体，使细胞内 Ca^{2+} 转入到线粒体内，抑制破骨细胞活性，还能抑制大单核细胞转变为破骨细胞，从而减少骨吸收。绝经后骨质疏松妇女的血降钙素水平多数报道为降低，但也有正常和轻度升高的，所以降钙素的缺乏会加速骨量的丢失。

2. 营养因素 在骨量的维持上，营养及矿物盐很大程度上是不可缺少的。在人的一生中，尤为重要的是蛋白质及钙，绝经前后妇女摄入钙过低或钙吸收不足都将发生钙负平衡，而那些摄入或吸收过多者将发生钙正平衡。绝经后雌激素的缺乏将移向钙负平衡，每日达 25mg，现已发现青幼年时钙的摄入量与成年时的骨量峰值直接有关。有作者观察低钙饮食者，3/4 患有骨质疏松症，而高钙饮食者仅有 1/4 患有骨质疏松症。长期蛋白质营养缺乏，造成血浆蛋白降低，骨基质蛋白合成不足，新骨生成落后，同时有钙缺乏，骨质疏松即会加快出现。但高蛋白饮食和糖耐量减低者常有尿钙排量增多。维生素 C 是骨基质羟脯氨基酸合成不可缺少的，如果缺乏即可使骨基质合成减少。

3. 失用因素 骨量与运动的关系在日常生活中早已为人所熟知，肌肉对骨组织是一种机械力的影响，肌肉发达则骨骼粗壮，骨密度高。绝对卧床 11～61 日即可见骨量减少，但活动可使其恢复，然而则需要比这更长的时间才能修复。

4. 遗传因素 人与人之间各不相同，很难确定某个人种或某个年龄的正常值。一般说来，骨质疏松多见于白种人，其次为黄种人，黑人较少。骨量也部分地受遗传因素的影响。

5. 其他因素 如酗酒、嗜烟、过多咖啡和咖啡因的摄入均是本病发生的危险因素。饮酒可以减少钙摄入，还可以增多尿钙排泄；酒精中毒则易并发肝硬化，影响 25（OH）D3 在肝脏的生成，从而影响钙的吸收；酒精也直接作用于成骨细胞，抑制骨的形成。咖啡因摄入过多可使尿钙和内源性粪钙丢失，吸烟可使骨量丢失，但机制尚不明。

二、诊断与鉴别诊断

（一）诊断

1. 临床表现

（1）症状：疼痛，患者可有腰背或周身酸痛，负荷增加时疼痛加重或活动受限，严重时翻身、坐起及行走均有困难。急性发作的，比较剧烈的腰背痛常是因骨质疏松导致的椎体新发压缩性骨折所致。也有部分患者以软组织抽搐为主要表现，其中多见小腿肌肉抽筋，严重者可出现双下肢、双手抽搐。

（2）体征：平时无特异性体征，当合并病理性骨折时表现为骨折特有征象。当椎体发生压缩骨折时，可出现驼背、胸廓畸形等。

2. 辅助检查

（1）骨密度测定：骨密度是骨矿密度（BMD）的简称，是目前诊断骨质疏松症、预测骨质疏松性骨折风险、监测自然病程以及评价药物等干预措施疗效的最佳定量指标。骨密度仅能反映大约70%的骨强度。骨折发生的危险与低骨密度有关，若同时伴有其他危险因素则会增加骨折的危险性。

1）测定方法：双能X线吸收法（DXA）是目前国际学术界公认的骨密度检查方法，其测定值作为骨质疏松症诊断的金标准。其他骨密度检查方法如各种单光子（SPA）、单能X线（SXA）、定量计算机断层扫描（QCT）等，根据具体条件也可用于骨质疏松症的诊断参考。

2）诊断标准：建议参照世界卫生组织（WHO）推荐的诊断标准。基于DXA测定：骨密度值低于同性别、同种族健康成人的骨峰值不足1个标准差属正常；降低1～2.5个标准差之间为骨量低下（骨量减少）；降低程度≥2.5个标准差为骨质疏松；骨密度降低程度符合骨质疏松诊断标准同时伴有一处或多处骨折时为严重骨质疏松。现在也通常用T-Score（T值）表示，即$T \geq -1.0$为正常，$-2.5 < T < -1.0$为骨量减少，$T \leq -2.5$为骨质疏松。

（2）X线：早期轻度可表现为张力性骨小梁的减少、稀疏或消失，皮质轻微变薄或无明显改变，椎体呈双凹征。中度表现为皮质变薄；小梁变细少，分布不均，可见区域性小梁缺少或消失。重度表现为应力性骨小梁稀疏，骨密度明显降低，皮质薄；小梁稀少消失，髓腔扩大，骨的密度与软组织密度接近，可发生于椎体、桡骨远端、股骨近端等部位骨折，可见甚至多数椎体压缩性骨折及驼背畸形。

（3）定量CT法（QCT）：QCT能精确地选择特定部位的骨测量骨密度（BMD），能分别评估骨皮质和骨松质的骨密度。由于QCT的测量不受相邻组织的影响，其测量结果具有较高的敏感性和准确性，也具有较高的重复精度。但由于其检查费用较昂贵，临床应用受到限制。

（4）定量超声测定法（QUS）：超声波测定法所测定的骨是末梢骨。对骨质疏松症的诊断也有参考价值，目前尚无统一的标准。由于其经济、方便，更适合于筛查，尤其适用于孕妇和儿童。但监测药物治疗反应尚不能替代对腰椎和髋部的骨密度直接测定。

（5）实验室检查：①根据鉴别诊断需要可选择检测血常规，尿常规，肝功能，肾功能，血糖、钙、磷、碱性磷酸酶，红细胞沉降率增大，蛋白电泳，性激素，25（OH）D_3和甲状旁腺激素等。通常血钙、磷和碱性磷酸酶在正常值范围内，当有骨折时血清碱性磷酸酶测定值水平轻度升高。②临床常用检测指标：血清钙、磷，25（OH）D_3和1,25-（OH）$_2D_3$。骨形成指标：血清碱性磷酸酶（ALP）、骨钙素（OC）、骨源性碱性磷酸酶（BALP）、I型前胶原C端肽（PICP）、I型前胶原N端肽（PINP）。骨吸收指标：空腹2h尿钙/肌酐比值，或血浆抗酒石酸酸性磷酸酶（TPACP）、I型胶原C端肽（S-CTX）、尿吡啶啉（Pyr）、尿脱氧吡啶啉（d-Pyr）、尿I型胶原C端肽（U-CTX）和N端肽（U-NTX）。

（二）鉴别诊断

应排除继发性骨质疏松的可能，重视与骨质软化症、多发性骨髓瘤和原发性甲状旁腺功能亢进症等相鉴别（表7-9）。

表 7-9　骨质疏松症鉴别诊断

疾病名称	相同点	鉴别要点
骨质软化症	全身不适、酸楚逐步发展为全身广泛性疼痛，以腰背为主	骨质钙化不良，骨样组织增加，骨质软化，因而脊椎、骨盆及下肢长骨可能产生各种压力畸形和不完全骨折，全身肌肉多无力，少数患者可发生手足抽搐。血钙、磷降低而碱性磷酸酶则升高
多发性骨髓瘤	疼痛，由轻微逐步转为弥漫性疼痛，程度逐步加重	贫血、骨痛、肾功能不全、出血、关节痛。骨痛和骨骼病变由于骨髓瘤细胞在骨髓腔内无限增生，分泌破骨细胞活动因子，促使骨质吸收，引起弥漫性骨质疏松或局限性骨质破坏
原发性甲状旁腺功能亢进症	X线表现均为全身性的骨质疏松	骨吸收加速，而成骨细胞数量减少和功能低下，骨髓也为纤维组织所代替。由于骨钙大量释放入血，因此血钙升高，血磷降低和高碱性磷酸酶
类风湿关节炎	受累关节出现疼痛、肿胀、畸形，休息后减轻	在一定时期内，骨关节畸形肿胀不明显者，又表现出一定的骨质疏松。此时应对疼痛部位摄X线片，看其关节囊附着处有无早期骨皮质受蚀
恶性肿瘤广泛性骨转移	有全身症状，多有弥漫性进行性疼痛	骨痛酷似骨质疏松，但肿瘤性骨痛夜间尤甚，疼痛难忍，不能入眠，且呈进行性加重；骨质疏松性骨痛一般白天重于晚上，入睡不难，且有时轻时重的特点。一般肿瘤性骨痛骨密度不减低，或纵然减低也往往与骨痛不成比例，即骨痛重而骨密度减低轻。X线片，往往可以看到骨破坏，骨棉团状结节硬化、骨膨胀性增大、骨膜反应、软组织肿块等出现，都提示恶性肿瘤骨转移

三、辨 证 论 治

骨质疏松症的治疗以降低骨折发生率、升高或维持骨量、缓解症状、提高肌力和身体平衡及全身功能状态为目标。对于未发生过骨折但存在骨质疏松症危险因素者或已出现骨量减少者·，应采取积极的预防措施；对于已发生过脆性骨折或已达到骨质疏松症诊断标准者，应采取药物治疗。

使用西药治疗的适应证有：确诊骨质疏松症或已发生过脆性骨折或已有骨量减少并伴有骨质疏松症危险因素者。

（一）内治法

肾精亏虚型治宜益肾填精、强筋壮骨，方选左归丸、右归丸；脾肾阳虚型治宜健脾温肾、强筋壮骨，方选金匮肾气丸合补中益气丸；气虚血瘀型治宜益气活血、补肾强骨，方选补阳还五汤加减。

西药包括三大类：第一大类抑制骨吸收的药物如双膦酸盐类、降钙素类、选择性雌激素受体调节剂和雌激素类；第二类为促进骨形成的药物如甲状旁腺素、氟化物抑制剂。第三类是膳食补充剂：钙剂，维生素D。

（二）外治法

中医辨证论治虚则补之实则泻之，个体化运用中医外治法予以针灸、推拿按摩，局部或穴位贴敷治疗及中药熏蒸等，即对患者的症状进行对症处理治疗。

四、其他治疗

（一）物理疗法

物理疗法是应用自然界或人工的各种物理因素作用于机体，以此达到治疗和预防疾病的方法。物理疗法已成为治疗骨质疏松症的重要方法之一。

（1）人工紫外线疗法：中长波紫外线照射皮肤时，能使皮肤内的 7- 脱氢胆固醇转化成内源性维生素 D。

（2）日光浴疗法：日光浴疗法就是科学地利用日光，增强体质及治疗疾病的方法。日光浴照射方法包括：局部照射法和全身照射法。

（3）高频电疗：本疗法可以镇痛，改善组织的血液循环，消炎，降低肌张力及结缔组织张力。

（二）运动疗法

肌肉活动时，产生对骨的应力，刺激骨形成；机械的变形压力可使骨矿含量沿外力方向增加。可选择太极拳、八段锦、五禽戏及易筋经等。

五、预防护理

首先，幼年时即应重视足量钙的摄入，因它影响中年时的骨量峰值，此峰值和骨质疏松及骨折的发生有关。其次，负重锻炼被认为有利于骨质疏松症的康复，可选择户外平地行走，每次 10 ～ 30 分钟，每日 1 ～ 2 次。饮食应注意搭配合理，保持营养均衡，适当增加一些有助于筋骨强健的食品。由于骨质疏松时骨骼蛋白质和钙盐均有损失，故应适量补充饮食中的蛋白质、钙盐及维生素 D 和维生素 C，以刺激成骨细胞活动，有利于骨质形成。

（宋　敏）

第八节　股骨头缺血性坏死

股骨头缺血性坏死是由于各种原因导致股骨头血液循环障碍，股骨头局部缺血性坏死，晚期可因股骨头塌陷发生严重的髋关节骨性关节炎。

股骨头缺血性坏死是临床上常见的疾病。祖国医学典籍中无股骨头坏死这一病名的直接记载，将归属于"骨蚀"范畴。

发病年龄以儿童、青壮年多见，男性多于女性。其发病率现在呈明显上升趋势，已成为骨伤科常见病之一。

一、病因病机

（一）中医病因病机

本病发病过程中气滞血瘀起着关键性的作用并贯穿始终，其他证型多为兼证。肝肾亏损型：

肾虚而不能主骨，髓失所养，肝虚而不能藏血，营卫失调，气血不能温煦、濡养筋骨，致生本病。正虚邪侵型：体质素虚，外伤或感受风、寒、湿邪，脉络闭塞，或嗜欲不节，饮酒过度，脉络张弛失调，血行受阻；或因素体虚弱，复感外伤；或体虚患病，用药不当等致骨骼受累。气滞血瘀型：气滞则血行不畅，血瘀也可致气行受阻，营卫失调，闭而不通，骨失所养。

（二）现代医学认识

根据病因不同，股骨头坏死可分为创伤性股骨头坏死和非创伤性股骨头坏死两大类。创伤性股骨头坏死的原因包括髋部骨折或脱位，以股骨颈骨折后多见；非创伤性股骨头坏死多数与大量使用糖皮质激素、长期过量饮酒或放射线等原因有关；也有少部分患者找不到发病原因，称之为特发性股骨头坏死。不论是创伤性还是非创伤性股骨头坏死，其发病机制都与血液循环障碍有关，包括动脉供血不足和静脉回流障碍两方面；而骨内压力的增高则加快骨的坏死，应力作用导致股骨头塌陷。

各种原因引起的股骨头缺血性坏死，其病理学表现基本是一致的：包括早期的缺血性坏死和后期的修复。坏死和修复不是截然分开的，当缺血性坏死发生至一定阶段时，修复即自行开始，随后坏死和修复交织进行。

二、诊断与鉴别诊断

（一）诊断

1. 临床表现

（1）症状：髋部疼痛，活动初明显，运动后减轻，长距离行走后加重。严重者可出现髋部持续痛或静息痛，有时疼痛可向患膝内侧放射。

（2）体征：腹股沟中点压痛，大粗隆叩击痛；早期主要以髋关节内旋受限为主，晚期髋关节屈曲、外展、外旋明显受限，患髋"4"字试验阳性，严重塌陷者患肢短缩畸形，并出现半脱位，特伦德伦堡试验（Trendelenburg test）阳性。

2. 辅助检查

（1）X线：能显示坏死范围和塌陷部位情况，根据X线表现和骨的功能性检查，Ficat分期（改良）将股骨头坏死分为四期，以便于诊断、选择治疗方法和评价治疗效果。

0期：患者无症状，X线片正常。

Ⅰ期：X线片表现正常，或有轻度弥漫性骨质疏松，患者有疼痛和髋关节活动受限症状，骨的功能性检查可能检测出阳性结果。

Ⅱ期：X线片显示广泛的骨质疏松，有骨硬化或囊性变，股骨头的轮廓正常，髓芯活检有组织病理学的改变，临床症状明显。

Ⅲ期：X线片显示股骨头内硬化、囊变，股骨头塌陷，有新月征，关节间隙正常，临床症状明显加重。

Ⅳ期：骨关节炎期，X线片显示股骨头塌陷，关节间隙变窄，临床症状疼痛明显，髋关节各向活动明显受限。

（2）MRI：有助于早期股骨头坏死的诊断，股骨头缺血性坏死可有以下几种MRI表现：①于关节面下方呈均匀一致的低信号区，位置浅表；②呈较大、不规则且不均匀的低信号区，可自关节面下方延伸至股骨颈；③呈带状信号区，横越股骨颈之上或下部；④环状低强度区环绕正常强度区。

（二）鉴别诊断

见表 7-10。

表 7-10　股骨头缺血性坏死鉴别诊断

疾病名称	相同点	鉴别要点
髋关节结核	髋关节疼痛，活动受限，步行跛态	早期出现低热、盗汗等阴虚内热症状，髋部可见脓肿，X线可显示骨与关节面破坏
类风湿关节炎	关节功能受限，活动度减少，疼痛，有时可伴有畸形	关节出现晨僵；至少一个关节活动时疼痛或压痛；关节往往呈对称性肿胀。在骨隆起部位或关节伸侧常有皮下结节。实验室检查红细胞沉降率加快，多数患者类风湿因子阳性。X线片显示，早期关节间隙变宽，以后变狭窄
风湿性关节炎	关节功能受限，活动度减少，疼痛，有时可伴有畸形	关节出现红、肿、热、痛，疼痛呈游走性。实验室检查血清抗链球菌溶血素"O"可为阳性。X线片显示骨结构改变不明显

三、辨 证 论 治

针对本病的发病机制，其治疗大多从以下3方面着手：①解决血液循环障碍，促进骨坏死修复，这也是治疗本病的基本方法。②防止塌陷，是保留髋关节功能，防止晚期发生骨关节炎的关键。③纠正塌陷和增生变形，这是针对晚期患者的治疗方法。

1. 内治法　肝肾亏损者，治宜滋补肝肾，方用左归丸；正虚邪侵者，治宜双补气血，方选八珍汤、十全大补汤；若酒湿痰饮，可选用苓桂术甘汤、宣痹汤；气滞血瘀者，治宜行气止痛、活血祛瘀，方用桃红四物汤加枳壳、香附、延胡索。

2. 外治法　以中药外敷、活血化瘀、舒筋活络之中药熏洗为主。

四、其 他 疗 法

1. 钻孔减压术　适用于 I、II 期患者，目的以减低骨内压，改善股骨头血供，以期股骨头恢复血运。

2. 带肌蒂或血管蒂植骨术　适用于 II、III 期患者，根据病情，可选择缝匠肌蒂骨块植骨术或旋髂深血管蒂骨块植骨术，减低股骨头骨内压；植骨块对股骨头血管渗透，可改善血供。

3. 血管移植术　适用于 II、III 期患者，先从股骨颈到股骨头钻一条或两条骨性隧道，再把游离出来的旋股外侧动、静脉血管支植入。

4. 人工关节置换术　适用于 IV 期患者，年龄最好选择在 50 岁以上，对年轻患者必须慎用。在股骨头置换和全髋置换术的选择上，最好选择全髋置换术，以避免或减轻术后疼痛，避免术后因髋臼被磨损而发生人工股骨头中心性脱位。

5. 功能锻炼　根据不同的分期分型、功能受限程度及体质，选择适宜的站立、坐、卧位方式进行功能锻炼，以主动为主，被动为辅，着重改善功能与增加肌肉力量，促进关节功能康复。

五、预 防 护 理

股骨头坏死预后与骨坏死范围、部位和塌陷等多种因素有关，早期发现，早期治疗，能取得较好疗效，晚期患者治疗效果欠佳。

髋关节部因创伤骨折后，要及时治疗，避免发生创伤性股骨头无菌性坏死；生活中避免饮酒；因病使用激素治疗，要在医嘱下进行；接触放射线要注意防护。患病后减轻负重，少站、少走，以减轻股骨头受压。手术治疗患者需作好手术后护理。

第九节　强直性脊柱炎

强直性脊柱炎是一种主要累及脊柱、中轴骨骼和四肢大关节，并以椎间盘纤维环及其附近结缔组织纤维化和骨化及关节强直为病变特点的慢性炎症性疾病。

本病曾被名为 Marie-Strümpell 病、Von Bechterew 病、类风湿性脊柱炎、类风湿中心型等，现称强直性脊柱炎。由于本病也可侵犯外周关节，并在临床、放射线和病理表现方面与类风湿关节炎相似，故长时间以来一直被看成是类风湿关节炎的一种变异型，称为类风湿性脊柱炎。鉴于强直性脊柱类（AS）患者类风湿因子阳性率和正常人相似、与组织相容抗原 $HLA-B_{27}$ 相关以及它在临床和病理表现方面与类风湿关节炎（RA）明显不同，1963 年美国风湿病学会（ARA）将两病分开，进一步证明类风湿关节炎与强直性脊柱炎是两个完全不同的疾病。目前公认本病属血清阴性脊柱关节病，是一种慢性进行性、独立性全身性疾病。

强直性脊柱炎属中医"痹证"范畴。古有"骨痹""肾痹""腰痹""竹节风""龟背风"之称。此外，20 世纪 80 年代焦树德教授提出本病应属于"大偻"。

一、病 因 病 机

（一）中医病因病机

中医认为本病可因先天禀赋不足或后天调摄失宜，房室不节，嗜欲无节，惊恐，郁怒，病后失调等，致气血不足，肝肾亏虚，督脉失荣，风寒湿邪乘虚侵袭，营卫气血涩滞不行，经络受阻，筋骨无以充养。至虚之处易留邪为患，督脉痹阻，气血不行，致脊柱受损，疏松，变形，不能直立，弯腰、垂项，突背，身体羸瘦，以至出现病变。

（二）现代医学认识

强直性脊柱炎的病因目前尚未完全阐明，近年来，分子模拟学说从不同的角度全面地解释了发病的各个环节。流行病学调查结合免疫遗传研究发现，$HLA-B_{27}$ 在强直性脊柱炎患者中的阳性率高达90% 以上，证明强直性脊柱炎与遗传有关。大多数学者认为其与遗传、感染、免疫、环境因素等有关。

本病在病理上与类风湿关节炎很相似，都以增殖性肉芽组织为特点的滑膜炎开始，镜检可见滑膜增厚，绒毛形成，浆细胞和淋巴细胞浸润，这些炎症细胞多聚集在小血管周围呈巢状。本病滑膜肉芽组织侵蚀关节软骨和骨质没有类风湿关节炎那么明显，滑膜炎程度较轻，但能动关节发生骨性强直的倾向远较类风湿关节炎为大。不同的是，在附近骨中还可发生与滑膜病变无联系的慢性炎症病灶。

本病关节破坏较轻，很少发生骨质吸收或脱位，主要表现为关节囊和韧带钙化，最终也因此而发生骨性强直。在组织修复过程中，骨质生成过多、过盛，新生骨组织不但填补松质骨缺损处，还向韧带、肌腱或关节囊内延伸，形成韧带骨赘。此病病理改变不仅见于四肢关节，也见于椎间盘、关节突关节、大转子、坐骨结节、跟骨结节、髂骨嵴和耻骨联合处。

本病的心脏病变，以主动脉瓣肥厚、纤维化，但不融合为特点。肺脏病变特点是肺组织呈现斑片状炎症，进一步可发展为肺泡间质纤维化。

二、诊断与鉴别诊断

（一）诊断

1. 临床表现

（1）症状：早期不明显，常感下腰、臀、髋部疼痛和僵硬，渐感腰部活动不灵活，活动后减轻。遇寒冷潮湿或长时间工作劳累后症状可加重，可伴全身疲劳不适、厌食、低热、消瘦等。

1）骶髂关节炎：多数患者骶髂关节首先受累，呈对称性，下腰部僵硬疼痛，常放射至坐骨神经，间歇性或交替性出现两侧臀部疼痛，偶可放射至大腿，直腿抬高试验多为阴性，直接按压或伸展骶髂关节可引起疼痛。

2）脊柱炎：腰椎关节多同骶髂关节同时受累，腰部僵硬，呈平腰，椎旁肌肉痉挛，腰部生理曲度消失，运动功能因疼痛和僵硬而明显障碍。脊柱炎多呈进行性、上行性发展，一年至数年内，逐渐上行扩展到胸椎，引起背痛胸痛，胸廓扩张受限，胸廓呼吸运动减弱，呼吸困难，胸部扁平。胸椎和肋椎关节病变可刺激肋间神经，引起肋间神经痛，发生于左侧时易误诊为心绞痛。胸椎病变日久，可发生驼背畸形，初属可逆性，久立久坐加重，平卧减轻，发展至晚期，驼背定型，重者可呈"脊以代头"之状。病情发展至颈椎时，引起颈痛，可出现严重的颈椎后凸或侧凸，头部可呈固定性前屈位，后伸、侧曲、旋转均有不同程度受限，视野范围缩小，严重者不能抬头平视。随着病变的进展部位，各处可伴随发生肌肉痉挛、萎缩。病变后期脊柱强直、固定、无疼痛。

3）周围关节炎：部分患者早期可在大转子、坐骨结节、跟骨结节和耻骨联合等肌腱附着点出现疼痛、压痛或肿胀。约 1/3 以上的患者可累及肩关节、髋关节，关节疼痛往往较轻，关节运动受限则较明显，随着病情发展，关节周围结构纤维化，逐渐强直。病变后期炎症基本消失，关节多无疼痛，髋关节挛缩，膝关节代偿性屈曲，患者呈躬腰屈曲姿势，行走不便，呈鸭步状态。工作、劳动能力受到影响，严重者可致残，生活不能自理。

（2）体征

1）脊柱僵硬和姿势改变：早期可见平腰，腰椎背伸受限。晚期腰椎后凸，脊柱各方活动均受限。脊柱侧凸时可见到弓弦征。发展成纤维性或骨性强直时，脊柱活动则完全丧失，脊背呈板状固定，严重者呈驼背畸形。脊柱活动度的测量，较常用的是改良 Schober 试验。其方法是测量髂后上棘水平以上垂直距离 10cm 处的脊柱前屈度和腋中线上任何 20cm 距离的脊柱侧曲度，前屈或侧屈达到 5～10cm 者为正常。测量前屈时，指尖到地面的距离可反映总适应性和髋部状态，并不代替脊柱本身的运动。临床上常作为评价整体功能状态的指标之一。

2）胸廓呼吸运动减少：胸部的周径扩张度少于 3cm 者为阳性，表示其扩张受限。

3）骶髂关节检查法：挤压或旋转骶髂关节可引起疼痛，常用的有四种方法：骨盆分离试验、骨盆挤压试验、骶骨挤压试验、床边试验。

2. 辅助检查

（1）实验室检查：本病的实验室检查缺乏特异性。早期及活动期，80% 的患者红细胞沉降率增大，C 反应蛋白增高，15% 有轻度贫血，IgA、IgM 浓度增高，血清白蛋白减少，总补体升高，抗核抗体阴性，类风湿因子阴性，95% 的患者 $HLA\text{-}B_{27}$ 为阳性。

（2）影像学检查

X 线：①骶髂关节改变，是诊断本病的主要依据。本病早期最特征性的变化在骶髂关节，98%～100% 的患者早期即有骶髂关节的 X 线改变。骶髂关节炎 X 线影像按纽约标准分为 5 级：0 级为正常骶髂关节；Ⅰ级为可疑骶髂关节炎；Ⅱ级骶髂关节边缘模糊，略有硬化和微小侵蚀病变，关节腔轻度变窄；Ⅲ级骶髂关节两侧硬化，关节边缘模糊不清，有侵蚀病变伴关节腔消失；Ⅳ级关节完全融合成强直伴残存的硬化。②脊柱，病变发展到中、晚期可出现脊柱改变，绝大多数自下而上扩展。初为椎间小关节椎体骨小梁模糊，椎体呈"方形椎"普遍骨质疏松，晚期椎旁韧带钙化，以黄韧带、前后纵韧带、棘间韧带和椎间纤维环的骨化为主，甚至呈竹节样改变，关节突关节腐蚀、狭窄、骨性强直。腰椎和颈椎前后凸消失或后凸，胸椎生理性后凸加大，驼背畸形，严重者可出现脊椎骨疲劳性骨折，颈椎可出现寰枢椎半脱位。

（二）鉴别诊断

见表 7-11。

表 7-11 强直性脊柱炎鉴别诊断

疾病名称	相同点	鉴别要点
致密性骶髂关节炎	髋关节疼痛，活动受限，步行跛态	早期出现低热、盗汗等阴虚内热症状，髋部可见脓肿，X 线可显示骨与关节面破坏
髋关节结核	均有髋关节局部疼痛，关节活动功能受限	出现乏力，潮热盗汗，五心烦热等全身症状，局部可有髋关节肿胀。病程较短，进展速度快
银屑病	二者均可见疼痛，畸形，步态跛行。关节活动度减少	伴有银屑病皮肤改变，累及远端指间关节，关节受累呈非对称性和毁坏性，骨质疏松不明显，类风湿因子阴性
类风湿关节炎	疼痛，关节活动受限，X 线均可见关节间隙变窄，骨质硬化，骨关节炎表现	关节出现晨僵；至少一个关节活动时疼痛或压痛；关节往往呈对称性肿胀。在骨隆起部位或关节伸侧常有皮下结节。实验室检查红细胞沉降率加快，多数患者类风湿因子阳性。X 线片显示，早期关节间隙变宽，以后变狭窄

三、辨证论治

1. 内治法 肾虚督寒型治宜补肾强督、温经散寒、活血化瘀，方选六补肾强督治尪汤加减等；肝肾两虚、筋骨失荣型治宜滋补肝肾、壮骨荣筋，方选健步壮骨丸合补肾强督治尪汤加减；督脉邪壅、久郁化热型治宜益肾壮督、清热活络，方选补肾清热治尪汤加减。

西药可服用非甾体类抗炎药和慢作用抗风湿药物，长期服用注意胃肠道副作用。生物制剂和抗疟药物对本病均无明显效果。皮质类固醇治疗本病弊多利少，应慎用。

2. 外治法 乌桂散、通经通络类膏药外敷治疗。

四、其他疗法

1. 手术治疗 手术治疗适用于晚期患者，脊柱、髋、膝等关节发生畸形强直且严重影响功能者。常用的手术有脊柱截骨术、髋关节成形术、髋关节截骨术、髋关节人工关节置换术、膝关节截骨术、膝关节人工关节置换术等。

2. 针灸治疗 针灸对控制症状、减轻痛苦、缓解病情，有一定的意义。但是单纯针灸治疗很难痊愈，需配合其他治疗方法。

五、预防护理

为了预防脊柱和髋、膝关节发生畸形，应嘱咐患者长期注意保持关节生理姿势。有针对性的矫形体操是预防和矫正脊柱畸形的主要措施。同时，应避免风、寒、湿邪的侵袭和长期从事弯腰的工作，适当理疗与休养。

（林定坤）

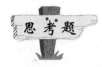

（1）中医骨病在病因病机上有哪些特点？

（2）化脓性关节炎的传播途径有哪些？

（3）化脓性关节炎的诊断要点？

（4）中医、西医在治疗化脓性关节炎时的特点和方案各是什么？

（5）椎体结核时常见的寒性脓肿流注部位有哪些？

（6）老年性骨质疏松症和绝经后骨质疏松症有何区别？

（7）良性骨肿瘤与恶性骨肿瘤如何鉴别？

（8）骨肿瘤的特异性影像表现是什么？

参 考 文 献

柏树令，丁文龙.2018.系统解剖学.北京：人民卫生出版社

岑泽波，朱云龙.1991.中医正骨学.北京：人民卫生出版社

陈孝平，王建平，赵继宗.2018.外科学.北京：人民卫生出版社

黄桂成，王拥军.2021.中医骨伤科学.北京：中国中医药出版社

冷向阳，王拥军.2021.中医骨伤科学基础.北京：人民卫生出版社

裴福兴，陈安民.2016.骨科学.北京：人民卫生出版社

石印玉.2007.中西医结合骨伤科学.北京：中国中医药出版社

孙树椿，孙之镐.2014.临床骨伤科学.北京：人民卫生出版社

王和鸣.2007.中医骨伤科学.北京：中国中医药出版社

王庆甫.2010.中医正骨学.北京：中国中医药出版社

韦贵康，施杞.2006.实用中医骨伤科学.上海：上海科学技术出版社

胥少汀，葛宝丰，卢世壁.2019.实用骨科学.郑州：河南科学技术出版社

张安桢.1988.中医骨伤学.北京：人民卫生出版社

张安桢.1997.中医骨伤学.上海：上海科学技术出版社

张俐，黄俊卿.2021.中医骨病学.北京：人民卫生出版社

张银良.2001.四肢骨折的现代诊断与治疗.北京：中国医药科技出版社

赵文海.2011.中医骨伤科学.上海：上海科学技术出版社